Claus H. Bick
Hypnose

Claus H. Bick

Hypnose

Redaktionelle Bearbeitung
Erika Marika Hauser-Bick

Ratgeber Ehrenwirth

Dieses Buch soll Ihnen helfen, gesund zu leben.
Es kann kein Ersatz für die Untersuchung
und den Rat einer erfahrenen Ärztin oder eines Arztes sein,
insbesondere wenn Sie krank sind.
Suchen Sie deshalb unbedingt
eine Ärztin oder einen Arzt Ihres Vertrauens auf,
wenn Sie das Gefühl haben, Sie sind nicht gesund.

ISBN 3-431-04032-2

Internet: www.ehrenwirth.de
Redaktionelle Bearbeitung: Manfred Grauer, Fürstenfeldbruck
Umschlag: Zwischenschritt, Rainald Schwarz, München
Umschlagfotos: Getty Images, Deutschland
Satz: ew print & medien service gmbh, Würzburg
Druck: Eurolitho, Mailand
Printed in Italy

Inhalt

Einleitung

Angstgefühle

Das Wort Hypnose löst noch immer bei vielen Menschen ein Gefühl der Angst vor etwas Unheimlichem aus, Angst vor Zauberei, Magie, Humbug, Unwirklichem. Viele haben Angst, der Hypnotisierende könnte sie gegen ihren Willen in irgendeiner Weise beeinflussen. Stimmt das wirklich?

Mit diesem Ratgeber soll der Leser von einem der versiertesten Fachleute unserer Zeit auf dem Gebiet der Hypnose erfahren, was Hypnose wirklich ist und kann. *Claus H. Bick* ist Arzt und Gehirnforscher. Er entdeckte die physiologischen Abläufe im Gehirn während des Hypnosezustands, und vielen Lesern ist er nicht nur durch seine Bücher und Publikationen, sondern auch durch zahlreichen Beiträge im Fernsehen (»Sprechstunde«, Gesundheitsmagazine u.a.) und in Rundfunksendungen zu dem Thema Hypnose in der Medizin bekannt.

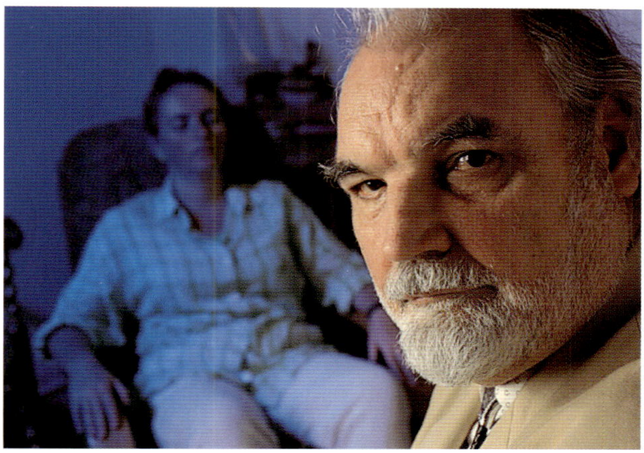

Buchautor Claus H. Bick bei einer Hypnosebehandlung

Den größten Teil seiner Arbeit, seines Schaffens und seines Lebens widmete *Bick* der Hypnose und ihrer Erforschung wie auch den Anwendungsmöglichkeiten zum Nutzen der Menschen, sei es in der Gesundheit, der Persönlichkeitsentwicklung, der Kunst oder im Sport. Bereits 1958 stellte der Harenberg Verlag in der »Chronik der Medizin, 25 000 v. Chr. – 1992« *Bick* mit der Hypnose und der Hypnosetherapie vor.

Academy of Hypnoanalysts

Bick veranstaltete auch viele nationale und internationale Kongresse. Er gehörte jahrelang als einziger europäischer Arzt und Wissenschaftler der Amerikanischen Akademie für Medizinische Hypnoanalyse *(American Academy of Medical Hypnoanalysts)* an. Er erhielt viele nationale wie internationale Ehrungen für seine Forschungen und Tätigkeiten.

Begleiten wir ab der folgenden Seite nun den Autor *Claus H. Bick* bei seinen umfassenden Ausführungen zu dem hochinteressanten Thema Hypnose und Hypnosetherapie!

Was ist Hypnose?

Die klassische Definition der Hypnose lautet: Es ist ein veränderter Bewusstseinszustand mit Einengung des Bewusstseins (Tagesbewusstseins) einerseits bei gleichzeitiger Bewusstseinserweiterung des Unterbewussten (Unbewussten). Hiermit soll ausgesagt werden, dass wir im Unterbewussten zu außergewöhnlichen Wahrnehmungen, Erkenntnissen und geistigen Leistungen fähig sind.

Diese alte Definition war nicht nur für den Laien mehr oder weniger unverständlich. *Roger Sperry* entdeckte die Funktionen der *rechten und linken Gehirnhälfte* und bekam 1981 dafür den Nobelpreis. Seine Entdeckung: Der *linken* Gehirnhälfte wird Verstand, Vernunft und Logik zugeteilt, der *rechten* das Emotionale, das Gefühlsmäßige, das Erlebte und das Ganzheitliche.

Roger Sperry

Ich entdeckte in meinen Gehirnforschungsarbeiten, dass der Zustand der Hypnose sich durch die *Umschaltung* der Gehirnaktivitäten von der linken zur rechten Hemisphäre dokumentiert. Was besagt das?

Links-rechts-Umschaltung

Bei der verwirrenden Definition zum Hypnosezustand habe ich im Rahmen meiner Hypnose- und Gehirnforschungen Licht ins Dunkel gebracht. So definierte ich die Hypnose wie folgt:

Die Hypnose ist ein veränderter Bewusstseinszustand mit Einengung des Bewusstseins der *linken* Gehirnhemisphäre, d. h. Verstand, Vernunft. Das bedeutet: Das gesamte bewusste Kontrollsystem wie auch eine Außenreizverarmung bei gleichzeitiger Bewusstseinserweiterung der *rechten* Gehirnhälfte zur erhöhten Fähigkeit zur Erinnerung, zu Kreativität tritt ein.

Das mag zunächst widersprüchlich klingen, es ist aber nicht so, denn es werden zwei Funktionen, die der linken sowie die der rechten Gehirnhemisphäre, gleichzeitig in umgekehrter Weise in Gang gesetzt. Meine Forschungsarbeiten im Bereich Hypnose führten zu der obigen Erkenntnis, aus der heraus ich verschiedene neue Techniken zur Hypnosetherapie entwickeln konnte.

Ein Widerspruch?

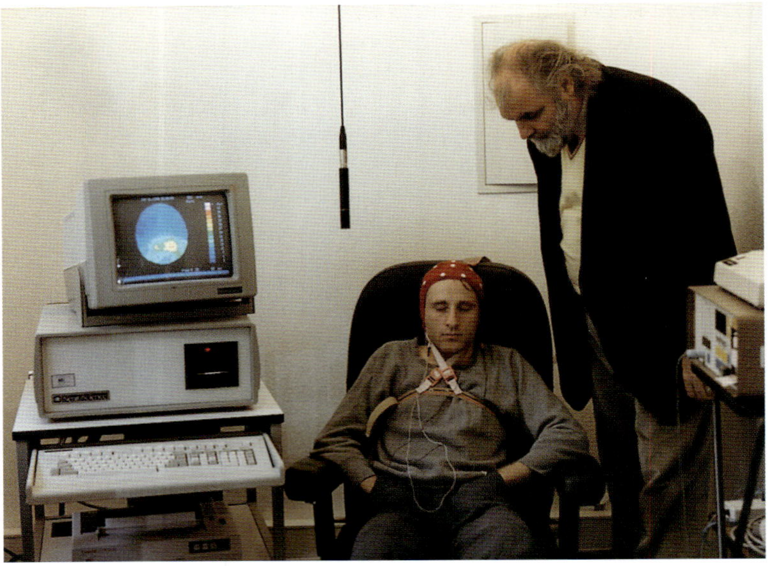

Eingeleiteter Hypnosezustand unter Brainmapping- und EEG-Kontrolle

Einleitungsmechanismus

Sie führten mich aber auch zu der Erklärung, wie diese obige Umschaltung im Gehirn zustande kommt: Bei jeder Hypnoseeinleitung läuft der gleiche Mechanismus ab. Die Natur allgemein und so auch der menschliche Körper ist auf Einsparung von Energie eingerichtet. Wenn man bedenkt, dass das menschliche Gehirn allein 20 % der Körperenergie verbraucht, so kann man sich vorstellen, dass die rationelle (linke) Gehirnhälfte ihre Tätigkeit erheblich reduziert, je mehr sie mit wiederholten und unsinnigen Informationen bombardiert wird.

Den schwarzen Punkt fixieren

Dies trifft für alle Hypnoseeinleitungsverfahren zu: Wenn die linke Gehirnhälfte sich gelangweilt fühlt, egal ob durch das Anstarren eines schwarzen Punktes (Fixationsmethode) oder ein unsinniges Geplapper (Konfusionsmethode) oder auch durch das Anstarren des Hypnotisierenden (Faszinationsmethode), geht sie auf Sparflamme auf bis zu 25 % der normalen Aktivität zurück (vgl. S. 26). Mit dieser wissenschaftlich fundierten erweiterten Definition verliert die Hypnose auf einen Schlag ihren mystischen Schleier und es wird für jeden der außergewöhnliche, aber doch ganz natürliche veränderte Bewusstseinszustand der Hypnose verständlich.

Die Frage »Ist Hypnose reell, gibt es sie wirklich?« muss also deutlich mit einem Ja beantwortet werden. Aus den obigen Ausführungen wird für jeden klar, dass Hypnose mit absoluter Sicherheit kein Schlafzustand im Sinne des üblichen Nachtschlafes ist. Im Gegenteil. Dies wird bewiesen durch die Entdeckung der besonderen Wachheit der Hypnose (Vigilanz), in der der sonst übliche Weckeffekt (*Arousal-Effekt* im EEG) bei Lärm ausbleibt.

Arousal-Effekt

Dies zeigte auch eine Beobachtung während der Arbeit mit einem Patienten. Der Proband war an ein elektroenzephalographisches Gerät (EEG) angeschlossen, wurde von mir in Hypnose versetzt, und während der Arbeit fiel eine Schale zu Boden. Der Proband – das konnte man auch im EEG gut beobachten – war in keiner Weise beunruhigt, wie das im normalen Schlafzustand der Fall gewesen wäre.

Somit gibt es drei Wachheitszustände:

- den Tagesbewusstseinszustand,
- den Schlafzustand des Nachtschlafes und
- den Hypnosezustand (erhöhter Bewusstseinszustand der Hypnose).

Ist man in Hypnose »weg«?

Eine »Kardinalsfrage«

Diese Kardinalsfrage wird mir seit vielen Jahren mehrmals täglich gestellt. Nach der ersten Hypnosesitzung kommt meist von dem Patienten dann der andere Kommentar, den ich ebenfalls fast täglich höre: »Herr Doktor, ich war aber nicht weg.«

Diese zwei Dinge zeigen auf, wie viel Mystik der Hypnose und dem Hypnosezustand immer noch anhängt.

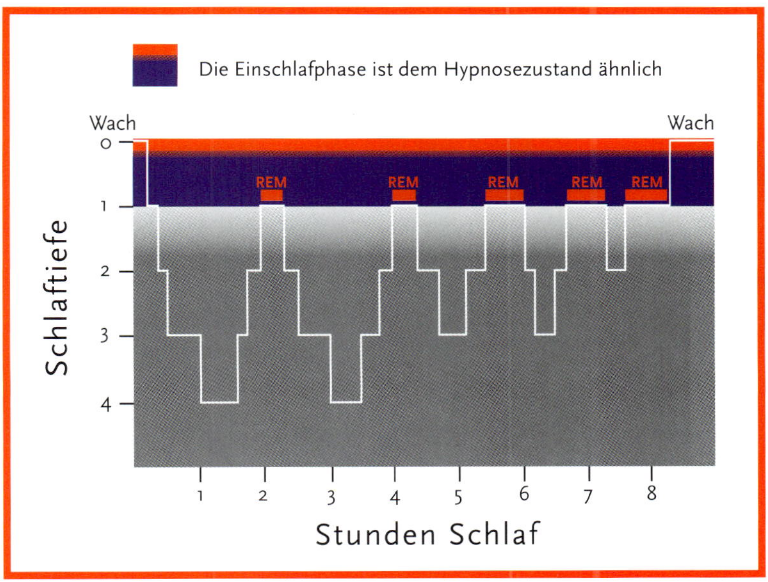

Schlaftiefe von 0 bis 1 durch den gesamten Hypnosezustand. 1 bis 4 ist eine ganz natürliche Schlaftiefe und hat mit dem Hypnosezustand nichts zu tun. Der Begriff Tiefenhypnose ist so gesehen absurd.

Aus dem oben Gesagten kann man entnehmen, dass man ganz sicher nicht »weg« ist im Zustand der Hypnose ist, sondern in einem ganz erhöhten bewussten Zustand, also in einem veränderten Bewusstseinszustand. Dabei bleibt, wie schon gesagt, eine Restaktivität der linken Gehirnhälfte erhalten. Dies erklärt auch (vgl. S. 26), warum ein Proband dem Hypnotisierenden während des Hypnosezustands nicht willenlos ausgeliefert ist.

Dominanzenmodell

Wie das? Auch diese Frage lässt sich anhand des zerebralen Dominanzenmodells ganz einfach erklären. Diese 25 % Restaktivität in der linken Gehirnhälfte, die sich im Prinzip wie die Sparflamme eines Schneidbrenners verhält, tritt dann bei der Versuchsperson, vergleichbar mit dem Druck der Öffnung des Gashahns, zutage, wenn er durch psychischen Druck zu einer Zuwiderhandlung gegen seine sittlich-moralische Einstellung aufgefordert wird oder wenn ihm eine Gefahr für Leib und Leben entsteht. In diesen Fällen springt er wie eine Flamme aus dem Schneidbrenner aus der Hypnose heraus und ist sofort »hellwach«, also bei vollem normalem Tagesbewusstsein.

Verschiedene Varianten des veränderten Bewusstseinszustands der Hypnose

Wir unterscheiden drei Varianten der Hypnosetherapie:

- die positiv programmierende Hypnose (positive Suggestionshypnose),
- die Hypnoanalyse (das hypnoanalytische Verfahren),
- die Selbsthypnose.

Auf die einzelnen Verfahren wird im Laufe dieses Buches noch genauer eingegangen.

Geschichtlicher Abriss der Hypnose

Seit wann kennen wir den Begriff Hypnose? Seit wann dient der veränderte Bewusstseinszustand zu Heilzwecken?

Der Begriff Hypnose ist viel jünger als die Behandlungsart selbst. Hierzu müssen wir wissen, dass der Vater des Ausdrucks Hypnose für den von ihm beobachteten veränderten Bewusstseinszustand, der englische Arzt *James Braid*, sich zwar des griechischen Wortes *hypnos* (Schlaf) bediente; aber Tatsache ist, dass er nicht von Hypnose sprach, sondern zunächst von Neurohypnose, worunter er Nervenschlaf verstand. Hierbei vertrat *Braid* den Standpunkt, das Subjekt werde nicht in Schlaf versetzt, sondern es gehe schlafen. Den Nervenschlaf beschrieb er als einen besonderen Zustand des Nervensystems, der durch einen Kunstgriff herbeigeführt werden könne.

James Braid

Neurohypnose

Vom *Marquis de Pusegur* wird berichtet, dass er der Erste gewesen sei, der einen schlafähnlichen Trancezustand, welcher einen wesentlichen Bestandteil der Hypnose bildet, künstlich herbeiführte. Als *Pusegur* einmal versuchte, einen jungen Hirten durch Magnetisieren in die in *Mesmer*'schen Behandlungen üblichen krampfartigen Zuckungen zu versetzen, war dieser stattdessen in einen ruhigen hypnoiden Schlaf versunken, aus dem er lange Zeit nicht erwachte und an den er sich nach dem Erwachen nicht erinnern konnte.

Pusegur

Dieser Schlaf (somnambuler Zustand), mit dem eine anschließende Amnesie, d. h. das Vergessen all dessen, was sich während des Trancezustands ereignet hatte, einherging, erregte weithin Aufsehen. Bald berichtete man über eine Vielzahl ähnlicher hypnotischer Phänomene.

Der von *Pusegur* geschilderte Hypnosezustand mit Amnesie bei dem jungen Hirten darf jedoch keinesfalls als Norm betrachtet werden, sondern ist als Besonderheit innerhalb der Vielfalt der hypnotischen Phänomene anzusehen.

Amnesie

Was die Problematik und die Vielfalt der hypnotischen Phänomene betrifft, so habe ich ein eigenes drastisches Vergleichsbild entwickelt: Der Hypnosezustand ist der »Affe« aller Zustände. Der veränderte Bewusstseinszustand der Hypnose kann alle nur erdenklichen Erlebniszustände produzieren und »nachäffen«, angefangen vom »normalen Schlafzustand« über die Halluzinationen (Sinnestäuschungen) bis zu Levitationen (spontanes Anheben von Armen und Beinen im veränderten Bewusstseinszustand der Hypnose).

Levitationen

Fragen wir jetzt nach den tieferen Wurzeln der Hypnose bzw. wie lange man schon mit Hypnose heilt, besteht kein Zweifel darüber, dass die Heilbehandlung durch Hypnose schon so lange existiert, wie es überhaupt eine Heilbehandlung in der Geschichte der Menschheit gibt. Die hypnotischen Phänomene haben die Menschen schon in der ältesten Vorzeit beschäftigt. Die Behandlungsmethoden haben sich nur entsprechend der jeweiligen wissenschaftlichen Ansichten über das Wesen von Krankheitsprozessen verändert.

Die Akkader

Die Hypnose im Sinne einer Heilbehandlung hat verschiedene tief gehende Wurzeln, die bis zu den Akkadern, ins alte Ägypten, in das alte Indien und China zurückreichen. So schrieb der französische Psychiater *Prof. Hippolyte Bernheim* 1880 in seinem Buch »Hypnotismus – Suggestion«: »Betrachtet man die Entwicklung der Hypnose geographisch unter Einbeziehung der ganzen Weltkarte, so ist auffallend, dass die tief liegenden Wurzeln der Hypnosebehandlung und des Hypnosezustands mehr nach der östlichen Weltkugel reichen. Insbesondere nach China, Indien, dem Vorderen Orient und dann zu den alten Kulturen Ägyptens, Griechenlands, Italiens, aber auch Frankreichs und des gesamten mitteleuropäischen Raumes.«

Keilschrifttexte

Durch die Keilschrifttexte ist bekannt, dass sich schon eines der ältesten Kulturvölker der Erde, die Akkader, ein semitisches Volk, das um 3000 v. Chr. am Euphrat lebte, mit der Hypnose befasste. Beweise lieferten älteste Keilschriftfunde aus der Gegend des Euphrat. Die Akkader hatten damals schon Ärzte, die Heilschlaf praktizierten, und unterschieden auch damals schon die drei Stufen des hypnotischen Zustands, also *leichte* Hypnose, *mittlere* und *intensive* Hypnose.

In der ältesten Urkunde der Ägypter, dem *Papyrus Ebers* (so benannt nach dem Entdecker *G. Ebers*), die unter den Trümmern Thebens gefunden wurde und die aus dem Jahre 1552 v. Chr. stammt, finden wir folgende Vorschrift: »Lege die Hände auf, um den Schmerz der Arme zu beruhigen, und sage, dass der Schmerz verschwinden wird.« Diese Schrift enthält z.B. auch hypnotische Formeln zur Unterstützung eines Brechmittels und andere klassische Hypnosesuggestionen, wie man sie sich auch heute noch vorstellen kann.

Abbé Faria

Nicht zuletzt ist Indien zu erwähnen, von dem ein ganz erheblicher Einfluss auf die Hypnose in Europa durch den von dort kommenden portugiesischen Hypnosepionier *Abbé Faria* ausging. Die Anwendung der Suggestion (Beeinflussung eines Menschen im veränderten Bewusstseinszustand der Hypnose) im Dienste der Heilkunst ist also uralt.

Gesetzgeber Menu

Nach dem großen indischen Gesetzgeber *Menu*, der das nach ihm benannte legendäre religiöse indische Gesetzbuch um 3000 v. Chr. verfasste, setzt sich jede gute Ordination aus zwei Teilen zusammen: aus einer medizinischen Vorschrift und einer magischen Formel. Noch heute steht dieses Buch *Menus* bei den Hindus in hohem Ansehen, seine Aussagen kann ich dem Prinzip nach bestätigen (s. Kap. »Indikationen« S. 84).

Verfolgt man die Quellen der chinesischen Hypnose, so war diese dort schon vor ca. 1100 Jahren bekannt. Zu der Zeit war in China oft der Priester zugleich als Arzt tätig. Die Kunst des In-Schlaf-Versetzens, chinesisch *Ts'ui mien shu*, fand ihre Anerkennung sogar bis an den Hof des Mongolenkaisers *Mangukhan*.

Priester – Ärzte

In der Fachliteratur bezeichnet man den Wissenschaftler und Arzt *Franz A. Mesmer*, geboren 1734, als den Urvater des europäischen Hypnotismus. Er heilte über den so genannten animalischen Magnetismus, der als ein besonderes Fluidum (ein angenommener flüchtiger Stoff, der Eigenschaften und Wirkungen übertragen kann) aufzufassen ist.

Franz Mesmer

1814/15 kam der bereits erwähnte Portugiese *Abbé Faria* aus Indien, wo er sich mit den Praktiken der Fakire und Yogis auseinander gesetzt hatte, und befasste sich mit dem *Mesmer*'schen Magnetismus. 1819 entdeckte er das Phänomen des Somnambulismus (ein veralteter Ausdruck für einen veränderten Bewusstseinszustand, der heute dem Schlafwandel vorbehalten ist). Er erkannte also als Erster einen veränderten Bewusstseinszustand. Obwohl der *Marquis de Pusegur*, ein Schüler von *Mesmer*, 1784 bereits diesen Zustand als künstlichen Somnambulismus beschrieb, konnte sich erst *Abbé Faria* mit seiner Entdeckung durchsetzen.

Somnambulismus

Der Begriff der Hypnose wurde allerdings, wie schon gesagt, von dem englischen Arzt *James Braid* geprägt und 1853 in der Symptomatologie in seinem Buch »Neurypnology« veröffentlicht. *Braid* war auch der erste Arzt in Westeuropa, der den Hypnosezustand 1843 zu Heilzwecken verwendete.

Jetzt konnte sich die Hypnose bzw. Hypnosetherapie erfolgreich durchsetzen und eine wirkliche Blütezeit in Europa erreichen; doch bald schon begann ein für sie schicksalhafter Weg.

Eine Blütezeit in Europa

! Die Hypnose hatte mit dem großen internationalen Hypnosekongress 1900 in Paris ihren Höhepunkt erreicht; aber mit Aufkommen der Anästhetika (Schmerz- und Narkosemittel) ging leider ein zunehmendes Desinteresse der Mediziner an der Hypnose einher, zumal sie den Erwartungen der Chirurgen als Narkosemittel nicht entsprach.

Das war der *erste* Schlag gegen die Hypnose. Gaukler, Magier und Schau-Hypnotiseure bemächtigten sich ihrer.

Schau-Hypnotiseure

Der Psychoanalytiker *Sigmund Freud* und der Wiener Psychiater *Josef Breuer* regten etwa um das Jahr 1910 an, die Hypnose zu Therapiezwecken einzusetzen, wie sie es auch selbst taten. Doch als es *Freud* bei einer Patientin nicht gelang, sie in Hypnose zu versetzen,

Sigmund Freud

legte er ihr spontan die Hand auf die Stirn und befahl ihr, alles auszusprechen, was ihr gerade in den Sinn kam. So stieß er zufällig auch ohne Hypnose zum kritischen Trauma vor und entwickelte die Methode der freien Assoziation, der späteren Psychoanalyse.

Psychoanalyse

Man glaubte jetzt, das Allheilmittel gefunden zu haben, und wandte sich wieder von der Hypnose ab – der *zweite* große Schlag gegen die Hypnosetherapie hatte stattgefunden. Denn die Psychoanalyse, die man nun lernen konnte, hinterließ wie später das autogene Training die falsche Vorstellung einer einfachen Handhabung und Auflösung aller Probleme. Hinzu kam im Laufe der Zeit noch eine zusätzliche Diskriminierung der Hypnose seitens der Psychoanalytiker.

Heute kann man sagen: Während die Psychoanalyse um ihr Überleben kämpft, ist die Hypnose im Vormarsch!

1952 gründeten die beiden englischen Ärzte *F. van Pelt* und *G. Ambrose* in Großbritannien die erste medizinische Gesellschaft für ärztliche Hypnose, die *British Society of Medical and Dental Hypnosis*. Bereits im selben Jahr durchlief ein Hypnoseerlass die Gesetzgebende Versammlung. Er besagte, dass jeder Student der Psychologie und Psychiatrie in Großbritannien in Hypnose unterrichtet werden sollte.

British Society of Hypnosis

Es ist übrigens der gleiche *Gordon Ambrose*, der mit mir in den 70er Jahren die ersten europäischen Hypnosekongresse und damit auch die Gründung der ersten europäischen Gesellschaft für ärztliche Hypnose ins Leben rief.

Erste Hypnosekongresse

Im Jahre 1956 zog die Amerikanische Medizinische Gesellschaft für Hypnose nach. So ist seit dieser Zeit die Rehabilitation der Hypnose in vollem Gange. 1958 auf dem Weltkongress in Barcelona kam zum ersten Mal seit 58 Jahren wieder ein großer internationaler Erfahrungsaustausch zustande, an dem auch ich teilnahm.

Spektakuläre Ereignisse und Fälle, die den Wert der Hypnose aufzeigen

Hochburg Russland

In Russland, das immer schon eine Hochburg für Hypnose war, ist diese nicht nur in alle Gebiete der Medizin integriert, sondern auch in Sport, Kunst, Astronautik usw. Hervorzuheben ist die Hypnoseschmiede *Borosow*, besonders während der Zeit der Sowjetunion. Aber auch die Hypnoseforscher *Prof. P. I. Bul* in St. Petersburg und der mit dem Autor befreundete *Prof. Wladimir Raikow* in Moskau sowie *Prof. Petrowki*, Moskau, trugen viel dazu bei.

Ähnlich wie in Russland wurde auch in China die Hypnose immer wieder für nichtmedizinische Zwecke eingesetzt. Der chinesische Fechtmeister *Tschou* trainierte bereits um 1800 seine Schüler unter dem veränderten Bewusstseinszustand der Hypnose. Bemerkenswert ist auch, dass die um 1900 während des Boxeraufstands gegen die europäischen Großmächte eingesetzten Kämpfer ebenfalls unter Hypnose trainiert wurden.

Boxeraufstand

Man weiß, dass das Wissen der Chinesen um die Hypnose und deren Möglichkeiten damals aus alten chinesischen Geheimschriften stammte. Die Chinesen erkannten früh, dass Training unter Hypnose ein wesentlich besseres Ergebnis bringt – eine Tatsache, die sich auch amerikanische Sportler zunutze machen. Hier gibt es kaum noch eine Kampfsportart, sei es Wrestling, Boxen, Baseball, in dem die Athleten nicht unter Hypnose trainiert werden.

Was den Russen in der Hypnose nachgesagt wurde, hat der Autor während seiner USA-Aufenthalte und bei Seminaren an der *American Academy of Medical Hypnoanalysis* in Bezug auf Sportler persönlich erfahren können. Dass die russischen Kosmonauten ebenso in Hypnose trainiert wurden wie auch die Konstrukteure und Manager der Flugobjekte, konnte der Autor bei seinen Russland-Aufenthalten persönlich in Erfahrung bringen. Dies war für ihn umso interessanter, als auch für ihn eine vergleichbare Tätigkeit bei den deutschen Astronauten vorgesehen war.

Kosmonauten

In der Kunst gibt es ebenfalls spektakuläre Erfolgsfälle durch den Einsatz von Hypnose. So waren es russische Wissenschaftler, die sich als Erste Ende des 19. Jahrhunderts mit dem bis dahin für die Hypnose allgemein ungewöhnlichen Gedanken »Erfolg durch Hypnose in der Kunst« auseinander setzten. *Rachmaninows* großes Zweites Klavierkonzert in c-Moll verdankt seine Existenz eigentliche der Hypnose. Vielleicht gilt dies sogar auch für die weiteren Werke des Komponisten.

Rachmaninow

Rachmaninow war, nachdem seine Sinfonie Nr. 1 in d-Moll 1897 nicht die von ihm erhoffte Anerkennung gefunden hatte, in eine tiefe Depression gefallen, die ganze zwei Jahre anhielt, und es ließen sich keine Zeichen einer Besserung erkennen. Seine Freunde waren äußerst besorgt; sie überredeten ihn, sich an den Psychiater *Dr. Nicolai Dahl* zu wenden, einen Experten und Pionier auf dem Gebiet der Hypnose in Moskau. Das große musikalische Genie hatte sich nämlich vorgenommen, ein weiteres Klavierkonzert zu komponieren, doch seine Depression machte dies sowie jede andere künstlerisch-schöpferische Arbeit unmöglich.

Nicolai Dahl

Dahl wiederholte bei den täglichen Sitzungen regelmäßig die hypnotischen und posthypnotischen Suggestionen: »Sie werden beginnen, ein weiteres Konzert zu schreiben, und werden daran mit Elan und großer Leichtigkeit arbeiten! Das Konzert wird von hervorragender Qualität sein.« Drei Monate hindurch wurden diese Sitzungen täglich durchgeführt, bis die Depressionen sich endlich milderten, die musikalischen Ideen konnten endlich wieder fließen. *Rachmaninow* wurde kreativ wie nie zuvor. Das nunmehr entstandene Zweite Klavierkonzert, das beliebteste und bekannteste seiner längeren Kompositionen, widmete er *Dahl*. Auch die nachfolgende Periode zeichnet sich durch blühende schöpferische Kraft aus. *Rachmaninow* brachte ein Werk nach dem anderen hervor.

Marilyn Monroe

Abschließend möchte ich diesem spektakulären Reigen noch einen ebenso interessanten Fall anfügen: Bevor *Marilyn Monroe* zu Erfolg und Ruhm gelangte, hatte sie mehrere Chancen verdorben. In dem Augenblick, in dem sie vor der Kamera oder dem Mikrofon stand, erstarrte sie vor Schreck und war völlig unfähig, sich zu bewegen oder zu sprechen. Ihr Arzt schickte sie zu dem bekannten amerikanischen Hypnotisator *Leslie M. LeCron*, Autor mehrerer Hypnosebücher.

Leslie LeCron

Kindheitserlebnisse

Er schreibt: »Ich sollte feststellen, ob dieser Zustand durch Hypnose behoben werden könne. *Marilyn* erwies sich als sehr suggestibel und war leicht zu hypnotisieren. Verschiedene unangenehme Kindheitserlebnisse, die mit ihrer Furcht in Zusammenhang standen, wurden unter Hypnose ans Licht gebracht. Bei ihrer nächsten Probeaufnahme gelang es ihr, ihre Angst zu überwinden. Sie erhielt die Filmrolle. Jedermann weiß, wie berühmt sie wurde. Erstaunen muss jedoch, dass sie in ihren Glanzzeiten von Anwandlungen von Angst und Zweifeln nicht ganz frei war. Eine längere Behandlung hätte ihr Leben bestimmt sehr erleichtert und dies vielleicht grundlegend geändert.«

! In Deutschland konnte sich aufgrund mangelnder Ausbildung und Verdienstmöglichkeiten sowie des daraus resultierenden Desinteresses der deutschen Ärzte solch eine viel versprechende Therapie, wie sie *LeCron* in den USA beispielsweise mit *Marilyn Monroe* durchgeführt hatte, leider nicht recht durchsetzen.

Dokumentations-Auftrag

1992 erhielt ich vom Bundesgesundheitsministerium in Bonn als Erster den Auftrag, eine Dokumentation zur Hypnose bzw. Hypnosetherapie und ihrer Wirksamkeit zu erstellen, da man hierzulande überhaupt keine Unterlagen zur Hypnose hatte. Selbstverständlich kam ich diesem Wunsch umgehend nach, sodass man sich auch bei uns nach Erhalt der Unterlagen und einem persönlichen

Informationsgespräch mit mir intensiver der Hypnosetherapie zuwandte.

Das Gutachten über die wissenschaftlich nachweisbare Wirksamkeit der Hypnosebehandlung erbrachte ein eindeutiges Ergebnis: Die Hypnosetherapie wurde als eine wirksame Heilmethode bei ganz bestimmten Problemstellungen dokumentiert. Man kann nunmehr sagen, dass in letzter Zeit auch bei uns in Deutschland die Hypnosetherapie immer mehr im Kommen ist.

Gegen bestimmte Probleme

Der Rapport zwischen dem Hypnotisierenden und dem Hypnotisierten

Während des veränderten Bewusstseinszustands der Hypnose ist der Rapport zwischen dem Hypnotisierenden und dem Hypnotisierten eine unabdingbare Notwendigkeit. Es handelt sich hierbei um eine wechselseitige Kommunikation zwischen beiden Beteiligten. Der Proband widmet dem Behandelnden eine selektive Aufmerksamkeit.

Wechselseitige Kommunikation

Diese *ausschließlich* wechselseitige Beziehung schließt jede weitere Einmischung durch eventuelle Dritte oder Vierte aus, es sei denn, der Hypnotisierende erweitert diese Beziehung durch eine weitere behandelnde Person oder mehrere oder delegiert an einen anderen diese wechselseitige Beziehung. Dies kann mit dem Einverständnis des Probanden stattfinden.

Die Persönlichkeitsstruktur des Hypnotisierenden, also der Person, die den Hypnosezustand herbeiführt und leitet, ist ausschlaggebend für den Erfolg jeder Hypnose. Wie noch gezeigt werden wird, ist es mir aber sogar gelungen, ein Gerät zu entwickeln, das den Hypnotisierenden ersetzen kann, und selbstverständlich wird darüber im Verlauf dieses Buches noch berichtet (vgl. S. 80).

Voraussetzungen beim Hypnosearzt/Hypnotisierenden

Die auf *Mesmer* zurückgehende Theorie, das Zustandekommen eines hypnotischen Zustands hinge allein vom Hypnotisierenden ab, der das Fluidum des Kosmos auf sich lenken und dann auf andere übertragen könne, können wir hier getrost vergessen. Der Hypnotisierende hat keine übersinnlichen Kräfte und verfügt auch nicht über einen unwiderstehlichen übergreifenden Willen.

Keine übersinnlichen Kräfte

! Wichtig ist es aber, vor Einleitung des ersten Hypnosezustands, sofern man überhaupt schon von Hypnose sprechen will, den Probanden über die Vorgänge im Gehirn während der Hypnose aufzuklären. Auch der Hypnotisierende kann sich darüber im Klaren sein, dass er keine übersinnlichen Kräfte braucht und auch keine übertriebene Autorität.

Dagegen sollte er eher die Fähigkeit haben, das Instrument der Hypnose so zu spielen, wie ein großer Organist zur Vollkommenheit seines Instrumentes und seines Spieles alle Register zur rechten Zeit ziehen kann. Denn Hypnose und auch die Hypnosetherapie sind etwas Dynamisches. Das Erscheinungsbild der Ereignisse kann sich jederzeit ändern. Hypnose verlangt von dem Ausführenden Kreativität, Grundkenntnisse in der gesamten Psychotherapie und ein gutes Anpassungsvermögen an fremde Persönlichkeiten wie auch Geduld und Ausdauer.

Kreativität ist gefragt

Auch an die Person, die hypnotisiert werden soll, an den Probanden, sind Voraussetzungen für das Gelingen eines Hypnosezustands geknüpft. So schließe ich mich der Meinung des niederländischen Hypnosearztes und Wissenschaftlers *B. Stockvis* an, der sagt:

B. Stockvis

> Je mehr Bereitschaft (aber nicht verkrampftes Wollen) ein Mensch mitbringt und je gesünder er ist, desto leichter kann er hypnotisiert werden. Und *I. H. Schultz* weist darauf hin, dass von entscheidender Wichtigkeit ist, ob wir es mit einem intelligenten oder nicht intelligenten Menschen zu tun haben. Ich bin der Meinung: Je intelligenter ein Mensch ist, je besser er sich konzentrieren kann, desto leichter ist er hypnotisierbar. Ich bringe es auf die kurze Formel: Zur Hypnose gehören ein einwandfreies Gedächtnis und Gehirn.

Nicht oder schwer hypnotisierbar sind dagegen Schwachsinnige (Halbdebile oder Debile) und auch abgebaute Alkoholiker, Rauschgiftsüchtige, Schizophrene und Psychopathen. In all diesen Fällen ist die Hypnosetherapie kontraindiziert. Auch Menschen, die unter dem Einfluss von Psychopharmaka, insbesondere von Neuroleptika, stehen, verlieren ihre Hypnotisierbarkeit zum größten Teil. Dies konnte ich eindeutig in meiner Experimentenreihe »Interaktion von Psychopharmaka und Hypnose« feststellen.

Kontraindikationen

Die Hypnotisierbarkeit und der eigene Wille

Allgemeine Hypnotisierbarkeit

Was die allgemeine Hypnotisierbarkeit des Menschen betrifft, so gibt es eine Statistik von *Prof. Ernst Hilgard* (Stanford University, USA) und eine weitere von *Prof. Bul* (Universität Leningrad, jetzt wieder St. Petersburg). Nach *Hilgard* sind 20 % aller Menschen spontan hypnotisierbar, eine weitere Gruppe von 40 % bedarf einer Anlaufzeit von rund drei bis vier Wochen. Der Rest kann weitere drei Wochen in Anspruch nehmen. *Bul* vertritt die Auffassung, dass 25 % aller Menschen sofort oder spontan hypnotisierbar sind und 45 % einer Anlaufzeit von drei bis vier Wochen bedürfen.

Hypnotisiert werden lernen

Bis vor ca. 20 Jahren war dies auch mein Standpunkt. Danach stellte ich immer mehr fest, dass auch der Rest von 30 % der Menschen hypnotisierbar ist, allerdings mit einer wesentlich längeren Anlaufzeit (Lernzeit, hypnotisiert zu werden). Selbstverständlich bleiben die oben erwähnten überhaupt nicht Hypnotisierbaren hier ebenfalls ausgeschlossen. Im Allgemeinen war es bei den erwähnten 45 % aller Menschen üblich, eine Anlaufzeit von ungefähr drei Wochen für das Erlernen des Hypnosezustands einzuplanen. Mittlerweile ist es mir gelungen, diese lange Anlaufzeit durch ein von mir entwickeltes komprimiertes System auf zweimal zwei Sitzungen pro Tag in drei Tagen zu reduzieren (Verfahren im Blocksystem).

! Es ist also nicht so wie viele glauben, dass der Hypnotisierende ein Hexenmeister ist, sondern der Patient muss lernen, hypnotisiert zu werden!

»Starker Wille«

Es gibt immer wieder Menschen, die den Hypnosevorgang mit ihrem Willen beeinflussen wollen: Die einen wollen ganz schnell hypnotisiert werden, die anderen wollen eigentlich nicht hypnotisiert werden (wollen ihren »starken« Willen ausprobieren). Beide blockieren teilweise die Hypnoseeinleitung, da sie durch ständiges Aktivieren der linken Gehirnhälfte den Eintritt des Hypnosevorgangs (Umschaltung der Gehirnaktivität von der linken zur rechten Hemisphäre) stören (vgl. S. 33).

Schon 1886 beschrieb der englische Neurologe und Gehirnforscher *J. Jackson* sein Konzept von der führenden Hemisphäre – eine Vorstellung, die als Vorläufer der Idee der zerebralen Dominanzen gesehen werden kann. »Die beiden Gehirne können nicht nur bloße Duplikate sein, wenn die Schädigungen nur eines der beiden Hemisphären einen Menschen sprachlos werden lässt«, schrieb *Jackson*. »Für diese Prozesse (der Sprache), von denen keine höheren existie-

Eine führende Hirnhälfte?

ren, muss es gewiss eine Seite geben, die führt.« Und *Jackson* folgerte weiter, »dass bei den meisten Menschen die linke Seite des Gehirns die führende Seite, die Seite des so genannten Willens, und die rechte Seite die automatische Seite ist«.

Dieser Grundgedanke hielt sich in der Wissenschaft bis Anfang der achtziger Jahre. Man war der Meinung, die linke Gehirnhälfte bedeute alles und sei das Wichtigste für den Menschen; sie erhielt somit den Beinamen »die dominante«, d. h. die vorherrschende Hälfte, und man sprach von zerebraler Dominanz, wobei man die Funktion der linken Gehirnhälfte, also Verstand, Vernunft, Logik, meinte. Die rechte Hälfte glaubte man dagegen vernachlässigen zu können; die Angloamerikaner nannten sie sogar *the neglected brain*, das vernachlässigte Gehirn. Niemand ahnte damals, welche entscheidenden und wichtigen Funktionen der rechten Gehirnhälfte oblagen.

Neglected brain

Dank meiner Hypnoseforschungsergebnisse vor 18 Jahren in Bezug auf das linke und rechte Gehirn erkannte man, dass beide Gehirnhälften von gleicher Wichtigkeit sind.

Heute wissen wir, dass die rechte Hemisphäre sogar die wichtigere ist, denn aus Unfallfolgen ist bekannt, dass zwar die rechte Hemisphäre eine vollkommen ausgefallene linke Hemisphäre hinreichend ersetzen kann, dagegen aber die linke die rechte Hemisphäre niemals. Funktionell finden wir in der rechten Gehirnhälfte das, was das menschliche Wesen ausmacht: das Gefühl, das Emotionale, das Kreative, das Ganzheitliche, um nur einiges zu nennen.

Split brain

Der amerikanische Wissenschaftler *Roger Sperry* erhielt 1981 den Nobelpreis für seine Arbeiten über das *split brain* (getrennte Untersuchungsergebnisse beider Gehirnhälften). Damit brachte er Klarheit über die Funktionen der linken und der rechten Gehirnhälfte in die Wissenschaft und für mich die Lösung meiner Hypnoseforschungsergebnisse im EEG und *EEG-Brainmapping*, nämlich meiner Entdeckung, dass im Hypnosezustand die Aktivitäten der linken Gehirnhälfte heruntergeschaltet werden (laut *Sperry* Vernunft, Logik) und die der rechten hinauf (laut *Sperry* Kreativität, Erinnerung, Gefühl, Emotionen; vgl. S. 26). Damit wurde mir schlagartig die Bedeutung meiner Forschungsergebnisse bewusst und ich sah, welche Möglichkeiten die Hypnose bietet.

Daraufhin kannte meine Experimentierfreude keine Grenzen mehr. Mir gelangen viele Neuentdeckungen und ich habe die Hypnosetherapie und -möglichkeiten um ein Vielfaches erweitert. Nach meinen Forschungsresultaten erkannte ich ganz deutlich, dass beide

Gehirnhälften von gleicher Wichtigkeit für den Menschen sind. Inzwischen steht fest, dass die rechte Hemisphäre sogar die wichtigere ist.

Das linke Gehirn war in der wissenschaftlichen Meinung lange das vorherrschende gewesen. Für mich war aufgrund meiner Forschung und der Arbeit von *Sperry*, die ich in meine Forschungen eingebunden hatte, das so genannte *neglected brain* für die Hypnose und für die Kreativität von vornherein das wichtigere.

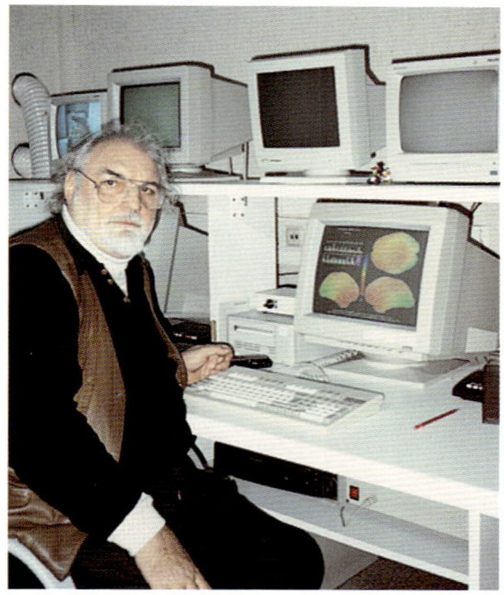

Der Autor im Labor

Tulvig hatte eruiert, dass alle unsere Erlebnisse emotional gebunden sind. Dies hatte ich in meinen Forschungsreihen ja ebenfalls festgestellt. Damit ist die Hypnoanalyse erklärbar, in der alle an das Gefühl gebundenen negativen Erlebnisreaktionen wieder zutage gebracht werden können.

Demzufolge nannte ich 1988 den Ersten Weltkongress für das rechte und linke Gehirn unter der Schirmherrschaft von *Dr. Franz Josef Strauß* in München nicht »Kongress für zerebrale Dominanz«, sondern »Kongress für zerebrale Dominanzen« (also für beide Gehirnhälften).

Sperry hat darauf hingewiesen, dass bei den meisten Menschen die linke Gehirnhälfte die Bereiche Logik, Sprache, Zahlenfolge und Linearität sowie Analyse steuert. Ebenso regelt bei den meisten Personen die rechte Gehirnhälfte die geistigen Funktionen Rhythmus und Musik, Phantasie, Wachträumerei, Farbe, Dimension u. a. In jedem von uns sind latent alle diese Fähigkeiten vorhanden, sie müssen nur geweckt werden.

Latente Fähigkeiten

Was *Sperry* und andere Wissenschaftler auch herausfanden: Je stärker der Mensch beide Seiten seines Gehirns gemeinsam beansprucht, umso mehr kommt die Entwicklung einer Seite auch der anderen zugute. Man stellte z.B. fest, dass sich das Studium der Musik förderlich auf das Studium der Mathematik auswirkt und umgekehrt, dass das Erlernen rhythmischer Bewegungen das Sprachstudium erleichtert und umgekehrt, dass das räumliche Vorstellungsvermögen das Studium der Mathematik fördert usw. Es wurde auch bewiesen, dass die Beanspruchung mehrerer dieser Funktionen die Gesamtkapazität des Gedächtnisses stärkt.

Hierzu ist ergänzend noch zu sagen: Die Gehirndominanzen beim Menschen zeichnen sich durch gegenseitige Partnerschaft aus. Allge-

Partnerschaft der Hemisphären

mein betrachtet ist die linke Hemisphäre auf den sprachlichen Ausdruck sowie auf gedankliche Details jeglicher Art spezialisiert, d.h. sie arbeitet analytisch und sequenziell nacheinander. Sie kann auch arithmetische (mathematische) und andere computerähnliche Funktionen ausführen, logisch denken und durch Detailanalyse lineare Beziehungen zwischen Ursachen und Wirkungen im isolierten Teilsystem erkennen.

Die rechte Hemisphäre hingegen übt synthetische Funktionen aus. Sie ist auf bildhafte, ganzheitliche Wahrnehmungen eingespielt. Sie hat nahezu keine sprachliche, dafür aber musikalische Fähigkeiten.

Intuition

Sie denkt nicht abstrakt, sondern assoziativ und intuitiv. Durch Zusammenfassen von Einzelinformationen von Bildern und Symbolen gelangt sie zu einem ganzheitlichen synthetischen Denken. Dadurch kann sie komplexe Zusammenhänge und wechselseitige Kausalitäten wie aus einer ganzheitlichen Betrachtungsweise gewonnene Werte besser erfassen, als es die auf Detailanalyse ausgerichtete linke Hemisphäre vermag (vgl. S. 26).

Einsteins Relativitätstheorie

So hat z.B. *Einstein* seine Relativitätstheorie auf der rechten Hemisphäre entwickelt und mittels der linken niedergeschrieben. Dies wird umso verständlicher, wenn man hierzu die Biographie *Einsteins* näher kennt. Wie man weiß, versagte er in der Schule in Mathematik. Zu seinen Lieblingsbeschäftigungen gehörten das Geigenspiel, Segeln und Phantasiespiele, also Betätigungen, die primär die Funktion der rechten Hemisphäre fordern, und hieraus erklärt sich auch die Entstehung seiner Relativitätstheorie. So aktivierte und trainierte *Einstein* die Aktivitäten der rechten Gehirnhälfte ganz besonders. Aus dieser Kreativität heraus konnte er seine Relativitätstheorie entwickeln, die er dann linkshemisphärisch (anders geht es nicht) niederschrieb.

> *Einstein* befolgte damit unbewusst bereits die Forderung von *Sperry*, der sagte, man müsse die Kinder in der Schule ebenso rechtshemisphärisch aktivieren wie linkshemisphärisch, wo sie zur Zeit durch das derzeitige Schulsystem überfordert sind, um sie zu erfolgreichen Menschen zu formen. Der Wert der Persönlichkeitsentwicklung unter Berücksichtigung der Hemisphärendominanzen ist also von außerordentlicher Wichtigkeit, wie dieses Beispiel deutlich erkennen lässt.

Positive Programmierung

Heute bietet sich mit der Hypnose ein genialer Ansatz in zweifacher Form: Zum einen können wir durch sie die Aktivierung der rechten Gehirnhemisphäre erreichen und zum anderen sie als Instrument der positiven Programmierung nutzen. So empfiehlt es sich, auch Seminare für Persönlichkeitsentwicklung, Personalführung oder Management unter diesen Gesichtspunkten der Gehirndominanzen unter Hypnose durchzuführen.

Phänomene in der Hypnose

Ein Phänomen, das in der Hypnose sogar als Parameter (Messgröße) eingesetzt wird, ist die Tatsache, dass sich der Hypnotisierte im veränderten Bewusstseinszustand der Hypnose gleichzeitig an verschiedenen Orten befinden kann.

Gleichzeitig an verschiedenen Orten

Ein Beispiel dazu: Im Verlauf meiner Seminare ist es üblich, auch Hypnoseexperimente durchzuführen. Bei einer solchen Gelegenheit brachte ein hypnotisierter Kollege sein Erstaunen wie folgt zum Ausdruck: »Wenn ich jetzt nicht wüsste, dass ich hier in diesem Saal an diesem Seminar teilnehme, würde ich sagen, ich bin verrückt, denn ich sehe mich gleichzeitig als Kind im Sandkasten spielen.«

Ein weiteres Beispiel: Einige Probanden hatten das Empfinden, nicht mehr im Therapiestuhl zu sitzen, sondern im Raum zu schweben. Viele haben das Gefühl, ihre Hände und Füße schlafen ein oder werden schwer. Manche verspüren ein Kribbeln und Wärme in den Extremitäten und schließlich ein Schweregefühl im ganzen Körper, Müdigkeit, allgemeine Entspannung und schwere Augenlider. Oft berichteten Probanden von gestörtem Zeitempfinden, oder bestimmte Gliedmaßen fehlten oder vergrößerten sich. Eigenartigerweise konnten sie diesen Zustand nie präzise schildern.

Gefühl des Schwebens

Eine Patientin schüttelte sich vor Lachen, nachdem ich sie in den normalen Bewusstseinszustand zurückgeführt hatte. Auf meine Frage »Was bewegt Sie?« sagte sie, immer noch unter starkem Lachen, sie habe während der ganzen Hypnose am rechten Ohr ein fürchterliches Jucken geplagt. Wie hätte sie sich aber mit einem Finger, der ihr in der Hypnose etwa acht Meter lang erschien, an ihrem Ohr kratzen können? Solche und ähnliche Phänomene lassen sich also im Hypnosezustand auch beobachten.

Zum besseren Verständnis des Hypnosezustands in Bezug auf die Aktivitäten auf die linke Gehirnhälfte habe ich diese auch als Zensor bezeichnet. Dieser Zensor kann durch Übermüdung oder Ablenkung unaufmerksam werden und dies wird bei Einleitung der Hypnose künstlich herbeigeführt. Der Zensor vernachlässigt dann seine eigentliche Aufgabe als Kontrolleur, denn das Absinken der Gehirnaktivitäten auf der linken Seite bedeutet eine Art Benommenheit, Schläfrigkeit, eben Unaufmerksamkeit des Zensors.

»Zensor«

Unaufmerksamkeit des Zensors

Das Sperry/Bick-Modell

Reizsynchronisierte Veränderungen der EEG Spektren bei Patienten

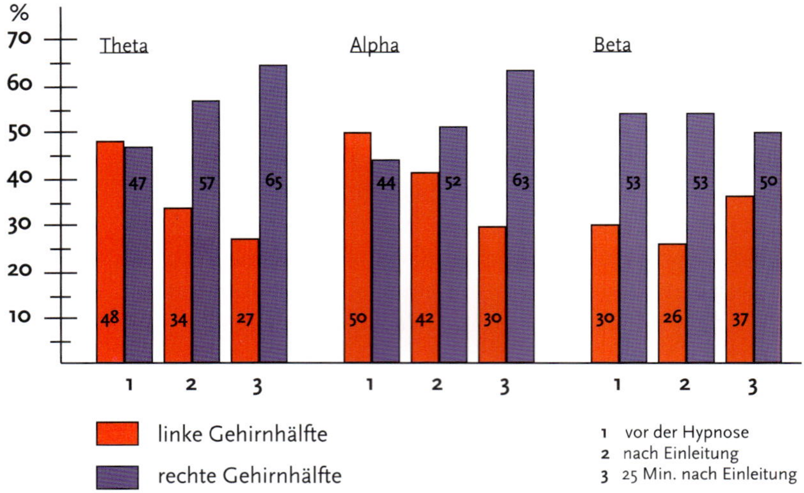

Hypnose aus der Sicht der Cerebraldominanzen

Split brain-reizsynchronisierte Veränderungen der EEG-Spekten in der Hypnose (R. Sperry/C.H. Bick

Rechts	**Links**
Erleben des Hypnosezustandes	Zensor – wach
Selbst	Ich
Emotion	Verstand
Gefühl	Vernunft
Erlebtes	Erdachtes (Logik)
Visuelles – Bildhaftes (Pribram)	Abstraktes – Begriffe
Ganzheitliches	Elementarhaftes
Gleichzeitiges	Zeitliches
(Besonderer Wachheitszustand)	(Normaler Wachheitszustand)

Die Gehirndominanzen im Hypnosezustand, in dem sich nicht nur die Umschaltung von der rechten zur linken Gehirnhäfte (Rot-Blau) ganz klar erkennen lässt, sondern auch viele andere spezielle Tatsachen. So z.B. auch »Zensor – wach« links und »Erleben des Hypnosezustandes« rechts. Man kann beispielsweise auch ablesen, wie sehr der Zensor bei 27 % (bei ca. 25 Minuten) von unserem üblichen Tageswachsein eingebüßt hat.

Damit ist zugleich erklärt, warum Einleitungs- und Induktionsmethoden wie die Fixationsmethode, die Faszinationsmethode (s. Abschn. »Induktionstechniken« S. ##) oder das in der Musik als Taktgeber verwendete Metronom zu einer Einleitung des Hypnosezustands führen. Es kommt in all diesen Fällen zu einer Ermüdung des Zensors, wobei dieser jedoch nicht einschläft, sondern nur ein „Nickerchen« macht, so dass er bei jeder ernsthaften Situation sofort einsatzfähig ist. Hierauf wurde bereits hingewiesen.

Die Ökonomie im Gehirn ermöglicht die Einleitung eines Hypnosezustands. Man bedenke hierzu, dass die Natur alle Vorgänge so eingerichtet hat, dass keine Energie unnötig verbraucht wird. Wenn ich also die linke Hemisphäre mit unsinnigen Informationen oder überflüssigen Reizen belaste, dann geht hier die Aktivität automatisch zurück. Reduzierte Aktivitäten auf der linken Hemisphäre, also Reduzierung des Rationalen, des Verstandes, der Vernunft und der Logik, bedeuten aber nichts anderes als einen veränderten Bewusstseinszustand. Selbst dann, wenn auf der rechten Hemisphäre noch keine allzu starken Aktivitäten zu erkennen sind.

Metronom

Jetzt wird auch ganz genau verständlich, warum beispielsweise die Einleitung der Hypnose durch ein Metronom möglich ist: Das monotone Klacken erfordert von der linken Hemisphäre keine besondere Aktivität. Ähnlich ist es auch bei dem Verwirrspiel nach dem bekannten amerikanischen Hypnosewissenschaftler *Milton Ericson*. Dieses Verwirrspiel oder die »Konfusion«, wie es *Ericson* zu nennen pflegt, ist sehr alt und wurde schon von den Schamanen vor Hunderten von Jahren benutzt. *Ericsons* »Konfusion« lautete etwa wie folgt: »Wenn ich nicht wüsste, dass ich hier sitze, und wenn Sie nicht hier sitzen, wenn ich nicht wüsste, müsste ich jetzt hier sitzen ...« Er widerspricht sich immer wieder absichtlich in seinen Suggestionen, so dass der Patient völlig verwirrt wird und auch hier wieder die Aktivitäten der linken Seite des Gehirns reduziert werden.

Ericsons »Konfusion«

Diese Reduzierung der linken Hemisphäre gilt auch z.B. für das Fixieren der Fingerspitzen oder einer Bleistiftspitze. Bei genauer Betrachtungsweise trifft dies für jede Hypnoseeinleitung zu. Ich habe diese Methoden den *grenzschwelligen Fatigue-Effekt* genannt – Fatigue-Effekt deshalb, weil es zu einer scheinbaren Ermüdung des Probanden kommt, d.h. es wird ja primär die Aktivität auf der linken Hemisphäre reduziert.

Fatigue-Effekt

Physiologie zur Hypnose

Aus physiologischer Sicht wissen wir, dass es im Hypnosezustand zu einer trophotropen Umschaltung kommt, d.h. zu einer Einschränkung des Sauerstoffverbrauchs, einer Vagotonie (einem Überwiegen oder einer erhöhten Erregbarkeit des Parasympathikus mit Bradykardie, also Verlangsamung in der Schlagfolge des Herzens mit einer Pulsfrequenz unter 60 pro Minute), einer Hypotonie (einem Rückgang des Blutdrucks), einer Miosis (einer Pupillenverengung), einer Hyperazidität (einer Übersäuerung des Magensaftes) und einer erhöhten Darmmotorik und Speichelsekretion.

Vagotonie

Im EKG zeigen sich niedrige P-Zacken und ein verlängertes Intervall. Peripher, d.h. in der Haut der Extremitäten, beobachtet man eine relativ geringgradige Durchblutungsstörung. Die einseitige Beeinflussung des Vegetativums soll in Hypnose besonders hervorgehoben werden. So hat mein Vater, *Dr. med. Heinrich Bick*, nicht nur als Erster die Beeinflussung der Herztätigkeit im EKG durch Hypnose nachgewiesen, sondern auch den Grundumsatz in Hypnose beeinflusst und verändert.

Er hat aber auch die Blutsenkungsgeschwindigkeit, den Hämoglobingehalt, den Zuckerspiegel, die innersekretorischen Drüsen ebenso beeinflusst wie die Magentätigkeit, hat die Magensekretion während der Durchleuchtung durch Hypnosebeeinflussung nach zwei bis drei Minuten ganz deutlich verändert. Die Schleimhaut des Magens ließ sich durch hypnotische Beeinflussung in breite Falten wie bei einer chronischen Gastritis legen. Röntgenbilder belegten sogar, dass es zu einer Abschnürung des Magens an der Stelle kam, die während der Durchleuchtung durch Berührung angezeigt wurde, wobei die Suggestion lautete: »An dieser Stelle nimmt der Magen jetzt Kugelform an.«

Magensekretion

Es lässt sich durch Hypnose nicht nur die Schmerzempfindung im operativen Bereich beeinflussen, sondern auch gleichzeitig die Durchblutung. So war *H. Bick*, ursprünglich Chirurg, in der Lage, als Lieblings-Assistent von *Prof. Sauerbruch* ab dem Jahr 1924 bis ungefähr 1954 bei Operationen die Hypnose einzusetzen.

Prof. Sauerbruch

Selbst die Wärmeregulation haben einige Hypnosewissenschaftler in ihr Forschungsprojekt mit einbezogen und herausgefunden, dass die Rektaltemperatur in Ruhehypnose bzw. in aktiv autohypnoider Versenkung abfällt im Vergleich zur Normaltemperatur. Die Befunde werden als Ausdruck einer zentralen Verstellung der Temperaturregulierung im Hypothalamus und damit als Folge einer Veränderung der zentralen Ansprechbarkeit auf alle afferenten (ankommenden) Temperaturreize gedeutet.

Hypothalamus

Das Temperaturempfinden ist beeinflussbar bei einer Kältewirkung auf den entblößten Körper von 10 bis 0° C. Die physische Wärmeregulation dagegen konnte durch Wärmesuggestionen nur gering beeinflusst werden. Periphere Gefäßdilatationen (Gefäßerweiterungen) in Ruhehypnose sind mit der Hypotonie der Muskulatur verbunden, wodurch es bei vielen Hypnosen zu der oft beobachteten Erweiterung des peripheren Gefäßsystems kommt. Aufgrund dieses Effekts kann sich die Muskulatur schneller erholen und parallel dazu die Wundheilung verbessern.

Neurophysiologische Veränderungen im Hypnosezustand

Es ist mir gelungen, anhand von hirnelektrischen Erscheinungen den veränderten Bewusstseinszustand der Hypnose zu beobachten, und zwar sowohl im EEG über die *Furie-Analyse* (eine harmonisierende Analyse, benannt nach dem französischen Mathematiker *Jean Furie*) als auch über die Darstellung beim *Brainmapping*.

Furie-Analyse

Durch Suggestionen lassen sich im EEG am menschlichen Gehirn Veränderungen bzw. Verschiebungen vom Rationalen zum Emotionalen beobachten. Die Registrierung der elektrischen Aktivität des Gehirns ist eine Methode, die unter anderem Aussagen über den Wachzustand bzw. den Wachheitszustand während der Hypnose ermöglicht.

In einer früheren Arbeit konnte ich in meinem Institut für zerebrale Dominanzen die Ergebnisse einer Frequenzanalyse der hirnelektrischen Aktivität darstellen. Die Gehirnströme wurden von der rechten und linken Hirnhälfte getrennt abgeleitet, und zwar erfolgte die Ableitung vom rechten bzw. linken Hinterkopf (Okziput) rechts und links zu den beiden Ohrläppchen und zum Mastoid rechts und links. Die aufgezeichneten Gehirnströme (das EEG) wurden einer Furie-Analyse unterzogen, und im Ergebnis sieht man die für die einzelnen Frequenzbänder zugehörige Intensität. Die so sichtbar nebeneinander stehenden Balkendarstellungen von der rechten und linken Gehirnhälfte ergeben in der Unterschiedlichkeit ihrer Höhe eine statistische Auswertung, die darauf hinweist, dass es vor Einleitung der Hypnose annähernd gleiche Aktivitäten zwischen der rechten und der linken Gehirnhälfte gibt.

Okziput

Rechtshänder

Der Einfachheit halber sprechen wir jetzt nur vom *Rechtshänder*, um Verwirrungen zu vermeiden und um das Modell so einfach wie möglich zu halten. Bei der Aufzeichnung reizsynchronisierter Veränderungen der EEG-Spektren während der Hypnose bzw. nach Einleitung der Hypnose – wobei rechts und links die Gehirnströme getrennt abgenommen und aufgezeichnet werden – beobachten wir in den Spektren sowohl der Theta- als auch der Alpha-Wellen eine Verschiebung der Gehirnaktivität von links nach rechts gegenüber dem normalen Zustand vor der Hypnose. Im Theta- wie im Alpha-Bereich ist deutlich die Umkehrung von der linken zur rechten Seite in der statistischen Darstellung der Balkenhöhe erkenntlich. So ist beispielsweise die Gehirnaktivität vor der Hypnose im Theta-Bereich fast gleich auf beiden Gehirnhemisphären.

Theta- und Alpha-Wellen

25 Minuten nach Einleitung der Hypnose sieht man nur noch 27 % der Aktivität auf der linken und 65 % auf der rechten Gehirnhälfte, auch die Alpha-Wellen bieten ein ähnliches Bild (vgl. S. 26). Diese Verschiebung der Gehirnaktivitäten von links nach rechts ist auffallend und lässt an die Beobachtungen von *Sperry* bzw. dessen *split brain* denken. Auch unsere neueren Untersuchungen, d. h. EEG-Ableitungen, dargestellt im *Brainmapping*, weisen deutlich auf eine Verschiebung von links nach rechts im Bereich des geistigen Erlebens hin, wohlgemerkt beim Rechtshänder.

Linkshänder

Dass die Situation beim *Linkshänder* völlig anders ist, sollte sich bei unseren EEG-Experimenten bald herausstellen. Nach ca. 15 EEG-Untersuchungen im Hypnosezustand meinte ich zu meinem Assistenten: »Wir haben bis jetzt rechtshändige Probanden gehabt, wie sieht wohl eine linkshändige Gehirnstromableitung im Hypnosezustand aus?« In dem Moment fiel mein Blick auf den Monitor – ich traute meinen Augen nicht: Alle Darstellungen waren umgekehrt wie bei allen vorhergehenden Probanden. Mein Assistent sprang auf und überprüfte alle Anschlüsse auf ihre Richtigkeit. Nun ist bekannterweise eine der hervorstechendsten Eigenschaften eines Forschers seine Neugierde: Spontan sprach ich den Patienten im Hypnosezustand an: »Sind Sie Rechtshänder?« Seine Antwort: »Nein, ich bin schon immer Linkshänder.«

Umgekehrte Darstellung

Nach dieser Erfahrung wurde ich vorsichtiger und fragte den jeweiligen Probanden vor jedem Experiment, ob er Rechts- oder Linkshänder sei, und wir stellten fest: Bei Linkshändern waren die Gehirnstrombilder vorrangig umgekehrt wie bei Rechtshändern, nämlich rechtshemisphärisch zeichneten sich Verstand, Vernunft und Logik ab, linksseitig das Erlebte, Emotionale.

So konnten wir im Verlauf unserer weiteren Untersuchungen drei »umtrainierte« Linkshänder anhand der bildlichen Darstellungen und farblichen Verschiebungen auf dem *Brainmapping* des linken und rechten Gehirns entlarven. Diese drei Probanden gaben sich vor dem Experiment als Rechtshänder aus. Die Gehirnstromableitungen zeigten aber eindeutig einen Linkshänder an. Nach Befragen im veränderten Bewusstseinszustand der Hypnose sahen sie jedoch, dass sie als Kinder linkshändig waren und von den Eltern »umtrainiert« wurden.

Typisch für den Hypnosezustand beim *Brainmapping* ist eine deutliche okzipital-temporale Aktivität (also seitlich hinten) auf der rechten Seite durch intensivere Färbung, hervorgerufen durch die höheren Frequenzen (vgl. S. 57). Dagegen zeichnet sich der Schlafzustand im *Brainmapping* zentral ab (vgl. S. 57). Wenn sich dagegen zentral oder okzipital-zentral im Bild keine auffälligen Aktivitäten abzeichnen, handelt es sich um einen Wachzustand.

Okzipital-temporale Aktivität

Der neurophysiologische Ablauf und seine spezifischen bioelektrischen Reizantworten im Gehirn

Die Frequenzanalyse der gehirnelektrischen Aktivität in der EEG-Darstellung im Normalzustand, bei der ich mich der *Furie*-Analyse bediente, zeigt ganz spezifische bioelektrische Reizantworten auf Lichtblitze. Diese Reaktionspotenziale (evozierte Potenziale) finden sich nur in Hirnstrukturen, die mit den gereizten Rezeptoren und Nervenbahnen verknüpft sind. Um diese evozierten Potenziale hervorzurufen, bediente ich mich eines Lichtgenerators, der in unkontrollierter Folge in Form eines gleich starken Blitzes auf die Augen des Probanden einwirkte.

Evozierte Potenziale

Im veränderten Bewusstseinszustand der Hypnose sind diese evozierten Potenziale bei immer gleich bleibend starken Blitzen durch Suggestionen beeinflussbar. Sie ließen sich durch entsprechende Suggestionen vergrößern oder verkleinern. Bemerkenswert ist, dass auch andere Reaktionen, die zum Teil paradoxe Formen annehmen, eintreten können. Ich stellte fest, dass dies dann der Fall war, wenn beim Probanden eine entsprechende Konditionierung vorlag. So zeigte ein Proband in Verbindung mit unseren massiven auf ihn einwirkenden Blitzen plötzlich große Angst und berichtete von einer

Situation, in der er bei einem sehr schweren Gewitter als Kind durch unglückliche Umstände aus dem Elternhaus ausgesperrt war.

Ein anderer fühlte sich in die letzten Tage des Zweiten Weltkriegs versetzt und erlebte das Einschlagen von Bomben und Granaten. Plötzlich fiel während dieser Experimente meiner Assistentin versehentlich eine Blechschale auf den Steinfußboden und verursachte einen Höllenlärm. Ich war der sicheren Überzeugung, der Proband wäre nun aus der Hypnose herausgesprungen, doch unser Computerschirm überzeugte uns vom Gegenteil. Ein weiterer Test ergab, dass sich unser Proband in intensivster Hypnose befand. Er war am EEG angeschlossen und zeigte weder körperliche noch mimische Zeichen des Erschreckens. Auch ein Weckeffekt zeigte sich nicht.

Aus der Hypnose springen

Dieser Zufall brachte mir eine weitere Erkenntnis, nämlich die Entdeckung, dass der Weckeffekt (*Arousal*-Effekt) im Hypnosezustand ausbleibt, wenn der Proband mit Lärm erschreckt wird. Es gibt hier also eine eigene Vigilanz, auf die ich eingangs schon hingewiesen habe. Im Schlafzustand oder in anderen bekannten Wachheitszuständen wäre dies wie gesagt so nicht möglich. Der Proband würde aus seiner ruhigen Haltung hochschrecken.

Ich entdeckte weiter, dass ich auch durch Suggestion ohne real stattfindende Blitze diese evozierten Potenziale hervorrufen konnte. Dies war möglich, wenn ich vorher mit den Probanden mit dem Blitzgenerator gearbeitet hatte.

Kybernetische Betrachtungsweisen der Hypnose und des Rapports

Was bedeutet eine kybernetische Betrachtungsweise im Zusammenhang mit Hypnose und Rapport? Kybernetik ist die Wissenschaft von der Informationsverarbeitung unter Steuerung abstrahierter (verallgemeinerter) Systeme, die bestimmte wesentliche allgemeine Eigenschaften und Verhaltensweisen realer Systeme der verschiedensten Bereiche der Wirklichkeit widerspiegeln. Begriffe wie Information und Steuerung gehören zum Grundkonzept. Die in dem kybernetischen System ablaufenden Prozesse werden vorzugsweise unter dem Gesichtspunkt der Aufnahme, Übertragung und Nutzung von Informationen betrachtet, während sie von den zugleich beteiligten Vorgängen materieller und energetischer Art abstrahiert werden. Damit zusammenhängende Begriffe sind die des Signals, der Kodierung und Modulation.

Signal, Kodierung, Modulation

Auch beim Ablauf der Hypnose finden wir diese Begriffe, insbesondere beim Rapport. Aus kybernetischer Sicht könnte man den Rapport als die Feinabstimmung zwischen einem Sender und dem Empfänger betrachten. In unserem Fall ist der Hypnotisierende der Sender und der Hypnotisierte der Empfänger. Gedankenwellen (Vorstellungen) werden im Gehirn des Hypnotisierenden produziert und unter der Bedingung einer vorherigen gegenseitigen Abstimmung verbalsuggestiv oder mentalsuggestiv auf den Hypnotisierten übertragen. So kann man sich das Prinzip der Suggestion im Rapport des veränderten Bewusstseinszustands der Hypnose gut vorstellen.

Verbal- und mental-suggestiv

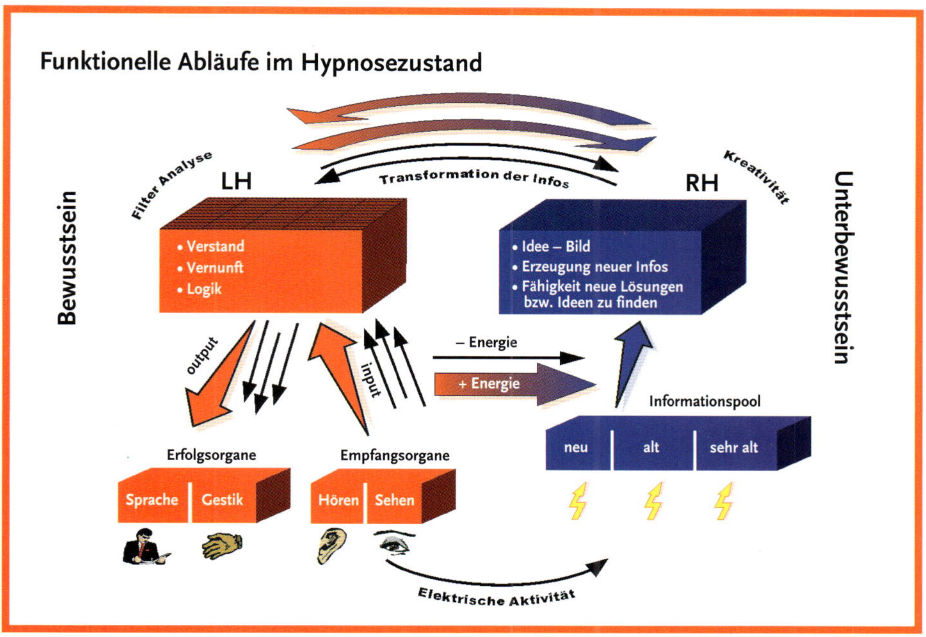

Ein klassisches Bild zur Funktion der bewussten Aufnahme in der linken Gehirnhälfte, also des Kontrollsystems, und der Verarbeitung in der rechten Hemisphäre und ihrer Reaktion

Grundsätzlich muss man unterscheiden zwischen *nonverbalen*, verbalen und physisch-verbalen Suggestionen. Unter *nonverbalen* Suggestionen verstehen wir eine intensive mentale Konzentration des Hypnotisierenden auf den Vorgang, den der Hypnotisierte vollziehen soll. Die verbale Suggestion ist die übliche Form einer mündlichen Suggestion und die *physisch-verbale* eine mündliche Suggestion, die zusätzlich mit einem körperlichen Erlebnis verbunden ist (s. hierzu das Beispiel »Weintrinker« S. 46).

Bei allen Formen kommt es in der Hauptsache darauf an, dass die Versuchsperson richtig versteht, was der Hypnotisierende meint oder will. Das ist gleichzeitig die Gewährleistung für einen guten Rapport und bedeutet zugleich eine erfolgreiche Hypnose. Die Intensität der Kommunikation zwischen Hypnotisierendem und Hypnotisiertem steigert sich außerdem – wie man sich gut vorstellen kann – in der Reihenfolge nonverbal/verbal/physisch-verbal.

Was ist eine »Suggestion«?

Ein weiteres Element, das außer dem veränderten Bewusstseinszustand und dem Rapport zur Hypnose gehört, ist die Suggestion. Der Ausdruck – von lateinisch *suggerere* abgeleitet – bedeutet etwas unterschieben, jemandem etwas einflüstern und bezeichnet das Übertragen bestimmter seelisch-geistiger Vorstellungen durch Worte und Handlungen auf andere.

Stockvis bezeichnet die Suggestion als die »aktive Beeinflussung der Körper- wie seelischen Ganzheit auf der Grundlage eines menschlichen Grundvorzuges, der gefühlsbetonten (affektiven) Resonanzwirkung«. Das bedeutet: Eine Suggestion seitens des Suggerierenden, in diesem Fall des Hypnotisierenden, setzt sich auf der Grundlage der Aufmerksamkeit und Empfänglichkeit des Probanden um. Dies erklärt auch, dass ein gut funktionierendes und intaktes Gehirn eine bessere Effizienz (Erfolg) des Hypnoseverfahrens erwarten lässt.

Affektive Resonanzwirkung

Die Suggestionen sind im täglichen Leben fortlaufend anzutreffen. Sie beeinflussen den Gang des menschlichen Lebens. Es handelt sich dabei jedoch mehr um allgemeine Suggestionen wie z.B. »Sie sehen heute aber nicht gut aus«, die auch einen Reflex in Richtung Krankheit ausüben können.

! Spezielle Suggestionen beziehen sich auf einen zielgerichteten Prozess. Von der speziellen beabsichtigten Suggestion sind in unserem Falle die hypnotischen zu unterscheiden. Sie werden zwar vom Suggerierenden bewusst gegeben, der Suggerierte merkt dies jedoch nicht, solange ihm keine Gefahr für Leib und Seele droht. An dieser Stelle möchte ich darauf hinweisen, dass diese Art von Suggestion auch außerhalb des Hypnosezustands missbraucht werden kann, z.B. um jemanden in Angst zu versetzen und gefügig zu machen.

Der frappierende Unterschied der Aufnahme und des Verarbeitens zwischen der in Hypnose gegebenen Suggestion und der im Normalbewusstsein gegebenen Suggestion liegt darin: Der behandelte Proband erkennt im veränderten Bewusstseinszustand der

Hypnose die Gefahr und springt aus der Hypnose heraus. Damit ist er außer Gefahr. Der Betroffene (sich nicht im Hypnosezustand Befindende) dagegen erkennt im Normalzustand die Gefahr nicht. So kann die negative Suggestion wirksam werden.

Psychovirus

Das ist auch die Entstehungsgeschichte eines Psychovirus, worauf ich später noch eingehen werde.

Wie definiert man die Suggestibilität eines Menschen?

Die Suggestibilität wird als Eigenschaft des Menschen definiert, eine suggerierte Idee unkritisch zu akzeptieren, deren Effekt in der Regel durch die Messung der Psychomotorik erfasst werden kann.

Allgemeine und spezielle Suggestibilität

Die *allgemeine* Suggestibilität als eine generelle Eigenschaft des Menschen korreliert wenig mit der Hypnotisierbarkeit. Dagegen ist die *spezielle* Suggestibilität innerhalb der hypnotischen Suggestibilität angesiedelt und wichtig.

Wie wichtig ein einwandfrei funktionierendes Gehirn für den Hypnosezustand ist, ersehen wir aus folgendem Beispiel: Im Rahmen einer Fernsehsendung, die ich 1979 mit dem Saarländischen Fernsehen als wissenschaftliches Experiment mit 16 eineiigen Zwillingen durchgeführt habe, hatten zwei Pärchen im hypnoanalytischen Verfahren keinerlei Erlebnisreaktionen reproduziert. Wie man im Nachhinein feststellte, fehlte der entsprechende Intelligenzgrad, d.h. es gab eine verminderte Verstandesaufnahme. Beide Pärchen waren nicht für dieses Hypnoseexperiment brauchbar. Eine Erfahrung, die ich auch in anderen Fällen beobachten konnte.

Gefahren negativer Suggestionen

Wie sich negative Suggestionen im täglichen Leben auswirken können, haben wir im vorigen Abschnitt bereits vernommen. Ein Beispiel hierfür, das wir tagtäglich erleben können: Es begegnen sich zwei Freunde, die sich seit Jahren nicht mehr gesehen haben. Der eine, von Beruf Diplomingenieur in einem großen Industriebetrieb, ist sowohl seelisch als auch körperlich völlig abgewirtschaftet. Der

Freund meint es gut mit ihm und sagt: »Mensch, du siehst aber schlecht aus! Du schuftest dich ab und merkst nicht, wie du dabei zugrunde gehst! Du musst dich schonen. Mein Bruder hat es ebenso gemacht wie du und musste letztlich an Lungentuberkuslose sterben.«

»Du siehst aber schlecht aus!«

Nach Hause zurückgekehrt betrachtet sich der Ingenieur im Spiegel und informiert sich in einem einschlägigen Gesundheitsbuch. Er findet die Bemerkungen seines Freundes bestätigt. Kurz entschlossen konsultiert er einen Arzt. Hier erfährt er zu seiner Freude, dass die Untersuchung negativ verlaufen ist und er nicht ernsthaft krank ist. Bis jetzt hatte er noch unter der negativen Suggestion seines Freundes gelitten, war fest davon überzeugt (und fühlte sich auch so), schwer krank zu sein. Nun hat er jedoch durch die positive Nachricht des Arztes und dessen positive Suggestion, er sei so weit gesund, neuen Aufschwung erhalten. Es geht ihm gut.

Unüberlegte Worte

Wir können uns auch vorstellen, dass solche unüberlegten Worte z. B. im Operationssaal den Erfolg eines chirurgischen Eingriffs beeinflussen können. Aber auch negative Suggestionen, die auf der Intensivstation oder im Altenheim unbeabsichtigt vom Personal fallen, haben ihre negativen Auswirkungen.

Eine besondere Gefahr droht unseren Kindern von solchen negativen Suggestionen in unvorstellbarer Härte durch Streit im Elternhaus, durch Gewaltdarstellungen im Fernsehen und anderen Medien. Es ist nachgewiesen und auch ich habe dies in meinen Forschungen bestätigt gefunden, dass alle Informationen, insbesondere von Kleinkindern, sehr genau aufgenommen werden. Dies geschieht auch, weil Kinder z. B. heftige Streitigkeiten noch nicht genau einordnen können (natürlich auch Schlägereien und Erschießungen etc. im Fernsehen). Viele entwickeln daraufhin Lebensangst und andere schwere psychische Störungen.

Ein Beispiel für solcherlei Auswirkungen negativer Suggestionen, die ein Kind bereits im Mutterleib registriert:

Marion (14 Jahre alt) kommt zu mir in Behandlung. Im hypnoanalytischen Verfahren schildert sie Folgendes: Zwei Monate vor ihrer Geburt (sie sollte als uneheliches Kind zur Welt kommen) erfährt sie im Mutterleib eine ganz heftige Auseinandersetzung zwischen ihrem Erzeuger, ihrer leiblichen Mutter und deren Eltern. Hierbei fielen in etwa die Worte: »Du bist schon wieder schwanger, du weißt doch, dass du das Kind nicht behalten darfst. Du weißt doch, dass das Kind wieder adoptiert werden muss!«

Die Geburt des Kindes war äußerst kompliziert. Dies ist im Übrigen bei allen unerwünschten Babys immer wieder zu beobachten. In diesem Fall wurde das Mädchen, kaum geboren, tatsächlich sofort zur Adoption freigegeben. Es kam zu guten Adoptiveltern, die sich sehr um es kümmerten, ihm die Liebe angedeihen ließen, die ein Kind braucht.

Aber je älter das Mädchen wurde, umso mehr zeigten sich erhebliche Schwierigkeiten. Der Besuch der Schule wurde zur Qual. Zu mir wurde *Marion* gebracht wegen Identifikationsschwierigkeiten. Sie hatte das Gefühl, sich nicht behaupten zu können, und dieses Gefühl und die Angst uferten immer mehr aus. Es fehlte ihr das Interesse und überhaupt der Antrieb und das Durchsetzungsvermögen. Im hypnoanalytischen Verfahren sagte sie: »Ich darf ja nicht leben und nicht existieren.« Auf die Frage »Warum nicht?« verwies sie auf die negativen Informationen (s. o.), die sie im Mutterleib erfahren hatte.

Ich bezeichne dieses Phänomen, das ich immer wieder bei den Menschen erlebe, als »Frust im Mutterleib«. Im obigen Fall konnte ich die Probandin zurückführen in die Zeit vor der Geburt. Tatsächlich berichtete mir die 14-Jährige spontan in der Hypnose genau dieselben Worte, die die Großeltern ihrer Mutter während der Schwangerschaft an den Kopf geschleudert hatten …

Wir sehen hier die Überlegenheit des hypnoanalytischen Verfahrens gegenüber allen psychotherapeutischen einschließlich des psychoanalytischen Verfahrens ganz deutlich. In den psychotherapeutischen Verfahren sucht man die Nadel im Heuhaufen, die man jedoch in diesem Fall nicht finden kann, weil diese Informationen für solche Verfahren verschlossen sind und bleiben. Im hypnoanalytischen Verfahren können wir gezielt Fragen stellen und bekommen die treffende Antwort, was in allen anderen Verfahren, wie gesagt, nicht möglich ist.

Nach dem hypnoanalytischen Verfahren und dem Bewusstwerden der Ursachen und Zusammenhänge ihrer Beschwerden trat eine erhebliche Besserung bei der Probandin ein. Sie fand ihre Identifikation, konnte sich nun durchsetzen und behaupten und auch beim Lernen machte sie Fortschritte.

! Da solche Kasuistiken keine Einzelfälle darstellen, möchte ich an dieser Stelle vor leichtfertig gemachten negativen Äußerungen aller Art genauso wie vor Streit in Anwesenheit einer Hochschwangeren oder bei Anwesenheit von Kleinstkindern und Kindern warnen. Die Schädigungen, die ich in diesem Zusammenhang gesehen habe, sind verheerend.

Lassen sich Imaginationen und Visualisierungen realisieren?

Das lateinische Wort *imago* bedeutet »Vorstellungsbild«. Es ist ein Bild, das ein Einzelner oder eine Gruppe von einer Sache oder einer Person hat. Die Imagination ist eine uralte magische Praxis und dient neben dem Heilen auch anderen magischen Praktiken. Sie ist die typische Anwendung der Schamanen. Für den Schamanen oder Magier, also den Ausführenden einer Imagination, ist der Trancezustand dabei unabdingbar. Die rechte Gehirnhemisphäre enthält nach wissenschaftlichen Erkenntnissen jene besonderen Komponenten, die für die Speicherung von Vorstellungsbildern und ihrer Abrufbarkeit sowie auch deren Verarbeitung von Bedeutung sind.

Schamanen

Die Interventionsmöglichkeit im Hypnosezustand in Bezug auf die Imagination kann durchaus positiv gesehen werden. Die Imagination bietet insbesondere einen guten Zugang zu unserem Gesundheitszustand. Hier findet sich ein optimaler Weg für die Hypnose, unseren Körper vor Stressgefahren zu schützen, alle Organe positiv anzusprechen und unsere Abwehrkräfte (Immunsystem) zu steigern. Zu einer erfolgreichen Persönlichkeit gehören immer ein gesunder Körper, einer gesunder Geist und eine gesunde Seele.

Stressgefahren

Im Gegensatz zu der Imagination werden bei der Visualisierung verbale Vorstellungsbilder umgesetzt. Bei der Imagination im Hypnosezustand kann man dem Unterbewusstsein ein Vorstellungsbild so eingeben, dass es als eigenes Produkt reproduziert und verwirklicht wird.

Vorstellungsbilder

Bei der Visualisierung dagegen wird ein reeller Gegenstand oder eine reelle Tatsache visuell vergegenwärtigt, dem Unterbewusstsein zugeführt und durch besondere Energien nach quantenphysikalischem Prinzip über den Hyperraum umgesetzt.

Hyperraum

Während die Sprache das Denken in Worten wiedergibt, bedeutet Visualisierung das Denken in Bildern. Die *visualisierten* Vorstellungsbilder sind geordnet. Die *imaginierten* Vorstellungsbilder müssen geordnet werden. Vorrangig für die Visualisierung bedeutet das, dass solche geistigen Bilder als Pläne, als Wegweiser für unsere Reaktionen dienen.

Die Merkleistung beim »Hören« liegt bei 5 bis 10 %. Dagegen erfährt die Merkleistung bei gleichzeitigem »Hören« *und* »Sehen« eine erhebliche Steigerung unserer Gehirnleistung. Das Gedächtnis nimmt in diesem Falle die Informationen mit 30 bis 50 % auf, die erinnert und reproduziert werden können. Auch hier kommen wieder die zerebralen Dominanzen ins Spiel. In diesem Zusammenhang besagen diese, dass bildhafte Informationen in der rechten und Wortinformationen in der linken Gehirnhälfte verarbeitet werden. Hieraus wurde die *These* der *dualen Kodierung* (doppelte Verschlüsselung) entwickelt, die besagt, dass Informationen, die sowohl wörtlich als auch bildlich vermittelt werden, besonders gut im Gedächtnis haften.

Duale Kodierung

Wir können im Prinzip eine positive oder eine negative Programmierung vornehmen. Wir können uns entscheiden, Gesundheit oder Krankheit zu visualisieren. In der heutigen Zeit sind die Menschen mehr geneigt, in Gesundheitsfragen dem negativen geistigen Bild zu folgen. Ich bin der Meinung: Würden die Menschen mehr über die Gesundheit sprechen, hätten wir mehr Gesunde als durch jede ärztliche Behandlung. Bei immer wiederkehrenden negativ reproduzierten Bildern handelt es sich ja bereits um eine beginnende »geistige Umweltverschmutzung«. Diese kann sich in alle möglichen Bereiche des Lebens ausdehnen.

Geistige Umweltverschmutzung

Die Tatsache, dass man mit positivem Denken, Handeln und Leben auch positive Bilder erzeugen kann, mache ich mir täglich zunutze, wenn ich meine Probanden im veränderten Bewusstseinszustand der Hypnose nicht verarbeitete Erlebnisse nachvollziehen und verarbeiten lasse. Eine weitere Möglichkeit, dies zu praktizieren, bietet sich auch im *Bick'schen Mentalen Autogenen Training (BMAT)* im Anschluss an die Ruhe-Visualisierung in den erweiterten Visualisierungen an (vgl. S. 108 ff). Über die spektakulären Erfolge beim *Coaching* wird auf Seite 98 berichtet.

Hypnosepotenzial, ein erlerntes Kapital

Vorleistung der Hypnotisierbarkeit

Das Hypnosepotenzial stellt eine Vorleistung der Hypnotisierbarkeit auf Lebenszeit dar. In nicht seltenen Fällen erfordert das Erlernen des Hypnotisiertwerdens eine lange Vorbereitungszeit. Ein Mensch jedoch, der einmal gelernt hat, hypnotisiert zu werden, hat eine Vorleistung erbracht, die ihm im Bedarfsfall die Möglichkeit eröffnet, sofort in jede Art von Hypnosebehandlung einzusteigen und sich damit diese Vorbereitungszeit zu ersparen.

Hypnosepotenzial bei traditioneller Behandlungstechnik für ein ganzes Leben

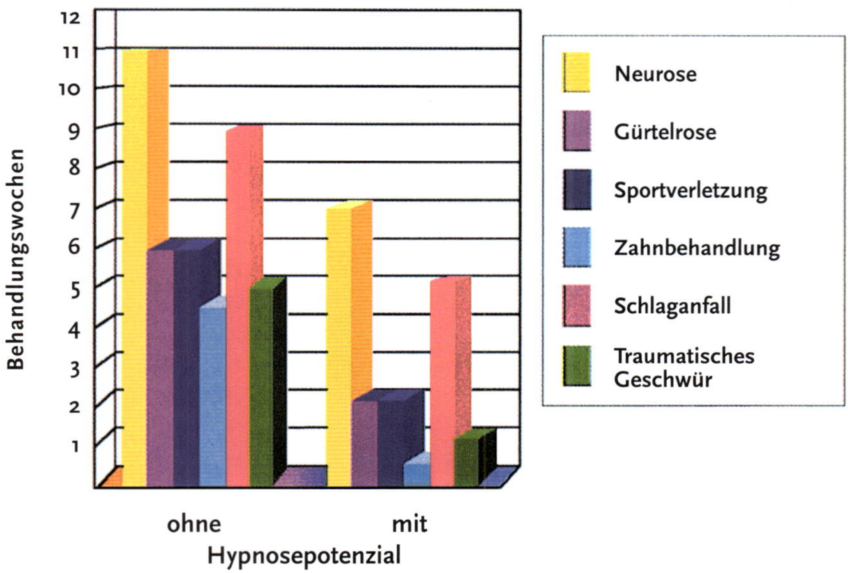

Wer einmal gelernt hat, hypnotisiert zu werden, ist für sein ganzes Leben hypnotisierbar, spart dann viel Zeit und Geld ein.

Das Hypnosepotenzial beruht auf den insgesamt über 70-jährigen ärztlichen Erfahrungswerten von meinem Vater und mir mit der Hypnosetherapie. Auf dem Internationalen Kongress für Hypnose im April 1993 in Mailand berichtete ich zum ersten Mal von unseren Entdeckungen und langjährigen Beobachtungen, die den Verwendungswert der Hypnose und ihre Rentabilität in ein neues Licht stellten, unter dem Titel »Hypnosis as an advanced therapy for lifetime« (Hypnose als eine fortgeschrittene lebenslange Therapie).

Erfahrungen mit einer Reihe von Patienten, wie wir sie im Laufe vieler Jahre wegen der verschiedensten Beschwerden einer Hypnosetherapie bzw. einem Hypnotraining unterzogen haben, zeigen eindeutig, dass sich bei allen weiteren Behandlungen, die nach der Erstbehandlung folgten, die Vorbehandlungszeit des Erlernens des Hypnotisiertwerdens erübrigte. Diese erworbene Fähigkeit hält unvermindert ein ganzes Leben lang an, bis ins hohe Alter.

Selbstverständlich ist mit dieser Tatsache auch eine Kostenreduzierung verbunden. Man kann also sofort mit der eigentlichen

Behandlung beginnen. Dies bedeutet eine Zeiteinsparung gegenüber dem von mir beschriebenen und neu entwickelten 2- bis 3-tägigen Blocksystem von acht bis zwölf Stunden Hypnose (nach dem alten System etwa vier Wochen). Der Patient kann sich somit sofort und jederzeit einer Hypnosebehandlung mit voller Effizienz unterziehen, sei es einer *ärztlichen, zahnärztlichen* oder *psychotherapeutischen*.

Schlafwandler

Der Vollständigkeit halber möchte ich hier noch den veralteten Begriff des Somnambulismus (das lateinische Wort *somnum* bedeutet Schlaf) in seinem Ursprung erklären und auf seine heutige Bedeutung hinweisen. Bei den frühen Hypnoseärzten wurde der Begriff Somnambulismus vom Verhalten der Schlafwandler abgeleitet. Da das Verhalten des Hypnotisierten dem des Schlafwandlers sehr stark ähnelte, wurde es für den Hypnosezustand mitverwendet. Heute ist der Begriff Somnambulismus wieder ganz auf seine ursprüngliche Bedeutung beschränkt.

Klassische Erscheinungsformen des Hypnosezustands

Der in Hypnose befindliche Proband bietet, wenn er nicht durch eine Fremdsuggestion in Aktion gebracht wird, den Anblick eines ruhig »Schlafenden«. Er ist völlig unauffällig und hat normalerweise die Augen geschlossen. Die Körperfunktionen zeigen eine gelöste Mittelstellung; passiv angehobene Gliedmaßen fallen, wieder losgelassen, in die alte Lage zurück.

Gelöste Mittelstellung

Der Hypnotisierte ist schläfrig, schlaff und in der Atmung zeigt sich eine relativ verlängerte Einatmung, so dass das Ein- und Ausatmen etwa gleich lang dauert, wie beim Nachtschlaf. Pulsfrequenz und Blutdruck bleiben beim Gesunden unverändert, beim Bestehen funktioneller Unregelmäßigkeiten zeigt sich eine Tendenz zum Ausgleich. Das passive Heben (Nachhelfen beim Heben mit dem Zeigefinger seitens des Hypnotisierenden) des Oberlides, das Verhalten der Pupillen, der Sehnen und Hautreflexe zeigt nichts Charakteristisches.

Es gibt allerdings ein wichtiges Merkmal, das der amerikanische Wissenschaftler *Prof. H. Spiegel* sogar als Anzeichen eines Hypnosezustands gewertet sehen will. Nach seinen Beobachtungen sind die Pupillen dann sehr stark nach oben gerichtet, so dass man beim Heben des Lides nur das Weiße des Auges sieht.

Ist die Versuchsperson längere Zeit sich selber überlassen, so intensiviert sich der veränderte Bewusstseinszustand der Hypnose. Normalerweise bietet die hypnotisierte Person das Bild eines tief schlafenden Menschen. Vielen unbekannt ist aber, dass der in Hypnose befindliche Proband auch dann noch im Hypnosezustand sein kann, wenn man ihn die Augen öffnen lässt.

Auch hier gibt es wieder einen Unterschied: Befindet er sich lediglich in einem Hypnosezustand, in dem man ihn durch Suggestion die Augen öffnen ließ, so zeigt er primär einen starren Blick, den so genannten Blick ins Leere. Ist er dagegen durch eine Suggestion zu einer zusätzlichen Handlung aufgefordert, lässt man ihn z. B. etwas schreiben oder eine andere Handlung ausführen, die auch im Alltag mit offenen Augen ausgeführt werden muss, so scheint es, als ob er überhaupt nicht in Hypnose wäre.

Der Blick ins Leere

Lediglich der Rapport zwischen Hypnotisierendem und Hypnotisiertem lässt erkennen, dass der Hypnosezustand andauert. Befolgt der Hypnotisierte die Anweisungen des Hypnotisierenden, kann sogar eine ganz normale Kommunikation, also ein Gespräch stattfinden. Der Hypnosezustand ist also offensichtlich für den Laien schwer erkennbar.

Hypnose richtig erkennen

Affekte in der Hypnose

Affekte (Gefühle) lassen sich im Hypnosezustand verändern. Durch Suggestionen in der Hypnose können sämtliche subjektive Erscheinungen der menschlichen Seele und ein großer Teil der objektiv bekannten Funktionen des Nervensystems produziert, beeinflusst, verhindert, modifiziert, gelähmt oder gereizt werden.

Die seelische Stimmung kann suggestiv leicht beeinflusst werden, Lust und Unlust lassen sich besonders in der intensiven Hypnose mit größter Leichtigkeit suggerieren, ebenso können Traurigkeit und Heiterkeit – oft überaus schnell und wechselhaft – außerordentlich leicht erzeugt werden. Noch leichter schließen sich die Affekte Liebe, Hass, Angst, Zorn, Schrecken an die suggestiv erzeugte Situation an. Beispielsweise entsteht Zorn, wenn man dem Hypnotisierten die Anwesenheit eines ihn reizenden Feindes suggeriert.

Leichte Beeinflussbarkeit

Wir wissen, dass normalerweise somatische Funktionen wie Menstruation, Pollution, Schweißsekretion und Verdauung vom Dynamismus des Großhirns (also automatisch) gesteuert werden. Durch Suggestion können wir sogar diese Funktionen nachweisbar beeinflussen.

Brandblasen

Im veränderten Bewusstseinszustand durch Suggestion Brandblasen zu erzeugen, ist eine relativ leichte Übung. Praktisch läuft der Vorgang wie folgt ab: Der Hypnotisierende suggeriert dem Probanden, der sich im veränderten Bewusstseinszustand der Hypnose befindet und die Augen geschlossen hat (also nicht sehen kann, was tatsächlich geschieht), er habe einen glühenden Pfennig, den er auf die Haut des Probanden legen werde. Der Proband zuckt, als würde er eine schmerzende Verbrennung erleben. Schon bald stellt sich tatsächlich eine Art Brandblase an der in Wirklichkeit natürlich nur leicht mit der Hand berührten Stelle ein.

Die starke Beeinflussbarkeit durch Suggestionen im Hypnosezustand eröffnet viele positive Möglichkeiten für das Heilen.

Die Phänomene der Affektbeeinflussung im Hypnosezustand habe ich selbst experimentell untersucht und filmisch dokumentiert.

Dabei konnte ich bei einer männlichen Versuchsperson durch die Suggestion, er freue sich über einen Witz, den man ihm erzählt habe, typische Verhaltensformen beobachten. Er lachte laut, schlug sich auf die Schenkel und zeigte eine amüsierte Mimik.

Derselben Versuchsperson wurde kurz danach die Suggestion gegeben, sie habe eine traurige Nachricht erhalten. Danach veränderte sich ihr Gesichtsausdruck schlagartig. Sie zeigte Niedergeschlagenheit und Trauer. Ich bezeichnete die Nachricht wiederholt als erschütternd, worauf die Versuchsperson mit Tränen und fassungslosem Kopfschütteln reagierte. Der Mann rieb sich die Augen und griff zum Taschentuch, um sich die Tränen zu trocknen.

Auf die Suggestion, die Decke über ihm sei im Begriff einzubrechen, reagierte er mit aufgerissenen Augen, Anspannung der Muskulatur, erhöhter Pulsfrequenz, Angstschweiß und er nahm eine völlig verkrampfte Haltung ein. Erstaunen in Mimik und Gestik ließ sich dadurch produzieren, dass er die Suggestion erhielt, die Decke sei zwar gerissen, stürze aber nicht ein. Er reagierte mit fassungslosem Kopfschütteln und Erleichterung.

Ich suggerierte ihm nun, jemand habe ihn fürchterlich beleidigt und angegriffen. Hierauf reagierte unser Proband mit Zorn, seine Muskulatur spannte sich an. Er ballte die Fäuste, drohte mit dem Finger und wollte nach dem Feind greifen.

Ein völlig anderes Verhaltensbild konnte dem Probanden unmittelbar danach entlockt werden, als ich ihm ein Stofftier in die Hand gab mit der Suggestion, dass sei etwas Liebes, Zartes, ein nettes Tierchen. Unser Proband zeigte Gutmütigkeit. Er amüsierte sich, liebkoste, schaukelte und kraulte das Stofftier.

Ein besonders beeindruckendes Bild gab er bei der Suggestion, es sei sehr kalt im Raum – minus 20° C. Sofort trat eine Muskelreaktion ein, und er schlug den Kragen seines Jacketts hoch, steckte seine Hände unter die schützende Jacke und schnatterte und klapperte mit den Zähnen. Beim Aufheben der Kältesuggestion rieb er sich immer noch die Finger und Hände, wie dies, wenn man aus der Kälte kommt, üblich ist.

Unmittelbar danach suggerierte ich ihm das Auftreten plötzlicher großer Hitze durch eine defekte Heizung. Dies löste eine umgekehrte Reaktion aus. Er öffnete seinen Hemdenknopf, zog seine Jacke aus und versuchte sich Luft zu machen. Sein Gesicht rötete sich, Schweißperlen wurden sichtbar, und er griff zum Taschentuch, um sich die Stirn zu trocknen.

Durch entsprechende Suggestion gelang es mir bei meinem Probanden die Geschmacksempfindung zu verändern. Ich reichte ihm eine saure Gurke, offerierte sie ihm als Schokolade und ließ ihn essen. Er biss mit großem Appetit in die vermeintliche Schokolade und verlangte nach mehr. Dass es sich in Wirklichkeit um eine saure Gurke handelte, wurde von ihm weder anhand der Konsistenz noch des Geschmacks wahrgenommen.

Bei dem umgekehrten Experiment (ein Stück Schokolade wurde als saure Gurke angeboten) weigerte er sich zunächst zu essen, roch daran und biss erst nach mehreren Suggestionen hinein, verzog aber dabei sein Gesicht, als habe ich ihm Essig gegeben. Trotz guten Zuredens war er nicht mehr zu bewegen, noch einmal in diese angeblich saure Gurke hineinzubeißen.

Abschließend sei noch einmal betont, dass all das hier Geschilderte filmisch dokumentiert ist und jederzeit nachgewiesen werden kann.

Filmisch dokumentiert wurde auch die folgende Geschichte eines besonders beeindruckenden Experiments.

Ich erlebte es mit der gleichen Versuchsperson, als ich ihr das dargereichte Glas Wasser mit der Suggestion, es handle sich hier um einen schweren und guten Wein, gab. Schon beim ersten Schluck zeigte der Mann die Gestik eines Weinkenners: Er begann den Wein zu beißen und prüfend zu kosten. Er sagte, dieser Wein sei wirklich gut, jedoch ein bisschen zu schwer. Nach dem ersten Glas erklärte er, der Wein steige ihm zu Kopf.

Um das Experiment zu vervollständigen, erhielt er nicht nur ein weiteres Glas von dem feinen »Wein«, sondern ich überredete ihn noch, einen guten Schnaps zu probieren. Ich reichte ihm also noch ein Glas dieses Leitungswassers. Er kippte den »Slivovitz« hinunter, schüttelte sich und verzog den Mund und gab das Glas mit der Bemerkung zurück, das sei aber ein starker Schnaps. Er wurde sehr heiter, bekam einen roten Kopf, und sein beschwipstes Benehmen nahm zu. Ich befragte ihn nach seinem Befinden, worauf er völlig betrunken lallte: »Karussell, Karussell.« Er zeigte immer deutlicher das Bild eines stark Alkoholisierten.

Nachzutragen ist, dass die geschilderten Experimente in einem Zeitraum von ungefähr ein bis eineinhalb Stunden durchgeführt wurden. Erwähnenswert ist auch, dass die Versuchsperson fast während der ganzen Serie die Augenlider offen hatte und die Suggestionen dennoch bedingungslos befolgte. Der Blick zeigte das typische Phänomen: Er war ins Leere gerichtet. Und doch nahm er mich von Zeit zu Zeit wahr. Dies war auch aus dem exakten Entgegennehmen der gereichten Gegenstände ersichtlich.

Offene Augenlider

Akustisch veränderte Wahrnehmungen im Hypnosezustand

Ein weiteres Phänomen ist die Hyperakusie, d. h. leise Töne werden überlaut wahrgenommen. Ein übersteigertes Hörvermögen und Taubheit, Lichtempfindlichkeit und Blindheit sowie allgemeines Wohlbefinden lassen sich im Hypnosezustand ebenfalls so verändern wie die bereits erwähnten Affekte.

Wenn auch nach allgemeiner Meinung von allen Sinnen das Gehör durch die Hypnose nur schwer oder erst ganz zuletzt verändert werden kann, ist doch gesichert, dass im veränderten Bewusstseinszustand der Hypnose eine Hyperakusie (eine Überempfindlichkeit des Gehörs) eintreten kann. Schon *Braid*, der Namensgeber der Hypnose, fiel dies auf, als er feststellte, dass der Hypnotisierte rund drei Meter hinter ihm sein Hauchen, das er selbst trotz seines sehr scharfen Gehörs nicht hörte, wahrnahm.

Ein sehr beeindruckendes Beispiel hierzu:

Wie gewaltig ein stummes Telefon stören kann, zeigte mir wieder einmal wie schon oft bei meinen Forschungen »Assistent Zufall«, wie ich zu sagen pflege. Für das bereits erwähnte wissenschaftliche Experiment im Saarländischen Fernsehen zum Thema Erbinformationen (»Ich bin mein eigener Ahne«) 1979 mussten die 16 eineiigen Zwillinge regelmäßig ein- bis zweimal pro Woche, um den Hypnosezustand zu erlernen, trainiert werden. Zu diesem Zweck standen uns Räumlichkeiten des Saarländischen Fernsehens zur Verfügung.

Eines Tages mussten wir jedoch in die Privatwohnung eines Fernsehredakteurs ausweichen. Das Wohnzimmer war groß genug, um allen Teilnehmern bequem Platz zu bieten. Doch störte uns das Läuten des Telefons. Wir beschlossen, den Apparat in einem Nebenraum in zwei Decken einzuwickeln und unter einer dritten zum Schweigen zu bringen. Zuvor hatten wir vorsichtshalber sogar den Hörer abgenommen. Der wurde ebenfalls eingewickelt, damit das Freizeichen nicht störte. So konnte die Hypnosesitzung beginnen. Alle waren der Meinung, der Störenfried Telefon sei ausgeschaltet. Ich führte mit den Probanden die gewohnte Leerhypnose (Hypnose ohne Suggestion) durch. Dies ist das übliche Lerntraining für die Hypnoanalyse. Anwesend war ein Journalist, der über unsere Arbeit berichten wollte.

Nach Beendigung der Hypnose protestierten die Probanden. Sie erklärten übereinstimmend, diese Hypnosesitzung sei fürchterlich gewesen, viel zu gestört. Es war kaum zu glauben: Meine Probanden beschwerten sich über das tutende Freizeichen, das während der Hypnose aus dem Telefonhörer gekommen war. Ich bat um absolutes Stillschweigen und alle lauschten: Nichts war zu hören. So brachte ich das Telefon samt Verpackung in den Raum. Nach dem Auspacken konnten wir uns alle von dem nur in der Hypnose wahrgenommenen Dauerton überzeugen. Die in der Hypnose befindlichen Teilnehmer wiesen eine erhöhte Hörfähigkeit, also eine niedrigere Hörschwelle auf. Jeder Hypnotisierende sollte wissen, dass es im Hypnosezustand spontane Veränderungen, sei es Herabsetzung oder Erhöhung des Gehörvermögens, aber auch eine Erweiterung des Gesichtssinnes gibt.

Zum Thema erweiterter Gesichtssinn ein Beispiel:

Nachdem ich eine Probandin in dem Behandlungsraum, der vom angrenzenden Büroraum akustisch wie auch sichtmäßig durch Spezialwände und -türen (aus Blei) absolut abgetrennt war, in Hypnose gebracht hatte, verließ ich den Behandlungsraum wie üblich, um ihr Gelegenheit zu geben, in den nachfolgenden 25 Minuten eine optimale Umschaltung zu vollziehen. In jenem Raum schaute ich in dieser Zeit liegen gebliebene Post durch.

Plötzlich riss die Probandin die Tür des Behandlungsraums auf. Sie schrie (und dies alles im veränderten Bewusstseinszustand der Hypnose): »Ich habe gerufen und geklopft. Kein Mensch hört mich. Kein Mensch kümmert sich um mich. Und Sie lesen gelbe Briefe, während ich in Hypnose bin, anstatt dazusitzen und aufzupassen, dass mir nichts passiert.«

Anzumerken ist, dass die Probandin mit dem Verfahrensablauf noch nicht genug vertraut war und glaubte, ihr könne ohne andauernde ärztliche Begleitung während des Hypnosezustands etwas zustoßen.

Äußerst bemerkenswert war auch, dass sie im Behandlungsraum das Rascheln von Briefen wahrnahm und den gelben Brief, den ich tatsächlich gelesen, aber – als sie in der Tür stand – bereits seit einiger Zeit wieder zurückgelegt hatte, im Behandlungsraum während der Hypnose gesehen hatte.

Aktive und passive Halluzinationen

Halluzination bedeutet Sinnestäuschung in Form einer Scheinwahrnehmung. Wir unterscheiden die *passive* und die *aktive* Halluzination.

Ein Beispiel für die *aktive* Halluzination: Der Hypnotisierende suggeriert dem Hypnotisierten: »Eine Spinne sitzt auf der rechten Hand!« Der Hypnotisierte sieht nun diese Spinne wirklich und reagiert, als wäre sie dort vorhanden. Führt man ihn nun, bevor er im Hypnosezustand das Tier verjagt hat, in den normalen Bewusstseinszustand zurück, so ist er völlig erstaunt, dass es nie eine Spinne gegeben hat.

Ein Beispiel für die *passive* Halluzination: Hier bekommt der Hypnotisierte die abstrahierende Suggestion: »Ihr rechter Zeigefinger ist weg!« Nach der Rücknahme des hypnotischen Zustands ist er sehr erstaunt, dass der Finger vorhanden ist.

In ganz seltenen Fällen kann eine *positive* Halluzination (ich erinnere hier an den erwähnten langen Finger einer Probandin; vgl. S. 25) spontan auftreten, noch seltener eine *negative*. Im Falle der aktiven Halluzination ist etwas da, was eigentlich nicht da ist, im Fall der passiven dagegen ist in der Halluzination etwas weg, was in Wirklichkeit da ist.

! Diese halluzinatorischen Phänomene haben der Hypnose jenen mysteriösen, glorifizierenden Anstrich verschafft, der bis heute viele Scharlatane veranlasst hat, sich mit ihr zu befassen, der aber auch auf der anderen Seite viele nüchterne Wissenschaftler und Naturforscher davon abhielt, sich wissenschaftlich mit der Hypnose auseinander zu setzen. Show-Hypnose macht hier keine Ausnahme.

Im medizinisch-wissenschaftlichen Bereich kann man diese positive Halluzination als Hilfsparameter (also Hilfsanzeiger) für den Hypnosezustand heranziehen. Bei genauerer Beobachtung kann man hier die Erscheinung des doppelten Bewusstseins am besten erkennen: Das Oberbewusstsein, d. h. die linke Gehirnhälfte, die im normalen Bewusstsein die Oberhand hat, sieht nichts. Das Unterbewusstsein, das im Hypnosezustand ja höhere Aktivitäten erlangt, sieht die vermeindlichen Gegenstände und nimmt sie wahr.

Die negative Halluzination ist das Gegenteil der positiven, in ihr werden materiell vorhandene Gegenstände oder Geräusche den Sinnen entzogen. Die negative Halluzination ist ein Phänomen, das in der Schmerztherapie gelegentlich mit großem Erfolg zur Anwendung kommt. Der Hypnotisierende kann z. B. bei Phantomschmerz dem Gehirn des Patienten suggerieren, dass das betroffene Glied tatsächlich nicht existiert. Der Proband wird schmerzfrei, denn was nicht existiert, kann keinen Schmerz verursachen.

Phantomschmerz

Der apportierende Fotograf

Ein Journalist, damals tätig bei »Bild & Funk«, schrieb über seine Erfahrungen mit mir in seinem Artikel »Hypnotiseur lässt Fotografen einschlafen« wörtlich: »Dass *Dr. Bick* diese Showtricks des Hypnotiseurs auch beherrscht, demonstrierte er bei einem »Bild & Funk«-Interview in seiner Klinik. Bei seinem Experiment setzte sich *Dr. Bick* vor Fotograf *Wolf Sander* und sagte: ›Sie sind jetzt müde, müde, müde und Ihre Augen, Arme, Beine sind müde, entspannt, ganz schwer‹ usw. Nach ca. 30 Sekunden ist Fotograf *Sander* im veränderten Bewusstseinszustand – ›weg‹. Jetzt lässt ihn *Dr. Bick* Arme und Beine heben. Und dann geschieht das Erstaunliche: Fotograf *Sander* spielt auf Wunsch des Arztes Hund und apportierte sogar eine Zeitung.«

Showtricks

Er schreibt weiter: »Das Experiment wird abgebrochen. *Dr. Bick:* ›Sie wachen jetzt auf, alle Körperfunktionen arbeiten normal. Sie öffnen die Augen, fühlen sich wach und ausgeruht.‹ Drei Minuten später: *Sander* hat nur noch ganz verschwommene Vorstellungen von dem Geschehen ...«

Was war geschehen? Dem Experiment ging eine provokative Aufforderung des Journalisten voraus: Er erklärte: »Sie schaffen es nie, dass sich mein Kollege wie ein Hund auf dem Boden herumbewegt und mir eine Zeitung apportiert.« Um diesem vorwitzigen Journalisten eine Lehre zu erteilen, ließ ich den Fotografen im Hypnosezustand tatsächlich eine Zeitung apportieren.

Produktive Aufforderungen

Das veränderte Zeitgefühl

Ein weiteres Phänomen, das während des Hypnosezustands auftritt, ist das veränderte Zeitgefühl des Hypnotisierten. Es ist meist verschoben, d.h. es kann verkürzt oder verlängert sein. Das veränderte Zeitgefühl im Hypnosezustand ist so häufig, dass man es sogar als Parameter für einen echten Hypnosezustand verwendet hat.

Parameter Zeitgefühl

Eine Patientin, an einem Sonntag zur Behandlung bestellt, empfand den Hypnosezustand an diesem Tag als unendlich lang. Sie wurde schon kurz nach der Einleitung unruhig und glaubte, man habe sie vergessen und sie säße bereits seit Stunden da. In Wirklichkeit saß sie aber nur die üblichen 20 Minuten, d.h. routinemäßig hätte sie nur fünf Minuten warten müssen, dann wäre nach unseren Erforschungen die optimale Umschaltung im Gehirn von der linken zur rechten Hemisphäre zu erwarten gewesen.

In diesem Falle trat bei der Patientin jedoch durch das veränderte Zeitempfinden der erwähnte Spontaneffekt bei einer Bedrohung für Leib und Leben ein, und sie sprang aus der Hypnose heraus. Erst nachdem man sie aufgeklärt hatte, konnte die Therapie fortgesetzt werden.

Spontaneffekt bei Bedrohung

Amnesie und Hypermnesie

Speziell die Amnesie (Nichterinnern) hat schon so manches Missverständnis in die Meinungen über Hypnose gebracht. Lange Zeit hatte man das Experiment von *Pusegur* (der Hirtenjunge, der, in Trance versetzt, sich nach dem Erwachen an nichts mehr erinnern konnte) als typisch für den Hypnosezustand angenommen. Erst seit Mitte des 20. Jahrhunderts weiß man, dass die Amnesie lediglich als eine Besonderheit des Hypnosezustands zu betrachten ist, es sei denn, man hat sie absichtlich suggeriert. Selbst noch bestehende Amnesien nach einem Hypnosezustand bilden sich innerhalb kürzester Zeit zurück, d.h. ein ganz normales Erinnerungsvermögen stellt sich wieder ein.

Missverständnisse

Es ist richtig, dass man im Hypnosezustand, besonders wenn es aus irgendwelchen medizinisch-psychologischen Gründen notwendig ist, das Erinnerungsvermögen an ein bestimmtes Ereignis vollkommen ausschalten kann. Hierbei gibt es z. B. die Suggestion: »Alles, was sich bis jetzt ereignet hat, ist aus Ihrer Erinnerung ausgelöscht wie die Buchstaben von einer Schiefertafel.« In unserem Computerzeitalter würde man wie bei einem Computerabsturz suggerieren: »Ihr Erinnerungsspeicher ist komplett gelöscht.«

Aber selbst diese Prozedur soll nicht heißen, dass dann tatsächlich im Gedächtnis alles gelöscht ist, sondern nur für den üblichen Alltag unerreichbar ist. Dagegen lassen sich im Hypnosezustand derart verschlüsselte Informationen wieder finden. Die Dauer einer solchen suggestiven Amnesie (posthypnotische Amnesie) kann sich auf einen Zeitraum zwischen Minuten bis hin zu Jahren erstrecken.

Posthypnotische Amnesie

In der Hypnose gibt es aber auch das Gegenteil von Amnesie, die Hypermnesie, d. h. das erhöhte Erinnerungsvermögen. Man bedient sich ihrer insbesondere bei der Hypnoanalyse, da sie die einmalige Möglichkeit bietet, im veränderten Bewusstseinszustand der Hypnose längst Vergessenes und Verdrängtes ins Gedächtnis zurückzurufen (vgl. Kap. »Hypnoanalyse« S. 84).

Katalepsie – ein Arm wie ein Stück Holz

Katalepsie, von griechisch *katalepsis* stammend, bedeutet das starre Festhalten der Muskeln, also Starrsucht. Es ist ein in der Psychopathologie bekannter und durch Hypnose (Suggestivkatalepsie) oder Autosuggestion (z.B. bei Fakiren und Sadhus) herbeiführbarer Zustand der Gliederstarre mit unterschiedlichem Widerstand gegenüber passiver Bewegung.

Fakire

Die hypnotische Katalepsie ist das markanteste und sicherste Phänomen der Hypnose und wird bei Mensch und Tier angetroffen. Bei keinem anderen physiologisch normalen Zustand und bei keiner anderen Therapiemethode kommt die Katalepsie so markant vor wie in der Hypnose.

Seit der wissenschaftlichen Erforschung des Hypnosezustands gegen Ende des 19. Jahrhunderts ist man bemüht, dem Phänomen der Katalepsie näher zu kommen. In einem Punkt war man sich einig: Die Katalepsie war und ist eines der klassischen Phänomene der Hypnose und kann so auch als Parameter für den Hypnosezustand verwendet werden, und so wird es auch bis heute praktiziert.

Ein klassisches Phänomen

Erst seit meiner Erforschung des Hypnosezustands (1983/84) in Verbindung mit den zerebralen Dominanzen haben wir allerdings eine Erklärung für das Phänomen der kataleptischen Starre: Wie man weiß, ist während des veränderten Bewusstseinszustands der Hypnose das gesamte kontrollierende Zensorsystem der linken Hemisphäre ausgeschaltet, sodass sich eine gegebene Vorstellung, über die rechte Hemisphäre gesteuert, kritiklos umsetzen kann.

Gibt man die Suggestion, eine Versteifung der Hand, des Armes, des ganzen Körpers stelle sich ein, der Körper solle steif werden wie ein Brett oder ein Stück Holz, so tritt das suggerierte kataleptische Phänomen ein, wobei der Organismus alle ihm zur Verfügung stehenden Mittel zum Einsatz bringt, wie z. B. die Aktivierung sämtlicher kleinen Muskeln, Muskelbündel, Muskelfasern der gesamten quergestreiften Muskulatur. Diese vollständige Aktivität unseres gesamten Muskelsystems verursacht dann die totale Starre unseres Körpers.

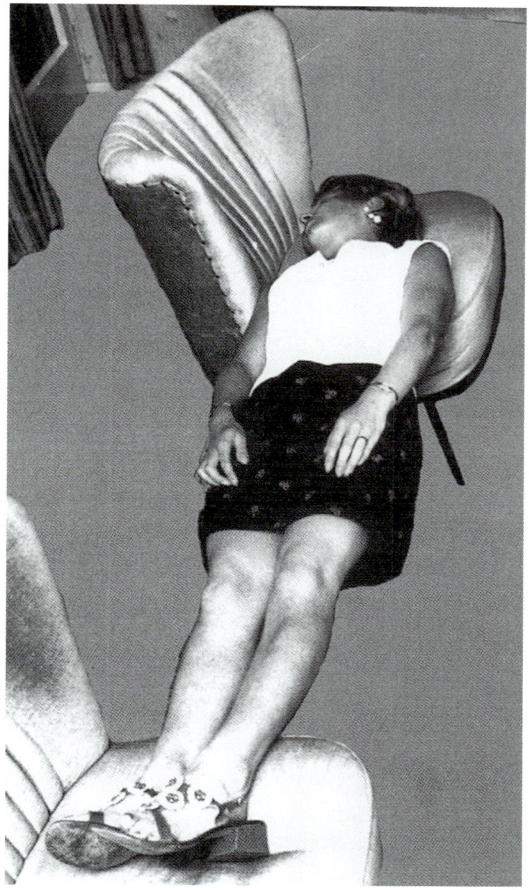

Totale kataleptische Starre

Posthypnose

Eine weitere, nur der Hypnose eigene Besonderheit ist die Posthypnose, also die »Nachhypnose«. Der Ausdruck lehrt uns, dass nach dem eigentlichen Hypnosezustand noch etwas passiert oder nachwirkt. Und so ist es auch wirklich.

Nachwirkzeit

Allein der Posthypnose verdanken wir einen sehr großen Prozentsatz aller medizinischen und auch psychischen Erfolge. Die Posthypnose ist aber auch gleichzeitig der sicherste Gradmesser für eine vorausgegangene Hypnose. So habe ich bei den meisten meiner wissenschaftlichen Experimente – sei es die Interaktion von Hypnose und Psychopharmaka oder die Austestung des von mir entwickelten Multihypnophons – die Posthypnose als den sichersten Garanten eines vorausgegangenen Hypnosezustands eingesetzt.

Einmaligkeit

Posthypnose ist der hypnoide Zustand, der sich im eigentlichen Hypnosezustand suggestiv einprogrammieren lässt. Ein einmaliges Phänomen, das der Hypnose eigen ist und die Effizienz der Hypnose ganz erheblich erweitert. Praktisch läuft jede erfolgreiche Heilung im Hypnosezustand letztendlich über die Posthypnose. Man setzt die entsprechenden Suggestionen im eigentlichen Hypnosezustand, wobei es zu dem – in diesem Buch mehrfach beschriebenen – Programmierungseffekt im Unterbewusstsein, d. h. in der rechten Hemisphäre kommt. Die Zeitgabe von Minuten bis Stunden, Tagen bis hin zu Monaten zur Umsetzung des programmierten Inhalts in Form der bereits beschriebenen Ausführungsreaktion kann mit eingegeben werden. Die Posthypnose ist also im Prinzip nichts anderes als eine im Hypnosezustand programmierte und im Gehirn gespeicherte nachfolgende Aktion.

Praktisches Vorgehen

Praktisch wird so vorgegangen, dass der Hypnotisierte im Hypnosezustand eine bestimmte Information oder einen bestimmten Auftrag suggeriert bekommt und nach der Programmierung und deren Speicherung im Gehirn in den normalen Bewusstseinszustand zurückgeführt wird. Er wird also wieder »geweckt«. Der Hypnotisierte, der jetzt ein bestimmtes Programm in sich trägt, ist wieder vollkommen im normalen Tagesbewusstsein, ganz normal ansprechbar; man kann sich mit ihm unterhalten. Er kann aber auch eigenständig Dinge tun, sich frei bewegen, Entscheidungen treffen, Auto fahren usw.

Posthypnotischer Befehl

In der Phase zwischen dem primären, also dem vorausgegangenen Hypnosezustand und der Reaktion auf eine posthypnotische Suggestion ist der Träger eines solchen posthypnotischen Befehls offensichtlich ganz frei und selbstständig wie jeder normale Mensch. Erst mit Eintritt der Posthypnose bis zum Abschluss der Aktion, wie sie das eingegebene Programm vorschreibt, ist der Hypnotisierte wieder in einem intensiven veränderten hypnoiden Bewusstseinszustand. In diesem Zustand verhält er sich wieder für ganz kurze Zeit genauso wie bei der Primärhypnose. Nach Abschluss des posthypnotischen Auftrags kehrt der Hypnotisierte automatisch wieder in das normale Bewusstsein zurück. Oft weiß er nicht, was er zwischenzeitlich getan hat. Allerdings kann die Erinnerung nach relativ kurzer Zeit zurückkommen, es sei denn, man habe ihn in seiner Erinnerung blockiert.

Ein Beispiel hierzu:

Bei einem Vortrag vor der Ärzteschaft des Saarlands sollte mein Vater den anwesenden Kollegen den posthypnotischen Effekt vorführen. Er gab dem hypnotisierten Probanden den posthypnotischen Auftrag, den Saal zu verlassen, nach 20 Minuten zurückzukehren und sich offiziell von dem Vorsitzenden zu verabschieden. Vorsichtshalber hatte man dem Hypnotisierten seine Uhr abgenommen. Er sollte ohne wissentliche Zeitorientierung eine posthypnotische Reaktion demonstrieren. Weder im Saal noch außerhalb desselben war eine Uhr vorhanden, und die kritischen Kollegen ließen den Probanden nicht aus den Augen.

Nachdem mein Vater den posthypnotischen Auftrag erteilt hatte, führte er den Probanden in den normalen Bewusstseinszustand zurück. Der Mann verließ spontan den Vortragsraum. Mein Vater setzte seinen Vortrag fort, als sei nichts geschehen. Nach 20 Minuten kam es an der Saaltür zu einem heftigen Tumult. Der posthypnotisch programmierte Proband versuchte mit Gewalt und Aggression sich den Weg in den Saal zu bahnen, indem er schrie: »Ich muss jetzt da hinein!« Man hatte versucht, ihm den Weg in den Saal zu versperren, vielleicht ein Akt der Türsteher oder neugieriger Ärzte, die gespannt waren, ob das Experiment auch wirklich durchgesetzt würde. Der Proband drückte und schob die ihn Behindernden beiseite, marschierte spontan auf den Vorsitzenden zu und verabschiedete sich, seinem posthypnotischen Auftrag entsprechend, mit Handschlag.

Die Posthypnose zeigt also nicht nur hohe Effizienz in ihrer Ausführung, sondern sie ist auch sehr energiegeladen. Sie ermöglicht uns sowohl in der ärztlichen Praxis wie auch bei der Persönlichkeitsentwicklung in privaten und beruflichen Bereichen, aber auch im Sport und in der Kunst erfolgreich zu intervenieren.

Fragen wir nach dem Zwischenzustand bis zum Inkrafttreten der posthypnotischen Suggestion, scheint er unseren Forschungsergebnissen, insbesondere unseren *Brainmapping*-Beobachtungen zufolge zumindest in der ersten Stunde eher ein unterschwellig hypnoider Zustand zu sein als ein ganz normaler Bewusstseinszustand. Und

Unterschwelliger hypnoider Zustand

dies, obwohl keinerlei äußerliche Anzeichen eines veränderten Bewusstseinszustands erkennbar sind.

Letztlich gilt alles, was über den Hypnosezustand gesagt wurde, auch für den posthypnotischen Zustand. So sind der Posthypnose bei genauerem Hinsehen praktisch alle im Hypnosezustand erzielten Dauereffekte, sei es in der Medizin, im Beruf oder Sport, zuzuschreiben. Alle programmierten Informationen fließen über die linke in die rechte Gehirnhemisphäre ein und werden von dort so umgesetzt, als seien es die Eigenprodukte des Gehirns des Probanden und nicht eines Hypnotisierenden.

Wie Eigenprodukte des Gehirns

Der Unterschied zwischen Hypnose und Schlaf

Der erste Unterschied liegt schon allein in der Kommunikation im Vergleich des Schlafenden einerseits und des Hypnotisierten andererseits: Der Schläfer kann im Normalfall während des Schlafes mit keiner anderen Person kommunizieren. Bestenfalls kann er im Wachzustand über seine Träume später berichten. Während der Hypnose besteht dagegen ein Informationsaustausch in Form eines Rapports zwischen dem Hypnotisierten und dem Hypnotisierenden. So kann der Hypnoseproband zumindest teilweise Mitteilungen über seinen momentanen Zustand machen.

Informationsaustausch in Form des Rapports

Diese Tatsache ist auch für jede Art von therapeutischen Maßnahmen wichtig. Wie bereits erwähnt: Die Aktivitäten des Schlafzustands und die des Hypnosezustands sind im Gehirnstrombild *(Mapping)* ganz verschieden lokalisiert (vgl. S. 57). Dennoch geben auch die Induktionsformeln zur Einleitung der Hypnose Anlass zur Missdeutung für den Hypnose-Unerfahrenen. So sprechen wir darin von »Einschläfern«, »Müdigkeit« und »Schläfrigkeit« ebenso wie von »wecken'« und »wieder wach werden«. Aber auch wenn wir im ganz normalen und gewohnten Sinne vom Schlafen oder vom Aufwachen sprechen, benutzen wir die gleichen Worte. Man muss aber bedenken, dass wir jeweils von ganz verschiedenen Abläufen eben mit den gleichen Worten sprechen.

Anlass zur Missdeutung

! Viele Menschen werden durch diese Handhabung verunsichert und glauben, der Hypnosezustand sei ein Schlafzustand. Sie wären im Hypnosezustand »weg«. Dieser Fall ist normalerweise ausgeschlossen. In seltenen Fällen kann es passieren.

Hierfür ein Beispiel:

Herr M. versuchte immer wieder während der Hypnosesitzung seine Liege gegen unseren Rat so flach wie möglich zu stellen. Tatsache ist, dass *M.* später nach der üblichen Behandlungszeit eine äußerst mangelhafte Effizienz der Hypnosetherapie zeigte. Bei Recherchen und näheren Beobachtungen konnten wir herausfinden, dass *Herr M.* bei dem größten Teil seiner angesetzten Hypnosebehandlungen durch die Hypnose durchrutschte, d.h. in einen natürlichen Tiefschlafzustand hineinkam. Dies war auch in seiner Schlafkurve erkennbar.

Es muss daher betont werden, dass der Schlafgedanke an sich beim Probanden ausgeschlossen bleiben muss. Und daher: kein flaches Liegen bei Hypnosebehandlungen. Insofern ist auch die Fehlassoziation »weg sein/schlafen« (dem Nachtschlaf entsprechend) unbedingt zu vermeiden.

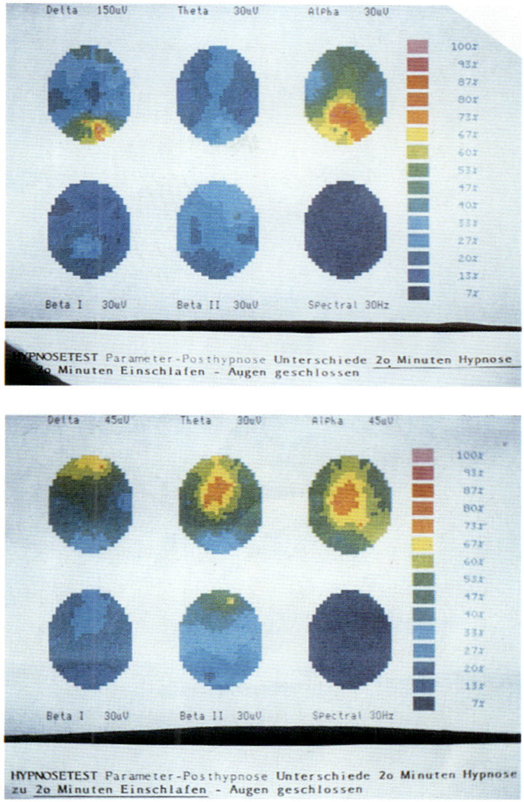

Hypnosezustand im Brainmapping in Ruhe (Abb. oben) und im Vergleich dazu der Schlafzustand (Abb. unten)

Der Ablauf eines normalen Schlafprogramms lässt sich wie folgt darstellen: Es beginnt mit einem ersten Stadium, einer Dösigkeit, dem so genannten Alpha-Zustand, einem Zustand verminderten Umweltkontaktes, der aber durch Weckreiz noch leicht zu durchbrechen ist.

Bei weiterer Ermüdung folgt ein Stadium leichten Schlafs,

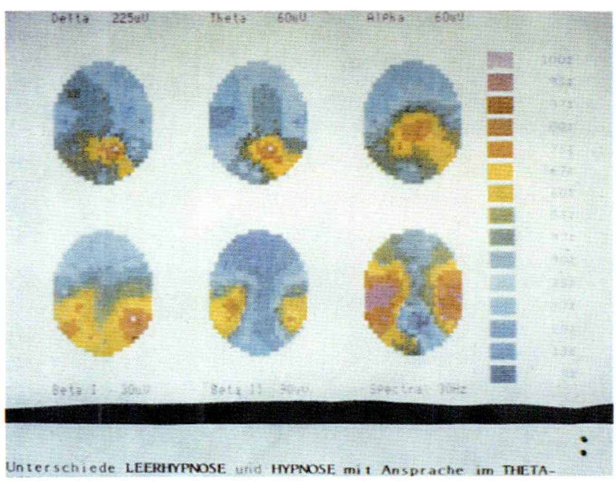

Hypnosezustand aktiv, z.B. bei einer Hypnoanalyse

während dessen das Gehirn, obgleich es sich schon um einen echten Schlaf handelt, noch auf äußere Reize anspricht (Theta-Zustand). Die Innenreize werden von den zuständigen Empfangsorganen zwar noch aufgenommen und verarbeitet, erreichen jedoch das Bewusstsein nicht mehr, werden nicht ausgewertet.

Der nun folgende Übergang zum Tiefschlaf ist fließend. In dieser Phase ist der Schläfer nur noch schwer zu wecken (Delta-Zustand). Der Schlaf ist gekennzeichnet durch die völlige Erschlaffung der Muskulatur, durch aktiven, vom Probanden ausgehenden Lidschluss, durch Herabsetzung der Empfindlichkeit gegenüber Reizen der Außenwelt.

Alle diese Zustände können auch im Hypnosezustand erreicht werden – mit Ausnahme des Delta-Zustands. Denn dann wäre es keine Hypnose mehr, sondern eben ein Tiefschlaf, wie ich bereits im Falle von *Herrn M.* geschildert habe.

Welche verschiedenen Bewusstseinszustände gibt es?

In diesem Zusammenhang tauchen Begriffe auf wie Oberbewusstsein und Unterbewusstsein und Unbewusstes. In den Standardwerken der letzten 20 Jahre über Hypnose finden diese Bezeichnungen kaum noch Verwendung. Ich möchte an dieser Stelle dennoch auf sie eingehen, da es, spätestens wenn wir uns mit der Hypnoanalyse befassen wollen, keine anderen Begriffe, zumindest für das Unterbewusstsein, gibt. Wir bedienen uns hier nach wie vor beider Begriffe des Unter- und des Oberbewusstseins.

Mit dem Begriff Unterbewusstsein werden in der Regel die Bereiche des Bewusstseins, d.h. deren Inhalte bezeichnet, die im Gegensatz zum Oberbewusstsein unterhalb der aktuellen Bewusstseinsschwelle liegen und so der rationalen Kontrolle entzogen sind. Es sind im Übrigen die Inhalte, die in unseren Träumen auftauchen und die wir während der Hypnoanalyse zutage fördern können. Aber es sind auch die Inhalte, die meist in einer Summe von Gedankengängen schwerste Fehlleistungen auslösen können, die wir dann gern als »unbewusstes« Handeln entschuldigen oder bezeichnen. Und dies stimmt im Prinzip mit unserer vorgegebenen Definition überein.

Träume

Das Oberbewusstsein ist das wache, helle Bewusstsein (Wach- und Tagesbewusstsein), dessen Inhalte im Gegensatz zu denen des Unterbewusstseins unmittelbar abrufbar sind. Es ist das Bewusstsein, in dem wir alles gegenwärtig haben und bewusst erleben.

Oberbewusstsein – unmittelbar abrufbar

Seelische Vorgänge

Neurosen

Im Gegensatz dazu verstehen wir unter dem Begriff Unterbewusstsein alle seelischen Vorgänge, die zwar in uns vorhanden sind, aber normalerweise nicht in das Oberbewusstsein eindringen. Hierzu gehören auch alle nicht verarbeiteten Erlebnisreaktionen (Neurosen), die wir – weil sie im Unterbewusstsein gebunden sind – in der Hypnoanalyse durch die Aktivierung der emotionalen rechten Seite zutage fördern können. Emotional im Unterbewusstsein abgespeicherte Inhalte können sich selbst nicht ins Oberbewusstsein katapultieren; daher bedarf es eines hypnoanalytischen Verfahrens. Wenn sie es könnten, würde das bedeuten: Sie wären verständlich und dadurch selbstverständlich. Und wenn etwas im Oberbewusstsein erklärbar und dadurch selbstverständlich ist, ist eine Neurotisierung undenkbar. Dazu im Kapitel »Hypnoanalyse« (S. 84) mehr.

! Das Unterbewusstsein schläft nie, es ist ständig aktiv, auch dann, wenn wir es nicht wahrnehmen. Alles, was wir in unserem Leben erfahren, wird wie auf einem Tonband registriert. Wir wissen, dass uns bestimmte Gedanken, Erlebnisse oder Wörter mitunter vollkommen entfallen, dann aber nach einiger Zeit wieder in unser Gedächtnis zurückkehren. Wie dieses Phänomen zustande kommt, ist bis heute von Nebel umgeben.

Ein Beispiel für die Situation des unbewussten Handelns bietet der Automatismus des Schlüsseleinsteckens:

Herr S. bereitet sich zum Ausgehen vor, da erhält er unvorhergesehen Besuch. Während des Gesprächs mit seinem Freund setzt er seine Vorbereitungen fort und verlässt schließlich mit ihm das Haus. Nachdem er sich von seinem Freund verabschiedet hat und sich wieder auf sein eigentliches Vorhaben konzentriert, glaubt er seinen Autoschlüssel vergessen zu haben und eilt in die Wohnung zurück. Erst dort fällt ihm wieder ein, dass er unbewusst bereits getan hat, was er immer tut, nämlich den in seine rechte Jackentasche zu stecken.

Wie man sieht, werden also aus dem Unterbewusstsein heraus spontan Handlungen ausgeführt, ohne dass sie vom Oberbewusstsein registriert werden müssen.

Im Unterbewusstsein finden auch Dinge Unterschlupf, die sich sehr schädlich auf unsere Gesundheit auswirken können. Zu ihnen gehören Erlebnisse, die Angstzustände, Schlafstörungen,

Hemmungszustände, Depressionen und dergleichen erzeugen. Auch der *Psychovirus*, wie ich ihn entdeckt und bezeichnet habe, gehört zu diesen nicht verarbeiteten Erlebnisreaktionen. In diesem Unterbewusstsein suchen wir wohl auch die Fähigkeiten des medial veranlagten Menschen und die Befähigung zur künstlerischen Schaffenskraft, die schon sehr früh zutage treten kann.

Über-bewusstsein

Zu Ober- und Unterbewusstsein gesellt sich schließlich noch das Überbewusstsein. Dieses liegt nicht im Erkenntnisbereich des Ober- und Unterbewusstseins und ist nach dem Modell der Hyperraumdynamik eher im Übersinnlichen zu suchen.

Das Unterbewusstsein wurde in den letzten Jahren immer mehr und mehr vernachlässigt. Es ist aber sowohl für die Hypnose als auch für die menschliche Persönlichkeitsstruktur von außergewöhnlicher Bedeutung. Daher möchte ich es hier sehr eingehend beleuchten.

Ein verleugneter Begriff

Der Begriff Unterbewusstsein ist seit dem starken Einfluss der Psychoanalyse auf die Psychotherapie, wozu man auch die Hypnose rechnen kann, immer mehr untergegangen. Es war *Freud*, der den Begriff des Unterbewusstseins als Erster verleugnete. Wie gesagt, ist der Begriff auch in der Fachliteratur der letzten Jahre kaum noch zu finden. Der Grund scheint zu sein: Es ist schon sehr schwierig und bedarf großer Erfahrung, gezielt mit dem Unterbewusstsein eines Menschen zu kommunizieren.

Hypnose neu definiert

Bei den Begriffen »unterbewusst« und »unbewusst« findet man in der Literatur eher Verwirrung als Klarheit; deshalb halte ich es für wichtig, diese Begriffe für die Hypnose neu zu definieren. Ich gehe dabei von der Wortbedeutung aus. »Unterbewusst« bezieht sich hauptsächlich auf die Informationen, die wir bekommen und die wir unterbewusst abspeichern. Hierbei handelt es sich um einen rezeptiven (empfangenden) Vorgang, eine Art Wahrnehmung, die in das Speichersystem unseres Gehirns und unseres Gedächtnisses *unbewusst* einfließt. Das heißt, eine solche Information löst oft Reaktionen aus, die der entsprechenden Person unbewusst sind. Sie reagiert auf unbewusste Weise *zielgerichtet aus dem Unterbewusstsein heraus.* Mit anderen Worten: Das eine ist die Aufnahme, das andere die Abgabe der Information. Beide Vorgänge geschehen ohne Mitwirkung des Bewusstseins.

Hirnrinde

Wir lokalisieren das Unbewusste mehr im Mittelhirn und ordnen das bewusste Handeln, Tun und Annehmen in die Hirnrinde ein. Wenn wir also kortikal (von der Gehirnrinde gesteuert) etwas sagen, so ist dies immer bewusst; aber auf der rechten Gehirnhälfte ist diese Wahrnehmung, die wir bewusst machen, eher emotional gefärbt

Schaltzentrale des Unterbewusstseins

limbisches System mit seinen Verknüpfungen

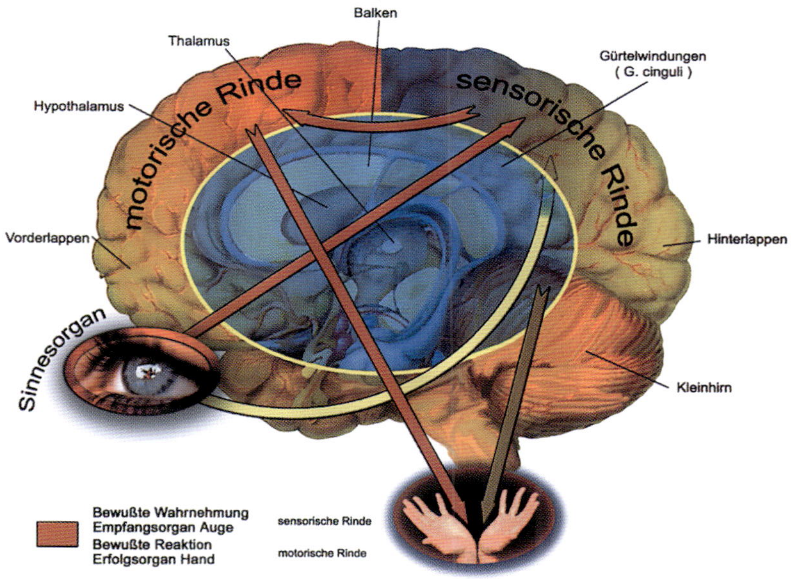

(Farbfeld rotbraun)	**Bewußte Wahrnehmung Empfangsorgan Auge**	sensorische Rinde
	Bewußte Reaktion Erfolgsorgan Hand	motorische Rinde
(Farbfeld gelb)	**Unbewußte Wahrnehmung Empfangsorgan Auge**	limbisches System - emotionales Gedächtnis mit seinen Verknüpfungen
(Farbfeld braun)	**Unbewußte Reaktion Erfolgsorgan Hand**	limbisches System und Kleinhirn

Das limbische System mit seiner Verknüpfung mit mehreren Großhirnstrukturen ist auch mit der Integration und Expression von Emotionen, Gefühlen, Angst, Agressionen (Affekte) befasst.

Nach Tulvig sind alle unsere Erlebnisse emotional gebunden.

Wir wissen, dass in diesem Gehirnbereich des limbischen Systems die Steuerung des Gedächtnisses für Emotionen zu finden ist. Im Hypnosezustand kommt es zu einer erheblichen Steigerung der Aktivitäten auf der rechten, der emotionalen Gehirnhälfte.

Folge: Starke **E M O T I O N E N**

Hierdurch können so unsere verdrängten Erlebnisse - Erlebnisreaktionen aus dem Unterbewusstsein zu Tage gefördert werden.

Bewusste und unbewusste Wahrnehmung

(Musik und bestimmte Formen, die eine emotionale Reaktion auslösen können). Auf der linken Gehirnhälfte sind dagegen die Wahrnehmungen rational, d. h. mit dem Verstand wahrgenommen.

Zwei Arten der Wahrnehmung

Wir können also Ereignisse auf zweierlei Arten wahrnehmen und darauf reagieren: erstens über die Großhirnrinde *direkt* und auch direkt von dort reagieren, *zweitens* über das Unterbewusstsein im mittleren Hirnbereich *indirekt* (hier kann das Ereignis auch länger gespeichert sein) oder direkt über eine Spontanaktion beim ausführenden Körperteil. (Vgl. Beispiel »Schlüsselsuche« S. 59: Plötzlich fiel ihm ein, wo sich der Schlüssel befindet; ausführendes Körperteil in diesem Falle die Hand.)

Man kann also sagen, der Akt der Hypnose besteht offensichtlich aus zwei Komponenten: Erstens reduziert er die bewusste Wahrnehmung auf ein Minimum. Zweitens greift er auf die unterbewusste Rezeption im Unterbewusstsein manipulierend ein. Es muss also in Zukunft die Überlegung revidiert werden, es gebe kein Unterbewusstsein bzw. die Hypnose habe mit dem Unterbewusstsein nichts zu tun.

Der Hypnoseablauf

Persönlichkeit des Hypnotisierenden

Betrachten wir die Voraussetzungen eines menschlichen Hypnotisators, so sollte er ein Höchstmaß an Qualifikationen in vielerlei Hinsicht aufweisen. Hierzu gehören neben einer erstklassigen Ausbildung das Wissen um die Sache selbst. Er sollte neben einem Höchstmaß an Verständnis, Kennen und Können auch ein Feingefühl für das Bedürfnis und das Leid des Patienten unter dem Gesichtspunkt eines menschlichen Arztes nach den wahren Richtlinien des hippokratischen Eides haben.

Hippokratischer Eid

Ein guter Hypnotisator muss also ein gutes Einfühlungsvermögen haben und das Vertrauen zum Probanden herstellen können. Einerseits sollte die natürliche Vertrauensbasis zwischen Hypnotisierendem und Hypnotisiertem in jeder Hinsicht fast wie eine Sympathie sein. Andererseits – und das ist sehr wichtig – muss er neben dem väterlichen Vertrauen eine Respektsperson sein, die auch in der Lage ist, in der Suggestion ihre Autorität voll auszuspielen. Es erübrigt sich also, auf die charakterfeste und integre Persönlichkeit des Hypnotisierenden hinzuweisen.

Sympathie und Autorität

! In Laienkreisen herrscht nach wie vor oft noch die alte Meinung, dass vor allem von den Augen des Hypnotisierenden eine »Kraft« ausgehe. Dies liegt zum großen Teil daran, dass heute noch Schaubuden-Hypnotiseure versuchen, durch weit aufgerissene Augen einen Faszinationseffekt auf ihre Opfer auszuüben.

Man sollte jedoch wissen: Diese Schaubuden-Hypnotiseure treffen ihre Vorauslese. Sie bedienen sich dabei oft des bekannten Handfalteversuchs. Das Publikum wird dabei aufgefordert, die Finger so fest in die Fingerwurzelknochen zu verschränken, dass man sie praktisch ohne Suggestion schwerlich auseinander ziehen kann. Diejenigen, die die Finger nicht leicht auseinander nehmen können, sind relativ gut hypnotisierbar. Sie sind die Auslese für derlei Experimente, und nur diese werden dem Publikum präsentiert. Sie wandern leicht durch das grelle Licht der Showbühne und durch die eigene Erwartungsspannung.

Handfalteversuch

! Das Verwerfliche an derartigen marktschreierischen Manipulationen der Show-Hypnotiseure, die unter Umständen bis zur Körperverletzung im Sinne des Strafgesetzbuches gehen, liegt außer in vielen anderen Gefahren auch darin, dass die Desuggestion (sach- und fachgerechte Rücknahme des veränderten Bewusstseinszustands der Hypnose) so gut wie immer unzureichend ist. Dadurch können sogar bleibende Schäden entstehen.

Falsch ist, was viele Menschen glauben, dass der Arzt, der Hypnotisator, über übersinnliche Fähigkeiten verfügt und man ihm einen unwiderstehlichen Willen zuschreibt.

Vielmehr ist es ratsam, den Probanden vor Einleitung des ersten Hypnosezustands über die Vorgänge im Gehirn nach dem neuesten Stand der Wissenschaft und die Entspannung in seinem Körper aufzuklären. Grundsätzlich ist die Hypnosetherapie etwas Dynamisches, etwas, was sich ständig in ihrem Erscheinungsbild, in ihren Ereignissen ändern kann. Sie verlangt also auch von ihrem Ausführenden sehr viel Kreativität. Dass ein Hypnotisator ein gutes Anpassungsvermögen an fremde Individualitäten braucht, ist ebenso wichtig wie die Geduld und die Ausdauer.

Aufklärung für Probanden

Er sollte auch Grundkenntnisse über die gesamte Psychotherapie haben. Selbstverständlich sollte er ferner eine gewisse persönliche Veranlagung für diesen Beruf mitbringen. Hierzu gehört eine gewisse künstlerische Fähigkeit, wie schon gesagt: Ein guter Hypnotisator/Hypnosearzt muss das Instrument der Hypnose spielen können, wie ein Organist zur Vollkommenheit seines Instrumentes und seines Spieles alle Register ziehen kann und weiß, wann er welches ziehen muss.

Persönliche Veranlagung

Persönlichkeit des Hypnotisierten

Auch an die Persönlichkeit des Probanden sind einige Voraussetzungen zum guten Gelingen eines Hypnosezustands geknüpft. Hier schließe ich mich zunächst der Meinung meiner Kollegen an, die sagen, je beeinflussbarer und psychisch gesünder ein Mensch ist, desto leichter kann er hypnotisiert werden. *I. H. Schultz* weist darauf hin, dass von entscheidender Wichtigkeit ist, ob wir es mit einem intelligenten oder einem unintelligenten Menschen zu tun haben. Dies kann ich voll und ganz bestätigen. Denn ein Intelligenter ist sich des Grundes seines Kommens bewusst und bringt neben einer besseren Auffassungsgabe die notwendige innere Bereitschaft mit.

Intelligenz

Nicht Hypnotisierbare und schwer Hypnotisierbare

Wie bereits erwähnt: Nicht hypnotisierbar oder schwer hypnotisierbar sind nicht nur die Halbdebilen oder Debilen, sondern auch abgebaute Alkoholiker, abgebaute Rauschgiftsüchtige, Schizophrene und auch Psychopathen. Dass Menschen, die unter dem Einfluss von Psychopharmaka stehen, nicht hypnotisierbar sind, konnte ich eindeutig im Zusammenhang mit meinen Experimenten »Interaktion von Psychopharmaka und Hypnose« feststellen. Es muss an dieser Stelle auch darauf hingewiesen werden, dass eine mit Psychopharmaka vorbehandelte Person nicht hypnotisierbar ist. Dies gilt insbesondere für Fluspirilen und andere Neuroleptika.

Über die allgemeine Hypnotisierbarkeit der Menschen habe ich bereits eingangs berichtet. Grundsätzlich ist nach meinem Wissen, das immerhin auf über 200 000 selbst durchgeführte Hypnosen zurückgreifen kann, dass jeder Mensch mit Ausnahme der bereits genannten Kontraindizierten hypnotisierbar ist.

200 000-mal hypnotisiert!

So lehre ich meine Schüler auf Seminaren und Vorträgen, aber auch bei einem telefonischen Hilferuf wie »Was soll ich machen, ich habe einen Probanden, der nach drei Wochen Hypnoseeinleitungsversuchen immer noch nicht einen veränderten Bewusstseinszustand der Hypnose erreicht hat?«: »Machen Sie weiter!« Und tatsächlich hat sich auch immer wieder der gewünschte Hypnosezustand eingestellt.

Räumlich und zeitlich günstige Voraussetzungen zur Hypnosetherapie

Grundsätzlich halte ich es durchaus für möglich, den Hypnosezustand an jedem ruhig gelegenen Ort einzuleiten und durchzuführen. Auch ich habe aber bei Fernsehproduktionen für viele Gesundheits- und Wissenschaftssendungen unter ungünstigsten äußeren Bedingungen (denken wir nur an die grellen Scheinwerfer und den Lärm in Studios) erfolgreich mit Hypnose gearbeitet.

Auch unter ungünstigen Voraussetzungen

Im Allgemeinen jedoch sollte der Raum ruhig gelegen und abdunkelbar sein, wobei der Proband mit dem Rücken zur Lichtquelle sitzen sollte. Eine angenehme akustische Untermalung während der Behandlung durch Meeresrauschen oder Rauschen verschiedener Gewässer ist empfehlenswert. Ich selbst habe dieses Meeresrauschen für die Hypnose vor über 30 Jahren entwickelt und seitdem arbeite ich damit. In die Einrichtung sollte man ein beruhigendes mittleres Blau einbringen. Schallschluckende Teppiche und Vorhänge in entsprechender Farbe sind empfehlenswert.

Induktionstechniken (Einleitungstechniken) zur Hypnose

Vielzahl der Techniken

Die Anzahl der *Einleitungstechniken* ist relativ umfangreich und jedem Hypnotisator und der gegebenen Indikation im Einzelnen angepasst. Der bekannte amerikanische Hypnosearzt *Milton Ericson* erklärte, er kenne und verfüge über 80 Hypnoseeinleitungstechniken. Eine beträchtliche Anzahl! Ein erfahrener Hypnosearzt kommt mit weit weniger als zehn solcher Techniken in der Praxis aus. Wichtig ist nur, dass er diese wenigen exzellent und überzeugend beherrscht.

Exzellente Beherrschung

Grundsätzlich kann man zwischen *nonverbalen* und *verbalen* Induktionstechniken unterscheiden. Die Induktionstechniken und die Induktionssuggestionen (Einleitungssuggestionen) selbst werden auf verschiedene Weise erzeugt. Hiervon auf den nächsten Seiten.

Die Mesmer'schen Striche

Die *Mesmer*'schen Striche sollen an dieser Stelle erwähnt werden. Sie wurden von meinem Vater bis in die siebziger Jahre noch praktiziert. Die *Mesmer*'schen Striche gehen auf ihren Entdecker *Anton Mesmer* zurück, der selbst mit seinen Assistenten das »Mesmerisieren« praktizierte, d.h. er versuchte, die Patienten mit den Händen durch

Magnetisches Fluidum

bloßes Streicheln oder bloßes Berühren und Anstarren magnetisch zu beeinflussen. Er war der Meinung, dass das von ihm beschriebene magnetische Fluidum durch seine Fingerspitzen auf die Patienten überströme und sie dadurch Heilung erfahren.

In Kombination mit der Hypnose an sich ist eine Reihe von Autoren von einem großen Heilungseffekt solcherart überzeugt. Ich, der ich die moderne Hypnosetherapie entwickelt habe und seit nunmehr über 40 Jahren die Hypnose praktiziere, habe mich aus meinen Beobachtungen und aus meinem Wissen heraus von diesen veralteten Zeremonien verabschiedet.

Der Augenschluss

Wichtig ist die Frage des Augenschlusses im Hypnosezustand. Die Lenkung bzw. Ablenkung der Aufmerksamkeit in der Hypnose spielt in der Effizienz der Hypnose an sich eine entscheidende Rolle. Besondere Beachtung erfordern die Bewegungsstörungen des Auges. Viele Autoren und vor allem auch Patienten gehen davon aus, dass die meisten Hypnosen *nur* durch den Augenschluss charakterisiert sind. Tatsache ist jedoch: Der Augenschluss ist sehr günstig für den Eintritt anderer hypnotischer Phänomene, aber nicht notwendig. Es gibt Personen, die bei der Fixierung in den intensivsten Grad der Hypnose kommen, ohne die Augen zu schließen.

Die Aufmerksamkeit lenken

Augenschluss: nicht notwendig

Obgleich man also sieht, dass der Augenschluss für die Einleitung der Hypnose nicht notwendig ist, sind doch erfahrungsgemäß in den meisten Fällen die Augen geschlossen. Ja, es ist oft nicht möglich, die Augen öffnen zu lassen, ohne gleichzeitig die Hypnose zu beenden. Selbst wenn unter deren Fortdauer die Augen geöffnet sind, besteht in vielen Fällen eine Schwere in den Augenlidern und das Bedürfnis, sie zu schließen.

Wesentliche Einleitungsmethoden der Hypnose

Grundsätzlich unterscheiden wir in der Hypnose mehrere *Einleitungsmethoden*. Hier steht an erster Stelle die historisch älteste Einleitungstechnik der Faszination, gefolgt von der Fixationsmethode. Doch bei meinen Studien zum Schamanismus stieß ich darauf, dass es eine weit ältere Methode gibt, und zwar die Konfusionsmethode. Diese Verwirrmethode haben danach im nördlichen Europa schon vor ca. 1000 Jahren Schamanen praktiziert, um einen Trancezustand herbeizuführen. Heute wird diese Konfusionsmethode in Zusammenhang mit *Milton Ericson* erwähnt. *Ericson* hat die Technik offensichtlich durch Zufall wieder entdeckt und ihr offiziell den Namen gegeben. Außerdem gibt es noch eine Reihe weiterer Techniken.

Milton Ericson

Zur Faszinationsmethode

Faszination, aus dem Lateinischen, bedeutet »fesselnde Wirkung«. Es ist also eine Methode, mittels derer es gelingt, den Patienten auf den Hypnotisator zu faszinieren. Sie geht auf den bekannten Hypnotiseur *Abbé Faria* zurück, der 1840 von Indien nach Paris zurückge-

Mesmer widerlegt

kommen war und durch Versuche, deren Ergebnisse er 1890 veröffentlichte, den so genannten *Mesmer*'schen Magnetismus widerlegte.

Heute wird die Faszinationsmethode mit großem Erfolg praktiziert. Man geht folgendermaßen vor: Der Patient nimmt in einem Sessel Platz, lehnt sich an und nimmt eine bequeme Haltung ein. Die Hände liegen entspannt auf den Oberschenkeln oder auf den Armlehnen. Die Beine sind bequem angewinkelt. Der Patient wird jetzt wiederholt aufgefordert, den Hypnotisierenden fest anzuschauen – die Faszinationsmethode beginnt. Der Hypnotisierende konzentriert seine Augen auf das Gesicht des Probanden. Nach zwei bis drei Minuten beginnt man mit der ruhigen, aber bestimmten monotonen Suggestion: »Die Augenlider werden schwer, bleiben schwer, ein Gefühl der Müdigkeit stellt sich ein, die Augenlider sind schwer, ganz schwer…« Dies wird fortgesetzt, bis der Hypnosearzt erkennt, dass die Schwere in den Augenlidern, die Müdigkeit und vertiefte Atmung und ein immer intensiver werdender Entspannungszustand sich einstellen.

Ein jederzeit einsetzbares Verfahren

Es handelt sich also im Prinzip um ein relativ einfaches und praktisches Verfahren, das jederzeit in jeder Situation eingesetzt werden kann. Allerdings setzt es voraus, dass der Hypnotisierende gute Sach- und Fachkenntnisse hat und von seiner Tätigkeit voll und ganz überzeugt, d. h. seiner Sache absolut sicher ist.

Hat der Proband bzw. Patient seinen intensiven veränderten Bewusstseinszustand der Hypnose erreicht, lässt man ihn am besten (nach dem Prinzip der Umschaltung des Gehirns von der linken zur rechten Gehirnhälfte) zur Intensivierung des veränderten Bewusstseinszustands der Hypnose noch weitere 20 bis 25 Minuten ruhig sitzen, um so einen optimalen Hypnosezustand zu erreichen. Erst dann beginnt man mit den positiven Suggestionen oder gegebenenfalls mit einer Hypnoanalyse.

Fixationsmethode

Hier lässt man den Probanden einen Gegenstand oder einen Punkt so lange fixieren, bis der übliche scheinbare Ermüdungszustand sich einstellt. Danach verfährt man wie eben beschrieben.

Konfusionsmethode

Nachdem der Patient bequem auf einem Sessel Platz genommen hat, beginnt der Hypnotisierende auf den Probanden mit verwirrenden Sätzen einzureden. Etwa mit den Worten: »Wenn ich nicht wüsste, dass wir hier sitzen, aber wir sitzen nicht hier und Sie sitzen auch nicht hier und wir sitzen hier doch. Und Sie sitzen hier und wir sitzen hier und Sie sitzen hier und ich sitze hier und nicht hier ...« Das heißt, Sätze und Formulierungen, die schnell ausgesprochen verwirrend wirken sollen, erzielen den scheinbaren Ermüdungseffekt des Probanden. Hier stellt sich das anfangs erwähnte Sparprinzip der linken Gehirnhälfte ein. So erreichen wir den Hypnosezustand.

Verwirrende, unsinnige Sätze

Hypnose bei Kindern bedarf besonderer Beachtung. So ist die Einleitung hier unter ganz anderen Gesichtspunkten durchzuführen. Da dies ein ganz spezielles Gebiet ist und nur in die Hand einer Fachfrau/eines Fachmanns gehört, möchte ich in diesem Rahmen hierzu keine weiteren Ausführungen machen.

Desuggestion

Desuggestion, aus dem Lateinischen *(desuggestio)*, bedeutet in den normalen Bewusstseinszustand zu führen. Vor allem die Rücknahme des Hypnosezustands bedarf guter Sach- und Fachkenntnisse, aber auch Erfahrungen mit dem Hypnosezustand an sich. So ist es nicht verwunderlich, dass viele ärztliche Kollegen, die beginnen, sich mit der Hypnose und ihrer Therapie zu beschäftigen, in den Seminaren immer wieder zum Ausdruck bringen, dass der Einleitungsvorgang zu einer Hypnose noch relativ gut erlernbar sei, dass sie sich schon bald eine Einleitung zutrauen würden. Die Rücknahme würde ihnen aber bei weitem mehr »Kopfschmerzen bereiten«.

Problematische Rücknahme

Es stellt sich die Frage, ob diese Bedenken berechtigt sind. Verfolgen wir hierbei die gelegentlich auftauchenden Pressepublikationen, aber auch Literaturhinweise, so kann man diese Bedenken nicht so einfach zerstreuen. Denn es gibt immer wieder Meldungen, in denen von missglückten Hypnoserückführungen berichtet wird. So z.B. die Meldung über einen Zirkushypnotiseur, dem es bei drei Probanden, die er sich aus dem Publikum geholt hatte, nicht gelungen ist, sie in den normalen Bewusstseinszustand zurückzuführen. Erst erfahrene Hypnoseärzte konnten nach größeren Bemühungen den Schaden

Zirkushypnotiseure

wieder beheben. Der Zirkushypnotiseur wurde wegen fahrlässiger Körperverletzung verurteilt.

Niemals: Hypnose als Spielzeug!

Ein anderer Fall, den ich hier anführen möchte, ist das bekannte Ereignis aus Israel, bei dem junge Leute mit Hypnose »gespielt« haben. Ein Mädchen kam in den Hypnosezustand. Die jungen Leute beherrschten also die Einleitung, aber ihnen gelang die Rücknahme nicht mehr. Das Mädchen konnte erst nach 14-tägigen intensiven Bemühungen der israelischen Kollegen aus der Hypnose in den normalen Bewusstseinszustand zurückgeführt werden.

! Diese negativen Beispiele, denen ich noch viele anfügen könnte, müssen hier unbedingt erwähnt werden. Es muss dringend davor gewarnt werden, sich mit der Hypnose leichtfertig zu beschäftigen. *Einleiten ist nicht die eigentliche Kunst, sondern die sach- und fachgerechte Rücknahme ist das Entscheidende.*

Zusätzliche Sicherheitsformel

Es gibt auch eine ganze Reihe Punkte, die vor der Rücknahme beachtet werden müssen: Ich praktiziere die Rücknahme so, dass ich sogar vor Rücknahme des Hypnosezustands noch eine Sicherheitsformel einbaue, wie sie vor allen Dingen von den internationalen Gesellschaften empfohlen wird; deren Inhalt ist folgender: Nur ein anerkannter Hypnosearzt kann Sie mit Ihrem Einverständnis in diesen veränderten Bewusstseinszustand der Hypnose versetzen, sonst reagieren Sie auf Hypnose nicht. Eine absolut empfehlenswerte Schutzformel für jeden Menschen, der sich hypnotisieren lässt oder hypnotisiert wird.

Es folgt dann die sach- und fachgerechte Rücknahme. In der Praxis hat sich diese Formel als günstig erwiesen – und das praktiziere ich jetzt seit über 40 Jahren so: »Ich zähle jetzt bis drei und dann sind Sie wieder bei vollkommen normalem Bewusstseinszustand, und alle Organe arbeiten harmonisch zusammen wie beim gesunden nervenstarken Menschen. Sie fühlen sich wohl, frisch, ausgeruht, entspannt und sind vollkommen bei normalem Bewusstseinszustand.« Danach erfolgt das Zählen. »Eins: Sie atmen ganz tief ein – zwei: Sie atmen noch mal tief ein und strecken dabei jetzt die Arme fest durch – und drei: Kopf zurück und Augen auf. Sie sind wieder vollkommen bei normalem Bewusstseinszustand.« Nach diesem Verfahren hat bereits in seiner 30-jährigen Hypnosearbeit mein Vater gearbeitet, so dass hier eine 70-jährige erfolgreiche Tradition vorliegt.

So lässt sich im Allgemeinen der größte Teil aller Hypnosezustände aufheben, sofern der Hypnotisator diesen Zustand selbst eingeleitet hat. Hat er ihn nicht eingeleitet, muss der Einleitende ihn zum Rücknahmeverfahren in Anwesenheit des Probanden delegieren. Die Rücknahme des Hypnosezustands kann aber auch alle Register des hier im Buch erwähnten Vergleichs mit dem Organisten und seiner Orgel erfordern, wenn sie beim ersten oder zweiten Versuch nicht gelingt. An dieser Stelle darf ich dem Leser versichern, dass mir bei meinen über 200 000 Hypnosen und ca. 8000 Hypnoanalysen kein einziges Mal die Rücknahme misslungen ist.

Delegierte Rücknahme

Zwei Beispiele sollen das Gesagte verständlicher machen: Auch bei der Rücknahme des Hypnosezustands gilt: Funktioniert diese beim ersten Mal nicht, dann muss sie unter Umständen mehrere Male in kurzen Abständen wiederholt werden. Also: wie gesagt weitermachen. Dies ist die eine Möglichkeit, die man hat, eine Rücknahme herbeizuführen. Man kann sie aber auch posthypnotisch herbeiführen. Da die Posthypnose den Weg über das Unterbewusstsein nimmt, kann man eine Zeit von fünf bis zehn Minuten angeben und dem Probanden erklären: »Nach fünf Minuten sind Sie wieder vollkommen bei normalem Bewusstseinszustand. Es kommt zu einer Rückschaltung von der rechten zur linken Gehirnhemisphäre.« Hier ist der phantasievolle Organist gefragt.

Wiederholungen in kurzen Abständen

So kann man auch das humorvolle Register ziehen: Einem Patienten, der partout nicht aus dem Hypnosezustand herauskommen wollte und von dem ich wusste, dass er kurz nach Beenden der Hypnosesitzung sich zu einem exklusiven Essen angemeldet hatte, sagte ich einfach: »So, heute gibt es für Sie keinen feinen Fisch, der fällt aus!« Diese Nachricht hat ihn schlagartig aus dem Hypnosezustand herausgezogen, nach dem Prinzip, dass bei der Umschaltung von der linken zur rechten Hemisphäre eine Restaktivität von mindestens 25 % erhalten bleibt (vgl. S. 26).

Humorvolles Register

Ich möchte hier an meinen Vergleich mit dem Schweißbrenner, der mit Aufdrehen des Gasdrucks eine volle Flamme entwickelt, erinnern. So springt auch hier bei dem »Druck«, auf den geplanten Genuss verzichten zu müssen, automatisch der Hypnotisierte in den normalen Bewusstseinszustand zurück. Es ist also im Prinzip der Selbsterhaltungseffekt, der auch sonst eintritt, wenn eine Gefahr während des Hypnosezustands für den Hypnotisierten auftritt.

Selbsterhaltungseffekt

Die Indikation zur Hypnose, Hypnoanalyse und Selbsthypnose und ihre Anwendungsmöglichkeiten

Wir kennen drei Varianten der Hypnose:
- die positiv programmierende Suggestionshypnose (die Form, die im Allgemeinen unter Hypnose verstanden wird),
- die aufdeckende Hypnose (Hypnoanalyse),
- die Selbsthypnose.

Zudeckende Hypnose

Die von mir so genannte »positiv programmierende Suggestionshypnose« nannte man früher auch die »zudeckende Hypnose«. Dieser Begriff ist jedoch veraltet. Man ging bei früheren Vorstellungen davon aus – und leider tun das auch heute noch Therapeuten viel zu oft –, dass die Hypnose ein psychisches Verfahren sei, welches ermöglicht, irgendwelche »unangenehme Symptome« oder »Krankheitssymptome«, aber auch Affekte wie Angst durch entsprechende Suggestionen in ihrer Wirksamkeit zu überdecken und somit wirkungslos zu machen.

Diese Überlegung ist unhaltbar, denn es lässt sich eine Angstneurose ebensowenig »zudecken« wie der große Teil der Schmerzen. Man hat den Begriff zudeckende Hypnose im Gegensatz zu einer aufdeckenden (hypnoanalytisches Verfahren) deshalb gern zur Anwendung gebracht, um das Analytische der Hypnoanalyse von der positiv programmierenden Hypnose zu trennen.

Trechnik der Befragung

In der Hypnoanalyse findet vorrangig keine positive Programmierung statt. Hier wird der Proband im veränderten Bewusstseinszustand der Hypnose durch eine entsprechende Befragungstechnik aufgefordert, die in ihm gespeicherten Informationen und Inhalte aus seinem Unterbewusstsein freizugeben und verbal zu reproduzieren. Mit anderen Worten: Er redet im Hypnosezustand ohne Eingreifen des Zensors der linken Hemisphäre über die Dinge, die ihn belasten, gegebenenfalls sein Krankheitsbild verursachen.

Sowohl die positiv programmierende Suggestionshypnose wie auch die Hypnoanalyse können bei entsprechend richtiger Anwendung bei Heilungsprozessen wie auch bei anderen Interventionen im Hypnosezustand zu großem Erfolg führen.

Die positiv programmierende Hypnose

Die positiv programmierende Hypnose findet immer dort ihre Anwendung, wo durch positives Einwirken beim Krankheitsgeschehen ein Heilungsverfahren günstig beeinflusst werden soll. Beispiele: das schnelle Zusammenwachsen eines Knochenbruchs oder Bänderrisses oder aber auch in einem weit gespannten Bogen bis hin zum Sport, ja sogar bis in ein Managertraining, wo es um die Erzielung erhöhter Leistung geht.

Wenn's um hohe Leistung geht

Fragt man nach den Anwendungsmöglichkeiten der Hypnose im Fachgebiet Medizin, so finden sich die meisten Heilungsprozesse im Bereich der Chirurgie. Hier beginnt die Indikationsliste mit der Wundheilung oder auch mit der präoperativen Sedierung und Operationsvorbereitung zur Einsparung von Narkosemitteln. Dazu gehören auch die Ausschaltung des Operationsschmerzes, Blutstillung und die postoperative Phase. Hypnose wird außerdem bei Transplantationen und *Sudeck*-Syndrom, zur Beschleunigung des Heilungsprozesses an sich, insbesondere bei Knochenbrüchen, bei Hauttransplantationen, Bänderrissen und -zerrungen, Bandscheibenbeschwerden, aber auch im Fall von Magengeschwüren, ja bis hin zu Krebserkrankungen mit sehr gutem Erfolg eingesetzt.

Da dieser Ratgeber kein medizinisches Lehrbuch zur Hypnose ist, will ich den medizinischen Teil so kurz wie möglich halten und nicht jedes Fachgebiet unbedingt mit einem Beispiel belegen. Ich setze die Chirurgie an den Anfang, weil die Hypnose als Heilbehandlung in einer ärztlichen Praxis zuerst von *James Braid* – und der war Chirurg – angewendet wurde. Und es waren auch wieder die Chirurgen, welche die Hypnose nach ihrem Siegeszug um 1900 zum Sturz brachten. Sie waren über die Verwendung der Hypnose als Anästhetikum enttäuscht, und zu dieser Zeit hielt die Pharmakologie ihren großen Einzug.

Hypnose als Anästhetikum

In den letzten Jahren allerdings kommt es offensichtlich auch in der Chirurgie wieder zu einer Renaissance der Hypnose. Dabei spreche ich nicht von den Operationen im Hypnosezustand, die mein Vater bereits vor ca. 60 Jahren z.B. bei Blinddarm- oder Schilddrüsenoperationen erfolgreich durchführte. *Dr. Heinrich Bick* war nicht nur ein exzellenter Chirurg, sondern, wie schon erwähnt, auch Lieblings-Assistent des berühmten deutschen Chirurgen *Prof. Sauerbruch*. So konnte er es sich aufgrund seines hohen Ansehens leisten, schon da-

Renaissance – auch in der Chirurgie

mals, zu einer Zeit, als die Hypnosetherapie nicht im besten Ansehen stand, selbst bei anscheinend hoffnungslosen Fällen erfolgreich mit seiner Hypnose einzugreifen.

Hierzu ein überzeugendes Beispiel von einem unheilbaren Unterschenkelgeschwür:

Herr E., 26 Jahre alt, war vom Rad gestürzt und kam dabei mit dem linken Schienbein auf eine Eisenkante. Dieser Vorfall lag 14 Tage zurück. Als Folge des Unfalls entstand ein typisches traumatisches Unterschenkelgeschwür. Er machte zu Hause Verbände und Umschläge. Die Entzündung und das Geschwür wurden jedoch immer schlimmer und größer.

Mit Einverständnis von *E.* versuchte mein Vater, durch eine tägliche Hypnosetherapie die Wunde zu beeinflussen. Äußerlich wurde sie nur mit Kochsalzverbänden behandelt, um ein Verkleben mit dem auf der Wunde befindlichen Mull zu verhindern. Die Wirkung stellte sich bald ein. Nach fünf Behandlungstagen sah man bereits einen Erfolg – deutliche Granulation an den Wundrändern und Organisation des gesamten Wundgeschehens. Einige Tage später zeigte sich schon deutlich, wie die Granulation voranschritt und die Wunde sich immer mehr schloss. 14 Tage später war die ursprüngliche Wunde vollkommen abgeheilt. So viel zu einer Pionierleistung in der Chirurgie durch Hypnose vor ca. 60 Jahren.

Hauttransplantationen

Bei *Hauttransplantationen* hat sich ähnlich wie bei der Wundbehandlung die Hypnose ebenfalls als ein äußerst exzellentes und probates Mittel erwiesen.

Auf die erfolgreiche Behandlung von Bänderzerrungen und Bänderrissen sowie Knochenbrüchen habe ich bereits hingewiesen. Hier lässt sich die Behandlungszeit erheblich reduzieren; dies ist nicht nur von Interesse für Sportler, sondern allgemein für die Kostenträger.

Hierzu wieder ein Beispiel:

Herr Sch., 33 Jahre alt, hatte sich in seiner Wohnung so unglücklich seinen rechten großen Zeh angeschlagen, dass ihm der aufgesuchte Chirurg einen Bruch bestätigte. Der Mann wurde sofort operiert. Der erwartete Heilungsprozess blieb aus, im Gegenteil, es kam sogar noch zu einer Komplikation durch eine zusätzliche Infektion mit Vereiterung. Für *Sch.* war diese Situation insofern besonders dramatisch, da er rund 14 Tage nach diesem Unfall einen festen Termin im Ausland hatte.

Herr Sch. kannte mich und war von mir in Hypnose trainiert (Achtung: Hypnosepotenzial). Durch das von mir durchgeführte *Hypnose-Managercoaching* war er vom technischen Verkaufsfahrer zum Generalrepräsentanten eines amerikanischen Multikonzerns für Europa aufgestiegen. Er hatte unter 60 europäischen Bewerbern diesen Posten, der ihn jetzt zum Erscheinen in Florida verpflichtete. So rief er mich in seiner Not an und bat mich um Hilfe. Ich verordnete ihm zunächst eine Höchstdosis Antibiotika, die ihm sein Freund, ein Arzt und zugleich Schüler von mir, verabreichte, und ließ ihn umgehend zu mir kommen. So konnte ich ihn sofort nach seiner Ankunft zweigleisig behandeln: Einmal konnte ich das Antibiotikum in seiner Höchstdosis direkt im Hypnosezustand in den vereiterten Zeh leiten. Es konnte so hochaktiv antibiotisch an der richtigen Stelle konzentriert einwirken. Zusätzlich ließ ich den Patienten in der Hypnose visualisieren, wie die beiden Knochenbruchstücke seines Zehs wieder zusammenwachsen.

Der Erfolg war so frappierend, dass *Herr Sch.*, der an dem darauf folgenden Montag einen weiteren Termin bei seinem Chirurgen hatte, von eben diesem erstaunt gefragt wurde: »Was soll ich hier noch machen?« Er meinte damit den kranken Zeh, der zu diesem Zeitpunkt schon so weit abgeheilt war, dass die ursprünglich geplante Nachoperation entfiel und es kaum einer größeren Wundversorgung bedurfte. *Herr Sch.* war wie vorgesehen am nächsten Wochenende bei seinem *Sales-Meeting* in Florida.

Hypnose statt Operationssaal

Dass an Magen- und Darmgeschwüren die Psyche zu einem hohen Grad beteiligt ist, weiß man schon lange. Mein Vater setzte bereits in den fünfziger Jahren dem Ganzen die Krone auf: In seinem Krankenhaus behandelte er alle mit Magen- und Zwölffingerdarmgeschwüren eingelieferten Patienten mit Hypnose und heilte sie so. Dadurch vernachlässigte er seinen Operationssaal so sehr, dass die zuständige Oberin ihn eines Tages ansprach: »Herr Doktor, wozu haben wir noch einen Operationssaal? Sie behandeln ja alle Magengeschwüre mit der Hypnose, und der OP steht leer. Denken Sie mal an die Rentabilität.«

Ein blutender Magenstumpf ist heilbar

Im Magen-Darm-Bereich konnte ich ebenfalls große Behandlungserfolge verbuchen.

Auch hierzu wiederum ein Beispiel:

Ein behandelnder Kollege schickte mir *Frau H.*, 49 Jahre alt. Sie litt unter einem blutenden Magenstumpf, der sehr schwer heilbar ist. Alle bisherigen Maßnahmen zeigten keinen Erfolg. Aufgrund meiner Erfahrung hoffte der Kollege, dass ich mit Hypnose helfen könnte.

Unter einem Magenstumpf verstehen wir den Rest des Magens, den man nach einer Magenoperation belassen hat. In diesem Rest kann es zu einer Läsion der restlichen Magenschleimhaut und wie bei einem ganz normalen Magengeschwür zu Blutungen kommen. Wegen Verwachsungsgefahr und anderen möglichen Komplikationen operiert kein Chirurg gern an einem resezierten Magen. Die Patientin wurde die ersten Tage bei uns nur mit süßer Sahne, einem Mittel, dass erfahrungsgemäß sehr hilfreich ist, ernährt. Zusätzlich erhielt sie täglich eine positiv programmierende Hypnosebehandlung. Schon nach wenigen Tagen ließ die Blutung nach, und sie konnte nach vier Wochen gesund entlassen werden.

In Amerika interessierte man sich schon seit längerer Zeit für meine Arbeiten. So erschien im September 1976, einige Jahre nach der geschilderten erfolgreichen Magenbehandlung, *John Cook*, ein namhafter Journalist des *National Enquire*, einer der größten US-amerikanischen Zeitungen, bei mir. Er wollte Genaueres wissen über meine Behandlungserfolge und u. a. auch über die Patientin mit dem blutenden Magenstumpf. Ich nahm in seiner Anwesenheit mit dem *Frau H.* seinerzeit einweisenden Kollegen telefonisch Kontakt auf, um mich nach ihrem Zustand zu erkundigen. Der Kollege erklärte mir lachend: »Ihr geht es blendend.« Der Journalist bat dennoch um ein persönliches Treffen mit *Frau H.*, bei dem er dann erfuhr, dass sie nie wieder einen Rückfall und im Magen-Darm-Bereich keinerlei Probleme hatte.

Erfolge in der Urologie

Auch die der Chirurgie verwandte Fachrichtung der Urologie meldet Erfolge mit Hypnosebehandlung gegen Bettnässen (Einnässen, Enuresis), postoperatives Harnverhalten, Tageseinnässen und Harnblasenentleerung während des Schlafes.

Indikationen in Frauenheilkunde/Geburtshilfe und vielen weiteren Fachgebieten

Weibliche Genitalstörungen, wie funktionelle Amenorrhö, Verschiebung des Menstruationstermins, prämenstruelles Syndrom, funktionelle Dysmenorrhö, Hypermenorrhö, aber auch psychogener *Fluor albus* (Weißfluss, Leukorrhö), Frigidität und Anorgasmie, Vaginismus und psychogene Sterilität, um nur einige zu nennen, sind gut mit Hypnose zu behandeln. Zur psychogenen Sterilität ist zu sagen, dass ich hier einem sonst absolut gesunden Ehepaar – sie Ende 20, er Anfang 30 – zu dem erwünschten gesunden Kind durch Hypnose verhelfen konnte.

Psychogene Sterilität

Selbstverständlich hat sich die Hypnose auch in der Geburtshilfe seit vielen Jahrzehnten exzellent bewährt.

Ein Beispiel hierzu:

Vor vielen Jahren kam ein Kollege zu mir, dessen Frau hochschwanger war. Er ließ mich seine Besorgnis wissen, dass es eventuell eine schwere Geburt werden könnte, und bat mich um Hilfe durch Hypnose. Die Frau hatte schreckliche Angst vor der Niederkunft, da bereits ihre erste Entbindung sehr schwer und kompliziert war.

Ich nahm mich ihrer an und bereitete sie auf die Geburt vor. Neben Entspannung und Ruhe erhielt sie die Suggestion, dass sie mit Eintritt der Geburt, d. h. bei fünfmarkstückgroß geöffnetem Muttermund, posthypnotisch in einen veränderten Bewusstseinszustand der Hypnose falle und so vom eigentlichen Geburtsvorgang nichts wahrnehme, aber andererseits doch unbewusst an dem Vorgang ganz ruhig, locker und innerlich entspannt und aktiv teilnehme. Da man in der Klinik eine äußerst schwere Geburt erwartete – und der Vorgeschichte nach sah es auch so aus –, war man völlig erstaunt über den total komplikationslosen, ganz normalen und relativ schnellen Geburtsverlauf.

Hypnose bei Entbindungen ist weitgehend bekannt. Dies galt auch für meinen Vater, den Chirurgen und Gynäkologen. Die von mir durchgeführte posthypnotische Geburtsleitung und der damit verbundene Geburtsvorgang waren dagegen etwas Neues.

Männliche Sexualstörungen

Dass Hypnose bei Impotenz und *Ejaculatio praecox* (vorzeitigem Samenerguss) indiziert ist, dürfte kaum mehr ein Geheimnis sein. Hier kann neben der positiv programmierenden Hypnose auch eine Hypnoanalyse angezeigt sein. Denn nicht selten liegt bei diesen Störungen auch eine nicht verarbeitete Erlebnisreaktion vor. Dies gilt auch unter Umständen bei Homosexualität und Bisexualität.

Homosexualität

Dazu folgendes Beispiel:

Ich erinnere ich mich an einen jungen Mann, der unter seiner Homosexualität immer wieder litt und mich um Hilfe bat. In der Hypnoanalyse sah er, wie er als kleiner Bub in seinem Bettchen lag und mit seinem Penis spielte; seine bigotte Mutter schlug ihm jedes Mal, wenn sie ihn dabei ertappte, mit einem Lineal auf die Finger. In dem Jungen entwickelte sich aufgrund dieser nicht verarbeiteten Erlebnisreaktionen immer mehr die Assoziation, weibliche Wesen seien böse, mit ihnen wolle er nichts zu tun haben. Nachdem er die Ursachen seiner Neurose verarbeitet hatte, entwickelte er sich zu einem ganz normalen Mann, der in der Lage war, eine Frau zu heiraten, was er denn auch tat.

Haut

Das Fach Hautkrankheiten zählt schon seit vielen Jahren zu den wichtigsten Fachgebieten für die Hypnosetherapie. Auch die Haut war ein Spezialgebiet meines Vaters. Er hat seine Methode in dem Buch »Hypnose und ihre Wellentheorie« 1958 beschrieben. So lassen sich nicht nur alle verschiedenen Formen von Ekzemen und Hautallergien sowie Neurodermitis, urtikarielle Arzneimittelreaktionen und Hyperhydrosis (Handschweiß) wie auch Warzen bis hin zu Alterswarzen mit Hypnose erfolgreich behandeln, sondern als geradezu spektakulär ist auch die erfolgreiche Behandlung einer Psoriasis zu erwähnen.

Psoriasis

Bereits 1965 berichtete *Dr. Heinrich Bick* auf dem Ersten Internationalen Kongress für Hypnose in Paris zudem über seine sensationelle Heilung eines Basalioms (Basalzellenkrebs vom Typ *Crompecher*), eines der bösartigsten Hauttumoren.

Basaliom

Zur inneren Medizin

Hier ist im Zusammenhang mit Hypnosebehandlung in erster Linie Asthma bronchiale und andere Allergien aller Art zu nennen. Mit die größten therapeutischen Erfolge in diesem Bereich wurden aber auch bei anderen Erkrankungen des Respirationstraktes (der Atemwege) erzielt wie Rhinitis (Schnupfen), Heuschnupfen bzw. Heuasthma. Selbst Tuberkulose lässt sich erfolgreich behandeln.

Asthma

Gleich nach dieser Gruppe folgen, wie schon dargelegt, die gastrointestinalen Krankheiten mit funktionellen Störungen des Speichelflusses. Aber auch Spasmen wie psychogenes Erbrechen, Obstipation, Diarrhö, ja selbst Dyskinesie der Gallenwege sind Indikationen. Über gastrointestinale Erkrankungen mit Läsion (z. B. Gastritis, Magen-, Darmgeschwüre) habe ich bereits unter den chirurgischen Anzeigen berichtet (vgl. S. 75).

Dyskinesie

Das Dumping-Syndrom, Nahrungsmittel-Allergien, psychogene Nahrungsmittel-Unverträglichkeiten und hochaktuelle Krankheitsbilder wie Fettsucht, Anorexia nervosa und Bulimie sind gut beeinflussbar bis heilbar.

Anorexie

Sucht man im Fall von Fettsucht (Übergewicht) nach Möglichkeiten zur Gewichtsreduktion, so ist hier die Hypnose besonders angezeigt – ein Thema, mit dem ich mich besonders beschäftigt habe. Ich halte es für unsinnig, von einer Gewichtsabnahme im üblichen Sinne zu sprechen. Die Erfahrung hat gezeigt, dass alle Probanden primär nur auf die Gewichtsreduktion fixiert sind. Ich hingegen weiche in meiner Ansicht zu dieser Problematik völlig von dem »Gewichtsfanatismus« ab. Für mich gilt auch in der Hypnose die Regel: Das Idealbild steuert Nahrungsaufnahme, Stoffwechsel und Energiehaushalt.

Die Wirksamkeit dieser Grundeinstellung erwies sich in einem außergewöhnlichen Experiment in der Sendung »Sprechstunde« des Bayerischen Fernsehens 1988. Im Vordergrund stand die Frage: Inwieweit lassen sich objektiv Erfolge sichtbar erzielen und erkennen durch die von mir vorgegebene Formulierung »Abnahme im äußeren Aussehen und damit auch Gewichtsreduzierung, ohne diese selbst zu erwähnen«?

Es fanden sich zwölf freiwillige Probanden, die nie zuvor mit der Hypnose in Berührung gekommen waren. Dies war eine der Grundbedingungen. Eine zweite war, einen Hypnotisator zu finden, der während des mehrwöchigen Experiments körperlich und psychisch immer in der gleichen Verfassung war. Hierzu bot sich das von mir

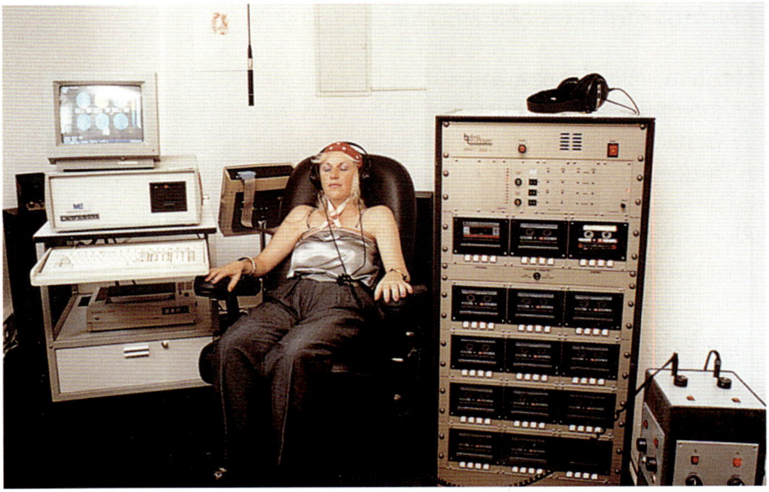

Elektronisches multifunktionelles Hypnosegerät (Multihypnophon) unter Kontrolle des EEG-Brainmapping mit 24 Elektroden

Das Multihypnophon

entwickelte, kurz zuvor fertig gestellte Multihypnophon an. Alle Teilnehmer waren übergewichtig und wollten mithilfe des Hypnosezustands »abnehmen«.

In diesem Experiment übernahm das Multihypnophon die Funktion des Hypnosearztes, d. h. es übernahm die Hypnoseeinleitung, setzte die entsprechenden Suggestionen und vollzog nach Ablauf der üblichen Hypnosezeit die Rücknahme. Dadurch waren natürlich die Suggestionen für alle Probanden immer wieder gleich bleibend, und dies zu allen Zeiten, so dass wir hier ein objektives Ergebnis haben.

Gefilmte Durchleuchtung

In dem Programm gab es auch die zusätzliche Suggestion, dass sich der Magen verkleinere und rechtzeitig Sättigung melde. Auch die hierzu durchgeführte Röntgenuntersuchung, vor allem die Durchleuchtung bei laufender Kamera, konnte den Fernsehzuschauer davon überzeugen, dass der Magen spontan auf die hypnotische Suggestion reagierte.

Das Gesamtergebnis zeigte, dass alle Teilnehmer sich nicht nur in ihrem Äußeren, sondern auch in ihrem Gewicht veränderten. Der Rekord lag bei zehn Kilo Abnahme in drei Wochen (Durchschnitt etwa sechs bis sieben Kilo).

Bulimie und Anorexia nervosa sind Grenzfälle zur Behandlung mit zudeckender Hypnose; nach meinen Erfahrungen ist hier dringend ein hypnoanalytisches Vorgehen angezeigt. Die Ursachen dieser Beschwerden und die Hintergründe zu dem Fehlverhalten müssen zunächst aufgedeckt werden, bevor man zu einer positiv einschreitenden Therapie übergehen kann.

Hypnose bei Herz- und Kreislaufstörungen

Meinem Vater ist es bereits 1924 kurz nach der Erfindung des EKG gelungen, die Beeinflussung der Herztätigkeit durch Hypnose im EKG nachzuweisen. Er hat schon zu jener Zeit funktionelle Herzstörungen mit Hypnose erfolgreich behandelt. Mit Hypnosetherapie lässt sich gegen funktionelle Herzrhythmusstörungen, totalen AV-Block, koronare Herzkrankheit, Herzinsuffizienz, Hypertonie und Hypotonie gut und sehr effizient vorgehen.

Einfluss auf die Herztätigkeit

Ein Beispiel aus meiner Praxis zur Hypertonie:

Herr S. war vor vielen Jahren wegen einer Angst- und Kriegsneurose bei mir in Behandlung. Nach erfolgreicher Behebung dieser Beschwerden verlor ich ihn für längere Zeit aus den Augen. Im Alter von rund 70 Jahren suchte er mich wegen Schwindelproblemen wieder auf. Im Verlauf der Behandlung bat er mich, seinen sehr unregelmäßigen Blutdruck mithilfe der Hypnose auf einen bestimmten Wert einzustellen. Er bestand auf einem Blutdruck von 140/70 mmHg.

Nach kurzen Bedenken wegen der Überschreitung des physiologischen diastolischen Normwertes von 80 mmHg gab ich seinem eindringlichen Wunsch nach und stellte seinen oberen Wert (den systolischen) auf 140 mmHg und seinen unteren Wert (den diastolischen) auf 70 mmHg ein.

Hier gestehe ich, dass ich damals nicht von der Möglichkeit einer lang anhaltenden Stabilität dieser Einstellung überzeugt war – der Patient jedoch umso mehr. Bei jeder ärztlichen Kontrolluntersuchung erklärte er seinem Hausarzt, er brauche keine Blutdruckmessung, er habe sowieso 140/70. Diesen Wert hält er nunmehr bereits über zehn Jahre.

Endokrine Störungen

Bei Hyperthyreose (Schilddrüsenüberfunktion) ist bemerkenswert, dass sich der Grundumsatz, der infolge der gesteigerten Schilddrüsenhormon-Sekretion erhöht ist, im Hypnosezustand ganz erheblich beeinflussen lässt.

Grundumsatz

Laut *Raginsky* lassen sich bei ausgewählten Fällen von Diabetes mellitus unter Herabsetzung von Stress durch Hypnose Insulinbedarf und Komahäufigkeit senken. Ferner können posthypnotische Suggestionen helfen, die Diät einzuhalten und das Gewicht zu reduzieren.

Diabetes

Beeinflussung des Melatonins im Blut durch Hypnose

Radikalenfänger

Melatonin ist sowohl ein Hormon als auch ein Radikalenfänger, über den Wissenschaftler wie Laien verstärkt diskutieren. Von besonderer Wichtigkeit ist Melatonin als Anti-Aging-Substanz, also als Stoff, der das Altern aufhalten soll.

Tag-Nacht-Rhythmus

Wir wissen heute, dass Melatonin in zweifacher Weise wirkt: innerhalb der Zelle (Radikalenfänger wie z.B. Vitamin E) sowie als Hormon (hier als Informationsträger). Melatonin organisiert den Tag-Nacht-Rhythmus und den Jahresrhythmus, steuert die Schlafstrukturen in Abhängigkeit von Dunkelheit, d.h. wenn es finster ist, wird mehr Melatonin, wenn es hell ist, wird weniger Melatonin gebildet. Wenn es hell ist, fördert es Funktionen und den Stoffwechsel des Tages (Wachheit); wenn es dunkel ist, fördert es dagegen die Nachtaktivitäten (Schlaf).

In einem Untersuchungsprojekt, das ich in Zusammenarbeit mit der Universität Herdecke zu der Frage nach der Beeinflussbarkeit der Melatoninproduktion durch Hypnose durchgeführt habe, ist es mir in einer Pilotstudie gelungen, die Melatoninproduktion auch während der Nachtzeit unter der Suggestion »Es ist hell« zu vermindern. Weitere Versuchsreihen stehen noch aus.

Die Hypnose in der Nervenheilkunde

Stottern

Die Indikationsliste für die Hypnose in der Nervenheilkunde ist relativ lang. Sie beginnt mit organischen Störungen der Motorik, zerebraler Kinderlähmung, Poliomyelitis und Epilepsien. Auch Stottern und Schreibkrampf sind ein sehr dankbares Gebiet für die Hypnosetherapie. Hier kann bei entsprechender Vorgeschichte gleichfalls eine Hypnoanalyse neben der positiv programmierenden Hypnose angezeigt sein.

So erinnere ich mich an eine Patientin mit einem schweren Schreibkrampf, dessen Ursache im dunkeln lag. Im hypnoanalytischen Verfahren sah sie sich in DDR-Zeiten zurückversetzt, wie sie gezwungen wurde, den Verkauf ihres Hauses an den Staat zu unterschreiben. Nachdem ich ihr die Ursache ihrer Beschwerden verständlich gemacht und sie diese verarbeitet hatte, verlor sie den Schreibkrampf ganz.

Tics

Auch Tics (Gesichtszuckungen) und Blepharospasmus (Gesichtsverkrampfung) sind ein dankbares Gebiet für Hypnosetherapie. Lähmungen, insbesondere postapoplektische Zustände (nach Schlaganfall) und traumatische Zustände sind sehr erfolgversprechende Indikationen für eine positiv programmierende Hypnosetherapie.

Aphonie, Tremor, Gleichgewichtsstörungen, motorische Anfälle und Lachkrämpfe, Sensibilitätsstörungen, selbst Erblindung und Amnesie sind mit Hypnose angehbar. Ein besonders dankbares Gebiet ist das Ohrensausen *(Tinnitus aurium)*. Hier hat sich die Hypnosetherapie ganz besonders verdient gemacht. Tinnitus

Indikationen zur Hypnoanalyse bei psychischen Störungen und Grenzgebieten

Nun zu einer der Hauptdomänen der Hypnoanalyse. Zuvor möchte ich meinen Lesern aber noch weiteres Wissen über die Hypnoanalyse vermitteln. Es handelt sich nicht nur um ein aufdeckendes Verfahren, um die im Unterbewusstsein verschütteten, nicht verarbeiteten Erlebnisreaktionen zu Tage zu fördern, wie wir noch sehen werden. Die Methode trägt vielmehr auch ganz erheblich zum Erfolg der Hypnosetherapie an sich bei.

van Pelt

Ich möchte das Verfahren kurz erklären. *Van Pelt* suggerierte seinen Patienten im Zustand der Hypnose, ihnen würden die beschwerdeauslösenden Ereignisse bis zur nächsten Sitzung einfallen. Ich dagegen führe den Patienten an den Problempunkt heran, d.h. ich gehe vom Symptom aus: Nach mehreren vorausgegangenen Sitzungen und damit einer Intensivierung des Hypnosezustands wird zunächst ein exzellenter Rapport zwischen dem Hypnotisierenden und dem Hypnotisierten hergestellt. Die Probanden werden danach durch gezielte Fragen unter strenger Vermeidung irgendwelcher Suggestivfragen im Zustand der Hypnose zum Reproduzieren verdrängter Erlebnisreaktionen angeregt. Der Patient muss spontan auf die Fragen antworten. Tiefer liegende Inhalte und verdrängtes Material können so in relativ kurzer Zeit aufgedeckt werden. Die Sitzungen werden auf Tonband aufgezeichnet.

Suggestivfragen

Nach jeder Hypnosesitzung ist der Patient gehalten, die aufgedeckten Inhalte frei aus seinem Gedächtnis niederzuschreiben. Danach hat er die Möglichkeit, noch einmal die von ihm gegebenen Reproduktionen auf Band abzuhören und nochmals selbst nach den Ursachen seiner Beschwerden zu suchen. Danach soll der Patient eine erste Bilanz (schriftliche gegenüberstellende Auflistung von Neurotisierungs-Ereignissen mit Zeitangaben und der heute veränderten Lebenssituation) aus seiner Hypnoanalyse über die von ihm gefundenen Ursachen ziehen.

Protokolle schreiben

Damit ist der Patient selbst gegen die in ihm immer noch bestehenden Widerstände gezwungen, sich mit den Ursachen-Tatsachen seiner Beschwerden auseinander zu setzen. Die Bilanz wird dann vom Hypnosearzt mit dem Patienten eingehend besprochen.

So werden gemeinsam die eigentlich tiefer liegenden Ursachen der Beschwerden gefunden. Dieses Verfahren (Hypnoanalyse, Niederschrift aus dem Gedächtnis, Bandabhören und Bilanz) kann sich je nach Anzahl der durchgeführten Analysesitzungen mehrfach wiederholen. Schließlich wird dann noch einmal eine Gesamtbilanz zur eigentlichen Ursache der Beschwerden erstellt.

Die eigene Aktivität

Die eigene Aktivität der Patienten ist im hypnoanalytischen Verfahren wie auch im positiven Suggestionsverfahren für den Therapieerfolg von größter Bedeutung. Es wird ihnen immer wieder die Gelegenheit gegeben, aktiv an ihrem Heilungsprozess mitzuwirken und ihre eigene Aktivität zu erhalten und zu fördern. So besteht keine Gefahr für eine Abhängigkeit vom Therapeuten.

! Es ist äußerst wichtig, dass sich der Patient immer wieder mit den verdrängten Konfliktsituationen auseinander setzt und sie sich verständlich macht. Denn was verständlich ist, ist bald auch selbstverständlich. Und durch diesen Prozess kommt es zur Auflösung des neurotischen Komplexes, denn was selbstverständlich ist, macht nicht krank.

Dies sind die vier Effekte der Hypnoanalyse, die ich entwickelt habe:
- der auffindende Effekt, also das Auffinden der Ursachen der Beschwerden;
- der bewusst machende Effekt, d. h. die aufgefundenen Ursachen werden dem Patienten ins Bewusstsein gebracht;
- der befreiende Effekt, d. h. aus den beiden erstgenannten Effekten resultiert eine Befreiung von Schuldgefühlen;
- der scheinbare Löschungseffekt, wobei sich durch Freisetzen von Assoziationen ein scheinbarer Löschungs- und Auflösungseffekt einstellt.

Transparenz

Es kommt also durch die Hypnoanalyse zunächst zur Transparenz und dann zur Auflösung eines oder mehrerer Problempunkte oder zusammengeballter Problempunkte. Die vorher blockierten Assoziationsmöglichkeiten werden wieder freigelegt und das Geschehene in den Gesamtkomplex unseres Bewusstseins integriert. Wie gesagt: Es wird verständlich, und was verständlich ist, berührt uns nicht mehr, tut uns nicht mehr weh.

Lewis Wolberg

Der bedeutendste amerikanische Hypnosewissenschaftler, *Lewis Wolberg*, der sich sein Leben lang mit der Hypnoanalyse auseinander gesetzt hat, war von dieser meiner Neuentdeckung der vier Effekte der Hypnose (hypnoanalytisches Verfahren) begeistert.

Dieses Verfahren ist unbedingt angezeigt bei Angst- und Zwangsneurosen, neurotischen Depressionen, Neurasthenie, nicht näher bezeichneten Neurosen, reaktiven Depressionen, asthenischen Erscheinungsbildern, Angstzuständen und phobischen Syndromen, aber auch bei Examensangst, Lampenfieber, Redeangst, Erröten, diversen Arten von Tierphobien (Spinnen- und Schneckenphobie), ferner bei Abhängigkeiten, Alkoholismus und Nikotinmissbrauch sowie auch bei Psychosen (mit Ausnahme der endogenen Psychose), psychosomatischen Erkrankungen und Krebsangst.

Wie gesagt: Dieses Verfahren ist oft in Kombination mit der positiv programmierenden Hypnose angezeigt.

Hierzu ein Beispiel aus dem Bereich der Angstneurosen:

Die folgende Kasuistik zeigt in klassischer Form, was die Hypnoanalyse vermag. Aber auch der Unterschied zwischen der Hypnoanalyse und der Hypnose wird hier deutlich: *Herr S.* (Anfang 30) litt unter schwersten Angstzuständen, sodass er in seiner beruflichen Tätigkeit als Refa-Mann bei einem großen Industrieunternehmen immer mehr ausfiel. Doch auch im Privatleben behinderten ihn, nicht zuletzt beim Autofahren, schwerste Ängste. Er litt nicht nur an Schweißausbrüchen, Magenverkrampfungen, Übelkeit, sondern hatte auch Herzrasen und Luftbeschwerden.

Auf Anraten eines Arztes war er schon dreimal zu der damals üblichen zudeckenden Hypnosebehandlung in der Hypnoseklinik meines Vaters gewesen. Die Erfolge waren immer wieder nur von kurzer Dauer, einmal ein dreiviertel Jahr, dann ein halbes Jahr und noch mal ein halbes Jahr. Dann hatte sich sein Zustand wieder erheblich verschlechtert.

Er kam zu einer weiteren Behandlung. Eigentlich wollte er nicht. Seine Ängste wurden ja immer nur kurz zugedeckt, brachen aber immer wieder auf. Er kam aber gerade zum richtigen Moment, als ich die Hypnoanalyse in meiner Assistentenzeit an der Pfälzischen Nervenklinik Landeck so weit entwickelt hatte, dass ich erste Erfolge verzeichnen konnte und sie einsetzbar war. Und es war auch gerade der Moment, in dem mein Vater mich gebeten hatte, bei der Hypnosebehandlung seiner Patienten behilflich zu sein.

So war ich auch bei *Herrn S.* engagiert, machte mich mit seiner ganzen Problematik vertraut und entschloss mich bei ihm zu einem hypnoanalytischen Verfahren. Hierbei sah er sich auf das Stichwort »Angst – wo führt Sie Ihr Gefühl hin?« mit schwersten Ängsten als zwölfjähriger Junge unter dem Bett seiner Mutter versteckt.

Er berichtete, dass jetzt sein betrunkener Stiefvater mit einer Axt die Schlafzimmertür einschlagen würde. Er könne sogar die Spitze der Axt in der Türspalte sehen. Seine Mutter liege über ihm im Bett und habe ebenso entsetzliche Angst. Es gelingt dem Stiefvater, die Tür einzuschlagen und sich auf die hilflose Mutter zu stürzen. Diese schreit um Hilfe und fängt laut an zu weinen. Der betrunkene Stiefvater tobt und schlägt die Mutter von neuem. Er empfindet seine totale Hilflosigkeit, er kann seiner Mutter nicht zu Hilfe kommen.

Wie sich im Laufe der Hypnoanalyse herausstellte, war dieses Ereignis kein Einzelfall, sondern wiederholte sich häufig und steigerte seine Ängste immer mehr. Später schlummerten seine Ängste über längere Zeit in ihm, bis es zur geschilderten Angstneurose kam.

Dank meines hypnoanalytischen Verfahrens konnte ich *Herrn S.* die Ursache seiner Beschwerden bewusst machen. Er arbeitete

Erfolgsstatistik bei 152 Angst-Patienten

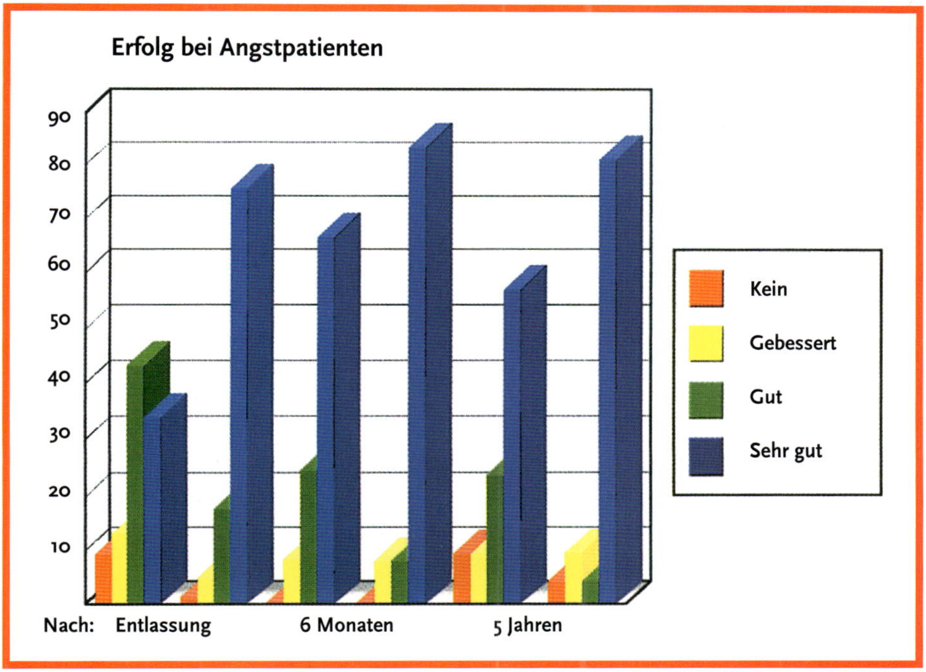

fleißig mit, sodass ich schon bald nach Aufdecken aller seelischen Traumatisierungen die positiv programmierende Hypnose zum Einsatz bringen konnte. Es gelang mir im Laufe der Zeit, den Patienten vollkommen auszuheilen, sodass selbst der Vertrauensarzt und die Krankenkasse erstaunt waren, weil es keine Krankmeldungen von ihm mehr gab.

Terrorsyndrom

Dieses Krankheitsbild nannte ich später »Terrorsyndrom«, weil es mir in meiner Praxis immer wieder begegnete. Ich bringe diese »vagabundierende Angst«, wie der Schweizer Psychiater *M. Nachmannsohn* sie nennt, zusammen mit dem Patienten in der Hypnoanalyse an ihren Ursprung zurück und löse sie mit ihm zusammen auf.

Waschzwang

Waschzwang kann in schweren Fällen nicht nur sehr lästig, sondern auch grausam sein. Der Betroffene weiß, dass er etwas Unsinniges tut, er kann sich jedoch seiner Handlungen nicht erwehren. Dies trifft übrigens auf alle Zwänge zu!

Ein Beispiel dazu:

Herr D. (Anfang 20) war so ein Fall. Die Angst und das ständige Bedürfnis, Wohnung und Hände zu reinigen, brachten ihn in meine Behandlung. Oft verspüren Angstkranke gerade starke Widerstände gegen jegliche Art von Therapie. So musste *D.* wochenlang von seinen Eltern darauf vorbereitet werden.

Im Alter von 16 Jahren waren seine Symptome erstmals aufgetreten, nachdem ihm drei Weingläser aus der Hand gefallen waren. Von nun an konnte er sich nicht mehr von dem Gedanken befreien, die ganze Wohnung sei voller Glassplitter. Von morgens bis abends war er damit beschäftigt, seine Umgebung von angeblichen Splittern zu reinigen. Dazu kam das Bedürfnis, sich dauernd die Hände zu waschen.

Sein Zustand verschlimmerte sich so sehr, dass er das Haus nicht mehr verlassen konnte. Er kerkerte sich ein, es gab für ihn nur noch putzen, schlafen, essen – ein erbärmliches Leben. Kein fremder Mensch durfte ihn besuchen. Selbst seine Eltern waren in die Neurose mit einbezogen und mussten sich laufend waschen und reinigen. Zentraler Punkt war bei ihm der Reinigungszwang. Auf diesen konzentrierte sich meine Therapie.

Nach mehreren hypnoanalytischen Sitzungen wurde der eigentliche Problempunkt der Gesamterkrankung von *Herrn D.* erkennbar. Er schilderte im hypnoanalytischen Verfahren etwas, woran keiner mehr dachte: Kurz nach seiner Geburt – er lag noch auf dem Wickeltisch – explodierte über ihm eine Neonlampe. Das Baby war buchstäblich von Glassplittern übersät. Nach der Reinigung des Kleinen passierte der Schwester ein weiteres Missgeschick: Das benutzte Handtuch hing sie so über einem Haken am Wickeltisch auf, dass es herunterrutschte und dem Baby auf das Gesicht fiel. Hierdurch erfuhr *D.* eine weitere (lebensbedrohende) Neurotisierung; denn er bekam keine Luft, bis man ihn wieder von dem Handtuch befreite.

Natürlich konnte er sich an diese frühkindlichen Erlebnisse im normalen Bewusstsein nicht mehr erinnern. Jemand, der sich hätte erinnern können, hätte aber auch diese Vorfälle nicht mit der späteren Zwangsneurose in Zusammenhang gebracht. Das Missgeschick mit den Weingläsern stellte eine unbewusste Verbindung zwischen der ersten »Angst« als Säugling und dem Unglück mit den Weingläsern – beides Glassplitter – her. Ich machte dem Patienten die Ursache seines Waschzwangs bewusst. Was dabei sehr wichtig war: Indem ich ihn die neurotisierenden Ereignisse im Hypnosezustand noch einmal erleben ließ, konnte er die Ursache seiner Angst selbst erkennen. Es gelang eine vollständige Heilung.

! Neurotisierungen können also sehr früh im Babyalter, aber auch bereits im Mutterleib und das ganze Leben lang entstehen. Sie sind eine unsichtbare »Zeitbombe«, bis sie irgendwann im Leben zum Ausbruch kommen.

Wie eine Neurotisierung ihren Anfang im Mutterleib nehmen kann, zeigt mein Beispiel, das ich bereits im Abschnitt »Gefahren negativer Suggestionen« (vgl. S. 36) geschildert habe: *Marion*, heute 14 Jahre alt, Adoptivkind herzensguter Eltern, präsentierte neben einem Aufmerksamkeitsdefizit-Syndrom (ADS) auch Leistungsschwäche in der Schule, Ängste und hatte selbst das Gefühl, sich nicht durchsetzen und behaupten zu können und zu dürfen.

Aufmerksamkeitsdefizit-Syndrom

Was sich primär im hypnoanalytischen Verfahren herauskristallisierte, ist der von mir so genannte »Frust im Mutterleib«. Im Rahmen meiner über 30-jährigen Erfahrungen mit Hypnoanalysen bin ich immer wieder auf schwerste Schädigungen, die im Mutterleib durch nicht verarbeitete Erlebnisreaktionen ihren Anfang genommen hatten, gestoßen. So auch hier. *Marion* berichtet mir, als wir in der Hypnoanalyse in die Zeit der Schwangerschaft ihrer leiblichen Mutter zurückgehen, drei Monate vor ihrer Geburt nehme sie einen Streit ihrer Mutter, den Eltern ihrer Mutter und ihrem leiblichen Va-

Erlebnisse im Mutterleib

ter wahr. Nahezu wörtlich kann sie die Vorwürfe ihrer Großeltern wiederholen: »Du weißt doch, dass du nicht das Kind behalten kannst und darfst, und jetzt bist du schon wieder schwanger, jetzt müssen wir das Kind wieder zur Adoption freigeben. Du weißt, dass wir das Kind nicht gebrauchen können und du es nicht ernähren kannst.«

Nachdem *Marion* in diesem vorgeburtlichen Erlebnis im Mutterleib auf die Ursache ihrer neurotischen Beschwerden gestoßen ist, fällt es ihr wie Schuppen von den Augen und sie weiß nun, warum sie so ein sonderbares Verhalten zeigte. Ihre Fehlhaltung besserte sich immer mehr und sie entwickelte sich zu einem normalen, gesunden Menschen.

! An dieser Stelle möchte ich den ganz dringenden Hinweis an alle Frauen, die schwanger sind oder es werden wollen, wiederholen: Denken Sie immer daran, dass Ihr Kind im Mutterleib Streit und Auseinandersetzungen sowie schwere seelische Probleme mitbekommen und dadurch auch geschädigt werden kann! Dies ist eine Beobachtung, die ich seit Jahren bei derartigen Fällen immer wieder mache. Oft entwickeln sich auch aus den Erlebnissen, im Mutterleib der Mutter nicht helfen zu können, regelrechte Helfer-Syndrome, die diese Menschen dann ihr ganzes Leben lang plagen.

Wie ein Computervirus

Ein weiterer schwerer Symptomenkomplex ist der von mir entdeckte und beschriebene *»Psychovirus nach Claus H. Bick«*. Hiermit meine ich nicht einen Virus im medizinischen Sinne. Ich habe da einen weitaus besseren Vergleich, nämlich den mit einem Computervirus.

Der Psychovirus kann sich in jedem, vor allem in jungen Menschen, im Unterbewusstsein festsetzen; Voraussetzung dafür ist eine nicht verstandene und nicht verarbeitete Erlebnisreaktion. Er kann eine Zeit lang versteckt bleiben und plötzlich, ähnlich wie ein Computervirus, verheerende Schäden im Verhalten und in der Reaktion des Betroffenen anrichten. So ist das unbegreifliche Verhalten, einem Verhandlungspartner oder Kontrahenten gegenüber völlig hilflos und untätig zu bleiben, oft erklärbar.

Der Psychovirus ist ein Erfolgskiller, wie das folgende Beispiel beweist:

Herr A. empfand sich als Verlierer und Versager. An sich hochintelligent, war für ihn logisch nicht nachvollziehbar, warum er sich nicht durchsetzen konnte. In ihm wuchs eine unheimliche Angst heran, mit der er schließlich zu mir kam. Was war geschehen? In der Hypnoanalyse fand ich das typische Horrorszenario eines Psychovirus, wie es mir aus meinen *Managercoachings* und -seminaren bekannt ist.

A. litt seit seiner Kindheit unter seinem herrschsüchtigen Vater. Dessen »stechende Augen« und »kalte Stimme«, verbunden mit seiner fast unmenschlichen Unnachgiebigkeit, zwangen *A.* immer wieder den Willen des Vaters auf. Eine Selbstentscheidung konnte der Patient nie erlernen. Und so haben sich bei ihm bereits in frühester Kindheit eine absolute Hörigkeit auf stechende Augen, Unerbittlichkeit und kalte Stimme – dem Vaterbild entsprechend – herausgebildet.

Wenn eines dieser Merkmale, erst recht, wenn alle drei in seinem späteren Leben auftraten, reagierte er wie der kleine Junge

Erfolgsstatistik bei 52 Depressions-Patienten

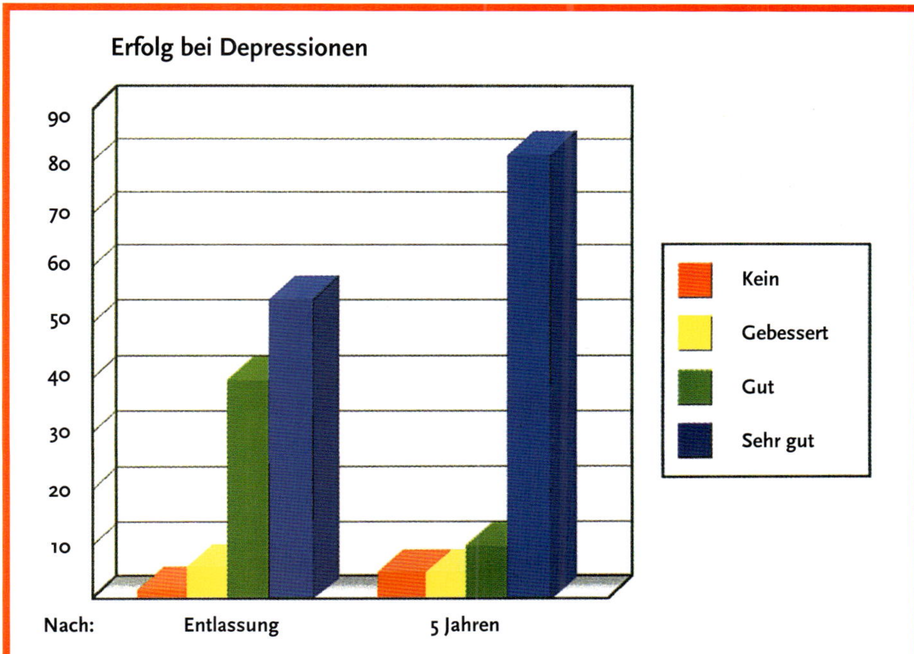

auf seinen Vater mit Hilflosigkeit. So kam es zu der undefinierbaren Angst und damit verbunden zu Fehlverhalten und Fehlhandlungen (Kurzschlusshandlungen). Erhebliche Schäden im privaten und kommerziellen Leben waren die Folgen. Nachdem *Herrn A.* die Ursachen seines Fehlverhaltens bewusst und mit positiv programmierender Hypnose aufgearbeitet waren, konnte er sich durchsetzen und behaupten, und es ging ihm gut.

Nachzutragen ist, dass ich im hypnoanalytischen Verfahren *Herrn A.* immer wieder mit dem Vater abrechnen ließ. Er musste seinen herrischen Vater zur Rechenschaft ziehen und ihm ständig die Meinung sagen (ausschimpfen). Denn für alle derartig korrigierenden Maßnahmen in solchen Fällen gilt die Regel: Für das Unterbewusstsein des Betroffenen spielt es keine Rolle, ob der Vater körperlich anwesend ist und zu welchem Zeitpunkt diese Abrechnung stattfindet, also ob zu Lebzeiten oder ob der Vater anwesend ist oder bereits tot. Denn es geht *allein um die Abrechnung mit der Vatergestalt.* Nur die Tatsache, dass die Durchsetzung stattgefunden hat, zählt für unser Unterbewusstsein.

So findet der Proband zu einer selbstbewussten und sicheren Persönlichkeit und kann sich im Leben behaupten und durchsetzen, weil es ja die Vatergestalt in diesem Sinne, wie beschrieben, jetzt für ihn nicht mehr gibt. So auch für *Herrn A.*, der sich seither zum erfolgreichen, selbstbewussten und sicheren Unternehmer entwickelt hat.

Depressionen

Depressionen lassen sich, mit Ausnahme einer schweren endogenen Depression, meist mit einem vorausgehenden hypnoanalytischen Verfahren und einer positiv programmierenden Hypnose sehr erfolgreich behandeln.

Ängste

Lampenfieber

Weitere Themen, die auch relativ häufig in der Hypnosetherapie auftauchen, sind Examensangst, Lampenfieber, Redeangst und Erröten. Bei all diesen Beschwerden ist Voraussetzung, durch ein hypnoanalytisches Verfahren ihrer Ursache auf den Grund zu gehen. Wenn die Ursachen aufgedeckt und dem Probanden bewusst gemacht sind, lässt sich mit der positiv programmierenden Hypnose die Behandlung dann erfolgreich abschließen.

Flugangst

Eine weitere, in unserer Zeit sehr aktuelle Angst ist die Flugangst – ein Thema, mit dem ich mich bereits seit meiner ersten Fernsehsendung 1986 im ZDF beschäftige. Hier ist für einen anhaltenden wirksamen Erfolg unbedingt ein hypnoanalytisches Verfahren angezeigt. Danach sollte eine positive Suggestionshypnose folgen.

Beispiel hierzu:

Herr Z., selbst Pilot, litt unter Flugangst. Es handelte sich um einen besonders schwierigen Fall, denn er war auch Eigentümer eines Jets. Bei der Hypnoanalyse stellte sich heraus, dass er seit seiner frühesten Kindheit unter Ängsten und einem Einsamkeitsgefühl litt, das ihn im Verlauf häufiger Alleinflüge in seiner Maschine immer mehr beschlich. Mit Hilfe der Hypnoanalyse und der anschließenden positiven Suggestionshypnose konnte ich ihn vollkommen heilen.

Mobbing

Das Thema Mobbing macht in letzter Zeit sehr viel von sich reden. Auch hier hat sich die Hypnoanalyse, kombiniert mit der positiven Suggestionshypnose, bestens bewährt. So ist es mir in mehreren Fällen gelungen, den Gemobbten nicht nur die Ängste zu nehmen, sondern sie auch in ihrer Persönlichkeit so zu stärken, dass die Mobber von einst dem Gemobbten von einst mit Vorsicht begegnen. Zu diesem Thema habe ich im Münchner Presseclub 1998 eine Pressekonferenz abgehalten.

Gestärkte Persönlichkeit

Süchte

Bei Süchten verspricht die Hypnosetherapie nur dann Erfolg, wenn der Proband, d. h. der Süchtige selbst echte Einsicht zeigt. Er darf nicht nur mit frommen Sprüchen wie »Ich will ja gern …« argumentieren und behandelt werden wollen, sondern er muss sich sofort von allen Suchtmitteln verabschieden. Bei Zigaretten- und Alkoholmissbrauch hat sich im günstigsten Falle die von mir weiterentwickelte Aversionsmethode bewährt.

Einsicht muss sein

Aversionsmethode

Schlafstörungen

Schlafstörungen, gleich welcher Art (Schlaflosigkeit, Einschlaf- und Durchschlafstörungen), können sehr erfolgreich mit Hypnose angegangen werden. Hier empfiehlt sich im Normalfall die positive Suggestionshypnose. Gegebenenfalls muss aber auf ein hypnoanalytisches Verfahren zurückgegriffen werden, wie der nachfolgende Fall zeigt:

Fallbeispiel zu Schlafstörungen:

Eine ehemalige Chefsekretärin der Deutschen Rektorenkonferenz litt unter ganz erheblichen Schlafstörungen und suchte nach einem kompetenten Hypnosearzt. Ihre Auswahlmöglichkeiten waren natürlich unendlich groß, denn von ihrer Position aus konnte sie mit jeder deutschen Universität und deren Medizinischen Fakultäten Kontakt aufnehmen und sich erkundigen. Schließlich entschloss sie sich zu einer Hypnosebehandlung bei mir. Dass ich es nicht mit einer gewöhnlichen Schlafstörung zu tun hatte, merkte ich bald. So entschloss ich mich, vor der positiven Suggestionstherapie ein hypnoanalytisches Verfahren voranzustellen.

Das Ergebnis bestätigte meine Bedenken: Sie sah sich als kleines Kind an Diphtherie mit drohenden Erstickungsphänomenen erkrankt in ihrem Bettchen liegen. Die Erstickungsangst war so groß, dass sie befürchtete, einzuschlafen und im Schlaf womöglich zu ersticken. So blieb bei dieser Traumatisierung die Assoziation »Einschlafen = Ersticken = Sterben«, ein Gedankengang, der sich im Laufe der Zeit in ihrem Unterbewusstsein immer mehr fixierte und sich schließlich in Schlafstörungen äußerte. Nachdem sie die Ursache ihrer Beschwerden aufgearbeitet hatte, konnten mit einer positiven Suggestionshypnose die Schlafstörungen völlig zum Verschwinden gebracht werden.

Schmerz und Zahnmedizin

Die Hypnose ist seit über 100 Jahren traditionell mit der Schmerzbekämpfung verbunden. Meist ist der Schmerz ein Alarmsignal des Körpers. Dies trifft besonders für den akuten Schmerz zu, der unmittelbar und heftig auftritt, wie beispielsweise der Stich mit einer Nadel oder plötzliche Zahnschmerzen. Der Schmerz ist eine Bewusstseinserscheinung, die sich sowohl von der *körperlichen* Seite her (also mit

Plötzliche Zahnschmerzen

Pillen, Spritzen etc.) als auch von der *psychischen* (wie z. B. mit der Hypnose) beeinflussen lässt. Er ist ein Phänomen, das lokalisiert erlebt wird.

Ein weiteres Phänomen des Schmerzes ist seine bemerkenswerte Eigenschaft, sehr variabel zu sein. Nicht nur unter verschiedenen Menschen, die jeweils die gleiche Einwirkung z.B. auf ihre Haut erfahren, ist das Schmerzerlebnis ganz unterschiedlich, sondern es ist auch bei ein und demselben Menschen in verschiedenen Situationen unterschiedlich stark. Jeder kennt die Beobachtung, dass heftiges Zahnweh vergeht, wenn man im Wartezimmer des Zahnarztes sitzt. Da wird das Schmerzerlebnis seelisch so abgeändert, dass es kein Schmerz mehr ist.

Variabilität des Schmerzes

Wartezimmer-Effekt

Diese Tatsache ermutigt dazu, die Modifizierbarkeit (Veränderlichkeit) des Schmerzes im Hypnosezustand voll zur Anwendung zu bringen. Jeder weiß, dass die Hypnose zur Schmerzbekämpfung heute beim Zahnarzt erfolgreich eingesetzt werden kann. Ich selbst habe hierzu zwei Lehrbücher geschrieben.

Außer dem akuten Schmerz gibt es den chronischen, den sich langsam entwickelnden und langsam verlaufenden Schmerz. Ein Beispiel hierzu sind die ewig quälenden Rheumaschmerzen.

Rheuma

Chronische Schmerzen sind oft psychisch überlagert, d. h. neben dem eigentlichen Schmerz, der auf einer Gewebeschädigung beruht, gibt es noch einen seelischen Schmerz. Dieser hat entweder direkt mit der Erkrankung zu tun, wie z. B. eine durch ein langes Leiden bedingte Depression; es kann aber beim Schmerzpatienten zugleich noch eine völlig andere Ursache mit ins Schmerzerlebnis hineinspielen. In diesem Falle empfiehlt sich wieder, ein hypnoanalytisches Verfahren der eigentlichen Schmerzbehandlung vorausgehen zu lassen.

Grundsätzlich kann man sagen: Der größte Teil aller körperlichen Schmerzen des Menschen lässt sich im Hypnosezustand positiv beeinflussen. Der einfachste Weg, eine Körperregion unempfindlich zu machen, ist die Suggestion, dass z. B. die entsprechende Körperregion, die man zuvor mit einem Markierungsstift abgegrenzt hat, innerhalb dieser Abgrenzung völlig unempfindlich ist. Diese Suggestion kann man noch verstärken mit der Erklärung: »Dieses abgegrenzte Gebiet ist vollkommen taub, pelzig, wie dies auch in der Zahnmedizin gemacht wird. Man kann hier stechen, schneiden – Sie nehmen weder einen Stich noch einen Schmerz wahr.«

Schmerz ausgegrenzt

Diese Schmerzunempfindlichkeit lässt sich zusätzlich zeitlich und auch posthypnotisch bestimmen und begrenzen. So heißt es etwa bei

Migräne

Migräne, dass »sich die Verkrampfungen in Kopf und Gehirn lösen, sich der Gefäßtonus normalisiert und das Druck- und Spannungsgefühl im Kopf, der Kopfschmerz restlos verschwinden und nicht wieder auftreten«. Nach diesem Muster sind viele chronische Schmerzen gut angehbar.

Kontraindikationen für die Hypnosetherapie

Nicht angezeigt ist die Hypnose bzw. Hypnoanalyse

- bei somatischen Erkrankungen, die dringend einer konservativen Behandlung bedürfen,
- für Patienten mit offensichtlich mangelnder Bereitschaft zur Therapie,
- bei hochgradigen Intelligenzdefekten und für abgebaute Alkoholiker wie auch Zerebralsklerotiker und schwerbeschädigte Drogenabhängige,
- im Fall von religiösen Bedenken.

Dies gilt natürlich auch für die Selbsthypnose.

Eine Zusammenfassung wichtiger Neuentdeckungen des Verfassers für eine erfolgreiche Hypnosetherapie

- Hypnosepotenzial,
- gezielte Steuerung von Medikamenten an einen bestimmten erkrankten Ort im Körper,
- Interaktion (Zusammenwirken) von Psychopharmaka und Hypnose,
- Erbinformationen,
- Psychovirus,
- Hypnose-Block-System nach *C. H. Bick*,
- Bick'sches Mentales Autogenes Training mit Visualisationsteil,
- Ausmerzung selbstzerstörerischer Zellen bei Autoimmunerkrankungen durch Hypnose,
- Beeinflussung der Melatonin-Ausschüttung durch Hypnose,
- Gefahr verneinender Begriffe im Hypnosezustand.

Nichtmedizinische Anwendung des Hypnosezustands

Kosmetik

In der Kosmetik lassen sich durch Hypnose eine glatte Haut und ein schöner Busen erzielen. In der Persönlichkeitsentwicklung kann man Geschäftsleute und Manager in ihrer Kreativität, in ihrer Intuition, Konzentration, Gedächtnisleistung, aber auch in Imagination und Visualisierung im Hypnosezustand trainieren.

So kam, wie schon geschildert (vgl. S. 40), ein junger Techniker zu mir. Er war als Verkaufsfahrer einer Heizungsfirma tätig. Durch intensives *Coaching* in Hypnose konnten wir seinem größten Wunsch entsprechen: Er hatte mir eine Anzeige einer großen Tageszeitung mitgebracht, in der ein Generalrepräsentant für einen amerikanischen Multikonzern in Europa gesucht wurde. Diesen Job ersehnte er heiß.

Coaching in Hypnose

Durch intensive positive Suggestionshypnose, kombiniert mit Visualisierungen, gelang es ihm tatsächlich, unter 60 Bewerbern in den USA die gewünschte Position zu bekommen. Mittlerweile ist er sehr erfolgreich und genießt in dieser Firma großes Ansehen.

Mit dem gleichen Verfahren helfe ich Examenskandidaten zum erfolgreichen Abschluss, sei es Abitur oder ein Staatsexamen oder eine Steuerprüfung als Steuerberater oder die Habilitation.

Ziele im Management

Im Bereich des Managements lassen sich mit Hypnose bzw. Hypnoanalyse und positiver Suggestionshypnose, kombiniert mit Visualisierungen, exzellente Ziele erreichen, sei es das Aufrücken in eine höhere Position im Management oder sogar die Fusion zweier großer Unternehmen mit einigen tausend Mitarbeitern.

Beziehungsmanagement

Wir befinden uns heutzutage im Managementbereich nicht mehr in der Zeit des »Produktmanagements«, sondern in der Zeit des »Beziehungsmanagements«. Das bedeutet: Früher war die Qualität des Produkts gefragt, heute dagegen liegt es in der Hand des Anbieters, wie gut er verkauft, d. h. wie qualifiziert der Anbieter in seinem Bereich ist. – Selbst Angsthasen können dank Hypnose noch Karriere machen.

Beispiel für Hypnose im Sport:

Herr N. kam dank Hypnose zu Olympia! *N.*, ein bekannter Diskuswerfer, wurde von seinem Trainer zu mir zum Hypnosetraining gebracht. Der Proband erhielt, wie alle anderen Sportler, auf seine Sportart zugeschnittene Suggestionen. Zusätzlich sollte er sich – ähnlich wie in Japan beim Zen-Bogenschießen – in der Vorstellung üben, er, das Wurfgerät und das Ziel seien eins. Schon nach den ersten Sitzungen warf er den Diskus weiter, wie mir sein Trainer berichtete. Er verbesserte seine Leistungen unter Hypnose so erheblich, dass er in die Olympiamannschaft aufgenommen wurde.

Fallschirmspringen

Aber auch die Gebiete Fallschirmspringen und Raumfahrt dürfen hier nicht unerwähnt bleiben. Die meisten tödlich endenden Absprünge mit dem Fallschirm sind darauf zurückzuführen, dass vergessen wurde, die Reißleine zu ziehen – oder die Springer ziehen diese zu spät. Durch Hypnosetraining ist es möglich, auf gewisse Handgriffe beim Fallschirmspringen – insbesondere auf das rechtzeitige Ziehen der Reißleine – lebensrettend hinzuwirken. Durch Visualisierung des Erlebens des Abspringvorgangs bis zum Ziehen der Reißleine ist der Springer auf automatisches Ziehen zum richtigen Moment in der Hypnose programmiert. Er hat also eine unbewusste absolute Sicherheit.

Erbrechen bei Schwerelosigkeit

Die am meisten gefürchtete Astronautenkrankheit beim Eintritt in die Schwerelosigkeit ist das Erbrechen (bzw. die Tatsache, dass man sich des Erbrechens nicht erwehren kann). Eine junge Astronauten-Anwärterin aus den USA ließ sich in Hypnose von mir u. a. auch auf den Eintritt in die Schwerelosigkeit trainieren. Nach Abschluss des Hypnosetrainings stellte sie sich in Paris ihrer Prüfung. Man ließ eine Caravelle aufsteigen. Nachdem die Maschine eine bestimmte Höhe erreicht hatte, brachte der Pilot die Maschine plötzlich zum Sturzflug und damit für kurze Momente in die so genannte Schwerelosigkeit. Die junge Frau bestand ihre Prüfung mit Bravour; sie hatte keinerlei Beschwerden.

Die Gefahr verneinender Begriff im Hypnosezustand

Es war während meiner Seminare für »Sport in der Hypnose« in den USA, als ich meine eigenen Beobachtungen bestätigt fand, dass man im Hypnosezustand den Probanden Begriffe der Verneinung wie »kein«, »nicht« usw. niemals geben sollte, diese in der Hypnose also absolut zu vermeiden sind. Dies gilt in erhöhtem Maß für die Selbsthypnose.

! Wenn in irgendeiner Weise eine Suggestion stattfindet wie etwa »Ich habe keine Angst«, dann bleibt nur *Angst* im Unterbewusstsein haften, »keine« kann das Unterbewusstsein in diesem Falle nicht registrieren. So kann man sich vorstellen – und das ist auch so –: Bei einer solchen kontraindizierten Suggestionsform bekommt der Proband noch mehr Angst als vorher (denn wir haben ihm ja Angst suggeriert bzw. bei der Selbsthypnose hat er dies selbst getan).

Hypnose in der Kunst

Auch in der Kunst hat die Hypnose ihren festen Platz, und das schon seit 1904, nachdem *Rachmaninoff*, wie ebenfalls bereits erwähnt, sein Zweites Klavierkonzert in c-Moll dank Hypnose geschrieben hatte. Diese Tradition setzt sich in allen Kunstarten bis zum heutigen Tag fort. Ob in der Malerei, in der darstellenden Kunst, im Schauspiel oder in der Musik – überall.

Beispiel:

Eines Tages kam eine mittlerweile bekannte Musicalsängerin und Schauspielerin zu mir und erklärte mir, ihre Gesangslehrerin habe ihr erklärt, um einen höheren Ton zu erreichen, müsse sie kopfig denken und die Schultern locker lassen. Außerdem habe sie auch etwas Probleme mit Lampenfieber.

Um diese Probleme zu lösen, unterzog sie sich einer Hypnosebehandlung und ich gab ihr die Suggestionen: »Kopfig denken, Schultern locker, Text ist in Lied und Dialog und Schrittkombination fest verankert. Dazu absolute Souveränität in jeder Situation und sie freue sich auf ihr Publikum.« Das Ergebnis war frappierend; sie konnte plötzlich kopfig mit ganz hohen Tönen singen, ihre Sicherheit auf der Bühne steigerte sich und das Lampenfieber war verschwunden.

Wahrheitsfindung durch Hypnose

Ein interessantes Gebiet für die Hypnose liegt in der Wahrheitsfindung in der Kriminalität. Ich möchte hierauf jedoch in diesem Buch nicht näher eingehen, sondern mich mit einem für alle bestimmt interessanteren Thema, der Traumanalyse im Hypnosezustand und im hypnoanalytischen Verfahren, beschäftigen. Kriminalität

Der wiederbelebte Traum im Hypnosezustand

Traumbücher

Für einen Hypnotisierenden ist es eine kleine Delikatesse, einen fast ganz vergessenen Traum im hypnoanalytischen Verfahren beim Probanden vollständig reproduzieren und den tatsächlichen Sinn seiner Aussage von ihm entsprechend interpretieren zu lassen. Nach meinen Erfahrungen musste ich hierbei feststellen, dass die sonst üblichen Traumbücher zum größten Teil schöne Wunsch- und Märchenbücher sind.

Der interpretierte Traum im Hypnosezustand sieht ganz anders aus. Hier findet der Proband (Träumer) den reellen Bezug zu seiner Wirklichkeitsproblematik und er kann sie im erhöhten Bewusstseinszustand der Hypnose klar erkennen und verstehen. Gegebenenfalls lässt sich auch ein Traum, der durch Wachwerden unterbrochen wurde, im Hypnosezustand fort- und zu Ende führen.

Beispiel:

Herr K. hatte in seinem Geschäftsleben ganz schwere Probleme. Und so sah er im Traum, wie er am Schluss eine Böschung hinunterstürzte. Seine eigene Deutung im Hypnosezustand dazu: Er wurde aus einem finanziellen Fiasko gerettet und fand Gelegenheit, einen neuen Anfang zu machen. Dies ist auch eingetreten.

Wie man also sieht, ist das Unterbewusstsein unserem Tagesbewusstsein weit voraus und schickt seine Erkenntnis verschlüsselt in Träumen zu uns. Allerdings ist hierbei die richtige Deutung sehr wichtig.

In jedem Menschen zwei Informationsschienen

Reinkarnation und Erbinformation

Jeder Mensch hat zwei Informationsschienen: Einmal die der Reinkarnation und einmal die der Geninformation (Erbinformation). In der Hypnoanalyse unterscheiden wir demzufolge die Reproduktionen der erbinformativen und die der reinkarnativen Schiene. Gegenstand dieses Buches soll nicht die reinkarnative Seite und ihre Forschung sein, sondern die erbinformative Reproduktion.

Spätestens seit meinen Forschungsergebnissen und der Zwillingsforschung, die vom Saarländischen Fernsehen ausgestrahlt wurden, und meinen Veröffentlichungen in der Zeitschrift »Raum und Zeit« Nr. 58 (1992) ist bekannt, dass jeder Mensch die geistigen Vorfahren-Informationen, also die der Eltern, Großeltern, Urgroßeltern usw., in sich trägt und diese in Hypnose abrufbar sind. Natürlich kann dies bei Vaterschaftsnachweisen sehr interessant sein.

Auf diesem Wege habe ich übrigens auch im Auftrag eines hier nicht Genannten erfahren, wo sich die verschwundene Achte (Unvollendete) Symphonie von *Schubert* befindet.

Selbsthypnose, Bick'sches Mentales Autogenes Training

Vorsorge- und Vorsichts-maßnahmen

Bevor wir uns in diese Materie einarbeiten, ist anzumerken, dass ganz bestimmte Vorsorge- und Vorsichtsmaßnahmen, die ich noch weiter beschreiben werde, bei der Selbsthypnose unabdingbar sind. Die Wichtigkeit gebietet mir, diesen Punkt in diesem Selbsthilfeteil dem Übenden noch einmal mit allen vorsorglichen Maßnahmen vertraut zu machen.

! Niemand kennt seine eigene Hypnotisierbarkeit. Deshalb sollte jeder so vorgehen und sich so verhalten, als ob er in einen sehr intensiven Hypnosezustand kommen würde.

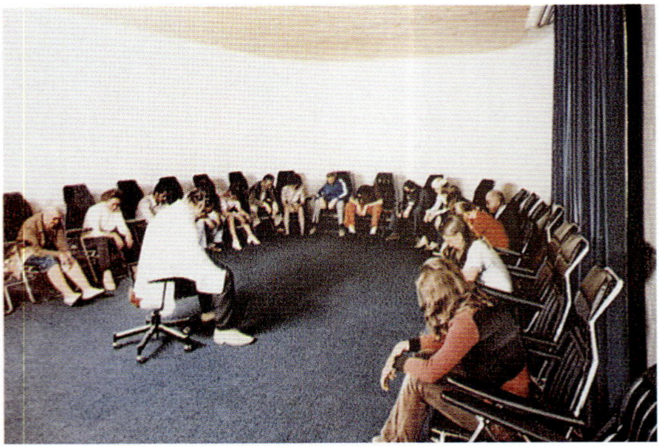

Der Autor in einer Bick'schen Mentalen Autogenen Trainingsrunde

Über das *Bick'sche* Mentale Autogene Training (BMAT) kann man sich so weit trainieren, dass man mit Abschluss einer Übung mit der unumgänglichen BMAT-Rücknahme auch eine leichte Selbsthypnose aufheben kann. Die einfache Formel lautet: »Jetzt nehme ich alle meine Übungen wieder zurück, und alle Organe arbeiten harmonisch zusammen wie beim gesunden Menschen.« Dann die Arme kräftig durchstrecken, ebenso die Beine, Kopf zurück, Augen auf. Die zusätzliche Formulierung »Alle Organe arbeiten harmonisch zusammen wie beim gesunden, nervenstarken Menschen« stellt einen Schutz vor gelegentlich auftretenden Kopfschmerzen nach einem Hypnosezustand dar.

Nach intensiverem Lernen von Selbsthypnose empfiehlt sich die verstärkt in der Hypnose eingesetzte Formel: »Ich zähle jetzt bis drei, dann bin ich wieder bei vollkommen normalem Bewusstseinszustand und alle Organe arbeiten harmonisch zusammen wie beim gesunden, nervenstarken Menschen.« Es wird gezählt: »Eins: tief einatmen – zwei: nochmal tief einatmen und die Arme fest durchdrücken – und drei: Kopf zurück, Augen auf, vollkommen normaler Bewusstseinszustand« (vgl. S. ##). Die letztere Formel ist vor allen

Dingen für die Übenden gedacht, die es bereits zu einem intensiver veränderten Bewusstseinszustand gebracht haben.

Nach der Rücknahmeformel soll der Übende aufstehen, ein paar Schritte laufen und noch mal die körperliche und geistige Sicherheit überprüfen. Falls er Unsicherheitsgefühle empfindet, also nicht ganz bei normalem Tagesbewusstsein ist, sollte er auf jeden Fall die komplette Rücknahmeformel, gegebenenfalls auch ein drittes Mal, wiederholen.

Sich selbst überprüfen

! Der hypnoide Bewusstseinszustand, der noch bestehen könnte, zeigt sich z.B. in außergewöhnlichen Erlebnis- und Erscheinungsbildern. Bezugsstörungen zur Wirklichkeit (die Umwelt nicht richtig sehen, hören oder fühlen) sind immer ein Hinweis darauf, dass der hypnoide Zustand nicht vollständig aufgelöst ist. Weiter können Kontaktschwierigkeiten mit dem Fußboden und Schwindelgefühle (verunsicherter Gang) und eine irreal erscheinende Umgebung ein Hinweis darauf sein, dass etwas nicht stimmt. Sollte nach mehrmaligen Selbstaufhebungsversuchen ein Normalzustand nicht eintreten, ist auf jeden Fall ein in Hypnose ausgebildeter Arzt zu konsultieren.

Selbsthypnose kann bei unsachgemäßer Behandlung sehr gefährlich werden. *Frau Dr. I.*, Oberärztin und Schülerin des Vaters des autogenen Trainings, *I. H. Schultz*, vergaß eine sach- und fachgerechte Rücknahme ihrer Übung während eines Trainings im Nachtdienst. Die Folge war ein über Monate anhaltendes ganz schweres Bein, das sie schwer behinderte und das ich im Hypnosezustand zurücknehmen musste. Selbsthypnose ist also kein Kinderspiel!

Potenziell gefährlich

Richtige positive Suggestion

Die verneinende Suggestion habe ich bereits im Abschnitt über Hypnose und Sport besprochen (vgl. S. 99). Was für die Hypnose gilt, trifft auch für die Selbsthypnose zu, obwohl ich immer wieder in Büchern lese, dass es Autoren gibt, die dies nicht für wichtig halten. Umso mehr halte ich es für meine Pflicht, hier vor Leichtfertigkeiten zu warnen. Die verneinenden Suggestionen im veränderten Bewusstseinszustand, egal welcher Art, sind gefährlich und können für den Übenden schwere Krankheitssymptome nach sich ziehen. Verneinungen sind: nicht, nein, kein, niemals …

Warnung vor Leichtfertigkeit

Die Negativ-positiv-Liste

Antonym

Um eine positive Suggestion erfolgreich in Gang zu setzen, bedarf es eines treffenden Gegensatzwortes (Antonym) zum bisherigen beeinträchtigenden negativen Symptom. Aus meiner langjährigen Forschungsarbeit weiß ich, dass jeder Mensch für negative Begriffe andere positive Gegensatzworte empfindet. So habe ich bei einem Seminar verschiedene Probanden erlebt, die zu dem Wort »Angst« unterschiedliche Gegensatzworte benannten. Jeder hatte seine eigene Vorstellung zum Gegenteil der Angst. Sie nannten Mut, Gottvertrauen, Selbstvertrauen etc. Ich nenne dies die Negativ-positiv-Liste.

Nur drei Begriffe

Erfahrungsgemäß können dies bei einer Selbstsuggestionsserie nur drei negative Begriffe sein und dementsprechend auch nur drei positive Gegenbegriffe, damit sie in der Realität wirksam werden. Es bedarf einer längeren Folge von täglichen Selbsthypnosen, bis sich zumindest eine erhebliche Besserung der Symptomatik abzeichnet. Erst mit Verschwinden der ersten drei Symptome können die nächsten drei Probleme in Angriff genommen werden. Man merke sich: Die Fee hat uns nur drei Wünsche überlassen. Es werden also drei negative Symptome oder Eigenschaften auf die linke Seite geschrieben und auf die rechte Seite die drei positiven Gegenstücke.

Übungsanleitung zum Bick'schen Mentalen Autogenen Training (BMAT)

Dank meiner vielfachen Ostasien-Aufenthalte, z.B. auch bei meinem Freund *Dhamasarro*, dem Chef der Thai Medical School in Bangkok, konnte ich mich zusätzlich zu meinen eigenen Erfahrungen mit vielen weiteren Entspannungstechniken vertraut machen und so meine Kenntnisse erweitern. Mit dem von mir entwickelten BMAT habe ich mich daher in allen denkbaren Übungshaltungen vom bisherigen Schema sehr distanziert.

Kutscherhaltung

Die gesamte Übung muss in der Kutscherhaltung ausgeführt werden, d.h. der Proband muss gerade sitzen und die Beine so weit auseinander stellen, dass die Unterarme auf den Oberschenkeln bequem liegen und die Hände frei in der Luft und leicht beweglich hängen. Bevor der Übende in die Übung richtig hineingeht, sollte er sich noch einmal aufrichten und dann locker in sich zusammensinken, wie es früher die Fuhrleute taten, die über Land fuhren und deren Pferde den Weg schon aus Gewohnheit kannten. Sie ließen die Zügel locker in einer entspannten Haltung und überstanden sehr gut die langen Strapazen. So auch unser Übender.

Der Übende soll bis zu dreimal die Formel »Mitdenken, mitfühlen, gelockert, gelöst, entspannt« wiederholen und danach eine kleine Pause machen. Alle nachfolgenden Übungen sollten einmal laut und deutlich ausgesprochen und anschließend sechs- bis siebenmal in Gedanken wiederholt werden. Dabei ist ein intensives Mitdenken und Mitfühlen erforderlich. Jeder Übungsschritt sollte mindestens sechs Tage lang so oft wie möglich täglich geübt werden.

1. Übungsabschnitt

Die Fingerspitzen der rechten Hand fangen an und sind schwer, bleischwer, ziehen immer mehr nach unten. (Nach dem einmal laut Gesprochenen folgt die sechs- bis siebenmalige Wiederholung in Gedanken.) Es geht weiter: Rechte Hand schwer, bleischwer *(Wiederholung)*, rechter Arm schwer, bleischwer *(Wiederholung)*.

Zusammenfassung

Die Fingerspitzen der rechten Hand schwer, rechte Hand schwer, rechter Arm schwer, bleischwer, ganz schwer *(Wiederholung)*.
Muskulatur aufgelockert, Verkrampfungen gelöst *(Wiederholung)*.
Der gesamte Körper entspannt sich immer mehr, kommt immer mehr zur Ruhe *(Wiederholung)*.

Es folgt jetzt die Rücknahmeformel

Rücknahme mit der Formel: Jetzt hebe ich die Übung wieder auf. (Dies laut und deutlich sagen, gleichzeitig strecken Sie die Arme kräftig durch und schlagen die Augen auf.)

2. Übungsabschnitt

Wieder mit dem Gedanken eingeleitet: Mitdenken, mitfühlen, gelockert, gelöst, entspannt. Übungsabschnitt 2 ist Übungsabschnitt 1 von den Fingerspitzen der rechten Hand bis zum Arm der rechten Hand wie bereits gelernt und geübt, danach geht es unmittelbar weiter (jetzt linke Hand): Fingerspitzen der linken Hand fangen an und sind schwer, bleischwer, ziehen immer mehr nach unten (alles wie im ersten Übungsabschnitt, also auch nach dem einmal laut Gesprochenen folgt die sechs- bis siebenmalige *Wiederholung in Gedanken*). Es geht weiter: Linke Hand schwer, bleischwer *(Wiederholung)*, linker Arm schwer, bleischwer *(Wiederholung)*.

Zusammenfassung
Wie folgt: Fingerspitzen, Hände, Arme schwer, bleischwer *(Wiederholung)*.
Danach geht es weiter mit dem Text wie in der ersten Übung: Muskulatur aufgelockert, Verkrampfung gelöst *(Wiederholung)*.
Der ganze Körper entspannt sich immer mehr, kommt immer mehr zur Ruhe *(Wiederholung)*.
Rücknahme
Mit der Formel: Jetzt hebe ich die Übung wieder auf strecken Sie die Arme kräftig durch und schlagen die Augen auf.

3. Übungsabschnitt

Zu Übungsabschnitt 2 der linken und rechten Extremität (Finger, Hände, Arme) wird jetzt der ganze Körper angeschlossen. Mit der Formel: Der ganze Körper ist jetzt schwer, bleischwer *(Wiederholung)*.
Danach geht die Übung wie bereits bei Übung 1 und 2 gelernt mit der Auflockerung der Muskulatur, Entspannung des ganzen Körpers weiter.
Rücknahme

4. Übungsabschnitt

Der linken und oberen Extremität und dem Körper folgen jetzt rechtes Bein und rechter Fuß. Die Übung beginnt wie bereits bisher gelernt mit den Fingerspitzen bis zum Körper Übungsabschnitt 4.
Nach der Körperübung geht es weiter: Rechtes Bein, rechter Fuß schwer, bleischwer *(Wiederholung)*.
Zusammenfassung
Fingerspitzen, Hände, Arme, der ganze Körper, rechtes Bein, rechter Fuß schwer, bleischwer *(Wiederholung)*.
Danach erfolgt, wie bereits gelernt, die Auflockerung der Muskulatur und die Entspannung des ganzen Körpers und dann anschließend die **Rücknahme**.

5. Übungsabschnitt

Dem bisher Geübten wird jetzt noch das linke Bein und der linke Fuß hinzugefügt: Linkes Bein, linker Fuß schwer, bleischwer *(Wiederholung)*.

Zusammenfassung des ganzen Körpers
Fingerspitzen, Hände, Arme, der ganze Körper, die Beine, Füße schwer, bleischwer *(Wiederholung)*.
Hierauf wieder Auflockerung der Muskulatur, Entspannung des ganzen Körpers wie bereits vielfach geübt.
Rücknahme

6. Übungsabschnitt

Er besteht aus den bisher durchgeführten Körperübungen, diesen werden jetzt weitere Formeln angefügt: Der ganze Körper entspannt sich immer mehr und mehr, kommt immer mehr zur Ruhe *(Wiederholung)*. Nach dieser Formel: Die Gedanken steigen auf und ziehen dahin wie Wolken am Abendhimmel. Ich kümmere mich um nichts *(Wiederholung)*.
Ruhe und Gelassenheit stellen sich ein *(Wiederholung)*.

7. Übung, die Atemübungen

Die Atemübungen werden jetzt den bisher durchgeführten Übungen angeschlossen. Sie beginnen mit: Meine Atmung ist ganz ruhig und tief *(Wiederholung)*.
Jetzt folgen die eigentlichen Atemübungen: Hierbei atmen wir jetzt dreimal hintereinander ganz langsam durch die Nase tief ein (zählen dabei in Gedanken bis drei), lassen den Atem dabei langsam an der Wirbelsäule hinabgleiten bis tief ins Becken hinein und versuchen das auch zu fühlen und zu erfahren. Die Ausatmung ist noch langsamer (wir zählen in Gedanken bis sieben); sie findet jedes Mal nach der Einatmung sofort, aus dem Becken heraus, an der Wirbelsäule entlang aus der Nase wieder ihre Rückleitung; die Ausatmung ist also unwillkürlich nach der Einatmung.
Die Atemübung sollte mindestens drei Atemzüge beinhalten.
An die Atemübungen ist unmittelbar die Formel: Ruhe ist in mir, ich bin die Ruhe selbst anzufügen *(Wiederholung)*.

Die Identifikation mit der Ruhe

Formel zur Einleitung der Übung: Ich bin die Ruhe selbst, die Ruhe ist in mir und um mich herum und ich betrachte jetzt die Ruhe *(Wiederholung)*.

Danach erfolgt die Betrachtung eines selbsterwählten Ruhebildes. Hierbei ist der Übende aufgefordert sich mit einem von ihm erwählten Ruhebild für ungefähr drei bis fünf Minuten visuell zu identifizieren.
Ergänzende Erklärung hierzu: Der Trainierende hat sich vor der Visualisationsübung ein Ruhebild ausgedacht, d.h. ein Bild, das ihn sehr stark beruhigt. Das kann z.B. ein Erlebnis in der Natur sein wie etwa eine große, weite grüne Wiese (an die er sich schon lange gerne erinnert) oder ein ruhiger See, aber auch ganz einfach irgendein beruhigendes Motiv. Nach dieser drei- bis fünfminütigen Betrachtung, also Visualisation eines Ruhebildes ist der erste Hauptteil des Bick'schen Mentalen Autogenen Trainings abgeschlossen und es kann die mittlerweile schon gut eingeübte **Rücknahme** stattfinden.
Die Formel dazu: Jetzt hebe ich die Übung wieder auf, die Arme kräftig durchstrecken, die Augen wieder auf, Kopf zurück.

Zwei weitere Visualisationstechniken

Soweit das Grundkonzept zum BMAT. Diesem Basiskonzept können, nach Erlernen des Visualisierens, des intensiven Sehens eines Ruhebildes, wie im letzten Abschnitt des BMAT vorgestellt, zwei weitere Visualisationstechniken angeschlossen werden.

Es folgt nach Abschluss des Visualisierens des Ruhebildes nicht die Rücknahme, sondern es wird ein Schnitt gemacht wie z.B. im Kinofilm, wenn der Betrachter plötzlich ein anderes Bild sieht. Hier wird seitens des geübten Visualisierenden der eigene Gegenstand seines Bedarfs oder das notwendige Geschehen in seinem Vollzug, d.h. in der erwarteten Wirklichkeit als Bild oder Szene, eingeblendet und visualisiert.

Das Bild einer sicheren Persönlichkeit

Zum *Verfahren 1*, dem für reine persönlichkeitsverbessernde Maßnahmen, mangelndes Selbstbewusstsein: So könnte das erste visualisierte Bild bei mangelndem Selbstbewusstsein eine selbstbewusste sichere Persönlichkeit sein, mit der sich der Visualisierende identifiziert. Beim Üben soll er sich nicht nur in dieser Person sehen, er soll sie auch leben und erleben, insbesondere in den Situationen, in denen er bisher versagte.

Im Verlauf solcher längerer Übungen übernimmt das Unterbewusstsein die neu produzierten Informationen einer selbstbewussten und sicheren Persönlichkeit und setzt sie bei gegebenen Situationen in die Wirklichkeit um. Ein Erfolg ist bei richtiger Handhabung, Konsequenz und Fleiß im Training vorprogrammiert. So viel zum ersten und einfachen Verfahren.

Vorgehen 2 ist etwas komplizierter. Sie sollen hier grundsätzlich zwei bildhaft anschauliche Vorgänge vom Negativen ins Positive entwickeln (Szenenwechsel). In der ersten Szene sollten Sie zunächst die negative Szene einer Beeinträchtigung betrachten (z.B. Erröten), uns zwar nur ganz kurz, zwei bis drei Sekunden lang. Dann machen Sie im Sehen einen Schnitt (wie beim Filmschnitt) und sagen sich: Die Lebenssituation hat sich geändert.

Szenenwechsel negativ–positiv

Nach dem Schnitt sehen Sie nun die positive Szene, also die Entwicklung ins Positive. Sie sehen sich z.B. als kleiner Junge in einer Kneipe, wie ihr angetrunkener Vater Sie im Kreise seiner Saufkumpane lächerlich macht und Sie rot anlaufen (diese Betrachtung nur maximal zwei bis drei Sekunden). Es folgt der bekannte Filmschnitt. Sie sagen zu sich: Die Lebenssituation hat sich geändert. Nach dem Schnitt sehen Sie nun die positive Szene, also die Entwicklung ins Positive. Sie sehen sich als erwachsene, selbstbewusste Persönlichkeit, die sich in jeder Hinsicht durchsetzen und behaupten kann und sich erst recht nichts gefallen lässt.

Geänderte Lebenssituation

Sie sind im Gegensatz zur ersten Szene – als Sie mit rot angelaufenem Gesicht schweigend dastanden – in der zweiten Szene vollkommen selbstbewusst und sicher, fühlen sich in Form eines erfolgreichen Siegers und visualisieren dies. Sie sind jetzt ein erwachsener, selbstbewusster Mann, in der Lage, den Vater in einer Form zurechtzuweisen, dass nicht mehr Sie der Blamierte sind, sondern, wenn schon, dann der Vater.

Ihr Unterbewusstsein registriert im Laufe der Zeit, d.h. bei reichlichem Üben, dass die Lebenssituation sich geändert hat und dass Sie niemand mehr in Verlegenheit bringen kann. Das positive Vorstellungsbild, d.h. diese Visualisation, müssen Sie mindesten fünf Minuten intensiv betrachten und auf sich einwirken lassen, und das selbstverständlich viele, viele Male.

Im Verfahren 1 und Verfahren 2 des BMAT verwirklicht sich der *Dr.-Malz-Effekt*, der besagt, dass positive Informationen, die auf diese Weise in die rechte Hemisphäre einfließen, als bereits erlebt und im Gehirn vorhanden akzeptiert und integriert werden.

Damit, liebe Leserinnen und Leser, sind Sie am Ende meiner sicherlich interessanten, aber in diesem kleinen Ratgeber freilich nur sehr gedrängt dargestellten Ausführungen über Hypnose und Hypnosetherapie angelangt. Mich als Hypnosearzt und Autor würde es natürlich freuen, wenn ich Sie ab sofort zu den Anhängern der in vielen Fällen so segensreichen Behandlunsmethode zählen könnte.
Kontaktadresse: ESMH Office, Postfach 200730, 80007 München
Tel.: 0 89/55 59 84 oder Tel. und Fax 0 89/8 20 65 71

Michael Jäger

Transfer in Schulentwicklungsprojekten

Michael Jäger

Transfer in Schulentwicklungsprojekten

VS VERLAG FÜR SOZIALWISSENSCHAFTEN

VS Verlag für Sozialwissenschaften
Entstanden mit Beginn des Jahres 2004 aus den beiden Häusern
Leske+Budrich und Westdeutscher Verlag.
Die breite Basis für sozialwissenschaftliches Publizieren

Bibliografische Information Der Deutschen Bibliothek
Die Deutsche Bibliothek verzeichnet diese Publikation in der Deutschen Nationalbibliografie; detaillierte bibliografische Daten sind im Internet über <http://dnb.ddb.de> abrufbar.

Diese Arbeit entstand am Leibniz-Institut für die Pädagogik der Naturwissenschaften an der Universität Kiel.

1. Auflage November 2004

Der VS Verlag für Sozialwissenschaften ist ein Unternehmen von Springer Science+Business Media.
www.vs-verlag.de

Umschlaggestaltung: KünkelLopka Medienentwicklung, Heidelberg
Druck und buchbinderische Verarbeitung: MercedesDruck, Berlin
Gedruckt auf säurefreiem und chlorfrei gebleichtem Papier
Printed in Germany

ISBN 3-531-14421-9

1 Ausgangslage und Problemstellung

> „(…) Damit Schulen sich auf die Standards einstellen und eigene Wege zu ihrer Umsetzung entwickeln können, brauchen sie in Zukunft mehr Freiräume und zugleich mehr Unterstützung und Beratung. Für Schulen, Lehrer, Schüler und Eltern - aber auch für Aufsichtsbehörden und Einrichtungen zur Lehrerfortbildung - ergeben sich daraus neue Aufgaben." Aus einer Pressemitteilung der SPD-Bundestagsfraktion zu Konsequenzen aus den Bildungsstandards vom 18.02.03.
>
> „32. (...) Mehr Gestaltungsräume für die einzelne Schule und zentrale Prüfungen, die die Gleichwertigkeit der Abschlüsse innerhalb des Landes und in der Bundesrepublik Deutschland sicherstellen, gehören zusammen, um Qualitätsentwicklung nachhaltig und Qualitätsstandards transparent zu machen.
>
> Mehr Eigenverantwortung der einzelnen Schule im Blick auf Budget, Schulprogramm und Lernmethoden sollen mit regelmäßiger Evaluation verbunden werden.
>
> Erweiterte Handlungsspielräume und größere Eigenverantwortung der Schulen lassen sich nur mit entsprechend ausgestatteten Schulverwaltungen und qualifiziertem Schulmanagement umsetzen." (Aus dem Beschluss des CDU-Bundesausschusses vom 20.11.2000: Aufbruch in die lernende Gesellschaft).

Das Bildungssystem befindet sich im Umbruch. Geplant ist mehr Eigenverantwortung der einzelnen Schule im Blick auf ihr Budget; das Schulprogramm und die Lernmethoden sollen durch regelmäßige Evaluation an den einzelnen Schulen verbunden werden. Allen Vorschlägen gemeinsam ist die Überzeugung, dass die Veränderung in der Schule nur durch die direkt an Schule Beteiligten erreicht werden kann. Somit werden Lehrkräfte, Schulleitungen, Eltern, Schülerinnen und Schüler sowie die Schulaufsicht zunehmend in Forschungsprojekte und Modellversuche eingebunden.

Mit der Anzahl und Größe der Schulentwicklungsprojekte im deutschsprachigen Raum entstand auch ein unüberschaubarer Markt an Ratgebern und Erfahrungsberichten aus der Schulentwicklung (z. B.

Altrichter & Posch, 1999; Eikenbusch, 1998; Klippert, 2000; Rolff, 1995). Sie berichten unter anderem über den Transfer von Methoden des Qualitätsmanagements aus der Wirtschaft und Verwaltung auf Schulen (Hanzer, 1999; Krainz-Dürr, 1999; Messner, 1999), schlagen den Einsatz neuer Organisationsformen vor (Dubs, 1997) und regen neue Unterrichtsformen an (Klippert, 2000). Die Durchführung dieser Veränderungen findet oft im Rahmen weiter gefasster Veränderungsprojekte statt. Im deutschsprachigen Raum sind hier z. B. Projekte der Bund-Länder-Kommission für Bildungsplanung und Forschungsförderung (BLK) sowie die Bertelsmann Stiftung aktiv. Einige Beispiele für Projekte werden von Prenzel & Achtenhagen (2000) genannt.

Auch außerhalb des deutschsprachigen Raums haben Schulentwicklungsprogramme einen hohen Stellenwert. In England befasst sich z. B. die Schulaufsicht als aktive beratende Institution mit den Schulen ihres Bezirks und koordiniert dort auch Weiterbildung, Beratung und Entwicklung (siehe z. B. www.kented.org.uk/school-effectiveness). In den USA arbeiten z. B. Programme wie Accelerated Schools (www.acceleratedschools.net, (siehe auch Fullan, 1999) oder Success for All (www.successforall.net) an ähnlichen Aufgabenstellungen. Wenn aber die Innovationen in den Modellversuchsschulen auf wenige Lehrkräfte beschränkt bleiben, wenn die Problemlösungen aus den Modellversuchsschulen nicht in andere Schulen transferiert werden, dann bleiben die Modellversuchsprogramme letztendlich wirkungslos.

Neben konkreten Veränderungen in einzelnen beteiligten Schulen haben alle diese Programme die Veränderung des gesamten Schulsystems zum Ziel. Der Erfolg eines Programms setzt sich somit aus den Projektergebnissen der einzelnen Schulen sowie der erfolgreichen Übertragung auf andere Schulen zusammen. Transfer ist damit ein zentrales Maß für den Erfolg eines Programms. So bezeichnet sich z. B. das Programm Accelerated Schools in den USA gerade aufgrund der großen Verbreitung als erfolgreich[1].

---

[1] Die Verbreitung alleine ist allerdings nicht die einzige Begründung für Erfolg. In zwei Publikationen (Bloom et al., 2001; Ross, Wang, Sanders, Wright & Stringfield, 1999) werden Evaluationsergebnisse zu einzelnen Schulen aus dem Programm dargestellt. Es wird also auch eine inhaltliche Begründung und Definition für den Programmerfolg gegeben.

Aus der Perspektive der Bildungsadministration rechtfertigt sich der hohe finanzielle Einsatz in Modellversuchsschulen dann, wenn daraus auch Veränderungen auf breiter Basis abgeleitet werden können. Deutlich wird dies z. B. an den Aufgaben der BLK: „Eine schnelle Verfügbarkeit und Umsetzung der Ergebnisse innovativer Entwicklungen und die nachhaltige Unterstützung bei der breiten Implementation der Ergebnisse sind Zielsetzungen aller Modellvorhaben." (http://www.blk-bonn.de/aufgaben).

Wie lässt sich Transfer erreichen? Welche Faktoren unterstützen die Umsetzung und Verbreitung der Ergebnisse aus den Schulentwicklungsprojekten?

Auf diese Fragen gibt es unterschiedliche Beantwortungsansätze. Edelstein (1999) z. B. überträgt die Merkmale veränderungseffektiver Organisationen (Fullan, 1985) auf die Verhältnisse im deutschen Sprachraum und legt dabei die Betonung auf möglichst unterrichtsnahe Maßnahmen. Fend (1998, S. 200 f.) postuliert Qualitätskriterien auf der Ebene des Schulsystems, der Schule, der Klasse sowie der einzelnen Person. Die Verbreitung von Schulentwicklungsprogrammen soll so über die Einhaltung von Qualitätskriterien ermöglicht werden. Eine ähnliche Aufteilung in mehrere Perspektiven wählt der MTO-Ansatz (Strohm & Ulich, 1997b), der jedoch in erster Linie für Wirtschaftsunternehmen entwickelt wurde. Auch wenn bei diesen Vorgehensweisen nicht der Transfer, sondern die Qualität des Projekts, der Schule oder des Unterrichts im Vordergrund steht, so impliziert jeder dieser Ansätze in der Schulqualität die Weitergabe der Erfahrungen und die Entwicklung weiterer Schulen.

Den Transfer im engeren Sinne thematisiert Euler (2001). In einem Dossier für das Modellversuchsprogramm Kooperation der Lernorte in der beruflichen Bildung (KOLIBRI) leitet er Empfehlungen für die Weiterentwicklung des Transfers von Modellversuchsergebnissen her. Er unterscheidet dabei Maßnahmen der Programmplanung, der Bereitstellung und Aufbereitung von Ergebnissen sowie der Aktivierung und Gestaltung der Transfernachfrage.

Die Bertelsmann Stiftung schließlich hat, basierend auf Erfahrungen aus durchgeführten Projekten, in einem Thesenpapier Erfolgsfaktoren für die breite Umsetzung schulischer Modellvorhaben gesammelt und im Rahmen einer Tagung des Forum Bildung im September 2001 präsentiert (Czerwanski & Lohre, 2002).

Alle diese Ansätze zur Sammlung von Erfolgsfaktoren beruhen auf der Beobachtung durchgeführter Entwicklungsprojekte in Schulen oder Unternehmen. Diese Thesen bündeln das Erfahrungswissen aus der Teilnahme an den Entwicklungsprozessen und sollen als Hinweise für zukünftige Projekte dienen.

Theoretisch begründete Belege für die Relevanz der angeführten Faktoren werden dabei bislang nur selten berichtet. Allerdings nennen viele Autoren Barrieren, die eine Erfassung der Einflussfaktoren behindern. Lechler (1997, S. 26) stieß bei seiner Untersuchung von erfolgreichen und erfolglosen Projekten in der freien Wirtschaft auf erhebliche Schwierigkeiten, Projekterfolg zu messen. Ohne verlässliche Aussagen über den Projekterfolg lassen sich die Einflussfaktoren auf Projekterfolg (oder Misserfolg) nicht ermitteln.

Zudem gibt es größere Erfahrung im Messen von Projekterfolg in Unternehmen durch objektive Kennzahlen (z. B. Return on Investment, Fokus auf Kosten-Nutzen Relationen: Phillips, 1996) als bei der Messung in Schulentwicklungsprogrammen.

Die lange Dauer der Schulentwicklungsprojekte und die mangelnde Koordination des Transfers stellt ein weiteres Hindernis dar (Rolff, 2001, S. 12). Schließlich fällt es auch nicht leicht, Erfolg oder Misserfolg eines Schulentwicklungsprojekts zu beurteilen, gerade wenn Misserfolg z. B. aus politischen Gründen nicht berichtet wird.

Damit beschränken sich die empirischen Belege für Einflussfaktoren auf Einzelfallstudien oder Fallberichte (Hanzer, 1999; Krainz-Dürr, 1999) oder auf eine globale Erfolgsbetrachtung aufgrund der Verbreitung des Programms auf sehr viele Schulen ohne zusammenfassende Darstellung der inhaltlichen Fortschritte (vgl. www.acceleratedschools.net).

Es fehlt häufig eine theoretische Begründung, warum die berichteten Einflussfaktoren auch für andere Schulentwicklungsprojekte gelten können. Auch die Zusammenhänge der einzelnen Einflussfaktoren sind kaum untersucht. Theoretische fundierte Ansätze für Transfer in Schulentwicklungsprogrammen können durch die Betrachtung von Ausgangs- und Zielkontext der Übertragung formuliert werden. Drei Aspekte werden dazu näher betrachtet:

1. Was wird transferiert? Die Diffusionstheorie (Rogers, 1995) erklärt unter anderem, warum sich einige Inhalte von selbst verbreiten, und wie Verbreitung von Innovationen im Allgemeinen abläuft.
2. Wie wird transferiert? Die Forschung zum Projektmanagement (Lechler, 1997; Litke, 1995) gibt Aufschluss über die Bedeutung von Ziel und Struktur eines (Transfer-) Vorhabens für dessen Erfolg.
3. Wer transferiert aus welchem Grund? Aus der Selbstbestimmungstheorie der Motivation (Deci & Ryan, 1993) folgt, unter welchen Bedingungen Menschen motiviert und selbstbestimmt arbeiten.

Somit sollen in dieser Arbeit die Einflussfaktoren auf Transfer von Forschungsergebnissen in der Schulentwicklung nicht nur aus bestehenden Projektberichten extrahiert, sondern vor allem auf der Basis theoretischer Überlegungen hergeleitet und anschließend exemplarisch überprüft werden.

2 Überblick der Arbeit

Am Ende dieser Arbeit werden theoretisch hergeleitete und empirisch abgesicherte Empfehlungen zur Förderung von Transfer in Schulentwicklungsprojekten vorgeschlagen. Bevor ich im Folgenden auf die theoretische Betrachtung von Schulentwicklungsprojekten näher eingehe, werde ich in den Kapiteln 3.1 und 3.2 einen kurzen Überblick der Themen und Konzepte geben, die in der Schulentwicklung - national wie auch in einigen anderen Ländern - in den vergangenen Jahren vorherrschend waren. Ziel dieses Kapitels ist es, die Begriffe ‚Transfer', ‚Einflussfaktoren' und ‚Schulentwicklung' für diese Arbeit zu definieren, um dann zu klären, was eine Schule eigentlich zu einer effektiven Schule macht. An dieser Stelle erfolgt auch eine Abgrenzung zum in letzter Zeit häufiger verwendeten Begriff ‚Dissemination', der gelegentlich im Zusammenhang mit bundesweiten Modellversuchsprogrammen für die Verbreitung der Ergebnisse verwendet wird.

Unabhängig von den einzelnen Ansätzen zur Schulentwicklung blieb stets das Ziel, die Wirksamkeit der Intervention in der direkt betroffenen Umgebung (z. B. Modellversuchsschule, Lehrkräfte, Schülerinnen und Schüler) nachzuweisen und den Transfer auf eine weitere Umgebung zu ermöglichen (z. B. andere Schulen, nicht beteiligte Lehrkräfte). Die bisherige Vorgehensweise auf der Suche nach günstigen Bedingungen für Transfer bestand dabei vorwiegend in der Analyse erfolgreicher und erfolgloser Schulentwicklungsprojekte, um so Rückschlüsse auf die dafür verantwortlichen Bedingungen zu ziehen. In Kapitel 3.3 werden wesentliche Ergebnisse dieser Arbeitsrichtung im Überblick dargestellt. Dabei wird ein Bogen gespannt von allgemeinen Werken zur Schulqualität (Fend, 1998; Fullan, 1999; Mortimore, 1998a; Sammons, 1999) über aus der Wirtschaft abgeleitete Qualitätsmanagement-Konzepte (Arbeitsgruppe Steiermark, 2001; Strohm & Ulich, 1997b) hin zu speziellen Empfehlungen für Schulentwicklung (Czerwanski & Lohre, 2002; Euler, 2001).

Diese Ansätze betrachten meist Schulqualität. Schulentwicklung wird als eine Maßnahme im Rahmen der Schulqualität stets mit angesprochen. Speziell mit der Frage der Transferförderung befasst sich das Dossier von Euler (2001). Hier finden sich einige Parallelen zum Ansatz der vorliegenden Arbeit, insbesondere im Hinblick auf die Bedeutung der Nachfrage nach einer Schulentwicklungsmaßnahme. Im Kapitel 3.4 werden daher die Vorschläge zur Transferförderung von Euler sowie weitere erfahrungsbasierte Empfehlungen ausführlicher dargestellt.

Wie bereits angesprochen möchte ich im Gegensatz zur bisher vorherrschenden Vorgehensweise die Außensicht des Schulentwicklungsprozesses betonen, indem ich theoretische Überlegungen zu grundlegenden Mechanismen in Schulentwicklungsprogrammen voranstelle. Diese Überlegungen betreffen Struktur, Inhalt und Akteure von Schulentwicklungsprogrammen und werden im Kapitel 3.5 erläutert. Dabei gehe ich auf drei zentrale Komponenten näher ein:

- *Struktur*: Schulentwicklung wird als Projekt durchgeführt, d. h. in einzelnen Schulen werden neben den unterrichtsbezogenen Tätigkeiten von einem Teil des Kollegiums zeitlich und inhaltlich begrenzte Aktivitäten durchgeführt. Erkenntnisse aus der Projektmanagementforschung[2], insbesondere zur Bedeutung von Zielen und Projektplanung, werden im Abschnitt 3.5.1 zusammengefasst.
- *Inhalt*: Schulentwicklung betrifft Einsatz von neuen Methoden, Verfahren, Prozessen oder Inhalten. Für das Kollegium sowie das Schulumfeld wird dadurch Neuland betreten. Die Ausbreitung von Innovationen folgt nach der Theory of Diffusion (Rogers, 1995), unabhängig vom zugrunde liegenden sozialen System, einem feststehenden Muster. Ob sich eine Innovation durchsetzt und wie schnell die Verbreitung erreicht wird, hängt unter anderem vom wahrgenommenen Inhalt der Innovation ab. An der Verbreitung wirken unterschiedliche Typen von Personen mit. Eine wichtige Rolle nehmen dabei so genannte ‚Change Agents', Personen mit Vermittlerfunktion ein. In Abschnitt 3.5.2 werden die Grundlagen dieses Ansatzes zusammengefasst und auf den Schulkontext bezogen.

[2] Beispiele nennen hier z. B. Schelle (1999) oder Lechler (1997).

- *Akteure*: Schulentwicklung funktioniert nur über die Akzeptanz und Motivation der beteiligten Lehrkräfte (Kap. 3.5.3). Die Akteure von Schulentwicklungsprozessen sind zum größten Teil in den Schulen selbst zu finden. Selbst wenn eine Schulentwicklung über zentrale Vorgaben aus der Bildungsadministration angestoßen wird, so bedarf es dennoch der Mitarbeit der Kollegien in den Schulen, um eine Veränderung im Unterricht zu erzielen. Ein wichtiger Faktor im Gesamtprozess der Schulentwicklung stellt daher die Akzeptanz und Motivation der beteiligten Lehrkräfte und Schulleitungen dar (z. B. Deci & Ryan, 1993; Prenzel, 1997).

Diese Theorien sowie die darauf aufbauenden empirischen Befunde bilden dann die Grundlage zur Formulierung eines Modells der Einflussfaktoren zum Transfer in Schulentwicklungsprozessen, in dem Ziele der Schulen, Qualität des Projektmanagements, Motivation der Mitarbeiter sowie der Einfluss von Change Agents eine zentrale Rolle einnehmen (Kapitel 3.6). Abschließend wird dieses theoretisch abgeleitete Modell den aus dem Schulumfeld entstammenden Ansätzen (Arbeitsgruppe Steiermark, 2001; Edelstein, 1999; Fend, 1998; Strohm & Ulich, 1997b) gegenübergestellt, um die inhaltlichen Unterschiede und Erweiterungen zu verdeutlichen.

Ein neu aufgestelltes Modell ist - trotz theoretischer Grundlagen aus gut erforschten Bereichen - ohne eine empirische Überprüfung keine ausreichende Hilfe für zukünftige Schulentwicklungsvorhaben. In Kapitel 4 werden daher Fragen für eine empirische Überprüfung des Modells entwickelt. Im Rahmen dieser Arbeit können nur einige Aspekte des Modells der Einflussfaktoren empirisch untersucht werden. Aufgegriffen werden unter anderem Fragen nach Unterschieden zwischen den Schulen im Hinblick auf erfolgten Transfer, Einfluss von Zielen, Unterstützung durch die Schulleitung und die Projektleitung sowie Motivation der Lehrkräfte im Rahmen der Projektarbeit.

In Kapitel 5 werden die methodischen Grundlagen des empirischen Teils der Arbeit vorgestellt. Der Ausgangspunkt liegt in der Evaluation des BLK-Modellversuchsprogramms „Qualitätsverbesserung in Schulen und Schulsystemen (QuiSS)“. Die empirische Überprüfung des Modells erfolgt auf der Grundlage von Daten, die im Rahmen der Gesamtevaluation des Modellversuchsprogramms QuiSS zu zwei Messzeitpunkten im Abstand von ca. 15 Monaten erhoben und für diese Arbeit reanalysiert wurden. Kapitel 5.1 stellt das methodische Vorgehen der Evaluation sowie einige Kernergebnisse der Evaluation des zurzeit noch laufenden Modellversuchsprogramms dar. Der Schwerpunkt dieses Kapitels liegt in der Beschreibung der Unterschiede, die zwischen der vorliegenden Arbeit und den bisher im Rahmen der Evaluation berichteten Ergebnisse und Vorgehensweisen bestehen (Drechsel, Jäger & Prenzel, 2001; Jäger, 2002; Jäger, Drechsel & Prenzel, 2001; Jäger, Reese, Prenzel & Drechsel, 2003).

Die Datenerhebung zum Zweck der Evaluation erfolgte bei allen am Schulentwicklungsprogramm aktiv Beteiligten; in der vorliegenden Arbeit werden von den im Programm arbeitenden Lehrkräften und Schulleitungen erhobene Informationen zu Programmverlauf und -ergebnis genutzt (vgl. Kap. 5.2).

Im Kapitel 5.3 wird die Stichprobe der Untersuchung näher beschrieben. Die Lehrkräfte und Schulleitungen beantworteten unter anderem Fragen zu unterschiedlichen Aspekten der Steuerung des Programms. Steuerung geschieht dabei auf allen Ebenen, beginnend in den teilnehmenden Schulen über thematisch zusammenarbeitende Schulen, Landesprojekte oder länderübergreifende Kooperationen sowie auf der Ebene des Gesamtprogramms. Eine Schlüsselposition haben dabei die Projektleitungen bzw. Länderkoordinationen der einzelnen Programme inne. Diese besitzen sowohl Kontakte zu Lehrkräften und Schulleitungen in den einzelnen Schulen, aber auch zu Schulaufsicht, Ministerium und anderen Stellen der Bildungsadministration. Sie haben damit, ähnlich wie Schulleitungen innerhalb einer Schule, eine Position, die häufig als ‚Change Agent' bezeichnet wird (Fullan, 1999; Rogers, 1995).

Daran anschließend werden die verwendeten Erhebungsinstrumente zur Überprüfung des Modells vorgestellt und diskutiert. Im Gegensatz zu Studien im betriebswirtschaftlichen Umfeld, die auf Erfolgskennzahlen von Unternehmensprojekten wie Return on Investment (ROI, Phillips, 1996) oder Umsatz- bzw. Gewinnsteigerungen aufgrund von Projekten zurückgreifen können, steht im Schulumfeld noch kein akzeptiertes Bündel von Messkriterien zur Überprüfung des Erfolgs oder des Transfers zur Verfügung. Kapitel 5.4 beschreibt die eingesetzten Methoden mit ihren Möglichkeiten und Grenzen. Hauptsächlich wurden Fragebogen eingesetzt, wobei über eine geschickte Fächerung der Fragen an unterschiedliche Stakeholder[3] des Schulentwicklungsprozesses eine Validierung der Antworten angestrebt wurde. In diesem Kapitel werden auch die Operationalisierung des Transfers vorgestellt (S. 157 ff.) und Konstruktionsunterschiede der beiden Datenerhebungen begründet.

Die statistische Analyse der erhobenen Daten steht im Mittelpunkt des Kapitels 5.5. Die eingesetzten statistischen Methoden werden kurz vorgestellt und begründet. Drei Verfahren werden dabei besonders herausgestellt: Zum ersten werden mit Hilfe einer Mehrebenenanalyse (hierarchical linear models, Bryk & Raudenbush, 1992; Ditton, 1998) Einflussgrößen auf individueller wie auf Schulebene in einem gemeinsamen Modell untersucht. Zum zweiten werden mit Hilfe einer Pfadanalyse auf der Basis linearer Strukturgleichungsmodelle (Arbuckle, 2003; Jöreskog & Sörbom, 2001) Interaktionen der Einflussfaktoren und ihre gemeinsame Wirkung auf Transfer untersucht. Schließlich wird noch eine Latent Class Analyse (Davier, 2001; Rost & Langeheine, 1997) zur Validierung der Konstruktion der Transferskalen eingesetzt. Gängige Verfahren der deskriptiven Statistik sowie der Inferenzstatistik kommen ebenfalls zum Einsatz, werden allerdings nicht ausführlich erläutert.

Kapitel 6 stellt die Ergebnisse der empirischen Überprüfung des Modells dar. Zu Beginn wird untersucht, in wie weit länderspezifische und schulspezifische Einflüsse unabhängig voneinander auf Transfer wirken (Kap. 6.1). Anschließend werden theoretisch vorhergesagte Einflussfaktoren aus den Bereichen Inhalt (Kap. 6.2), Struktur (Kap. 6.3) und Person (Kap. 6.4) vor allem im Hinblick auf ihren Einfluss auf Transfer analysiert. Besondere Beachtung finden dabei z. B. der Stellenwert des Vorhabens bzw. die Ziele des Projekts, die Unterstützung durch Schulleitung bzw. Projektleitung, die projektinterne Kooperation sowie die Motivation der beteiligten Lehrkräfte. Im Kapitel 6.5 werden die Faktoren aus den einzelnen Bereichen gemeinsam betrachtet. Am Ende des Kapitels folgt eine kurze Zusammenfassung der berichteten Ergebnisse (Kap. 6.6).

---

[3] Der englische Begriff „Stakeholder" wird gelegentlich im Deutschen auch mit „Beteiligte und Betroffene" übersetzt. (Joint Committee on Standards for Educational Evaluation, 1999). Der aktive und interessierte Part, den der englische Begriff impliziert, geht durch diese Übersetzung etwas verloren. Ich verwende daher im Text die englische Version.

Zum Abschluss der Arbeit werden in Kapitel 7 die Ergebnisse vor dem Hintergrund der theoretischen Überlegungen diskutiert und im Licht der bestehenden Arbeiten betrachtet. Praktische Konsequenzen in Form von Empfehlungen zur Förderung günstiger Einflussfaktoren auf die Verbreitung von Modellversuchserkenntnissen fassen die Diskussion im letzten Kapitel zusammen.

3 Einflussfaktoren auf Transfer in der Schulentwicklung

Im theoretischen Teil dieser Arbeit wird die Grundlage für ein Modell des Transfers im Rahmen von Schulentwicklungsprojekten geschaffen. Noch bevor die Frage diskutiert werden kann, was eigentlich Transfer in diesem Kontext meint, ist ein Grundverständnis über die Hintergründe und Modelle von Schule nötig, auf denen dann die Schulentwicklung aufsetzt. Wie kann eine Schule als Organisation beschrieben werden? Was macht eine Schule effektiv? Wie kann diese Effektivität im Rahmen von Schulentwicklung gefördert werden? Wie viel Einfluss hat Schulentwicklung?

Nach einer kurzen Definition von für diese Arbeit wichtigen Begriffen (Kap. 3.1). stehen diese Fragen am Anfang der theoretischen Überlegungen zu Wirkfaktoren für Schuleffektivität (Kap. 3.2) und Schulentwicklung (Kap. 3.3). Diese Arbeiten zeigen grundlegende Mechanismen der Schulentwicklung auf und sind für das allgemeine Verständnis des Problemfeldes wichtig; Transfer von Innovationen wird hier allerdings (noch) nicht als eigenständige Aufgabe betrachtet. Erkenntnisse und Anregungen zum Transfer in der Schulentwicklung, die aus der praktischen Durchführung von Modellversuchsprogrammen stammen, werden in Kap. 3.4 vorgestellt. Dieses Kapitel bildet den Schlusspunkt der erfahrungsgeleiteten Analyse von Transferfaktoren in der Schulentwicklung.

In Kapitel 3.5 nehme ich eine neue Perspektive ein. Statt aus Erfahrungen und der Beschreibung absolvierter Modellversuche punktuell Empfehlungen abzuleiten, nähere ich mich dem Thema aus theoretischer Perspektive. Als Basis dienen dabei drei Bereiche: Erstens nutze ich die Theory of Diffusion, nach der die Verbreitung von Innovationen unabhängig von der Domäne nach einem bestimmten Muster abläuft (Rogers, 1995). Zweitens greife ich auf die Projektmanagementforschung zurück, die die Bedeutung von Inhalt, Zielen und Prozessen in Projekten untersucht (Gemünden, 1995; Lechler, 1997; Litke, 1995). Drittens verwende ich die Erkenntnisse der Motivationsforschung, insbesondere der Selbstbestimmungstheorie der Motivation (Deci & Ryan, 1993; Ryan & Deci, 2000a, b), die Aussagen zu unterstützenden Bedingungen für selbstbestimmt motiviertes Arbeiten trifft. Aus Elementen dieser Theorien wird im Kapitel 3.6 ein Modell für Transfer in Schulentwicklungsprojekten aufgebaut und zu den bisherigen, induktiv gewonnenen Erkenntnissen in Beziehung gesetzt. Mit diesem Kapitel wird dann zum empirischen Teil der Arbeit übergeleitet.

3.1 Begriffsbestimmung

Die Neugestaltung der Förderung von schulischen Modellvorhaben durch die Bund-Länder-Kommission für Bildungsplanung und Forschungsförderung (BLK) schuf neue Anforderungen für die Schulentwicklung (Bund-Länder-Kommission für Bildungsplanung und Forschungsförderung, 1997b). Projekte wurden auf Schul- bzw. Landesebene gestartet (z. B. Brockmeyer, 1999; Bund-Länder-Kommission für Bildungsplanung und Forschungsförderung, 1997a; Haan & Harenberg, 1999). Die Verbreitung der Ergebnisse auf nicht beteiligte Schulen wird unter dem Stichwort Dissemination immer häufiger als wesentliche Aufgabe eines Modellversuchsprogramms genannt. In der vorliegenden Arbeit wird die Verbreitung eher unter dem Begriff Transfer (siehe auch Euler, 2001) zusammengefasst. Damit wird aber deutlich, dass eine klare Abgrenzung der unterschiedlichen Begriffe vor der eigentlichen Betrachtung der Einflussfaktoren auf die Verbreitung der Ergebnisse Not tut.

Nachfolgend werden also die zentralen Begriffe ‚Schulentwicklungsprojekt', ‚Transfer', ‚Dissemination' und ‚Diffusion' sowie ‚Einflussfaktor' im Zusammenhang dieser Arbeit definiert.

3.1.1 Schulentwicklungsprojekte

Unter Schulentwicklung wird ein planvolles, in einer oder mehreren Schulen durchgeführtes Vorhaben verstanden, das – ähnlich wie die Organisationsentwicklung in Unternehmen – z. B. die Gesamtsituation der Schule als Organisation, die Arbeitsbedingungen der Menschen in den Schulen oder Unterricht und Erziehung in der Schule verbessern soll. Schulentwicklungsaktivitäten unterscheiden sich in Struktur und Inhalt von der alltäglichen Schularbeit der Lehrkräfte (Unterricht, Elternarbeit etc.). Der Schulentwicklungsgedanke zielt auf eine kontinuierliche Weiterentwicklung der Schule im Sinne einer prinzipiellen Veränderungsbereitschaft der an Schule beteiligten Personen (vgl. z. B. Fullan, 1999; Rolff, Bos, Klemm, Pfeiffer & Schulz-Zander, 2000; Rolff, Buhren, Lindau-Bank & Müller, 1999, S. 13).

Ein Projekt ist nach DIN 69901 „ein Vorhaben, das im Wesentlichen durch eine Einmaligkeit der Bedingungen in ihrer Gesamtheit gekennzeichnet ist" (Deutsches Institut für Normung, 1987, S. 1). In anderen Definitionen werden diese Bedingungen bereits deutlicher herausgestellt:

> "A project is any task which has a definable beginning and a definable end and requires the expenditure of one or more resources in each of the separate, but interrelated and interdependent activities which must be completed to achieve the objectives for which the task was instituted." (Martino, 1964, zitiert nach Litke, 1995 S. 17).

Projekte zeigen also in ihren Zielen, im Umfang ihrer Ressourcen (zeitlich, finanziell, personell) und ihrer Organisationsform eine klare Abgrenzung sowohl zur täglichen Routinearbeit wie auch zu anderen Projekten (siehe auch Lechler, 1997).

In der vorliegenden Arbeit werden Schulentwicklungsprojekte betrachtet, d. h. Schulentwicklung wird (noch) nicht als kontinuierlicher Ablauf neben der Routinetätigkeit ‚Unterricht' gesehen, sondern als eine klar nach Zielen und Ressourcen abgrenzbare Aktivität. Ich folge damit der Sichtweise von Schule als rational-ökonomischem System sowie der von Schule als Beziehungsgeflecht (siehe S. 30). Insbesondere der Rolle der Ziele sowie der Motivation der Mitarbeiterinnen und Mitarbeiter wird dabei im weiteren Verlauf besondere Aufmerksamkeit gewidmet.

3.1.2 Transfer vs. Dissemination vs. Diffusion

Die drei Begriffe ‚Transfer', ‚Dissemination' und ‚Diffusion' werden teilweise synonym für die Verbreitung von Modellversuchsergebnissen verwendet.

Dissemination

Im Kontext von Modellversuchsprogrammen der Bund-Länder-Kommission für Bildungsplanung und Forschungsförderung (BLK) wird aktuell vor allem von Dissemination gesprochen[4].

Dissemination besitzt im allgemeinen deutschen Sprachgebrauch vor allem eine medizinische Bedeutung (vgl. Duden Fremdwörterbuch: a) Verbreitung z. B. von Krankheitserregern im Körper. b) Ausbreitung einer Seuche. Dudenredaktion, 2001). Die Verallgemeinerung auf andere Arten der Verbreitung stammt aus dem Englischen, dort wird dieser Begriff häufig auch in anderen Domänen wie z. B. der Organisationsentwicklung, den Erziehungswissenschaften oder der Psychotherapie verwendet (Angrosino, 1994; Brunner & Davidson, 1998; Kirst, 2000; Persons, 1997). Die Verbreitung wird dabei als geplanter und gesteuerter Vorgang betrachtet. Die ursprüngliche lateinische Bedeutung „Aussaat" entspricht dabei dem Prozess noch eher als die medizinische Nutzung der Verbreitung von Krankheiten. Eine gewisse ‚Ansteckung', z. B. einer Schule von den Ideen einer anderen, ist zwar erwünscht; die Betonung liegt jedoch auf der geplanten Struktur und der Steuerung während der Verbreitung.

Dissemination wird somit als zielgerichtete, auf der Ebene des Gesamtsystems stattfindende sowie das Gesamtsystem betreffende, geplante und gesteuerte Maßnahme zur Verbreitung einer Innovation verstanden.

---

4 vgl. BLK-Newsletter: online unter http://www.blk-bonn.de/newsletter/newsletter_uebersicht.htm.

Diffusion

Insbesondere in englischsprachigen Staaten sowie in eher einer soziologischen Tradition entsprechenden Publikationen findet sich der Begriff ‚Diffusion' (siehe z. B. Bussey, Dormody & VanLeeuwen, 2000; Goldenfarb, 1995; Rogers, 1995). Diffusion beschreibt dabei den Prozess der Verbreitung einer Innovation innerhalb eines sozialen Systems. In Abgrenzung zu dem ebenfalls aus dem Englischen stammenden ‚Dissemination' wird ‚Diffusion' häufig für eher spontane, ungeplante Prozesse verwendet. Rogers (1995) verwendet in seiner Theory of Diffusion den Begriff jedoch explizit sowohl für geplante wie auch für ungeplante Verbreitung. Als wichtiges Merkmal der Diffusion lässt sich die deutliche Vernetzung zwischen Zielelementen der Verbreitung festhalten. Diese Vernetzung ist Teil des Verbreitungsprozesses und führt nach Überschreiten einer kritischen Masse zu einer schneeball-artigen Ausbreitung der Innovation. Rogers definiert Diffusion als:

> „(...) the process by which an innovation is communicated through certain channels over time among the members of a social system."(Rogers, 1995, S. 5)

Angepasst an die Situation der Schulentwicklung wird somit in dieser Arbeit unter Diffusion die auf das Gesamtsystem (Schule, Schulset, Land) gerichtete, nicht notwendigerweise geplante oder gesteuerte Verbreitung von (Schulentwicklungs-) Innovationen vor allem über die Vernetzung der einzelnen Systemelemente (Lehrkräfte, Schulleitungen, Schulen) verstanden.

Da diese Theorie für die vorliegende Arbeit einen besonderen Stellenwert einnimmt, wird darauf in Kapitel 3.5.2 näher eingegangen.

Transfer

Der Begriff ‚Transfer' wird häufig im Zusammenhang mit Lernen verwendet (Hasselhorn & Mähler, 2000; Patry, 1999, 2000; Perkins & Salomon, 1992; Renkl, 1996) und wird im Allgemeinen als die Übertragung von Lerninhalten oder Verhaltensweisen von einem Kontext in einen anderen definiert. Dabei schränkt Patry (2000) Transfer auf bekannte Zielkontexte ein, während Perkins & Salomon (1992) zwischen nahe liegendem und entferntem Transfer differenzieren. In dieser Arbeit wird Transfer entsprechend dieser weiteren Definition von Perkins & Salomon (1992) als Ausgangspunkt verwendet, um die Prozesse bei der Übertragung von Modellversuchsergebnissen in Schulen zu beschreiben. Insbesondere Überlegungen, wie nahe liegend oder entfernt die zu übertragenden Inhalte oder Prozesse aus der Sicht des Zielkontextes sind, greifen auf diese Definition zurück (siehe Kap 3.6).

Der Begriff ‚Transfer' wurde im Rahmen eines Modellversuchsprogramms auch von Euler (2001) verwendet. Er definiert Transfer

> „(…) als die Anwendung von erprobten Problemlösungen, die in einem spezifischen institutionellen und personellen Kontext entwickelt wurden, auf Problemlagen in ähnlich strukturierten Bereichen (…)" (Euler, 2001, S. 1).

Seine Überlegungen werden im Kapitel 3.4 detailliert dargestellt.

In Abbildung 1 sind die drei unterschiedlichen Sichtweisen Diffusion, Dissemination und Transfer gegenübergestellt. Deutlich wird dabei, dass der Hauptunterschied zwischen Transfer und Dissemination in der Auflösung liegt, mit der das System betrachtet wird. Die Diffusion verläuft weniger gesteuert, vereinigt aber ähnlich wie der Transfer Kontext, Inhalt und Beteiligte in einer gemeinsamen Betrachtung.

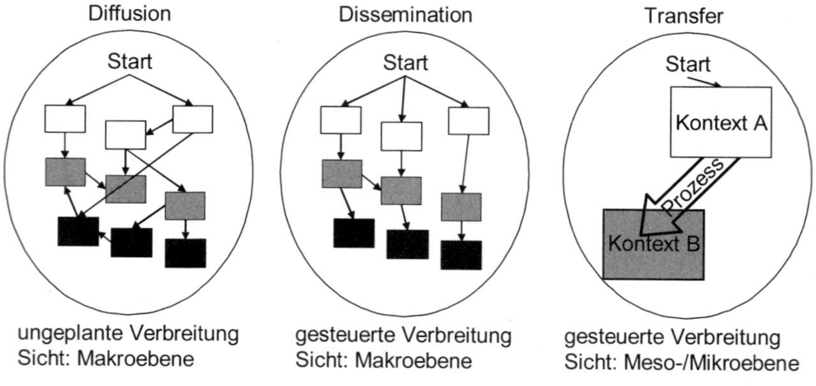

Abbildung 1: Unterschiedliche Sichtweisen auf die Verbreitung von Schulentwicklung

Transfer richtet den Blick auf die einzelnen Elemente des Systems, seien es im Kontext Schule Kollegien in den Schulen (am Projekt beteiligte vs. nicht beteiligte), Fachgruppen innerhalb einer Schule oder einzelne Schulen innerhalb eines Bezirks. Hier interessieren die unterschiedlichen Rahmenbedingungen, Veränderungsprozesse, Widerstände und Erfolge. Dissemination im Sinne der BLK nimmt dagegen eine weite Perspektive ein und betrachtet das gesamte System der zu adressierenden Elemente (z. B. alle Schulen und deren Schulleitungen, sowie die Schulaufsicht in teilnehmenden Bundesländern). Es wird eine generelle Richtung der Verbreitung vorgegeben; individuelle Besonderheiten treten dabei eher zurück.[5]

Zusammenfassend wird in dieser Arbeit Transfer in Schulentwicklungsprojekten definiert als:

- die geplante und gesteuerte Übertragung von Problemlösungen,
- aus einem Kontext A, bestehend aus den Merkmalen Inhalt, Struktur und Person,
- in einen Kontext B, der sich in mindestens einem der drei Merkmale unterscheidet.

Für die Schulentwicklung werden zwei Hauptvarianten des Transfers betrachtet: der innerschulische Transfer, der Lösungen z. B. aus einer Steuergruppe in das Restkollegium oder von einem Fachbereich auf einen anderen überträgt sowie der schulübergreifende Transfer, mit Hilfe dessen die Lösungen an einer anderen Schule etabliert werden. In diesen Szenarien ändern sich also sowohl Personen als auch die Struktur beim Transfer von Ausgangs- zu Zielkontext. In wie weit üblicherweise auch die Inhalte angepasst werden, wird im Kapitel 3.5.2 ab S. 85 beschrieben.

Einflussfaktoren

Ziel dieser Arbeit ist es, Einflussfaktoren für Transfer in der Schulentwicklung theoretisch und empirisch zu untersuchen. Vor allem in der

[5] Transfer findet in dieser Bedeutung also nicht erst nach Ende eines Projekts statt, sondern ist als Prozess bereits während der Implementationsphase wirksam.

betriebswirtschaftlich geprägten Projektmanagementliteratur wird versucht, aus der Menge der Handlungsoptionen die besonders stark wirkenden herauszufiltern. Begriffe wie Erfolgsvoraussetzungen, Critical Success Factors oder Erfolgs- und Misserfolgsfaktoren werden hier synonym verwendet (Daum, 1993, S. 104).

Es ist allerdings nicht möglich, alle Einflussfaktoren auf das Gesamtsystem Schule bzw. auf den Transfer von Forschungsergebnissen im System Schule zu erfassen. Die Vorauswahl der betrachteten möglichen Einflussfaktoren bestimmt daher bereits den Rahmen, innerhalb dessen die Untersuchung stattfindet. Die Qualität dieser Vorauswahl gibt den Rahmen für die Ergebnisse der Studie vor. Aus diesem Grund werden in den folgenden Kapiteln sowohl praktische Erfahrungen zum Thema Transfer in der Schulentwicklung wie auch eine theoretische Betrachtung der zugrunde liegenden Vorgänge für das zustande kommen von Transfer vorgestellt. Der Auswahlprozess der dann in ein Modell integrierten Einflussfaktoren soll so möglichst transparent werden.

Mit diesen Rahmenbedingungen lassen sich Einflussfaktoren auf Transfer in der Schulentwicklung definieren als:

- Wenige, beeinflussbare und entscheidende Umstände oder Maßnahmen,
- die empirisch messbare und
- theoretisch begründbare Wirkung auf Transfer ausüben.

3.2 Effektivität von Schule (‚school effectiveness')

Eine Weiterentwicklung von Schulen braucht gesicherte Erkenntnisse über die Wirkungszusammenhänge. Erst wenn bekannt ist, welche Faktoren auf Schul- und Klassenebene den Lernerfolg der Schülerinnen und Schüler fördern, kann eine zielgerichtete Diagnose des Ist-Zustands an einer Schule erstellt werden. Die Ist-Analyse ermöglicht dann eine geplante Veränderung hin zu einer effektiveren Schule. Diese auf den ersten Blick plausible Schlussfolgerung geht von einer planbaren, rationalen Organisationsstruktur einer Schule aus. Neben dieser ökonomischen Perspektive lassen sich Schulen auch unter anderem Blickwinkel betrachten. Je nach Wahl des Modells ändert sich die Definition der Effektivität einer Schule. Daher werden nachfolgend fünf unterschiedliche Organisationsmodelle für Schulen und die daraus abgeleiteten Effektivitätskriterien skizziert, bevor dann Einflussfaktoren auf die Effektivität beschrieben werden.

3.2.1 *Unterschiedliche Sichtweisen auf Schule als Organisation*

Je nach zugrunde liegendem Modell ergeben sich unterschiedliche Schlussfolgerungen für die Messung der Effektivität einer Schule und damit auch für deren Entwicklungsbedarf und -potential. Nachfolgend werden fünf grundlegend verschiedene Sichtweisen kurz dargestellt (nach Scheerens, 2000; Scheerens & Bosker, 1997, S. 4 ff.).

Schule als rational-ökonomisches System

Die Grundannahme dieses Modells ist, dass Schulen nach rationalen Mustern funktionieren. Eine Schule wird dabei im weitesten Sinne als produzierendes System betrachtet, das als ‚Produkt' die ausgebildeten Schülerinnen und Schüler vorzuweisen hat. Demnach verfolgt eine Schule entsprechend ihres Auftrags einzelne, klar abzugrenzende Ziele. Diese Ziele werden geplant und der Erfolg, das heißt die Effektivität in Bezug auf die Zielerreichung, wird überprüft und bildet die Grundlage für die Steuerung des Systems. Neben dem Hauptziel, Schülerinnen und Schüler auszubilden, kann die Schule für sich weitere Ziele definieren, wie z. B. eine hohe Zufriedenheit des Lehrpersonals zu ermöglichen, die Schülerzahl auf ein bestimmtes Niveau zu steigern oder in der Öffentlichkeit als besonders innovative Schule wahrgenommen zu werden. Diese Ziele fallen zwar streng genommen aus dem Bild der Schule als produktives System, die Steuerung und Messung der Effektivität erfolgt aber nach dem Muster des rational-ökonomischen Systems. Konfrontiert mit der Realität in Schulen erscheint das rational-ökonomische System allerdings stark vereinfachend (vgl. Scheerens, 2000, S. 23 f.).

Schule als organisches System

Betrachtet man eine Schule unter der Perspektive eines organischen Systems, so steht die Anpassungsfähigkeit an unterschiedliche, sich verändernde Umgebungen im Vordergrund. Das Ziel der Schule nach dieser Sichtweise ist ihr eigener Fortbestand, d. h. Schuleffektivität zeigt sich in der Flexibilität und Anpassungsfähigkeit der Schule an neue Situationen (wie z. B. veränderte Struktur der Schülerinnen und Schüler, Einsatz neuer Technologien etc.) vornehmlich unter einer Input-Perspektive. Diese Anpassungsfähigkeit könnte in der Sicherung und Ausweitung der Finanzierung der Schule unter wechselnden Rahmenbedingungen zum Ausdruck kommen. Dieses Vorgehen wurde besonders für Behörden berichtet (Niskanen, 1971 zitiert nach Scheerens, 2000, S. 24).

Schule als Beziehungsgeflecht

Auch dieses Modell stellt die Stabilität des Systems Schule in den Mittelpunkt. Im Gegensatz zur Sichtweise des organischen Systems wird aber der Blick eher auf die inneren Beziehungen der Schule gerichtet als auf die Absicherung nach außen. Schwerpunkt sind Faktoren wie z. B. die Arbeitszufriedenheit der Lehrkräfte, Kooperation im Kollegium und Konsens über die Arbeit der Schule. Wenn innerhalb der Organisation nur wenige Beziehungen bestehen oder Beziehungen gestört sind, dann leidet nach diesem Modell die Effektivität des gesamten Systems.

Schule als bürokratisches System

Bürokratische Systeme zeichnen sich durch hohe formale Strukturierung aus. Hierin liegt der Hauptunterschied zu der Betrachtungsweise der Schule als unstrukturiertem, aber engmaschigen Beziehungsgeflecht. Die hohe formale Strukturierung ist sinnvoll, um eine sonst heterogene Organisation, wie z. B. eine Schule mit weitgehend unabhängig agierenden Lehrkräften zu einer über Regeln und Normen steuerbaren Einheit zu formen. Bürokratien besitzen ebenfalls die Tendenz, sich selbst zu erhalten bzw. auf der Ebene einer einzelnen Abteilung den Einfluss zu vergrößern (Scheerens, 2000, S. 25 f.).

Schule als politisches System

Betrachtet man eine Schulorganisation vornehmlich unter dem Blickwinkel verschiedener Interessengruppen, die ihren Einfluss vergrößern wollen, dann werden die Grundzüge eines politischen Systems deutlich (Pfeffer & Salancik, 1978 zitiert nach Scheerens, 2000). Ein Merkmal des politischen Systems ist, dass die beteiligten Personen zwar den Zielen und Regeln des Systems folgen, dabei aber durchaus eigene, möglicherweise nicht offen gelegte Ziele verfolgen. Die einzelnen Interessengruppen können ihren Einfluss unter anderem durch Kontakte zu externen Personen oder Institutionen erweitern. Im Schulkontext wäre z. B. ein guter Kontakt zur Schulaufsicht oder zu anderen übergeordneten Behörden eine Möglichkeit, in der Schule mehr Einfluss zu gewinnen.

Tabelle 1 fasst die Merkmale der verschiedenen Organisationsmodelle und die daraus abgeleiteten Effektivitätskriterien zusammen:

Tabelle 1: Unterschiedliche Modelle der Effektivität von Organisationen (Scheerens, 2000 S. 27, Übersetzung durch den Autor)

Theoretischer Hintergrund	Kriterium für Effektivität	Ebene, auf der die Effektivität gemessen wird	Fokus der Organisation
Ökonomisch-rationales System	Produktivität	Gesamtorganisation	Ertrag der Organisation
Organisches System	Anpassungsfähigkeit	Gesamtorganisation	Input in die Organisation
Beziehungsgeflecht	Vernetztheit, aktive Mitarbeit	Einzelne Mitglieder der Organisation	Motivation der Beteiligten
Bürokratisches System	Kontinuität	Gesamtorganisation und Mitglieder	Formale Struktur, Normen und Regeln
Politisches System	Beziehung zu externen Interessengruppen	Untergruppen, Abteilungen und Mitglieder	Unabhängigkeit, Macht

Je nach Perspektive ergeben sich unterschiedliche Ansätze, die Effektivität einer Organisation zu bestimmen. Die Realität in Schule lässt sich durch Elemente eines jeden Modells beschreiben, ohne dadurch bereits eine Entscheidung über die Präferenz eines Modells zu treffen.

Allerdings wird nach der bislang vorherrschenden Inputsteuerung und den dabei erkannten Schwierigkeiten bei der Steuerung eines Schulsystems (Deutsches PISA Konsortium, 2001) zunehmend eine stärkere Outputsteuerung gefordert (Klieme et al., 2003). Daher liegt es nahe, Effektivität von Schule vorherrschend unter dem Blickwinkel der Produktivität zu betrachten, wobei die übrigen Merkmale zur Unterstützung dieses Hauptziels herangezogen werden. Das eingangs in den Vordergrund gestellte Bild der Schule als rational-ökonomisches System ist also für sich betrachtet nicht ausreichend, um die komplexen Zusammenhänge einer Schule zu beschreiben; es ist allerdings eine gute Grundlage für eine am Output orientierte Steuerung. Unterstützung im Kollegium und durch Außenkontakte, Optimierung der Ressourcen und Anpassung an neue Gegebenheiten sind ebenfalls Effektivitätsmerkmale, die aber hinter dem Bildungsauftrag der Schule in der Priorität zurückbleiben. Stellt man diesen Bildungsauftrag in den Vordergrund, dann können im nächsten Schritt Einflussfaktoren auf die Effektivität entsprechend dieser Sichtweise ermittelt werden.

3.2.2 Einflussfaktoren der Schuleffektivität

Macht Schule überhaupt einen Unterschied? Wie groß ist die Einflussmöglichkeit von Schule und Unterricht neben der sozioökonomischen Herkunft und der kognitiven Leistungsfähigkeit eines Kindes auf die Leistung am Ende der Schulzeit? Diese Frage nach der Effektivität einer Schulbildung wurde nach der anfänglichen Verneinung im so genannten Coleman-Report (Coleman et al., 1966) zum Gegenstand intensiver Forschungsarbeit.

Die Forschung im Bereich ‚school effectiveness' fragt nach der Effektivität der Organisationseinheit ‚Schule' als Ganzes. Schülerleistung als einer der zentralen Effekte der Schule ist dabei eine wesentliche Messgröße für die Effektivität von Schule; die Fragestellung ist aber darüber hinaus gehend, welche Faktoren diese Schülerleistungen beeinflusst haben. Unterschiede zwischen Schulen zu erklären, unter Berücksichtigung der kognitiven Leistungsfähigkeit und dem sozioökonomischen Hintergrund von Schülerinnen und Schüler, ist somit das Ziel dieses Forschungszweigs (Huber, 1999a, b; Mortimore, 1998a, b; Sammons, 1999; Scheerens, 2000).

Scheerens & Bosker (1997) haben einen Überblick der bislang bekannten Einflussfaktoren auf Schuleffektivität erstellt. In einem induktiven Prozess wurden auf der Basis von sieben Studien zur Effektivität von Schule sowie fünf Instrumentarien zur schulischen Selbstevaluation in Holland und einem computerbasierten Selbstevaluationsinstrument aus den USA (detaillierte Angaben bei Scheerens & Bosker, 1997, S. 99 f.) 13 allgemeine Faktoren zur Verbesserung der Effektivität von Schule ermittelt. Entsprechend dem rational-ökonomischen Modell (s. o.) wurde dabei die Produktivität der Schule in den Vordergrund gerückt. Tabelle 2 zeigt diese induktiv ermittelten Faktoren im Überblick. Ein guter Überblick der von anderen Autoren zusammengestellten Listen von Erfolgsfaktoren wurde von Huber (1999a) zusammengestellt. Die Anzahl der genannten Faktoren reicht von fünf (Creemers, 1994) bis 20 (Teddlie & Stringfield, 1993). Unterschiede bestehen im Grad der Differenzierung, es werden dieselben Themenbereiche angesprochen. Nachfolgend wird daher die integrierende und relativ aktuelle Darstellung von Scheerens gewählt (Scheerens, 2000; Scheerens & Bosker, 1997). Diese Faktoren betreffen einerseits die gesamte Schule (Nr. 1-7), andererseits die Arbeit der Lehrkräfte in einzelnen Klassen (Nr. 8-13). Der Fokus von Schulentwicklung liegt in dieser Arbeit auf der Schulebene; daher werden nachfolgend nur Faktoren näher beschrieben, die auf Schulebene für die Effektivität der Schule als wirksam beschrieben wurden:

Leistungsorientierung bezeichnet eine hohe, aber keine überhöhte Erwartung an die Mitarbeiterinnen und Mitarbeiter sowie an die Schülerinnen und Schüler. Dadurch soll eine stimulierende, herausfordernde Wirkung ausgelöst werden.

Tabelle 2: Allgemeine Faktoren zur Steigerung von school effectiveness (Scheerens & Bosker, 1997, S. 100, Übersetzung durch den Autor)

1	Leistungsorientierung / hohe Erwartungen / Erwartungshaltung der Lehrkräfte
2	Pädagogische Führung
3	Konsens und Zusammenhalt im Kollegium
4	Qualität des Curriculums / Lerngelegenheiten
5	Schulklima
6	Evaluationsorientierung
7	Einbeziehung von Eltern
8	Klassenklima
9	Effektive Lernzeit (Klassenmanagement)
10	Strukturierte Instruktionen
11	Selbstständiges Lernen
12	Differenzierung / angepasste Instruktionen
13	Rückmeldung

Pädagogische Führung beschreibt die Rolle der Schulleitung als Einflussgröße der Schuleffektivität. Führung wird hier im Sinne einer klaren pädagogischen Richtungsangabe und Steuerung verstanden. Dieses Verständnis von Führung beinhaltet direkte, auf den Unterricht zielende Maßnahmen durch die Schulleitung genauso wie eine Gestaltung der Rahmenbedingungen und das Schaffen von Freiräumen für die Lehrkräfte, um Entwicklungen zu stimulieren (ähnlich der Diskussion um transactional und transformational leadership: Bass & Avolio, 1994; Leithwood, Tomlinson & Genge, 1996; Silins, 1994; Wissinger, 2000).

Konsens und Zusammenhalt im Kollegium geht auf die Annahme zurück, dass den Schülerinnen und Schülern möglichst nahtlose Übergänge in der Schule geboten werden sollten. Dies betrifft sowohl jahrgangs- wie auch fächerübergreifende Aktivitäten. Der individualistischen Sichtweise einer Lehrkraft wird damit – gemäß dem allgemeinen Trend (Nias, 1998; Terhart, 1987) – eine Absage erteilt. Kooperation scheint dabei allgemein förderlich zu sein, ohne dass spezielle Schwerpunkte sichtbar werden (vgl. Scheerens & Bosker, 1997, S. 108).

Die Qualität des Curriculums betrifft einerseits die explizite Dokumentation der geplanten Lehrinhalte, andererseits einen Abgleich mit tatsächlich durchgeführten Inhalten. Dieser Bereich wirkt sich direkt auf die Schuleffektivität aus; im Hinblick auf Schulentwicklung werden möglicherweise die Arbeitsprozesse bei der Erstellung eines Curriculums wichtig (vgl. Erkenntnisse zur Schulprogrammentwicklung, z. B. E. Arnold, Bastian & Reh, 2000; Hameyer, 1998).

Der Begriff *Schulklima* wird von Scheerens & Bosker (1997, S. 112) synonym für Schulkultur gebraucht. Positiven Einfluss auf die Effektivität der Schule zeigen generelle Ordnung in der Schule, eine grundlegende Leistungsorientierung (s. o.) und eine wohlwollende, positive Grundhaltung im Kollegium sowie den Schülerinnen und Schülern gegenüber.

Die *Evaluationsorientierung* (Scheerens, 1987, nach Scheerens & Bosker, 1997) einer Schule zeigt sich in ihrem Bestreben, systematische Bewertung der eigenen Arbeit in den Schulalltag einzubauen. Neben dem kontinuierlichen Einsatz von Evaluationsmethoden sind insbesondere Veränderungen und Anpassungen auf Schulebene basierend auf Evaluationserkenntnissen Erfolgsfaktoren für eine effektive Schule.

Als letzten Faktor auf Schulebene nennen Scheerens & Bosker (1997) die *Einbeziehung der Eltern* in schulische Aktivitäten. Effektive Schulen zeichnen sich demnach sowohl durch eine z. B. im Schulprogramm festgeschriebene Beteiligung der Eltern wie auch durch informelle Kontakte und gemeinsame Aktivitäten mit Eltern aus.

Diese beobachteten Einflussfaktoren einer effektiven Schule werden auf unterschiedlichen Ebenen wirksam. Klassenklima, selbstständiges Lernen oder auch angepasste Instruktionen sind Faktoren auf der Klassenebene, während die Qualität des Curriculums wie auch die pädagogische Führung die Schule als Ganzes betreffen. Scheerens & Bosker (1997) strukturieren die einzelnen Faktoren hier nicht weiter, sie weisen stattdessen auf das schon früher veröffentlichte integrierte Modell der Schuleffektivität hin (Scheerens 1990, zitiert nach Scheerens & Bosker, 1997, S. 46).

Dieses Modell (siehe Abbildung 2) betrachtet in der Tradition eines rational-ökonomischen Systems die Schule als ein Zusammenwirken von Input- und Prozessfaktoren auf Schul- wie auf Klassenebene, die unter bestimmten Rahmenbedingungen (Context) ein Ergebnis (Output) in der Gestalt von bestimmten Schülerleistungen ermöglichen.

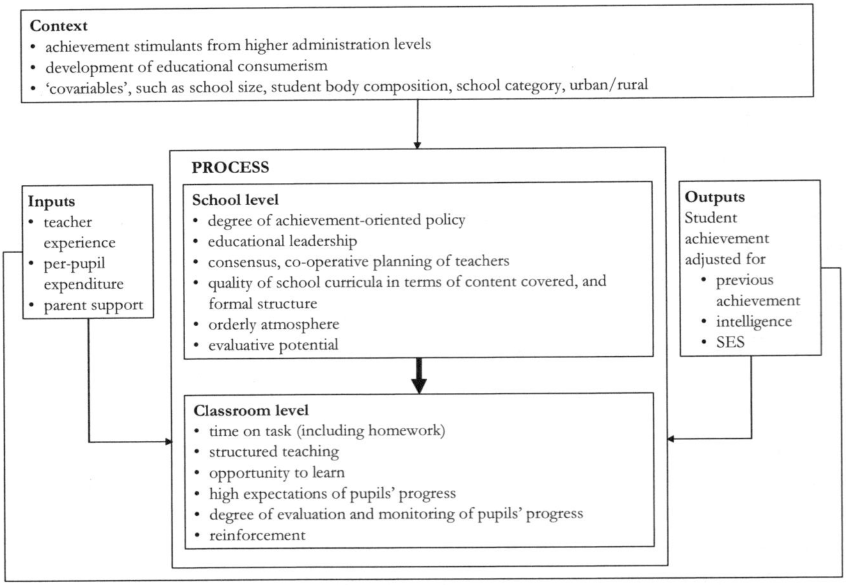

Abbildung 2: Integriertes Modell der school effectiveness (Scheerens 1990, zitiert nach Scheerens, 2000, S. 54)

Schulentwicklung bedeutet in dieser Sichtweise, die Schuleffektivität zu steigern, indem anhand des Modells Entwicklungsmöglichkeiten identifiziert und in gezielte Maßnahmen umgesetzt werden. Wenn also beispielsweise bislang in der Schule keine Form der Rückmeldung der Lehrarbeit stattfindet, kann durch die Einführung dieser Maßnahme die Effektivität der Schule gesteigert werden. Probleme und Widerstände, die die Einführung von jeglicher Art von Veränderung in Organisationen hervorrufen, werden an dieser Stelle noch nicht behandelt. Die Frage des Transfers bleibt damit hier offen und wird nicht weiter thematisiert (vgl. Kap. 3.3).

Zusammenfassend braucht also Schulentwicklung eine Grundlage bzw. ein Ziel, auf das sich die Entwicklungsaktivitäten hinbewegen. In dieser Arbeit wird dabei die Organisation Schule weitgehend als rational-ökonomisches System verstanden, ohne jedoch andere Sichtweisen komplett auszublenden. Die Steigerung der Schuleffektivität in den oben angeführten Facetten steht damit im Mittelpunkt der Anstrengungen eines Schulentwicklungsprozesses. Die von Scheerens & Bosker (1997) aufgeführten Faktoren für Schuleffektivität dienen als Basis für die weiteren Überlegungen zur effektiven Schulentwicklung, insbesondere unter der Perspektive des Transfers von bereits erprobten Schulentwicklungsmaßnahmen.

3.3 Ansätze zur Schulentwicklung

Der Übergang von Schuleffektivitätsforschung hin zur Schulentwicklungsforschung ist fließend. Die in Kapitel 3.2 dargestellten Erkenntnisse über die Wirkfaktoren in effektiv arbeitenden Schulen stellen dabei die Grundlage für Überlegungen zur Weiterentwicklung von Schule. Im folgenden Kapitel werden nun vier unterschiedliche Strategien und Vorgehensweisen der Schulentwicklung vorgestellt und voneinander abgegrenzt, um dann die aus der Durchführungspraxis gewonnenen Faktoren für einen Transfer von Schulentwicklungsergebnissen festzuhalten. Die einzelnen Vorgehensweisen greifen zwar auch unterschiedliche Steuerungsphilosophien (Top-Down vs. Bottom-Up) aus den frühen Jahren der Schulentwicklungsforschung (siehe Huber, 1999b) wieder auf; im Mittelpunkt stehen jedoch Erkenntnisse über die Ergebnisse von Entwicklungsprozessen und deren (postulierte) Wirkfaktoren. In Kapitel 3.6.3 ab S. 127 werden die aus diesen Schulentwicklungsansätzen induktiv gewonnenen Einflussfaktoren auf Transfer zusammengefasst und in einer Übersicht den theoretisch hergeleiteten Faktoren (vgl. Kapitel 3.5) gegenübergestellt.

3.3.1 *Schulentwicklung als Aufgabe der Schule*

Aus den tief greifenden Veränderungen von der Industrie- zur Wissensgesellschaft, den aufscheinenden sozialen Brüchen gekoppelt mit einer Perspektive der globalen Konkurrenz um Ideen und Kompetenzen leitet sich die Notwendigkeit der Reform des Bildungswesens in Richtung Zielorientierung und konstruktivem Lernbegriff ab (Edelstein, 1999; Klieme et al., 2003). Die Maßnahmen zur Schulentwicklung aus den 70er und 80er Jahren, die über neue Formen der Schulorganisation (Stichwort Gesamtschule) und Lehrplanreformen zentral gesteuerte, breite Veränderungen erreichen wollten, werden dabei der aktuellen Situation der Schulen nicht mehr gerecht (Edelstein, 1999). Somit steht eine Reform des Gesamtsystems an, die aus der einzelnen Schule heraus vorangetrieben wird, da zur erfolgreichen Entwicklung Wissen über die lokalen Gegebenheiten der einzelnen Schulen vorhanden sein muss.

Die Forderung nach mehr Autonomie für Schulen - einer Entwicklung, die in englischsprachigen Ländern weiter verbreitet ist - fand vor allem in den Arbeiten von Fullan einen Weg in die aktuelle Diskussion in Deutschland (Fullan, 1985, 1993, 1999, 2001). Im Zentrum steht hier die einzelne, sich entwickelnde Schule mit ihren spezifischen Entwicklungshindernissen und möglichen Wegen, diese zu überwinden.

Fullan befasst sich mit der Implementation einer Veränderung in Schulen. Geht man von einer kleinen Kerngruppe aus, die eine Innovation in der Schule konzipiert, dann stellt die erfolgreiche Implementation den ersten internen Transfer auf das gesamte Kollegium (oder einen Großteil dessen) dar.

Fullan fasst dabei Erfolgsfaktoren aus Erfahrungsberichten vor allem aus Nordamerika sowie aus Großbritannien zusammen (Education Commission of the States, 1999, Education Trust, 1999, Datnow & Stringfield, 2000, alle zitiert nach Fullan, 2001, S. 72 ff.). Er unterteilt die Faktoren in inhaltlich auf die Veränderung bezogene (‚characteristics of change'), sowie lokale und globale Umfeldfaktoren (‚local characteristics', ‚external factors').

Inhaltliche Faktoren

Schulen, die aus sich heraus Veränderungsprozesse anstreben, müssen das Kollegium von Sinn und Nutzen der Innovation überzeugen. Die Steuerung des Veränderungsprozesses geschieht idealerweise nicht durch äußere Vorgaben, sondern durch Einsicht in die Notwendigkeit des Vorhabens und die Angemessenheit des gewählten Vorgehens. Damit werden hohe Anforderungen an Charakteristika der Veränderung als solche gestellt.

Erstens muss nach Fullan (2001) der Bedarf für die geplante Maßnahme deutlich werden. Im Gegensatz zu hierarchisch strukturierten Push-Strategien bzw. dem Top-Down-Ansatz (vgl. Abbildung

1, S. 26 zur Dissemination) wird die Nachfrageseite betont. Bedarf meint dabei nicht nur ein von weiten Teilen des Kollegiums bestätigter Eindruck, dass eine Maßnahme gut für die Schule wäre, sondern ein klar geäußertes Bedürfnis nach der Maßnahme. Im Rahmen der nötigen Veränderungen an der Schule muss der Veränderung also eine hohe Priorität zugestanden werden (Fullan, 2001, S. 76). Empirische Unterstützung bekommt diese plausible Forderung aus mehreren amerikanischen Schulentwicklungsprogrammen (im Überblick: Datnow & Stringfield, 2000, S. 191).

Zweitens braucht es Klarheit über Ziele und Vorgehensweise bei der Umsetzung, um den lokalen Transfer ins Kollegium zu erreichen. Zielklarheit ist nach Fullan kein einmaliger Zustand, sondern folgt aus einem Kommunikationsprozess, der fortlaufend auf die Situation der Schule angepasst wird. Als Erfolgsfaktor ist die Klarheit über Ziele und Vorgehensweise jedoch schwer zu beschreiben, da die Balance zwischen einer verständlichen und einer simplifizierenden Darstellung gefunden werden muss (Fullan, 2001, S. 77).

Drittens muss die Komplexität der angestrebten Veränderung in die Überlegungen mit einbezogen werden. Kleine Veränderungen werden zwar leichter in Schulen umgesetzt, jedoch braucht es komplexe Programme für die weitreichenden Reformen des Schulwesens. Erfahrungen aus Schulentwicklungsprogrammen zeigen, dass sich der Aufwand komplexer Programme auch im Vergleich zu kleineren Veränderungen lohnt. In diesem Fall scheint „Nur wer wagt, gewinnt!" eine zutreffende Aussage zu sein (Berman & McLaughlin, 1977, Berman, 1980, zitiert nach Fullan, 2001, S. 78).

Schließlich braucht es viertens eine hohe Prozessqualität der Umsetzung. Die vordergründige Akzeptanz einer Maßnahme alleine reicht nicht aus; der Erfolg einer Veränderung wird nach Fullan (2001, S. 79) erst durch qualitativ hochwertige Materialien erreicht, die im Rahmen eines ständigen Verbesserungsprozesses überprüft und angepasst werden. Beispiele aus dem Schulentwicklungsprogramm Success for All in den USA unterstützen diese Annahme (Datnow & Castellano, 2000; Slavin & Madden, 1999).

Faktoren des lokalen Umfelds

Inhaltliche Faktoren alleine genügen allerdings nicht, um den Erfolg oder Misserfolg von Schulentwicklungsmaßnahmen zu erklären. Als zweite Domäne nennt Fullan (2001, S. 80 ff.) Faktoren des lokalen Umfelds. Diese beeinflussen die Umsetzung entweder direkt als Akteure oder indirekt in einer unterstützenden Rolle.

Akteure der Umsetzung sind dabei in erster Linie die betroffenen Lehrkräfte, deren Innovationsbereitschaft eine wesentliche Determinante für die Implementation der Veränderung darstellt. Enge Kooperation von Lehrkräften, d. h. der gegenseitige Austausch über die Veränderungsprozesse (z. B. konkrete Erfahrungen mit neuen Unterrichtsmethoden) wirkt dabei als stabilisierender Faktor (Little, 1981, zitiert nach Fullan, 2001).

Der Trend zu selbstständiger agierenden Schulen in Deutschland bedeutet eine inhaltliche Aufwertung der Rolle der Schulleitung hin zu erweiterten Gestaltungsspielräumen. Über die Bedeutung der Schulleitung in Schulentwicklungsprozessen gibt es bereits zahlreiche Untersuchungen (Berman & McLaughlin, 1977, zitiert nach Fullan, 2001; Geijsel & Sleegers, 1999; Helmke, 2001; Wissinger, 2000). Übereinstimmend wird dabei die Schulleitung im Zentrum der Entwicklung gesehen; aktive Beteiligung bzw. Unterstützung der Schulleitung wird als einer der stärksten Erfolgsfaktoren für die Umsetzung einer Innovation in Schulen identifiziert. Für die Innovation förderliche Verhaltensweisen von Schulleitungen werden unter dem Stichwort ‚Transformational Leadership' charakterisiert (Bass & Avolio, 1994; Geijsel & Sleegers, 1999; Koh, Steers & Terborg, 1995; Leithwood et al., 1996; Silins, 1994; Wissinger, 2000). Transformational Leadership bezeichnet einen Führungsstil, der eher visionär und auf ein neues Gesamtbild der Schule als auf organisatorische Details des Tagesgeschäfts bezogen ist.

Wenn Schulleitung und Lehrkräfte gemeinsam Schulentwicklung betreiben, dann brauchen sie dazu das Vertrauen des Schulträgers bzw. der Gemeinde, die unter Umständen Entwicklungen an der Schule blockieren könnte. Gleichzeitig hilft die Unterstützung von Eltern (-vertretungen), die z. B. über die Nachfrage nach neuen Unterrichtsformen die Umsetzung forcieren können.

Als letzter Faktor des lokalen Umfelds nennt Fullan (2001, S. 80 f.) die Unterstützung durch die Schulaufsicht bzw. des Schulbezirks. Im Unterschied zur in Deutschland meist auf die Aufsichtsfunktion fokussierten Rolle wird hier eine beratende und Schulen verbindende Schulaufsicht beschrieben. Sie fördert den Transfer, indem sie die Erfahrungen der Lehrkräfte und Schulleitungen von einer Schule an die nächste innerhalb ihres Bezirks weiterleitet. Ohne diese stabilisierende Funktion bleibt die Innovation auf einzelne Schulen bzw. einzelne Personen begrenzt.

Faktoren des globalen Umfelds

Ein Schulentwicklungsprogramm, das eine landesweite Verbreitung anstrebt, braucht neben der lokalen Unterstützung bis zur Bezirksebene eine politisch-administrative Unterstützung. In einem System der schulzentrierten Schulentwicklung braucht es also beispielsweise einen verlässlichen rechtlichen Rahmen für eigenständige Budget- oder Curriculumentscheidungen auf Schulebene, ein klares Qualitätsverständnis sowie ein System der Rechenschaftslegung über die erreichten Ergebnisse der Schulentwicklung.

Das globale Umfeld bestimmt die Innovationsbereitschaft des Schulsystems insgesamt und wirkt sich nur indirekt auf ein einzelnes Vorhaben einer Schule aus.

3.3.2 *Schulentwicklung als Systementwicklung auf drei Ebenen*

Die Diskussion nach der besseren Vorgehensweise - Top-Down oder Bottom-Up - in der Schulentwicklung wird von Fend (1998) aufgelöst. Folgt man seiner Argumentation und betrachtet die Schule als Teil des Bildungssystems der Gesellschaft, dann wird schnell deutlich, dass sich nachhaltige Verbesserungen nur dann durchsetzen können, wenn auf allen Ebenen dieses Systems - auf der Bildungssystemebene, d. h. der Ebene der Bildungspolitik sowie der Bildungsadministration, auf der Schulebene mit allen Interaktionen von Schulleitungen, Kollegien, Eltern und Schülerinnen und Schülern sowie auf der Unterrichtsebene mit den täglich stattfindenden Lehr-Lernprozessen – Schulentwicklung betrieben wird. Im Gegensatz zu den im vorherigen Kapitel vorgestellten Ideen von Fullan stehen die einzelnen Ebenen in ihrer Bedeutung gleichwertig nebeneinander und sind nur durch intensive Vernetzung gemeinsam erfolgreich. Auf allen drei Ebenen lassen sich Einflussfaktoren für Schulqualität identifizieren. Schulentwicklung wird dabei von Fend nicht als eigener Untersuchungsgegenstand betrachtet; damit wird auch Transfer nicht als Problem thematisiert. Trotzdem geben die Schlussfolgerungen aus den Studien zur Schulqualität implizite Hinweise auf Schulentwicklung bzw. Transfer in Schulentwicklungsvorhaben.

Schulqualität auf der Ebene des Unterrichts

Unterricht wird über die Interaktion der Lehrkräfte mit den Schülerinnen und Schülern gestaltet. Damit wird bereits deutlich, dass es nicht ausreicht, Qualität alleine aus der Perspektive der Lehrkräfte zu betrachten. Fend unterscheidet daher zwischen von Lehrkräften gut gestaltbare Faktoren wie z. B. Unterrichtsklima, Gestaltung der Lernumgebung, persönliche Akzeptanz und Unterstützung der Schülerinnen und Schüler sowie den durch Lehrkräfte wenig beeinflussbaren, auf die Schülerleistungen jedoch stark wirkenden Umfeldfaktoren[6] (Fend, 1998, S. 279 ff.).

Fend leitet aus seinen Überlegungen zur Schulqualität auf Unterrichtsebene Anforderungen für Lehrkräfte ab, die er in vier Aufgabenkreise unterteilt. Zwei dieser Aufgabenkreise behandeln das direkte Wirken einer Lehrkraft im Unterricht (auf der Basis hoher Fachkompetenz und didaktischer wie auch sozialer Kompetenz im Umgang mit Schülerinnen und Schülern). Die beiden anderen Aufgabenkreise betreffen die Reaktion von Lehrkräften auf veränderte Arbeitsbedingungen in Schulen, damit also einen Bereich, der Anforderungen der Schulentwicklung gut abbildet (Fend, 1998, S. 350 ff.):

[6] Die Faktoren der Lehrer-Schüler-Interaktion werden in einem Angebot-Nutzungsmodell als Determinante schulischer Leistung (Fend, 1998, S. 322) dargestellt. Erst durch die Veröffentlichung der PISA-Ergebnisse (Deutsches PISA Konsortium, 2001) wurde die Tragweite und die Problematik dieser Umfeldfaktoren der Öffentlichkeit deutlich.

Erstens verlangt demnach die zunehmende Auflösung der autoritativen Strukturen von Lehrkräften ein hohes Maß an Sozialkompetenz und politischer Kompetenz, um selbstständig Kontakte zu Behörden, Kollegen, Eltern oder einer breiteren Öffentlichkeit aufzunehmen und zu pflegen.

Zweitens wird an Lehrkräfte der Anspruch einer kritischen Selbstaufmerksamkeit, einer Reflektion der eigenen Arbeit im kollegialen Austausch und damit insgesamt einer aktiven Entwicklung der eigenen Persönlichkeit gestellt.

Diese beiden Bereiche, in denen Fend wesentliche Erfolgsfaktoren für qualitativ hochwertigen Unterricht sieht, betreffen gleichzeitig den konstruktiven Umgang mit Entwicklung innerhalb der Schule und bilden somit gleichzeitig postulierte Erfolgsfaktoren für Transfer in Schulentwicklung ab.

Schulqualität auf der Ebene der Einzelschule

Bei der Betrachtung der Qualität einer Schule rückt Fend vor allem das Schulklima bzw. die Schulkultur in den Vordergrund. Als Schulklima bezeichnet Fend „[...] Prozessmerkmale von Bildungssystemen [...], die auf kulturelle Gestaltungskräfte zurückgehen. Diese Prozessmerkmale wurden aus den *gemeinsamen Deutungsmustern der Lehrerschaft und der Schülerschaft* konstruiert.“ (Fend, 1998, S. 48: Hervorhebung im Original).

Erfolgsfaktoren werden vor allem durch den Kontrast zwischen guten und belasteten Schulen sichtbar. Als Entscheidungsgrundlage verwendet Fend dabei folgende Aspekte (vgl. Fend, 1998, S. 117):

- Arbeitszufriedenheit
- Schulleben
- Soziale Integration des Kollegiums
- Konsens bzw. wahrgenommene Fraktionierung
- Gleichgültigkeit bzw. Verantwortungsbereitschaft
- Schülerzentriertheit

In der Einschätzung dieser Bereiche durch die Lehrkräfte an guten wie auch an belasteten Schulen treten stark differenzierende Merkmale hervor. Dazu zählen insbesondere Konflikte im Kollegium, mangelnde

Beteiligung von Eltern und Schülern am Schulleben (bedingt sowohl durch geringes Angebot wie auch geringe Nachfrage) und schließlich strukturelle bzw. organisatorische Schwierigkeiten der Schule (Unterrichtsausfall, Vertretungsprobleme, mangelhafte Organisation des Schulbetriebs, hohe Fluktuation).

Zusammengefasst werden auf der Schulebene zwei bestimmende Areale sichtbar: Ähnlich wie die Forderung nach sozialer Kompetenz der Lehrkräfte zeichnet sich auf der Schulebene ebenfalls eine Art ‚soziale Kompetenz' der Schule insgesamt als gewichtiger Einflussfaktor ab. Deutlich wird dies bei aus den Ergebnissen von Fend in funktionierenden Kommunikationsstrukturen der guten Schulen, die sowohl innerhalb des Kollegiums wie auch durch zahlreiche Außenkontakte vernetzt sind. Schließlich braucht es nach Fend das „(...) Bewusstsein der Kontrollierbarkeit der schulischen Umstände und der verantwortlichen Zielerreichung (...)" (Fend, 1998, S. 144). Beide Aspekte können durch strukturierende Maßnahmen in der Schule gefördert werden. Dazu gehören zum Beispiel eine klare Definition und Verteilung von Verantwortung in der Schule, Transparenz der schulinternen Prozesse über weitgehende Information und Beteiligung, Würdigung von Erfolgen und weitere Aktivitäten, die zwar nicht an die Schulleitung alleine adressiert sind, trotzdem aber an Empfehlungen für mitarbeiterorientierten Führungsstil erinnern (vgl. Gebert, 2002).

Schulqualität auf der Ebene des Bildungssystems

Die Diskussion der Wirksamkeit unterschiedlicher Bildungssysteme trat insbesondere durch die Ländervergleiche aus TiMSS (Baumert, Bos & Lehmann, 2000) oder PISA (Deutsches PISA Konsortium, 2001) in den Vordergrund. Fend weist allerdings schon vorher darauf hin, dass es nicht möglich ist, einzelne Faktoren isoliert in ihrer Wirkung zu betrachten. Er sieht das Bildungssystem als kulturell gewachsene Struktur, die nicht ohne weiteres auf einen anderen Kulturkreis übertragbar ist. Mit Beispielen aus dem Bildungssystem der USA, Japans sowie der Schweiz wird diese Argumentation untermauert (Fend, 1998, S. 219 ff.).

Die Aufgabe des Bildungssystems besteht demnach darin, einen verlässlichen Rahmen für die Aktivitäten auf Schul- und Klassen- bzw.

Unterrichtsebene vorzugeben. Innerhalb der Schulentwicklung interessieren hier vor allem Aktivitäten, die schulübergreifend wirksam werden, d. h. durch die den Schulen übergeordnete Bildungsadministration verantwortet werden.

Als Kenngrößen für Qualität auf der Ebene der Bildungsadministration schlägt Fend unter anderem die Konsistenz und Qualität der curricularen Planung, Ressourceneinsatz, die Kontrolle der Realisierung von Vorgaben, sowie den Grad der Beteiligung bei den Planungsprozessen vor (Fend, 1998, S. 270).

Aus dem Blickwinkel der Schulentwicklung, insbesondere unter Berücksichtigung des Transfers von Schulentwicklungserkenntnissen, sind die oben genannten Faktoren in gleichem Maße gültig. Schulen in die Planung einzubeziehen, dabei konsistent und verlässlich zu bleiben, Ressourcen zur Verfügung zu stellen bei gleichzeitigem Kontrollanspruch über die Verwendung dieser Ressourcen sichert die Eigeninitiative der Schulen nach oben ab.

Fend betrachtet Transfer nicht als eigenständiges Problem und macht daher auch keine expliziten Aussagen zur Förderung von Transfer. Im Kern berühren alle diese Schlussfolgerungen die Bedeutsamkeit eines klaren Rollenverständnisses auf allen Ebenen des Bildungssystems sowie eine transparente und verlässliche Kommunikation zwischen den Ebenen. Das allerdings sind Anforderungen, die aus der Sichtweise z. B. der Motivationstheorie als Einflussfaktoren für Transfer ebenfalls zutreffen (vgl. Kap. 3.5.3, S. 105 ff.).

3.3.3 Schulentwicklung als Qualitätsmanagement

Nachdem mit der Effektivitätsdiskussion in der Schule bereits der Begriff der Schulqualität verankert wurde, lag es nahe, analog zur Entwicklung in der freien Wirtschaft Qualitätsmanagementsysteme zu konzipieren. Aufbauend auf den unterschiedlichen etablierten Systemen (z. B. aus dem Umfeld der International Standards Organisation, insbesondere ISO 9001: Deutsches Institut für Normung, 2000) wurden in ersten Fallstudien Qualitätsmanagementsysteme für den Einsatz in Schulen adaptiert (2Q: Hanzer, 1999; ISO 9000: Krainz-Dürr, 1999; Total Quality Management (TQM): Messner, 1999). Schulentwicklung ist in diesem Verständnis also Qualitätsentwicklung innerhalb der Schule; Transfer zeigt sich schulintern als Verbreitung der Innovation innerhalb des Kollegiums, d. h. hier wird die Verbreitung an andere Schulen nur in geringem Umfang behandelt.

Während Berichte zu diesen Verfahren auf Einzelfälle insbesondere aus beruflichen Schulen beschränkt bleiben, bestehen seit einiger Zeit Bestrebungen, den Ansatz der European Foundation for Quality Management (EFQM) für den Einsatz in allen Schulformen zu untersuchen und zu adaptieren (Arbeitsgruppe Steiermark, 2001; R. Arnold & Faber, 2000; Esser & Behrens, 2003).

Grundlagen von EFQM

EFQM bezeichnet - neben dem Verband der beteiligten Organisationen - ein Qualitätsmanagementsystem, d. h. ein konsistentes, auf heuristischen Grundsätzen aufgebautes Regelwerk, das über wiederholte Selbstreflexion alle Bereiche der Organisation durchleuchtet und nach ständiger Verbesserung strebt. Darauf aufbauend wird seit 1992 der europäische Qualitätspreis (European Quality Award) vergeben. Ursprünglich auf Unternehmen der freien Wirtschaft beschränkt, sind mittlerweile auch Einrichtungen des öffentlichen Dienstes unter den Preisträgern.

Das Modell setzt auf eine Selbststeuerung und Selbstverpflichtung der jeweiligen Organisation im Hinblick auf qualitätsbewusstes Handeln mit dem Ziel des Strebens nach „Excellence“ (im Sinne einer optimalen Qualität). Die Grundlage bilden dabei normativ von den Mitgliedern des Verbandes gesetzte Grundkonzepte für Excellence, die nach demselben Muster wie auch die Organisationen, d. h. also im Rahmen regelmäßiger Selbstbewertungsrunden in ihrer Qualität überprüft und verbessert werden.

Das EFQM-Modell beschreibt dazu insgesamt neun Kriterien (Entwicklungsbereiche), die jeweils durch einzelne Teilkriterien näher charakterisiert und schließlich einer Überprüfung zugänglich gemacht werden. Nachfolgende Abbildung 3 zeigt die neun Bereiche des EFQM-Modells in einer für Gymnasien angepassten Version.

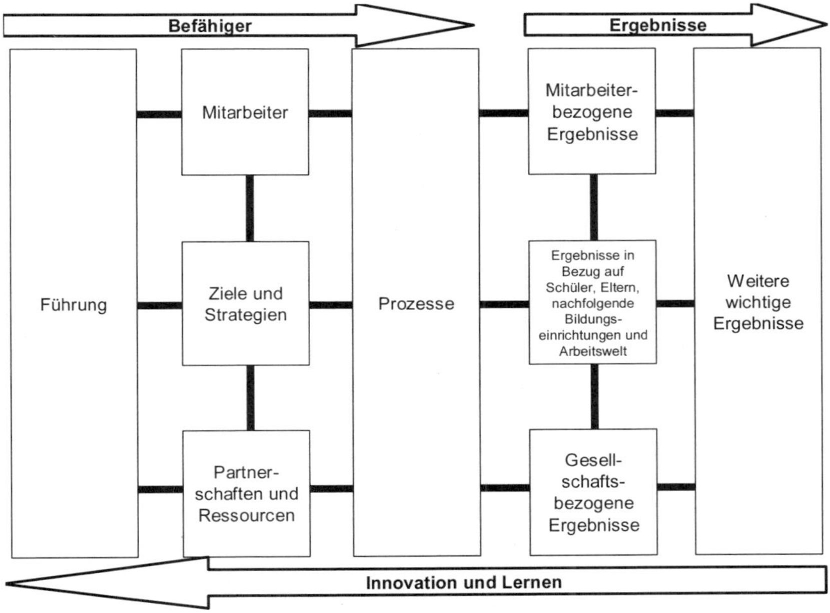

Abbildung 3: Das EFQM-Modell an das Gymnasium angepasst (Kotter, 2003, S. 11)

Dieses Modell ist nicht als ein geschlossenes System gedacht, sondern vielmehr als ein „offener Katalog" (Esser & Behrens, 2003, S. 6; Kotter, 2003, S. 11), der je nach Bedarf der Schule ergänzt werden kann und soll.

Der Erfolg einer Schule hängt nach dieser Sichtweise von den als Ergebniskriterien gekennzeichneten Bereichen (Mitarbeiter, Schüler, Eltern und nachfolgende Bildungseinrichtungen, Gesellschaft sowie weitere wichtige Ergebnisse) und den diese Ergebnisse erst möglich machenden Befähigerkriterien (Führung, Mitarbeiter, Ziele und Strategie, Partnerschaften und Ressourcen sowie Prozesse) ab.

Ablauf eines Entwicklungsprozesses nach EFQM

Die Qualitätsentwicklung folgt bei EFQM einem iterativen Prozess, in dem, ausgehend von einer Ist-Analyse aller neun Kriterien, Stärken und Verbesserungsbereiche der Schule identifiziert werden. Auf Basis dieser

Informationen werden anschließend Verbesserungsmaßnahmen abgeleitet und in einen Arbeitsplan nach Priorität sortiert. Die Umsetzung dieses Arbeitsplans und die Überprüfung der Ergebnisse schließen dann einen Durchlauf dieses Qualitätskreises ab und leiten gleichzeitig in die nächste, identisch aufgebaute Runde des Verbesserungsprozesses über.

Dieser Ablauf wird weitgehend in Eigenregie, d. h. selbst gesteuert und selbst bewertend innerhalb der Schule durchgeführt. Aufgrund der Komplexität des Vorhabens wird aber in der Regel die Beteiligung externer Experten (EFQM-Berater) nötig, um die aufwändigen Prozesse in der Startphase der Entwicklung zu begleiten (Esser & Behrens, 2003; Gonon, Hügli, Landwehr, Ricka & Steiner, 2001).

In der Terminologie von EFQM wird das Vorgehen mit dem Akronym RADAR abgekürzt. Ausgehend von erwünschten Ergebnissen (Results) wird ein gemeinsames Vorgehen geplant (Approach) und umgesetzt (Deployment). Schließlich werden die Ergebnisse dieses Vorgehens bewertet (Assessment) und beurteilt (Review). Hier finden sich die Grundideen eines rational-ökonomischen Organisationsmodells (vgl. S. 29) wieder, innerhalb dessen mittels genauer Planung und strukturiertem Vorgehen Veränderungen implementiert werden können.

Erfolgsfaktoren der Schulentwicklung nach EFQM

EFQM bietet ein heuristisches Modell der qualitätsrelevanten Bereiche einer Organisation. Die neun Kriterien werden durch Teilkriterien weiter spezifiziert, die dann durch messbare Fragestellungen charakterisiert werden.

Aus zwei Quellen können die Erfolgsfaktoren für die Schulentwicklung (und damit für die internen Transferprozesse im Rahmen einer Implementation) abgeleitet werden: Erstens stellen die im Modell als Befähigerkriterien bezeichneten Elemente Erfolgsfaktoren für die Qualitätsentwicklung nach EFQM. Zweitens stehen bereits erste Erfahrungsberichte und Analysen des Modells aus der Schulentwicklungsperspektive zur Verfügung (R. Arnold & Faber, 2000; Esser & Behrens, 2003; Gonon et al., 2001):

Führung: EFQM misst dem Führungshandeln der Schulleitung einen hohen Stellenwert bei. Aufgabe der Schulleiterin bzw. des

Schulleiters ist es, Werte und Kultur der Schule zu prägen und eine Vision für das gesamte schulische Arbeiten zu initiieren. Sie arbeiten an einer kontinuierlichen Verbesserung der Organisation und gestalten die Schulen aktiv. Diese beiden Aufgaben erinnern an die in der Schulentwicklungsliteratur als transformational bzw. transactional leadership bezeichneten Aufgabenfelder (z. B. Silins, 1994). Kontakte zu an Schule beteiligten Personengruppen (Schülerinnen und Schüler, Eltern und externe Partner) sowie die Motivation und Unterstützung der Lehrkräfte im Entwicklungsprozess sind weitere Erfolgsbedingungen im Verantwortungsbereich der Schulleitungen.

Mitarbeiter: Personalplanung und -entwicklung, Beteiligung an Entscheidungsprozessen und eigenverantwortliches Handeln, Fördern der schulinternen Kommunikationsprozesse sowie persönliche Anerkennung und Belohnung sind mitarbeiterbezogene Erfolgsfaktoren von EFQM. Eigentlich werden durch diese Faktoren größtenteils weitere Aufgabenbereiche des Schulleitungshandelns, nämlich die Mitarbeiterorientierung gegenüber der oben angeführten Sachorientierung, angesprochen.

Ziele und Strategie: Um Ziele und Strategie der Schule festlegen zu können, müssen Bedürfnisse und Erwartungen der an Schule Beteiligten ermittelt werden. Damit wird eine systematische Ist-Analyse der Schule gefordert. Ziele und Strategie sind nicht auf Dauer festgelegt, sondern Gegenstand regelmäßiger Überprüfung und Weiterentwicklung. Zu diesem Zweck ist es nötig, dass diese Ziele genauso wie der Prozess der Entwicklung innerhalb der Schule transparent gemacht werden und die Zustimmung der Beteiligten und Betroffenen finden.

Partnerschaften und Ressourcen: Entsprechend der Vorstellung einer weitgehenden Autonomie der Schule ist die Vernetzung mit externen Partnern ein wichtiges Erfolgskriterium. Zu diesen Partnern werden Vereine, Behörden wie auch andere Schulen gezählt. Die Art und Weise, wie die Schule mit ihren vorhandenen materiellen wie immateriellen Ressourcen umgeht und neue Ressourcen gewinnt, ist ebenfalls ein wesentlicher Erfolgsfaktor.

Prozesse: Unter Prozesse werden einerseits die unterrichtsnahen Prozesse sowie alle Aufgaben der Schule im Kontext des Bildungs- und Erziehungsauftrags verstanden. Andererseits fallen in diese Kategorie auch die Veränderungsprozesse innerhalb der Schule, d. h. der oben beschriebene kontinuierliche Verbesserungsprozess soll auch auf die Arbeitsprozesse der Schule angewandt werden.

Aus der Auflistung der einzelnen Faktoren wird deutlich, dass die fünf Befähigerkriterien sich teilweise überschneiden und nicht immer trennscharf sind. Allerdings ist die Anpassung von EFQM auf Schulen noch in Bearbeitung, die oben dargestellte Version (Abbildung 3) stellt die aktuelle Arbeitsversion dar. Transfer wird von EFQM nicht explizit thematisiert. Allerdings scheint es diesem Verfahren zu gelingen, die Innovation in das gesamte Kollegium zu tragen.

Erfahrungen aus dem Modellversuchsprogramm „Qualitätsentwicklung an beruflichen Schulen (QuabS)" (Esser & Behrens, 2003) unterstützen die aus EFQM abgeleiteten Erfolgsfaktoren. Aus der Umsetzung des Modells an insgesamt sieben beruflichen Schulen werden insbesondere die Rolle der Schulleitung, die Unterstützung der beteiligten Lehrkräfte (organisatorisch wie inhaltlich), die Transparenz der Vorgehensweise und die strukturierte Vorgehensweise beim Bearbeiten der Verbesserungen gesehen. Gleichzeitig warnen die Autoren aber vor einer möglichen Überlastung der Schule durch zu hohe Erwartungen an die Umsetzung der Verbesserungsmaßnahmen.

3.3.4 *Schulentwicklung als Organisationsentwicklung*

Schulen sind - wie im Kapitel 3.2.1 dargestellt - eine besondere Form von Organisationen mit einigen Unterschieden zu Unternehmen der freien Wirtschaft. Während Organisationsentwicklung in Unternehmen schon lange in immer wieder neuen Ansätzen praktiziert wird, steht die Organisationsentwicklung in der Schule erst am Anfang (vgl. Dreieck von Personalentwicklung, Unterrichtsentwicklung und Organisationsentwicklung Rolff et al., 1999, S. 35). Ähnlich wie im Fall der Qualitätsmanagementsysteme wird auch hier versucht, Konzepte, die für Unternehmen entwickelt und durchgeführt wurden, auf die Situation einer Schule zu übertragen. Bislang gibt es dazu nur wenige systematisch dokumentierte Beispiele. Erste Erfahrungen wurden in einer Diplomarbeit von Nordmann (2000) berichtet, wobei eine Organisationsentwicklung nach dem MTO-Ansatz (Mensch-Technik-Organisation) von Strohm & Ulich (1997a; 1997b) auf eine Realschule in Baden-Württemberg übertragen wurde. Zwar stehen über diese erste Fallstudie hinausgehende Analysen noch aus, trotzdem können aus diesem Beispiel Hinweise auf Transfer fördernde Faktoren in der Schulentwicklung abgeleitet werden.

Grundlagen des MTO-Ansatzes

Der Grundgedanke des MTO-Ansatzes ist, dass Organisationsentwicklung dann optimal verläuft, wenn alle Bereiche der Organisation in die Analyse und den daran anschließenden Verbesserungsprozess einbezogen werden. Strohm und Ulich entwickelten ihr Konzept aus der Handlungsregulationstheorie (z. B. Hacker, 1998) sowie dem soziotechnischen Systemansatz (Alioth, 1980; Emery, 1959 nach Strohm & Ulich, 1997a, S. 11). Als Ziel dieses Vorgehens sehen die Autoren eine ganzheitliche soziotechnische Optimierung, d. h. „(...) den Einsatz von Technik, die Gestaltung der Organisation und die Nutzung und Entwicklung der Qualifikationen der Beschäftigten (Mensch-Technik-Organisation-Ansatz) gemeinsam zu optimieren." (Strohm & Ulich, 1997a, S. 11).

Die Umsetzung des MTO-Ansatzes geschieht in sieben Schritten beginnend an der Spitze der Organisation (nach Strohm & Ulich, 1997a, S. 12):

1. Analyse auf der Ebene des Unternehmens: Aus Interviews mit der Unternehmensleitung sowie einer Dokumentenanalyse sollen in diesem Schritt grundlegende Informationen zum Unternehmen gewonnen werden. Dazu zählen z. B. die Unternehmensziele, die Strategie, die Organisations-, Personal- und Prozessstruktur oder die Technologie des Unternehmens.

2. Analyse von Auftragsdurchläufen: Mit den Informationen aus dem ersten Schritt können gezielte Prozessanalysen typischer Arbeitsaufträge vorgenommen werden. Eine typische Prozessanalyse bei einem Automobilherstellers betrifft z. B. den Nachschub von produktionskritischen Teilen in die Fertigung. In einer Schule könnte z. B. die Vorbereitung, Durchführung und Nachbereitung von Unterrichtsstunden oder die Gestaltung des Elternabends in Form einer Prozessanalyse untersucht werden.
3. Analyse von Arbeitssystemen: Während der vorherige Schritt die Organisation aus der Prozesssicht - und damit abteilungsübergreifend - betrachtet, steht jetzt eine einzelne Abteilung mit ihren Außenkontakten, ihrer internen sozialen wie technischen Struktur sowie ihren spezifischen Problemen im Mittelpunkt. Wie ist in Schulen z. B. die Vernetzung von Fachbereichen geregelt? Gibt es fächerübergreifende, fest installierte Strukturen wie z. B. regelmäßigen Projektunterricht?
4. Analyse von Arbeitsgruppen: Auf der nächsten Detaillierungsebene werden die Arbeitssituation sowie die Prozesse einzelner Arbeitsgruppen untersucht. In wie weit besteht die Möglichkeit zur kollektiven Regulation von z. B. Arbeitsumgebung, Arbeitsaufgaben, Arbeitszeit, Qualifizierung, Leistung oder Qualität der Arbeit? Bezogen auf den Unterricht kommt die Analyse hier in Schulen möglicherweise zu anderen Ergebnissen als bei einer Untersuchung zur Schulentwicklung. Die MTO-Analyse greift in diesem Schritt motivationspsychologische Fragestellungen auf, die im Kapitel 3.5.3 ab S. 105 genauer betrachtet werden.
5. Bedingungsbezogene Analyse von Schlüsseltätigkeiten: Nach Strohm und Ulich (1997b) soll Arbeit eine qualifizierende und persönlichkeitsfördernde Rolle einnehmen. Anhand von Arbeitseinheiten, Tätigkeitsabläufen sowie Kommunikations- und Kooperationserfordernissen wird dies in dieser Phase der Analyse mittels standardisierter Verfahren überprüft.[7] Mit dieser

[7] Vorgeschlagen werden hier z. B. die Kontrastive Aufgabenanalyse im Büro (Dunckel et al., 1993), das Verfahren zur Ermittlung von Regulationshindernissen in der Arbeitstätigkeit (RHIA-Verfahren, Leitner et al., 1987) oder das Verfahren zur Komplementären Analyse und Gestaltung von Produktionsaufgaben in

Fragestellung adressiert die MTO-Analyse u. a. die im Schulkontext häufig diskutierte Burn-Out-Problematik der Lehrkräfte (z. B. Barth, 1992; Gottschalk, 2004; Müller, 1994).

6. Personenbezogene Arbeitsanalysen: „Zahlreiche Untersuchungen bestätigen, dass sich die subjektive Wahrnehmung einer Arbeitssituation durch die Beschäftigten von deren ‚objektiver' Bewertung erheblich unterscheiden kann" (Strohm & Ulich, 1997a, S. 16). Diese subjektive Bewertung der Arbeit ist gerade aus einer stärker konstruktivistischen Sichtweise, wie sie in dieser Arbeit vertreten wird, besonders wichtig, da eine wirklich objektive Bewertung der Arbeitssituation als nicht möglich erachtet wird (vgl. Kap. 3.5.3, S. 105 ff.).
7. Analyse der soziotechnischen Geschichte: Organisationen besitzen eine Entwicklungsgeschichte, die bekannt sein muss, bevor aus der Analyse Maßnahmen zur Weiterentwicklung abgeleitet werden. Zu dieser Geschichte zählen Strategien, Vorgehen und Meilensteine bei der bisherigen technisch-organisatorischen Entwicklung des Unternehmens. Durch diesen Analyseschritt soll unter anderem die Wiederholung erfolgloser Maßnahmen verhindert oder auf bisherigen Erfolgen der Schulentwicklung aufgebaut werden.

Mit diesem auf die gesamte Organisation bezogenen Vorgehen sollen die Entwicklungspotenziale identifiziert werden und Maßnahmen auf allen Ebenen der Organisation angestoßen werden. Die Durchführung des Verfahrens ist, im Gegensatz zu dem im Kapitel 3.3.3 vorgestellten Qualitätsmanagementsystem, als einmalige Analyse konzipiert und stellt so erst den Einstieg in ein kontinuierliches Entwicklungsmanagement dar. Allerdings verlässt sich das MTO-Verfahren auf standardisierte Instrumente zur Analyse der Organisation, während EFQM ein heuristisches Verfahren darstellt.

---

soziotechnischen Systemen (KOMPASS-Verfahren, Grote, Weick, Wäfler & Zölch, 1997, alle Verfahren nach Strohm & Ulich, 1997a, S. 15).

Anwendung in der Schulentwicklung – eine Fallstudie

Der MTO-Ansatz versteht sich zwar als allgemein gültiges Modell zur Organisationsentwicklung, allerdings trifft die Analyse in der Schule auf eine besondere Organisationsform (vgl. Kap. 3.2.1, S. 29 ff.). Die praktische Umsetzung dieses Ansatzes in Schulen verlangt neben der Übersetzung der Begriffe in eine den Lehrkräften geläufige Terminologie auch spezifische Anpassungen an die schulspezifischen Themen und Möglichkeiten (Nordmann, 2000, S. 12). Die Fallstudie, die Andrea Nordmann in ihrer Diplomarbeit vorstellt, reduziert die MTO-Analyse von ursprünglich sieben auf folgende vier Schritte: Analyse des Unternehmens ‚Schule', Analyse des Arbeitssystems ‚Lehre', Analyse von Arbeitsgruppen innerhalb des Arbeitssystems ‚Lehre' sowie der personenbezogenen Arbeitsanalysen aller Mitarbeiter[8]. Mit einer detaillierten Beschreibung der Vorgehensweise und einer jeweils daran anschließenden Bewertung der gewonnenen Informationen nach den Kriterien der MTO-Analyse werden die vier Schritte nacheinander abgehandelt. Einige Ergebnisse der Diplomarbeit werden nachfolgend kurz wiedergegeben, um einen Eindruck vom Nutzen dieses Ansatzes zu vermitteln:

[8] Die Gesamtbetrachtung der geschichtlichen Entwicklung der Schule wird in der Diplomarbeit aufgrund zeitlicher Probleme nur angekündigt, nicht aber umgesetzt.

Tabelle 3: Ausgewählte Ergebnisse aus einer Fallstudie zur MTO-Analyse in einer Schule (Nordmann, 2000, Zusammenstellung durch den Autor)

Analyseebene	Positive Bewertung	Negative Bewertung
Organisation Schule	• Partizipation der Lehrkräfte an Entscheidungen. • Motivierung der Lehrkräfte durch relativ freie Gestaltung von Arbeitszeit und Fortbildungen.	• fehlende gemeinsame Leitlinie. • keine gemeinsame Präsentation nach außen. • Personalplanung wird außerschulisch geregelt.
Lehre	• Unterrichtsorganisation, Feinlernziele, Teilbudgetierung liegen im Einflussbereich der Schule. • Hoher interner Zusammenhang der einzelnen Lehranteile durch fächerübergreifenden Unterricht. • Gegenseitige Unterstützung und Vertretung in hohem Maße möglich: hohe Polyvalenz der Beschäftigten • Technologische Bedingungen (z. B. Arbeits- und Konferenzräume) unterstützen die Arbeitsorganisation an der Schule, werden aber nicht konsequent genutzt.	• Weitergehende Entscheidungen liegen beim Schulträger, dem Ministerium oder anderen übergeordneten Stellen. • Lehrerfolg ist schwer nachweisbar und nicht eindeutig auf die Arbeit der Lehrkräfte zurückzuführen. • Das Fehlen einer regelmäßigen gemeinsamen Arbeitszeit erschwert die Abstimmung im Kollegium.
Arbeitsgruppen	• Informelle institutionalisierte Arbeitsgruppen (eingerichtete Projektgruppen) sind die einzige funktionale Form von Arbeitsgruppen an der Schule. • Prinzipielle Bereitschaft zur Kooperation wird durch explizit geäußerte Wünsche deutlich.	• Zahlreiche formelle Arbeitsgruppen mit ineffizienter Struktur und Größe. • Informelle nicht institutionalisierte Arbeitsgruppen bleiben intransparent in ihrer Funktion
personenbezogene Analyse		• Negativer Zusammenhang zwischen der empfundenen Belastung im Beruf und erlebtem Handlungsspielraum sowie dem Führungsverhalten der Schulleitung

Die Arbeit endet mit der Präsentation der Analyseergebnisse. In wie weit die Ergebnisse der Analyse in Aktionen umgesetzt wurden, bleibt offen.

Die oben kurz dargestellte Diplomarbeit zeigt an einem Einzelfall, wie eine MTO-Analyse zur Entwicklung einer Schule eingesetzt werden kann. Die Ergebnisse bleiben zwar auf den Einzelfall beschränkt, können allerdings - unter Berücksichtigung der Grundannahmen dieses Vorgehens - zur Ableitung von Einflussfaktoren für den Transfer dieser Entwicklungsmaßnahmen genutzt werden.

Einflussfaktoren auf Transfer

Der MTO-Ansatz baut auf eine externe Analyse der Situation in einer Organisation bzw. wie im vorherigen Fallbeispiel einer Schule. Die Umsetzung der Ergebnisse ist dabei nicht Teil der Expertenanalyse, sondern bleibt die Aufgabe der Organisation nach der Bekanntgabe der Analyseergebnisse. Auch wenn diese Umsetzung der eingangs aufgestellten Definition von Transfer (vgl. Kap. 3.1.2) möglicherweise nicht genügt, da die Ergebnisse nur umgesetzt, nicht aber in einem neuen Kontext angepasst wurden, sind mit den einzelnen Schritten der Analyse implizite wie explizite Aussagen zu förderlichen Faktoren für den Transfer verbunden.

Auf der *Organisationsebene ‚Schule'* stehen gemeinsame Ziele und die Mitarbeit bei Entscheidungen zu Ziel und Struktur der Schule im Vordergrund. Die Grundidee der Kontrolle der eigenen Arbeit - im Sinne z. B. des locus of control (Rotter, 1966) oder der Selbstwirksamkeit (Bandura, 1997) wird als motivierender und gleichzeitig für Individuum wie für die Organisation als gesundheitsförderlicher Faktor hervorgehoben. Schulentwicklung wird demnach transferiert, wenn sie ein gemeinsames Ziel anspricht und gleichzeitig gestaltbar bleibt.

Das *Arbeitssystem ‚Lehre'* betont den wahrgenommenen Sinn der eigenen Arbeit sowie die Notwendigkeit gegenseitiger Unterstützung in der täglichen Arbeit. Erfolgserlebnisse aus der Schulentwicklungsarbeit (z. B. ein wahrgenommener Lernfortschritt in einem neuen Themengebiet) wirken demnach förderlich. Gleichzeitig sind aber Probleme zu erwarten, wenn der Sinn der Entwicklungsarbeit nicht deutlich wird oder nicht mit persönlichen Werten in Übereinstimmung zu bringen ist.

Auf der *Ebene der Arbeitsgruppen* sind vor allem die Gruppenstrukturen als Erfolgsfaktoren für Transfer von Bedeutung. Kleine Arbeitsgruppen, die effektiv zusammenarbeiten und dabei über eigene Entscheidungsbefugnisse verfügen, die also z. B. vom Gesamtkollegium und der Schulleitung legitimiert sind, eine Innovation in die Schule zu tragen, werden als transferfördernd erachtet. Gleichzeitig wird im Gesamtkollegium eine grundlegende Bereitschaft zur Kooperation vorausgesetzt.

Auf der *persönlichen Ebene* schließlich zeigen sich dysfunktionale Effekte der Arbeitsumgebung in der erlebten Belastung durch die Arbeit bis hin zu gesundheitlichen Auswirkungen. Als Einflussfaktoren werden einerseits der erlebte Handlungsspielraum, andererseits auch das Führungsverhalten der Schulleitung angenommen. Transfer von Innovationen in der Schule ist von belasteten Lehrkräften nicht zu erwarten.

3.3.5 Zusammenfassung

Aus den bisher vorgestellten Schulentwicklungsansätzen lassen sich Hinweise für die Gestaltung transferförderlicher Faktoren ableiten. Bei allen Unterschieden der Ansätze im Umfang und Aufwand, in der Herkunft, der Vorgehensweise oder der Zielgruppe tauchen einige Erfolgsfaktoren für Transfer wiederholt auf. Eine Zusammenstellung der Faktoren aus den unterschiedlichen Denkrichtungen wird im Kapitel 3.6.3 ab S. 127 gegeben. Vorher sollen noch zwei zusätzliche Fragen geklärt werden, aus deren Beantwortung weitere, bislang noch nicht berücksichtigte Faktoren für Transfer entwickelt werden können:

1. Welche Empfehlungen speziell zum Transfer in Schulentwicklung gibt es aus bestehenden oder abgeschlossenen Modellversuchen (siehe Kap. 3.4)?
2. Welche Faktoren lassen sich aus grundlegenden Theorien zum Transfer von Innovationen in der Schulentwicklung ableiten (siehe Kap. 3.5)?

3.4 Erfahrungsgeleitete Empfehlungen zur Transferförderung in Modellversuchen

Die in Kapitel 3.3 aufgeführten Konzepte und Vorgehensweisen geben grundsätzliche Empfehlungen zur Steuerung einer Schulentwicklung. Sie nennen Verbesserungsschritte zur effektiveren Gestaltung einer Schule und wurden bereits in zahlreichen Schulen und Schulsystemen erprobt. Berichte über die Ergebnisse finden sich z. B. bei der Bund-Länder-Kommission für Bildungsplanung und Forschungsförderung (BLK, http://www.blk-bonn.de) oder über die Internetseite der Bertelsmann Stiftung (http://www.bertelsmann-stiftung.de).

Beide Organisationen zeichnen sich durch umfangreiche Erfahrung in der Förderung von Schulentwicklungsprojekten aus. Bei der praktischen Erprobung der unterschiedlichen Konzepte der Schulentwicklung wurde deutlich, dass diese das Problem des Transfers nur unzureichend thematisieren. Die oft ressourcenintensive Schulentwicklung einer einzelnen Schule oder eines Netzwerks von Schulen bleibt nach Ende der Finanzierung bestenfalls über die beteiligten Personen erhalten. Oft wird von einer ‚Versandung' der Anstrengungen berichtet (Euler, 2001; Nickolaus, 2002); aktive, gegensteuernde Maßnahmen werden daher zum Bestandteil neuer Förderprogramme (Bund-Länder-Kommission für Bildungsplanung und Forschungsförderung, 1997b; Edelstein & Fauser, 2001).

Nachfolgend werden drei Empfehlungen zur Transfersteigerung in Modellversuchsprogrammen vorgestellt, die aus den Erfahrungen bereits durchgeführter Programme entstanden sind.

3.4.1 Empfehlungen des Forum Bildung zum Transfer

Im Jahr 1999 wurde von Bund und Ländern gemeinsam das ‚Forum Bildung' eingesetzt, um Qualität und Zukunftsfähigkeit des deutschen Bildungssystems sicherzustellen. Experten aus Wissenschaft, Politik, Gewerkschaften und Arbeitgebern haben zwei Jahre lang Empfehlungen zur Bildungsreform erarbeitet. Anlässlich einer Tagung im September 2001, kurz vor Ende der Arbeitsperiode des Forum Bildung, wurden in Berlin Erfahrungen zu Transfer zusammengetragen und diskutiert. Zwei der Einzelbeiträge greifen dabei Einflussfaktoren auf den Transfer pointiert auf und werden nachfolgend kurz skizziert. Den Anfang machen Czerwanski & Lohre, die ihre Erfahrungen aus der Arbeit der Bertelsmann Stiftung in sieben Thesen gefasst haben:

> „1. Idealbedingungen im Modell sind Transfer-Bremser. (…)
> 2. Veränderungen ohne die Beteiligung und Bereitschaft der Zielgruppe/n sind zwecklos. (…)
> 3. Die Transferfähigkeit von Ergebnissen ist eine Illusion. (…)
> 4. Nur die Transparenz und Nachvollziehbarkeit der Ausgangsbedingungen und der (Lern-) Prozesse im Modell schaffen die Voraussetzungen für erfolgreiche und nachhaltige Adaption.(…)
> 5. Ohne Unterstützungssysteme kann kein Transfer gelingen. (…)
> 6. Wer die formale ‚Macht' hat, muss frühzeitig eingebunden werden und die notwendige Unterstützung geben. (…)
> 7. Um nachhaltige Veränderungen des Transfers zu bewirken, müssen diese Veränderungen strukturell abgesichert werden. (…)" (Czerwanski & Lohre, 2002, S. 38 f.)[9]

Zu ähnlichen Schlüssen kommt auch Nickolaus, der ex-post sieben Modellversuchsprogramme auf deren Transferwirkung analysiert hat. Er fasst seine Empfehlungen in zehn Punkten zusammen (vgl. Nickolaus, 2002, S. 47-50), die nachfolgend sinngemäß wiedergegeben werden:

1. Transfer braucht Problembewusstsein sowie eine akute Bedarfslage.
2. Transfer braucht professionelle und regelmäßige Kommunikation über Zeitschriften und persönliche Kanäle (z. B. Multiplikatoren).
3. Die entwickelten Konzepte sollten unter Alltagsbedingungen anwendbar und auf neue Situationen übertragbar sein.
4. Innovationshemmende Institutionen müssen berücksichtigt werden; Abbau dieser Hemmnisse muss ein Ziel des Transfers sein.
5. Lokale Transfereffekte müssen mit externer Unterstützung auf größere Regionen ausgebreitet werden. Als mögliche Maßnah-

[9] Die Erläuterungen zu den einzelnen Thesen wurden an dieser Stelle nicht zitiert. Die gesamte Dokumentation ist im Internet erhältlich. Die Quellenangabe befindet sich im Literaturverzeichnis.

men werden z. B. vorgeschlagen, Standorte für Modellversuche breit im Land zu streuen, Förderung von länderübergreifender Kooperation abhängig zu machen und überregionale Transferagenturen einzurichten.

6. Transfer muss bereits in der Planung des Modellversuchs berücksichtigt werden.
7. Die förderlichen und hinderlichen Faktoren sollten vor dem Transfer speziell für den Zielkontext analysiert werden.
8. Weitere Interessengruppen (im Fall von Modellversuchen im berufsbildenden Bereich z. B. Unternehmen) sollten ebenfalls berücksichtigt werden.
9. Begleitforschung sollte systematisch durchgeführt und theoretisch fundiert sein, um zum Transfer beizutragen.
10. Die Modellversuche sollten auf Transfer hin modifiziert werden, z. B. durch Anreize für die Übernahme von guten Beispielen, durch die Ausschreibung von Wettbewerben und die systematische Vernetzung von Maßnahmen.

Beide Beiträge betonen als Erfolgsfaktoren die inhaltliche Relevanz und Transparenz des zu transferierenden Konzepts, die Motivation der beteiligten Personen, die frühzeitige Vernetzung der am Modellversuch Beteiligten sowie die externe Unterstützung durch Entscheidungsträger und Begleitforschung. Wesentlich erscheint außerdem, dass bereits die Planung eines Modellversuchs den Transfer beinhaltet. Diese Empfehlungen sind mittlerweile in die Konzeption aktueller Modellversuche (z. B. Edelstein & Fauser, 2001) eingeflossen. Insgesamt zeigen sich bemerkenswerte Parallelen zu den Schlussfolgerungen von Datnow & Stringfield (2000), die 16 Schulentwicklungsprogramme vor allem aus den USA auf die Erfolgsbedingungen für deren Verbreitung hin untersucht haben. Die Mechanismen der Schulentwicklung scheinen somit relativ unabhängig vom zu Grunde liegenden Schulsystem zu funktionieren.

3.4.2 *Schlussfolgerungen aus dem Modellversuchsprogramm KOLIBRI*

Während die bislang vorgestellten Empfehlungen rein aus der Erfahrung in der Durchführung von Modellversuchen entstanden sind, wurde im Rahmen des BLK-Modellversuchsprogramms „Kooperation der Lernorte in der beruflichen Bildung“ KOLIBRI[10] ein Dossier zur Transferförderung in Modellversuchen erstellt (Euler, 2001), das als Grundlage erkenntnis- und lerntheoretische Überlegungen sowie Ergebnisse aus der Implementationsforschung verwendet. Die praktischen Erfahrungen aus dem Modellversuch werden in diesem Dossier - allerdings ohne empirische Überprüfung - aufgrund plausibler Argumentation den theoretischen Überlegungen zugeordnet.

Transfer wird dabei einerseits als ein didaktisches Problem charakterisiert: Die Wirkung entsteht im Sinne konstruktivistischen Lernverständnisses durch die aktive Übernahme eines neuen Konzepts im Zielkontext. Hinderlich ist aus dieser Perspektive z. B.

- eine Überforderung (Overload) durch zu viele parallel ablaufende Veränderungen,
- eine zu hohe Anfangsbelastung, die demotivierend wirkt und die Kreativität beeinträchtigt (Euler, 2001, S. 8),
- mangelnde Übereinstimmung der Innovationsziele mit bestehenden Normen, Problemen oder persönlichen Wertvorstellungen (siehe auch Dalin, Rolff & Buchen, 1998, S. 21).

Andererseits stellt Euler (2001) Transfer als eine Aufgabe im Kontext einer Implementation dar. In der Implementationsforschung werden drei unterschiedliche Strategien bei der Einführung einer Innovation unterschieden:

Die rational-empirische Strategie geht davon aus, dass die Aufgabe der Implementation darin besteht, die Zielgruppe von der positiven Innovation mit erstrebenswerten Zielen und geeigneten Mitteln zur Umsetzung zu überzeugen. Implementation wird damit zum Kommunikationsproblem, ein Scheitern des Transfers wird auf mangelnde Verständlichkeit des Konzepts (z. B. der Ziele oder des Veränderungsprozesses) zurückgeführt.

Die Machtstrategie betrachtet eine Innovation als eine Anweisung von oben, die einer Zielgruppe aufgrund einer hierarchisch überlegenen

---

[10] http://www.blk-kolibri.de

Position gegeben werden kann (Top-Down). Anreizsysteme können die Implementation im Rahmen dieser Strategie unterstützen.

Die reedukative Strategie geht im Gegensatz dazu von der Basis aus und versucht, Veränderungspotenzial innerhalb der Zielgruppe zu nutzen (Bottom-Up).

Hinderliche Faktoren für Transfer, die aus den beiden letztgenannten Strategien abgeleitet werden, sind z. B. mangelnde Unterstützung für die Innovation, ungeeignete Organisationsstrukturen oder unklare bzw. wechselnde Vorgaben für die Umsetzung.

Euler betrachtet die Transfersituation als ein Marketingproblem; Aufgabe eines Transfers ist hier, die Vermittlung zwischen Angebot und Nachfrage herzustellen (siehe Abbildung 4).

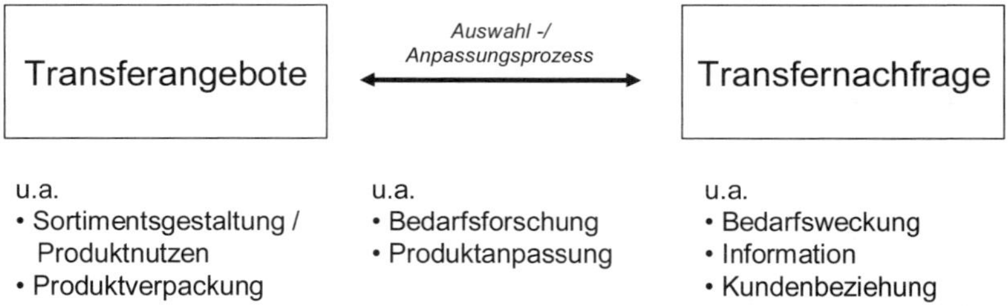

Abbildung 4: Aufbau von Transferaktivitäten in Analogie zum Produktmarketing (Euler, 2001, S. 12)

Als Schlussfolgerung aus dieser Sichtweise werden von Euler Erfolgsfaktoren vorgeschlagen, die drei Kategorien zugeordnet werden: Faktoren im Rahmen der Programmplanung, Faktoren im Rahmen der Bereitstellung und Aufbereitung der Ergebnisse sowie Faktoren zur Förderung der Nachfrage.

Faktoren im Rahmen der Programmplanung

Diese Faktoren werden bereits in der Planungsphase eines Modellversuchs wirksam. Förderlich wirken sich nach Euler eine möglichst allgemeine Problemstellung sowie geringe Voraussetzungen im Zielkontext aus. Eine allgemeine Problemstellung sichert im Gegensatz zu einer speziellen, dass der Transfer für eine große Anzahl möglicher Interessenten nützlich ist. Geringe Voraussetzungen (z. B. der technischen oder personellen Ausstattung in der Schule) erleichtern dann den Transferprozess. Die Planung sollte sich dabei an Normalbedingungen, nicht an Idealbedingungen orientieren.

Bereits in der Planungsphase kann die Vernetzung mit anderen Vorhaben helfen, Doppelarbeit zu vermeiden und Ergebnisse auf lange Sicht zu stabilisieren. Um dies auch im Programm zu verankern, schlägt Euler vor, die Transferplanung als Teil des Modellversuchsantrags festzuhalten (siehe auch Bund-Länder-Kommission für Bildungsplanung und Forschungsförderung, 1997b; Euler, 2001, S. 15).

Faktoren im Rahmen der Aufbereitung der Ergebnisse

Die Aufbereitung der Ergebnisse dient vor allem der Transparenz des Verfahrens. In der Analogie zum Marketing soll durch diese Aufbereitung eine informierte Entscheidung der Zielschulen über die Annahme des Transferangebots ermöglicht werden.

Als Grundlage für den Transfer sieht Euler dabei die versuchsbegleitende, regelmäßige Dokumentation von Erfolgen und Misserfolgen. Insbesondere dokumentierte Misserfolge tragen dazu bei, die Distanz der Modellschulen zur Normalschule zu reduzieren.

Die Dokumentation erfolgt sinnvollerweise anhand einer klaren Definition der Ziele des Vorhabens. Abweichungen von diesen vorher festgelegten Zielen sollten begründet werden, um die Transparenz des Vorgehens sicher zu stellen.

Die Akzeptanz des Vorhabens kann durch eine zielgruppenspezifische Aufbereitung der Ergebnisse sowie die Ausrichtung an didaktischen Prinzipien verbessert werden. Schließlich sollte die Verfügbarkeit der Ergebnisse für die jeweiligen Zielgruppen gesichert werden. Euler kritisiert hier die gängige Praxis in Modellversuchen, Ergebnisse nur als interne Papiere zur Verfügung zu stellen (Euler, 2001, S. 18).

Faktoren zur Förderung der Nachfrage

Euler vertritt die Auffassung, dass Transfer vor allem dann stattfindet, wenn aus dem Zielkontext eine Nachfrage nach der angebotenen Veränderung besteht. Diese Nachfrage lässt sich allerdings auch beeinflussen. Als günstige Faktoren werden dabei erneut Transparenz fördernde Aktivitäten, wie z. B. Informationen zu Zielen, zu durchzuführenden Maßnahmen und deren potenziellen Auswirkungen, zum Nutzen für die Zielschule sowie zum Potenzial für darauf aufbauende Verbesserungen oder Weiterentwicklungen genannt. Als förderlich wird eine interne Erprobung der Transferprinzipien angesehen, beispielsweise eine Übertragung innerhalb der Schule von einem Fachbereich auf einen anderen, bevor dann externe Schulen einbezogen werden.

Die Nachfrage wird weiterhin durch personenzentrierte und organisatorisch orientierte Unterstützung gesteigert (Euler, 2001, S. 20). Darunter fallen häufig angewandte Maßnahmen wie z. B. Fortbildungen für interessierte Lehrkräfte, wie auch die bislang nur selten praktizierte Konzentration auf Schlüsselpersonen in den jeweiligen Zielschulen (sog. Machtpromotoren). Gewinnt man diese Personen für das Vorhaben, dann wird dadurch die Akzeptanz an der Zielschule für die Maßnahme insgesamt gesteigert. Euler nimmt hier einen Ausschnitt der Rolle eines Change Agents bzw. eines Transferagenten auf. Ein Transferagent übernimmt die Vermittlung zwischen Ursprungs- und Zielkontext und braucht dazu neben persönlicher Akzeptanz im Zielkontext vor allem methodische und fachliche Kompetenz (Euler, 2001, S. 22; Fullan, 2001, S. 60 f.). Im Kapitel 3.5.2 wird die Rolle des Change Agents aus der Perspektive der Diffusionstheorie (Rogers, 1995) näher betrachtet.

3.4.3 Das BLK-Modellversuchsprogramm zur Steigerung der Effizienz im mathematisch-naturwissenschaftlichen Unterricht (SINUS)

Die Probleme innerhalb des mathematisch-naturwissenschaftlichen Unterrichts an deutschen Schulen wurden durch TIMSS (vgl. zusammenfassend Baumert et al., 2000) und die PISA-Studie (Deutsches PISA Konsortium, 2001) eindrucksvoll dokumentiert. Über die Analyse von Unterrichtsvideos aus unterschiedlichen Kulturkreisen konnten

Unterrichtsmuster identifiziert werden, die einen hinderlichen bzw. förderlichen Einfluss auf das Lernen im mathematisch-naturwissenschaftlichen Unterricht besitzen (Seidel, 2003; Stigler, Gallimore & Hiebert, 2000). Insbesondere der in Deutschland vorherrschende fragend-entwickelnde Unterricht zeigte dabei Schwächen.

Als Reaktion auf diese Erkenntnisse wurde das Modellversuchsprogramm zur Steigerung der Effizienz des mathematisch-naturwissenschaftlichen Unterrichts (SINUS) etabliert. Nachfolgend wird kurz die Grundidee von SINUS dargestellt und dann das Transferkonzept des Modellversuchsprogramms erläutert.

Grundidee des Modellversuchsprogramms SINUS

SINUS bietet eine inhaltlichen und organisatorischen Rahmen für eine Weiterentwicklung von Unterricht durch die beteiligten Lehrkräfte sowie die Etablierung qualitätssichernder Strukturen in den Schulen. Das Programm unterscheidet sich darin von den bisherigen Modellversuchsansätzen, die vor allem die Erprobung und Implementation neuer Unterrichtsformen zum Ziel hatten. Zwei Strategien bestimmen die Grundidee von SINUS maßgeblich:

1. In der Programmexpertise (Bund-Länder-Kommission für Bildungsplanung und Forschungsförderung, 1997a) wurden elf aufeinander aufbauende Module definiert, die nach Erkenntnissen der allgemeinen und fachbezogenen Lehr-Lernforschung konstruiert wurden (Prenzel, 2000; SINUS-Projektgruppe, 2003). Diese Module geben einen inhaltlichen und methodischen Rahmen vor, der von den teilnehmenden Schulen mit konkreten Unterrichtskonzepten und -materialien ausgefüllt wurde. Zusätzlich unterstützte die wissenschaftliche Begleitung des Modellversuchsprogramms die Schulen bei ihrer Entwicklungsarbeit. Die elf Module zielen auf eine Veränderung der Unterrichtskultur und betonen dabei besonders verständnisorientiertes Lernen und Förderung der Lernmotivation. Sie bieten zusätzlich ein Grundgerüst zur unterrichtsnahen Qualitätsentwicklung in Schulen, da die Lehrkräfte über eine gemeinsame Fachsprache in die Lage versetzt werden, Probleme im

Unterricht besser zu diagnostizieren, um dann gemeinsam an einer Lösung zu arbeiten.

2. Diese gemeinsame Arbeit der Lehrkräfte an der Verbesserung des Unterrichts ist die zweite wesentliche Strategie des Modellversuchsprogramms. Professionelle Kooperation der Lehrkräfte wird einerseits durch die Programmstruktur unterstützt, andererseits stellt sie einen wesentlichen Erfolgsfaktor dar (Ostermeier, 2003). Kooperation findet dabei sowohl innerhalb der Schulen als auch in jeweils sechs Schulen umfassenden Schulsets statt. Entwicklungen, die innerhalb der insgesamt 30 Schulsets erfolgen, werden allen zur Verfügung gestellt und damit bereits während der Laufzeit des Programms transferiert.

Während der Laufzeit des Modellversuchsprogramms (1998-2003) wurden somit bereits erste Erfahrungen zu Transfermechanismen für Ergebnisse und Prozesse von SINUS gesammelt. Nach Abschluss von SINUS wurde ein Transferkonzept erstellt, das eine Verbreitung an bislang noch nicht beteiligte Schulen beschreibt.

Transferkonzept

Das Modellversuchsprogramm SINUS hat in der abschließenden Einschätzung der Programmverantwortlichen *„(…) einen gangbaren und erfolgreichen Weg zur Weiterentwicklung des mathematisch-naturwissenschaftlichen Unterrichts, zur Professionalisierung der Lehrkräfte und zur Förderung der Kompetenz- und Interessenentwicklung der Schülerinnen und Schüler ausgearbeitet und umgesetzt (…)"* (SINUS-Projektgruppe, 2003, S. 31).

Bislang kann allerdings noch nicht auf Erfahrungen zur bundesweiten Verbreitung von Problemlösungen aus Schulmodellversuchen zurückgegriffen werden. Bisherige Modellversuche, die in einem wesentlich kleineren Umfang Konzepte erprobten und umsetzten, stellten die Ergebnisse ihrer Arbeit zwar anderen Schulen zur Verfügung; sie leisteten jedoch keine zusätzliche Hilfestellung beim Transfer. Die Verbreitung dieser Ergebnisse an weitere Schulen liegt außerdem in der Verantwortung der Länder (Kulturhoheit).

Mit dem Abschluss des BLK-Modellversuchsprogramms SINUS wurde erstmals ein von Bund und Ländern gemeinsam getragenes Programm zur Dissemination der Modellversuchsergebnisse aufgelegt (Prenzel, Brackhahn & Hertrampf, 2002). Verbreitet werden sollen dabei nicht nur die Produkte, sondern der gesamte Ansatz der kooperativen unterrichtsbezogenen Qualitätsentwicklung. Als wesentliche Merkmale werden dabei identifiziert:

> „Qualitätsentwicklung von der Basis aus,
> wissenschaftlich fundierte Anregungen und Unterstützungen,
> ‚evolutionäre' Veränderung von Unterrichtsskripts durch Module,
> professionelle Kooperation von Lehrkräften (Fachgruppen und Schulsetbindung),
> Koordinatorensystem,
> Dokumentation und Evaluation." (Prenzel et al., 2002, S. 14)

Über verbindliche Vereinbarungen mit den Schulen sollen die Grundlagen für eine effiziente und effektive Mitarbeit geschaffen werden. Die Inhalte und Verfahrensweisen des Modellversuchsprogramms werden über unterschiedliche Kanäle, z. B. durch Handreichungen und einem zentralen Internet-Server, in den Kollegien bekannt gemacht. Kolleginnen und Kollegen aus dem abgelaufenen Modellversuchsprogramm übernehmen Beratungs- und Fortbildungsaufgaben.

Zusammenfassend soll die Verbreitung eines für die Lehrkräfte relevanten Inhalts mit direktem Unterrichtsbezug mit Hilfe der Unterstützung von Schulleitungen sowie internen wie externen Koordinatoren (analog eines Change Agents, vgl. Kap. 3.3.1 und 3.5.2) durchgeführt werden. Klare Strukturen durch z. B. Zielvereinbarungen, die Verpflichtung zur Dokumentation und Evaluation sowie die Anbindung an weitere Modellversuche sollen eine nachhaltige Sicherung der Entwicklung ermöglichen (Prenzel et al., 2002, S. 19 f.)

3.4.4 Das BLK-Modellversuchsprogramm zur Qualitätsverbesserung in Schulen und Schulsystemen (QuiSS)

Das Modellversuchsprogramm QuiSS nimmt in der vorliegenden Arbeit eine prominente Stellung ein, da die empirische Überprüfung des in Kapitel 3.6 vorgestellten Transfermodells mit Hilfe von Daten aus der formativen Evaluation des Modellversuchsprogramms erfolgt. Eine knappe Abgrenzung der vorliegenden Arbeit zur Evaluation von QuiSS, die unter meiner Mitwirkung durchgeführt wurde (siehe Jäger et al., 2003), habe ich an den Anfang der Ausführungen zur Untersuchungsmethode (Kap. 5.1 ab S. 142) gestellt.

In den nachfolgenden Abschnitten werden nun zuerst die Grundidee von QuiSS skizziert, anschließend der daraus abgeleitete Transferansatz erläutert und schließlich Ergebnisse aus einem Workshop mit Projektverantwortlichen und -mitarbeitenden zum Thema Transfer zusammengefasst.

Grundidee des Modellversuchsprogramms

QuiSS ist ein fünf Jahre dauerndes Modellversuchsprogramm (1999-2004) der Bund-Länder-Kommission für Bildungsplanung und Forschungsförderung (BLK), innerhalb dessen 15 Projekte aus 14 Bundesländern durchgeführt werden. Die einzelnen Projekte bearbeiten die Qualitätsverbesserung in Schulen unter verschiedenen Ansätzen: Unterrichtsnahe Entwicklungsprojekte arbeiten unter dem Dach von QuiSS ebenso wie auf strukturelle Änderungen der Bildungsadministration zielende Vorhaben.

Die Projektarbeit findet in QuiSS auf mehreren Ebenen statt: Die Grundidee des Programms wird in Länderprojekten auf unterschiedliche Art und Weise akzentuiert. So gibt es Länderprojekte, die sich der Problematik des Übergangs zwischen verschiedenen Schulformen widmen, andere befassen sich mit einer Neuordnung der Rolle der Schulaufsicht oder mit der Konzeption und Evaluation von Schulprogrammen.

In den Ländern wiederum arbeiten meist Schulen an eigenen Schulprojekten, wie z. B. der Erstellung eines schulinternen Curriculum, der Weiterentwicklung von Unterricht über Schülerfeedback und Kooperation im Kollegium oder der Einführung von Projektunterricht.

QuiSS steht dabei in der gedanklichen Nachfolge des Modellversuchs „Selbstwirksame Schulen“ (Brockmeyer & Edelstein, 1997b; Jerusalem & Mittag, 1998). Das Programm verbindet die Idee der Selbstwirksamkeit (Bandura, 1997) mit der ganzheitlichen Betrachtung des Systems Schule.

Die Grundlage von QuiSS ist ein Gutachten zur Gestaltung des Programms (die sog. Programmexpertise, Brockmeyer, 1999), an dem sich die teilnehmenden Länderprojekte orientieren, um eigene Ansätze zur Verbesserung der Qualität von Schule zu erarbeiten. QuiSS setzt auf das Innovationspotenzial innerhalb der teilnehmenden Länder, um dann die erarbeiteten Konzepte und Problemlösungen allen beteiligten Ländern zur Verfügung zu stellen. An Stelle einer inhaltlichen Fokussierung auf bestimmte Fachbereiche (vgl. Modellversuch SINUS im vorherigen Kapitel) stehen bei QuiSS vier in der Expertise definierte Kernbereiche, in denen die Arbeit der Länderprojekte stattfinden soll:

- *Professionalisierung*: Dieser Kernbereich umfasst z. B. Aufgaben wie die Etablierung eines unterrichtsbezogenen Austauschs im Kollegium, die Untersuchung der Rolle der Schulleitung in Schulentwicklungsprozessen oder eine Neudefinition der Rolle der Schulaufsicht.
- Der Bereich *Kontroll- und Unterstützungssysteme* betrifft Arbeitsfelder wie Evaluation, Beratungs- und Unterstützungsmöglichkeiten, Stärkung der Mitwirkungsstruktur sowie Vernetzung mit Partnern (z. B. Vereine oder andere Schulen). Eine selbstständige Schule soll somit in ihr relevantes soziales Umfeld eingebettet sein.
- *Planerische Organisation*: Schulentwicklung war vor allem in der jüngeren Vergangenheit gleichbedeutend mit organisatorischen Maßnahmen (Edelstein, 2002, S. 13). Diese sind auch zur strukturellen Unterstützung des Schulentwicklungsprozesses notwendig, nehmen aber im Rahmen von QuiSS keine zentrale Position ein. Maßnahmen in diesem Bereich sind z. B. das Schreiben von Schulprogrammen, die Durchführung von Selbstevaluation zur Steuerung der eigenen Schulentwicklung oder veränderte Mitwirkungsstrukturen in den Schulen.
- Die Expertise bezeichnet *Unterricht und Erziehung* als „(...) Zielbereich schulischen Handelns, nicht als einen instrumentellen Schwerpunktbereich (...)“ (Brockmeyer, 1999, S. 31). Dieser Bereich sollte daher für alle Projekte von Bedeutung sein. Auswirkungen auf Unterricht und Erziehung sind allerdings gerade bei Projekten, die nicht direkt am Unterrichtsgeschehen ansetzen, erst mittel- bis langfristig zu erwarten. Projekte, die unterrichtsnahe

Schwerpunkte setzen, so z. B. die Neuausrichtung des Curriculums, die Fokussierung auf Lernkompetenzen oder die Einführung von Streitschlichtermodellen, lassen eher kurzfristig wahrnehmbare Effekte erwarten und können daher direkt diesem Bereich zugeordnet werden.

Transferkonzept

Bei der Konstruktion des Modellversuchsprogramms QuiSS wurde der Transfer noch nicht als eigenständige Aufgabe definiert. Der Transfer wurde vielmehr als implizite Aufgabe des Programms sowie der einzelnen Projekte verstanden.

Im Verlauf der Programmarbeit rückte allerdings der Transfer der Ergebnisse immer stärker in den Vordergrund. Sichtbar wurde diese Entwicklung in zwei zentralen Veranstaltungen des Modellversuchsprogramms.

1. Anlässlich einer programminternen Tagung im Frühjahr 2002 wurde ein kurzer Workshop zum Thema Transfer durch mich initiiert und moderiert. Die Ergebnisse dieses Workshops, die die Sichtweise von Projektbeteiligten (zumeist auf der Leitungsebene) widerspiegeln, werden im nächsten Abschnitt zusammengefasst.
2. Im Herbst 2003 wurde eine zentrale Tagung des Modellversuchsprogramms exklusiv dem Thema „Transfer" gewidmet. Externe Referenten und interne Arbeitsgruppen entwickelten dabei Anregungen zum Transfer von Ergebnissen und Prozessen des Modellversuchsprogramms. Die Zusammenfassung der Ergebnisse dieser Tagung stand allerdings erst nach der Fertigstellung der vorliegenden Arbeit zur Verfügung und kann an dieser Stelle nicht weiter thematisiert werden.[11]

[11] Ergebnisse des Modellversuchsprogramms sind über dessen zentrale Webseite http://www.blk-quiss.de erhältlich.

Grundlegende Transferideen von QuiSS können allerdings bereits aus den in der Expertise zum Modellversuchsprogramm genannten Kernbereichen abgeleitet werden:

Der Kernbereich *Professionalisierung* betont die Notwendigkeit der Vernetzung von Lehrkräften, sowohl schulintern als auch schulübergreifend. Professionalität impliziert dabei das ständige Streben nach Verbesserung von Schule und Unterricht. Transfer wird daher nicht als eine zusätzliche Aufgabe der Steuerung, sondern als eine aus der Anlage des Modellversuchs unmittelbar folgende Aktivität verstanden. Ohne stützende äußere Struktur bleibt diese Form des Transfers jedoch auf kleine Kooperationsverbünde beschränkt.

Kontroll- und Unterstützungssysteme greifen nach der Idee des Programms an dieser Stelle ein und sorgen für eine gezielte Verbreitung der Innovation. Schulleitungen können z. B. in ihren Kollegien Transfer fördern; Schulaufsicht kann Entwicklungen von einer Schule in die nächste weiter tragen. Diese Form des Transfers geschieht nach der Vorstellung von QuiSS freiwillig aufgrund des professionellen Selbstverständnisses der Akteure.

Der Bereich der *planerischen Organisation* liefert schließlich Struktur für den Transfer, indem z. B. Prozesse und Ergebnisse dokumentiert, Ziele festgelegt und überprüft werden.

Auch wenn in der Programmexpertise der Transfer nicht als eigenständige Aufgabe beschrieben wurde, so bezieht die Anlage des Modellversuchsprogramms Transfer implizit mit ein. Transfer soll als freiwilliger Prozess der Weitergabe von guten Lösungen an interessierte, professionelle Akteure geschehen.

Dieser Ansatz stieß in der praktischen Umsetzung auf Schwierigkeiten, die zur Fokussierung auf Transfer als eigenständige Aufgabe führten. Eine Konsequenz der gezielten Beschäftigung mit dem Thema Transfer war ein Workshop im Rahmen einer Tagung des Modellversuchsprogramms, dessen Ergebnisse nachfolgend zusammengefasst werden.

Ergebnisse eines Workshops zum Thema Transfer

Die hier zusammen gestellten Informationen stammen aus einem von mir moderierten Workshop im Rahmen der Frühlingsakademie des Modellversuchsprogramms (23.-25. April. 2002 in Bremen). Die 16 Teilnehmerinnen und Teilnehmer der knapp zweistündigen Sitzung arbeiteten in Modellversuchsverschulen, in der Projektleitung oder in Ministerien und waren damit direkt von der Problematik des Transfers betroffen.[12]

Aus der Diskussion ließen sich drei Bereiche für Einflussfaktoren auf Transfer herausfiltern. Erstens sind dies inhaltliche Voraussetzungen, die erfüllt sein müssen, damit die zu transferierende Idee für andere attraktiv wird. Insbesondere die Bedeutung eines offensichtlichen Nutzens wurde dabei herausgestellt. Methodische Unterstützung bezieht sich auf eine externe fachliche Unterstützung, im Gegensatz zur Unterstützung innerhalb des Systems Schule. Zweitens wurden die beteiligten Personengruppen und deren Einstellungen, Grundhaltungen sowie Verhaltensweisen genannt. Als besonders wichtig wurden dabei die Schulleitung, die Kollegien sowie Interesse von Eltern, Schulaufsicht und Ministerium angesehen. Ein forderndes Umfeld wurde dabei explizit als positiv im Sinne einer Stimulation angesehen. Der dritte und letzte Bereich betrifft den Arbeitsprozess bzw. die Maßnahmen, die zur Umsetzung des Vorhabens eingeleitet wurden. Insgesamt fiel es den Teilnehmerinnen und Teilnehmern dieses Workshops wesentlich leichter, förderliche Faktoren zu nennen als hinderliche. Die nachfolgende Grafik (Abbildung 5) fasst die genannten Faktoren zusammen.

[12] Die Ergebnisse dieses Workshops wie auch aller anderen Workshops im Rahmen dieser Tagung wurden bislang nur in einer projektinternen Dokumentation zusammengestellt. Die hier gewählte Darstellungsform wurde nochmals überarbeitet.

	Personen	Inhaltliche Voraussetzungen	Maßnahmen

Förderliche Faktoren	<u>Schulleitung</u>
	• Beteiligung nötig
	• Muss Führungsrolle und Verantwortung übernehmen
	• Mitarbeitergespräche führen
	<u>Kollegium</u>
	• Persönliche Interessen
	• Eigeninitiative
	• Entwicklungsfreundliche Grundhaltung / Einstellung
	• Einheitliche Vorstellung von Bildung
	<u>Umfeld</u>
	• Fordernde Eltern
	• Druck von außen
	• Unterstützung durch Schulaufsicht und Ministerium
		• Methodische Unterstützung
		• Nutzen
		  • für Schule
		  • für Kollegium
		  • für andere Schulen klarstellen
			<u>Planung</u>
			• Klare Vereinbarungen / Schulprogramm
			• Kosten / Nutzen klären
			• Transfer muss von Anfang an eingeplant werden
			• Arbeitspakete mit kleinen Zielen erstellen
			<u>Umsetzung</u>
			• Neugier wecken im Kollegium
			• Erhebung der Ist-Stände
			• Seminar zur Organisationsentwicklung
			• Transparenz von Inhalten und Prozessen herstellen
			• Schulische Aktivitäten vorstellen
			• Austausch erst in der eigenen Schule, dann über Schul-/Projektgrenzen hinweg
			<u>Nachbereitung</u>
			• Dokumentation / Stolpersteine offenlegen

Hinderliche Faktoren	• Geringe Anzahl beteiligter KollegInnen (z. B. nur zehn von 60)		• Formale Strukturen, Dienstbesprechungen, Konferenzen • Absichtserklärungen ohne konkrete Umsetzung

Abbildung 5: Förderliche und hinderliche Faktoren für Transfer in der Schulentwicklung: Ergebnis eines Workshops mit Schulentwicklungsexperten aus der Praxis

Betrachtet man die Faktoren im Überblick, so finden sich zahlreiche Hinweise auf ein rational-ökonomisches Grundmodell (vgl. Kap. 3.2.1) von Schule bei den beteiligten Personen. Gleichzeitig wird das bürokratische Organisationsmodell abgelehnt.

3.5 Theoretische Überlegungen zu Faktoren für Transfer in der Schulentwicklung

Der Schulentwicklungsprozess wird übereinstimmend als Maßnahme in einem komplexen System charakterisiert (z. B. Fullan, 1999; Huber, 1999b; Rolff et al., 1999; Senge, 1996; Stacey, 1992). Es besteht jedoch noch keine Einigkeit über die Steuerungsmöglichkeiten, die in der Schulentwicklung herrschen. Die Spannbreite reicht dabei von Ratgebern für Schulentwicklungsprozesse, die damit Vorschläge zur Steuerung unterbreiten (Klippert, 2000; Rolff et al., 1999) bis zur Absage an den Gedanken der Steuerbarkeit (Stacey, 1992).

Betrachtet man die in den Kapiteln 3.3 und 3.4 zusammengestellten Erfahrungen aus bereits durchgeführten Entwicklungsprojekten, so zeichnet sich doch deutlich der Anspruch einer grundsätzlichen Steuerbarkeit wie auch die Erfahrung einer gezielten Entwicklungsfähigkeit des Systems Schule ab. Bislang steht allerdings eine integrierende Betrachtung der Schulentwicklungsprozesse, insbesondere des Transfers innerhalb und zwischen Schulen noch aus.

In diesem Kapitel werden nun drei unterschiedliche theoretische Ansätze herangezogen, um die Effekte im Rahmen eines Schulentwicklungsprozesses zu beschreiben und zu begründen. Die drei Ansätze beleuchten dabei unterschiedliche Seiten des Schulentwicklungsprozesses und daraus abgeleitet jeweils unterschiedliche Einflussfaktoren. In der Schnittmenge der drei Ansätze findet sich dann die Grundlage für das Modell der Einflussfaktoren in Kapitel 3.6. Etwas vereinfachend kann man die drei Ansätze mit plakativen Aussagen charakterisieren:

1. Schulentwicklung funktioniert nur, wenn sie klar strukturiert, d. h. ziel- und ergebnisorientiert abläuft (Ansätze des Projektmanagements: Abschnitt 3.5.1).
2. Schulentwicklung verbreitet sich unter bestimmten inhaltlichen und strukturellen Voraussetzungen weitgehend ohne zusätzliche Intervention (Ansätze der Diffusionstheorie: Abschnitt 3.5.2).
3. Ohne das Engagement der Lehrkräfte und Schulleitungen gibt es keine Schulentwicklung (Ansätze der Motivationstheorie: Abschnitt 3.5.3).

3.5.1 *Beitrag der Projektmanagementforschung*

In der betriebswirtschaftlichen Literatur finden sich zahlreiche Werke zur Durchführung von Projekten (z. B. Litke, 1995; Schelle, 1999). Deutlich wird, dass der Begriff ‚Projekt' in einem sehr breiten Verständnis benutzt wird. Im Unternehmenskontext werden Projekte wahrgenommen als „(...) komplexe Aufgaben, als spezifische Organisationsformen und/oder als eigenständige soziale Systeme (...)" (Gareis, 1989, S. 19 f.).

Für Schulentwicklungsprojekte trifft diese Einschätzung ebenfalls zu. Im Gegensatz zu Projekten in Unternehmen findet Projektarbeit innerhalb von Schulen allerdings nicht als eigenständige Organisationsform (im Sinne einer finanziell und disziplinarisch getrennten Unterorganisation) statt, sondern geschieht meist durch eine freiwillig zusammengeschlossene Untergruppe des Kollegiums. Sowohl schulintern als auch in einer Außensicht können Merkmale eines eigenständigen sozialen Systems, wie z. B. informelle Hierarchien, eigener Sprachstil, Gruppenkohäsion etc. auftreten. Auf die Komplexität der Aufgabe Schulentwicklung wurde bereits in den vorherigen Abschnitten ausführlich hingewiesen.

Wenn Schulentwicklung in Form von Projekten erfolgt[13], dann liegt es nahe, generelle Erfolgsfaktoren für Projektarbeit als Ausgangspunkt zu suchen, um dann in einem zweiten Schritt Anpassungen für die spezifische Situation in Schulen durchzuführen. Im folgenden Kapitel werden daher zuerst Erkenntnisse aus der Forschung über erfolgreiche und erfolglose Projekte (insbesondere Lechler, 1997) zusammengefasst und anschließend aus der Perspektive von Schulentwicklungsprojekten bewertet.

Erfolgsfaktoren für Projekte

Traditionell werden Projekte in Unternehmen vor allem aus der Perspektive des Projektmanagements betrachtet. Begründet wird dies unter anderem mit den Effekten, die aus dem Vergleich unterschiedlicher Managementphilosophien deutlich wurden. So weist z. B. Litke

[13] vgl. Definition von Projekt im Kapitel 3.1.1, S. 22.

(1995) auf die Vorteile der japanischen Automobilproduzenten durch kürzere Entwicklungszeiten und geringere Personalkosten bei der Entwicklung neuer Modelle hin und führt dies auf die grundlegenden Vorteile der zu diesem Zeitpunkt gerade in Mode gekommenen Ansätze der „lean production" gegenüber den herkömmlichen Projektstrukturen westlicher Automobilfirmen. Der Unterschied bestand neben strukturellen Unterschieden der Hierarchien vor allem in der Ressourcenverteilung im Verlauf des Projekts. Die effizienteren Projekte hatten hohen Personal- und Kostenaufwand in der anfänglichen Planungsphase, während in herkömmlichen Projekten über die Projektlaufzeit immer mehr Personal (und damit auch eine immer komplexere Struktur) aufgebaut wurde, je näher der eigentliche Produktionsstart rückte. Aus diesem Beispiel wird deutlich, dass unterschiedliches Management dieser Projekte nicht alleine die Projektleitung betrifft, sondern sich in zahlreiche Bereiche aufgliedern lässt. In dieser Vielfalt der möglichen Einflussbereiche liegt eine entscheidende Schwierigkeit der Projektanalyse.

Welche Einflussgrößen wurden bislang analysiert?

Für Projekte in Unternehmen hat Lechler 44 Studien zum Projekterfolg basierend auf insgesamt 1798 erfolgreichen und 1202 erfolglosen Projekten einem Review unterzogen (eine Aufstellung der Studien ist bei Lechler, 1997, S. 59 f. angegeben). Dabei wurde die Vielfalt der Messgrößen aus den Ausgangsstudien zu drei Bereichen zusammengefasst: erstens dem Kontext, innerhalb dessen ein Projekt stattfindet, zweitens dem Prozess des Projekts, dargestellt durch Akteure, Funktionen und Instrumente sowie drittens dem Projekterfolg. Auf Grund der Komplexität der Ausgangsdaten konnte dabei nur ein globales Urteil zum Gesamterfolg berücksichtigt werden, spezifischere Erfolgskriterien wie z. B. Effizienz, Akzeptanz etc. waren nur in Einzelfällen erfasst.

Der Heterogenität der Ausgangsstudien begegnete Lechler mit einer Neubewertung der Ergebnisse nach folgenden Regeln: signifikante Korrelationen >.3 wurden mit „++", signifikante Werte r>0 mit „+", nicht signifikante Zusammenhänge mit „Ø" und negative Korrelationen entsprechend negativ gewertet. Lagen in den Ausgangsdaten Regressionsanalysen vor, dann wurde als Kriterium für „++" β>.2 verwendet, das weitere Vorgehen war analog zu dem bei Korrelationen. Bei sonstigen Analysen der Ausgangsstudien (Häufigkeitsverteilungen, Mittelwertsvergleiche etc.) wurde die Gewichtung relativ zur internen Einschätzung in der jeweiligen Studie vergeben. In der nachfolgenden Abbildung 6 sind diese Einschätzungen den jeweiligen Bereichen zugeordnet:

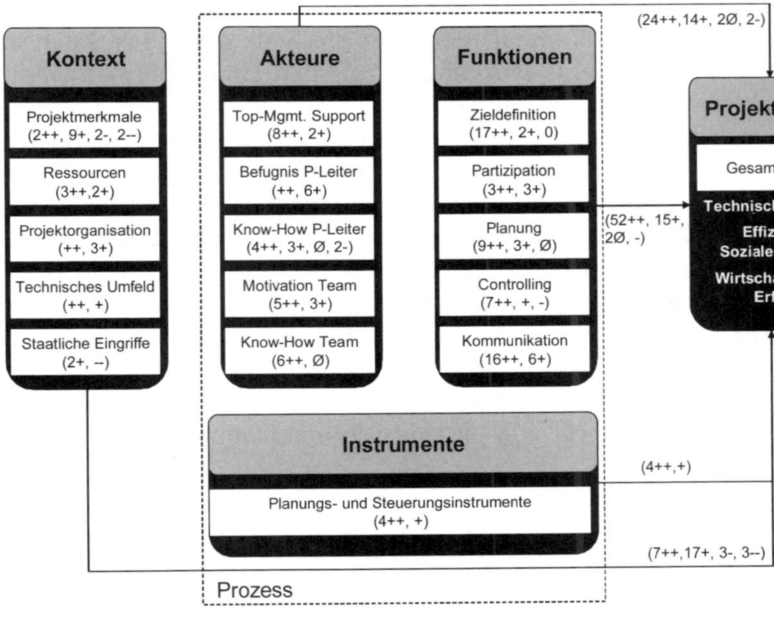

Abbildung 6: Empirisch überprüfte Erfolgshypothesen auf der Basis von 44 Studien (Lechler, 1997, S. 77, Erläuterungen im Text)

Wenn also im Bereich der Funktionen das Element „Zieldefinition" die Einschätzung „17++, 2+, Ø" erhält, dann bedeutet dies, dass in 17 der 44 Studien eine stark positive Wirkung der Zieldefinitionen auf den Projekterfolg ermittelt wurde, zwei Studien berichten von einem positiven Zusammenhang und in einer Studie wird kein Zusammenhang nachgewiesen. Negative Auswirkungen werden nicht erwähnt.

Die Häufung der bedeutsamen Zusammenhänge im Bereich der Funktionen (52++, 15+) entstammt natürlich nicht zuletzt der Fokussierung der Primäruntersuchungen auf diesen Bereich (im Sinne der alten Regel der Evaluation ‚You get what you measure'). Beziehungen zwischen den einzelnen Bereichen werden dadurch nicht erklärt, blinde Flecken sind ebenfalls nicht ausgeschlossen. Letztere treten möglicherweise durch die Präferenz einfacher Untersuchungsmethoden wie z. B. Fragebogenstudien nach Ablauf des Projekts gegenüber komplizierten experimentellen Designs auf. Damit würden auch leicht zu erhebende Daten wie z. B. die Kommunikation oder die Ziele eher einer Analyse unterzogen als z. B. Wechselwirkungen zwischen Mitarbeitermotivation und inhaltlicher Bewertung der Arbeit.

Diesen methodischen Schwächen zum Trotz ist der erste Eindruck aus dieser Übersicht, dass der Zieldefinition, der Planung, der Kommunikation und der Motivation der Projektmitarbeiter ein hoher Einfluss auf das Projektergebnis zugeschrieben wird. Zusammenhänge zwischen diesen Bereichen gehen aus dieser Übersicht noch nicht hervor, allerdings formuliert z. B. Gemünden (1995, S. 254 ff.) vier Funktionsklassen von Projektzielen: Motivationsfunktion, kognitive Funktion, Koordinationsfunktion sowie Konfliktregulationsfunktion. Damit wären direkte Auswirkungen der Ziele auf die Motivation der Mitarbeiter oder auch auf die projektinterne wie -externe Kommunikation zu erwarten.

Welche Erkenntnisse gibt es zum Zusammenhang der Einflussgrößen?

Die oben erwähnten Schwachstellen in der Analyse von Einflussfaktoren auf Projekterfolg lieferten die Begründung für eine Studie zur Analyse der Zusammenhänge einzelner Faktoren (Lechler, 1997). Lechler trennt dabei die Planungs- von der Durchführungsphase eines Projekts und widmet dem Einfluss von Zielen, der in zahlreichen Studien innerhalb der Planungsphase thematisiert wird (z. B. Rubenstein et al. 1976, Baker et al. 1984, Pinto 1986, Knöpfel et al. 1992, alle nach Lechler, 1997, S. 247), absichtlich weniger Aufmerksamkeit. Stattdessen fokussiert er auf die Durchführungsphase und konstruiert ein Wirkmodell der Einflussfaktoren auf Projekterfolg, das er über konfirmatorischen Einsatz von Strukturgleichungsmodellen zu belegen sucht.

Dazu wurden – basierend auf der bisherigen Forschung über Projekterfolg in Unternehmen – Wirkhypothesen formuliert, die einzelne Erfolgsfaktoren sowohl untereinander wie auch mit dem Gesamterfolg eines Projekts vernetzen[14].

Methodisches Vorgehen der Studie von Lechler

Mit einer schriftlichen Befragung von Projektverantwortlichen wurden Daten zu insgesamt 448 Projekten, 257 erfolgreichen und 191 gescheiterten, gesammelt. Dabei sollte pro Person je ein erfolgreiches und ein gescheitertes Projekt erfasst werden. Allerdings berichteten nicht alle Personen der Stichprobe Erfahrungen mit gescheiterten Projekten, daher ergibt sich ein Überhang der erfolgreichen Projekte.

Um die in der nachfolgenden Abbildung 7 dargestellten Ergebnisse nachvollziehen zu können, wird ein kurzer methodischer Exkurs zum Thema LISREL (*Li*near *S*tructural *Rel*ationships) vorangestellt (vgl. Jöreskog & Sörbom, 1989 nach Lechler, 1997, S. 134). Etwas ausführlicher, - insbesondere zur Vorgehensweise bei der Durchführung einer Pfadanalyse - wird dieses Thema noch in Kapitel 5.5.2 ab S. 197 diskutiert, da am Ende meiner Arbeit ebenfalls eine Pfadanalyse gerechnet wird.

LISREL beinhaltet Konzepte der Regressionsanalyse und der Faktorenanalyse, die ein aus den Messmodellen von latenten endogenen und latenten exogenen Variablen sowie dem Strukturmodell bestehendes, auf linearen Gleichungssystemen beruhendes Gesamtmodell bilden. Das Strukturmodell kann als eine Verallgemeinerung einer Regressionsanalyse betrachtet werden und beschreibt die kausalen Beziehungen zwischen den hypothetischen Konstrukten. In Abhängigkeit von der gewählten kausalen Struktur unterscheidet das LISREL-Modell unabhängige latente (exogene) und abhängige latente (endogene) Variablen. Formal wird das Strukturmodell folgendermaßen dargestellt:

$$\eta = B\eta + \Gamma \xi + \zeta$$

η bezeichnet den Vektor der latenten endogenen und ξ den Vektor der latenten exogenen Variablen. Die B-Matrix beschreibt die Koeffizienten der Effektgrößen von latenten endogenen Variablen des Modells unter-

[14] vgl. Lechler (1997, S. 118); an dieser Stelle wird auf eine detaillierte Darstellung aller 21 Wirkhypothesen dieser Arbeit verzichtet.

einander, während die Γ-Matrix die Effekte der exogenen Variablen auf die endogenen erfasst. Residuale sind im ζ-Vektor repräsentiert.

Der Vollständigkeit wegen werden noch die beiden Messmodelle der latenten Variablen, die Indikatorvariablen (direkt beobachtbare Variablen) erklärt. Sie leiten sich aus dem faktorenanalytischen Ansatz ab:

$$y = \Lambda_y \eta + \varepsilon$$

$$x = \Lambda_x \xi + \delta$$

Der Vektor y beinhaltet die Indikatorvariablen von η, der Vektor x entsprechend die von ξ. Die Matrizen Λ_y und Λ_x bestehen aus den Koeffizienten der Indikatorvariablen und können als Faktorladungen der latenten Variablen interpretiert werden. Für das Verständnis der nachfolgend dargestellten Ergebnisse sind diese beiden Gleichungen jedoch weniger bedeutsam.

Zusammenhänge der Einflussfaktoren für Projekterfolg: Ein Pfadmodell

Alle Ergebnisse der Studie von Lechler zu präsentieren würde den Rahmen dieses Kapitels sprengen. Insgesamt werden die Hypothesen bestätigt; sechs Erfolgsfaktoren (Top-Management, Projektleiter, Team, Partizipation, Planung/Steuerung sowie Information/Kommunikation) erklären 52% der Varianz. Mit einer explorativen Erweiterung des Modells um zwei Störfaktoren (Zieländerungen und Konflikte) konnte der Anteil der erklärten Varianz auf 59% gesteigert werden. In der nachfolgenden Abbildung 7 sind die Beziehungen der Faktoren untereinander grafisch veranschaulicht.

Dabei stehen β und γ für die Koeffizienten der Effektgrößen der latenten endogen bzw. exogenen Variablen (siehe Exkurs zu LISREL oben).

In der eindeutig top-down orientierten Hierarchie von Projekten in Unternehmen hat das Top-Management eine große Bedeutung, sowohl direkt wie auch indirekt, für den Projekterfolg. Der Faktor Top-Management setzt sich aus den Komponenten ‚Unterstützung zur Erfolgssicherung', ‚Entscheidungsunterstützung', ‚Unterstützung in Krisen' und ‚zusätzliche Ressourcen' zusammen. Die Stellung des Projektleiters scheint überraschenderweise eher schwach zu sein, dafür ist der Faktor Team (bestehend aus den Komponenten Fachkompetenz, Organisation und Schulung) von zentraler Bedeutung. Sowohl Zieländerungen wie auch Teamkonflikte werden als entscheidende Faktoren für das Scheitern eines Projekts herausgestellt.

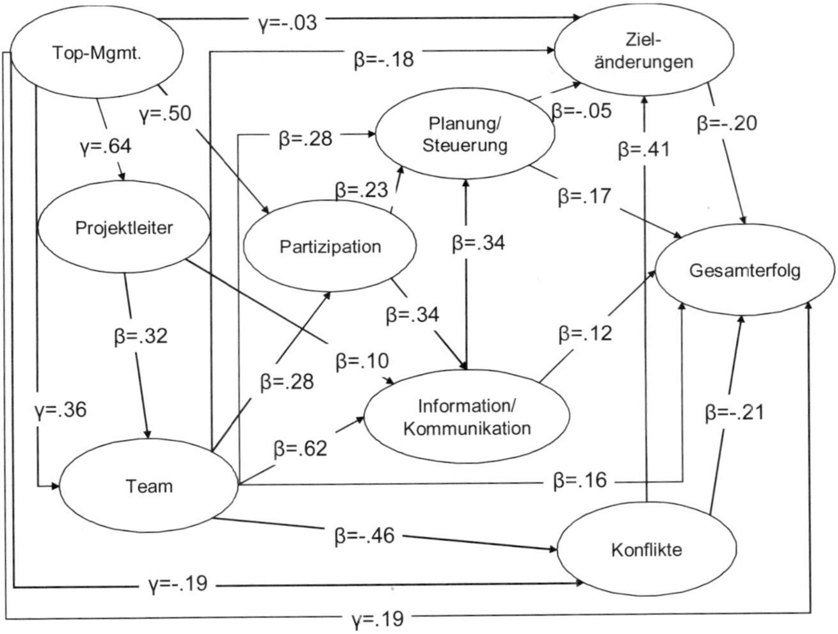

Abbildung 7: Einflussfaktoren auf Projekterfolg: Pfaddiagramm der geschätzten Strukturgleichungskoeffizienten (Lechler, 1997, S. 266, Erläuterung im Text)

Die Beziehungen der Faktoren untereinander variieren allerdings mit den Rahmenbedingungen des Projekts. Zusammenfassend kommt Lechler zu folgendem Ergebnis:

> „Bei besonders innovativen und technisch riskanten Projekten ist mit Barrieren des „Nicht-Wissens“ zu rechnen. Für diese Projekte ist die Kommunikation und die technische Qualifikation des Projektteams besonders wichtig. Bei einer hohen Projektkomplexität gewinnt aufgrund der wachsenden Distanz zwischen Top-Management und Projektteam das Einflusspotential des Projektleiters an Bedeutung.

> Für die erfolgreiche Abwicklung kleiner und wenig dringlicher und bedeutender Projekte ist das Engagement des Top-Managements erfolgsentscheidend. Daneben ist für diese Projekte besonders auf eine Planung und Steuerung zu achten. (...)
> Besonders dringliche und wenig innovative Projekte sind hauptsächlich auf die effiziente Realisierung der Projektziele ausgerichtet. Das erfordert ein hohes Engagement des Top-Managements, um schnell Konflikte zu lösen und Entscheidungen zu fällen. Eine hochwertige Projektplanung und Steuerung, ein kompetentes Projektteam und ein effizientes Informations- und Kommunikationssystem sind von ähnlicher Bedeutung." (Lechler, 1997, S. 246)

Bemerkenswert erscheint die herausragende Rolle des Top-Managements, das erheblichen Einfluss auf das Projektergebnis ausübt. Bei einer konsequenten Umsetzung einer Projektorganisation wäre eigentlich eine stärkere Bedeutung der Projektleitung zu erwarten gewesen. Möglicherweise drückt sich in diesem Ergebnis wieder die von Litke (1995, S. 56 f.) kritisierte ungenügende Umsetzung der Projektorganisation aus, in der die Projektleitung zu wenig Entscheidungsbefugnis hat, um Probleme selbst zu lösen.

Die Verwendung linearer Strukturgleichungsmodelle ist jedoch nicht ohne Probleme, auf die Lechler selbst in seiner ausführlichen Erläuterung zum methodischen Vorgehen hinweist (Lechler, 1997, S. 130-157). So sind beispielsweise die postulierten Beziehungen der endogenen und der exogenen Variablen prinzipiell ungerichtet. Die Wirkungsrichtungen der Beziehungen innerhalb eines Modells können auch, bei gleicher Modellgüte, umgekehrt verlaufen. Weiterhin stehen als Entscheidungskriterium für die Annahme eines Modells zahlreiche Gütekriterien zur Verfügung (siehe Kap. 5.5.2), die zum Teil gegenläufige Empfehlungen zur Folge haben können.

Schließlich werden durch diese methodische Vorgehensweise Aussagen über nicht direkt beobachtbare Konstrukte getroffen. Im Fall der hier berichteten Arbeit sind die Daten zusätzlich ex-post erhoben und damit nicht durch eine kontrollierte Intervention erzeugt. Trotzdem werden Aussagen über die interne Struktur des Systems getroffen. Zur Überprüfung dieses Modells sind eigentlich weitergehende experimentelle Studien nötig, die die Beziehung der einzelnen Faktoren gezielt thematisieren.

In wie weit dennoch aus dieser Arbeit Schlussfolgerungen auf Schulentwicklung übertragen werden können, wird im folgenden Abschnitt diskutiert.

Anwendung auf Schulentwicklung

Lassen sich denn die in Unternehmen gewonnenen Erfahrungen aus Großprojekten (häufig aus der Automobil- oder Computerindustrie, aber auch der Luft- und Raumfahrt sowie dem Kraftwerksbau) auf die Situation in Schulen überhaupt übertragen? Auf die Besonderheiten der Organisation Schule wurde bereits im Kapitel 3.2.1 eingegangen. Die dort bevorzugte Sichtweise der Schule als rational-ökonomisches System passt zwar zur Projektsicht von Unternehmen, allerdings bleiben für Schulen wichtige Unterschiede zu produzierenden Unternehmen, darunter nicht zuletzt die Schwierigkeit, ein Produkt bzw. den Erfolg der Organisation Schule zu bestimmen (vgl. Diskussion zur school effectiveness, Kapitel 3.2.2).

Schulentwicklung ist auf die freiwillige Mitarbeit der Lehrkräfte angewiesen. Die Möglichkeiten für Gratifikation wie auch disziplinarisches Durchsetzen von Projekten sind in Unternehmen eher gegeben. Dieser Aspekt kann jedoch unter motivationstheoretischer Perspektive auch als Vorteil für Schulentwicklungsprojekte gerechnet werden (siehe dazu die Ausführungen zu motivationsunterstützenden Bedingungen im Kapitel 3.5.3).

Weiterhin gibt es auch in Unternehmen Projekte, die vor ähnlichen Problemen wie Schulentwicklungsprojekte stehen. Diese Projekte arbeiten interdisziplinär zusammen

- mit begrenzten Ressourcen (personell wie finanziell),
- an einer einmaligen, neuartigen Projektaufgabe,
- mit zeitlicher Befristung,
- und hoher Komplexität,
- bei großer Unsicherheit,
- möglicherweise ungenauen Zielvereinbarungen,
- sowie hohem Risiko.

Nach Litke (1995, S. 43) werden Forschungs- und Entwicklungsprojekte durch eben diese Eigenschaften charakterisiert. Einzig ‚hohes Risiko' mag für die Situation in Schulentwicklung weniger zutreffen. Selbst wenn ein Schulentwicklungsprojekt scheitern sollte[15], ist dadurch in der Regel weder die Schule als Ganzes noch die Stelle der am Projekt mitarbeitenden Lehrkräfte gefährdet.

Die Erfolgsfaktoren aus dem Review der Projekterfolgsforschung (Abbildung 6) sowie aus der Studie von Lechler (Abbildung 7) sind daher – unter Berücksichtigung einiger Anmerkungen – auch auf Schulentwicklungsprojekte übertragbar:

- Das Top-Management hat in der vorgestellten Studie eine unterstützende Funktion, die insbesondere auch in der Zusicherung von Ressourcen besteht. Übertragen auf die Situation in Schulen fällt es schwer, eine einheitliche Rollenzuweisung vorzunehmen. Je nach Bundesland liegt z. B. die disziplinarische Verantwortung bei der Schulaufsicht, finanzielle Ressourcen werden über den Schulträger bzw. das Ministerium verwaltet, Projektunterstützung durch die Schulleitung ist somit nur eingeschränkt möglich (E. Arnold, 2000; Wissinger, 2000).
- Die Projektleitung kann bei der Schulleitung liegen, scheint aber nach bisherigen Erfahrungen innerhalb einer Steuergruppe im Kollegium lokalisiert zu sein (Rolff, 2001). Dies würde für die Schulleitung eher eine unterstützende Rolle (ähnlich der des Top-Managements) nahe legen.
- Das Projektteam rekrutiert sich in Schulentwicklungsprojekten überwiegend aus dem Kollegium, wenngleich auch andere Interessengruppen der Schule (Eltern, Schüler) vertreten sein können. Die hohe Bedeutung, die dem Projektteam für das Ergebnis zuteil wird, ist auch im Schulumfeld zu erwarten, insbesondere unter Berücksichtigung der möglichen Konflikte zwischen Befürwortern und Gegnern der Innovation im Kollegium.
- Die weiteren Einflussfaktoren (Partizipation, Information bzw. Kommunikation, Zieländerungen und Konflikte) betreffen die Arbeitsprozesse innerhalb des Projekts und sind – nicht zuletzt

[15] Es sei an dieser Stelle die Frage erlaubt, ob es überhaupt gescheiterte Schulentwicklungsprojekte gibt?

durch die Freiwilligkeit der Teilnahme – in der Schulentwicklung ebenfalls relevant.

Insgesamt erscheint es also angebracht, die Erfolgsfaktoren für Projektmanagement allgemein auf die spezielle Situation der Schulentwicklung zu übertragen.

Erfolg im Rahmen der Schulentwicklung kann dabei sowohl als geglückte Implementation im kleinen Rahmen wie auch als erfolgreicher Transfer in das gesamte Kollegium bzw. an andere Schulen interpretiert werden. Die oben aufgeführten Erfolgsfaktoren sind auf beide Szenarien anwendbar.

3.5.2 *Beitrag der Theorie der Diffusion*

Im vorherigen Kapitel wurden vor allem die Prozesselemente eines Projektes betrachtet und strukturelle Voraussetzungen auf Seiten der Akteure eines Projekts beleuchtet. Diese dem rational-ökonomischen Systemgedanken folgende Vorgehensweise geht vom Idealbild eines steuerbaren Systems aus, das – vorausgesetzt die Strukturen und Prozesse werden entsprechend gestaltet – sicher zum Erfolg führt. Transfer wird nach diesem Bild über die strukturierte Weitergabe der Erkenntnisse geleistet und setzt den Fokus auf die Angebotsseite.

Wechselt man allerdings die Perspektive auf die nachfragende Seite (siehe auch die von Euler vorgeschlagene Marketinganalogie: Abbildung 4, S. 62), dann rückt der Inhalt, der transferiert werden soll, stärker in den Mittelpunkt. Erkenntnisse und Produkte werden nachgefragt, wenn ihr Inhalt für den Rezipienten attraktiv erscheint. Ideen verbreiten sich dann über verschiedene Kanäle, ohne dass eine zentrale Steuerung notwendig wäre. Die Verbreitung von Mobiltelefonen oder Personalcomputern, der Gedanke der ökologischen Landwirtschaft (unter diesem Begriff) oder Trends in der Modeindustrie sind dafür einige Beispiele.

Die Forschung zur Diffusion entwickelte ein differenziertes Bild der Prozesse, die bei der Verbreitung von Innovationen ablaufen. Vier Hauptelemente wurden zur Beschreibung dieser Prozesse identifiziert und in erklärende Modelle integriert:

1. *Die Eigenschaften der Innovation*: Die Diffusionstheorie weist darauf hin, dass im Zentrum einer Verbreitung von Inno-

vationen die Innovation selbst steht. Ausschlaggebend sind dabei nicht objektiv vorhandene Eigenschaften, sondern die subjektive Bewertung dieser Eigenschaften durch die Personen des sozialen Systems.

2. *Die Art der Kommunikationskanäle*: Verbreitung von Innovation benötigt Wissen über die Innovation. Die Art und Weise, wie dieses Wissen transportiert wird, z. B. über persönliche Kontakte oder über Massenmedien, beeinflusst die Verbreitung.
3. *Der Zeitverlauf*: Die Diffusionstheorie trifft Vorhersagen über die Dauer und den Verlauf der Verbreitung einer Innovation. Einige Innovationen erreichen schnell alle Mitglieder eines sozialen Systems, andere benötigen relativ lange, wieder andere scheitern nach anfänglichen Erfolgen.
4. *Das zugrunde liegende soziale System*: Charakteristisch für das soziale System sind einerseits generelle, für das Gesamtsystem gültige Aspekte wie z. B. Normen und Werte, die absolute Größe, die Vernetzung der Mitglieder untereinander, andererseits auch individuelle Eigenschaften der einzelnen Personen, wie z. B. ihr Interesse für die zu transferierenden Inhalte oder ihr Vorwissen.

In den folgenden Abschnitten werden die Ergebnisse der zumeist soziologischen Forschung, die unter dem Stichwort „Diffusion Theory" bekannt wurde, zusammengefasst. Zum Einstieg werden dazu die Grundlagen der Diffusionstheorie erläutert. Im Zentrum stehen der Diffusionsprozess, sowie eine Typologie der Personen basierend auf deren Akzeptanz von Innovationen. Dabei werden Querverbindungen zur Schulentwicklung gezogen und schließlich aus dieser Sichtweise resultierende Einflussfaktoren auf Transfer präsentiert.

Grundlagen der Diffusionstheorie

Die Theorie der Diffusion (Rogers, 1995) beschreibt die Ausbreitung einer Innovation innerhalb einer sozialen Umgebung. Als Diffusion wird dabei der Prozess bezeichnet, durch den eine Innovation innerhalb eines sozialen Systems mittels bestimmter Kommunikationskanäle verbreitet wird. Mit anderen Worten handelt es sich bei Diffusion um eine Form der Kommunikation, die die Verbreitung von für den Empfänger neuen Informationen beinhaltet. Ob die Kommunikation erfolgreich im Sinne des Senders verläuft, entscheidet der Empfänger durch die Einschätzung der erhaltenen Information. Im Falle einer Nachricht wäre also die Diffusion erfolgreich, wenn die Nachricht vom Empfänger wieder an eine weitere Person übermittelt wird[16]. Dieses einfache Beispiel zur Diffusion von Neuigkeiten oder Gerüchten macht deutlich, dass eine erfolgreiche Diffusion stark von der Beurteilung des Empfängers der Neuigkeit abhängt.

Die Grundlagen der Diffusionstheorie wurden - nach Anfängen in Europa zu Beginn des 20. Jahrhunderts - vor allem durch eine Studie von Ryan & Gross (1943, nach Rogers, 1995) zur Verbreitung einer neuen Maissorte im vorwiegend landwirtschaftlich geprägten Iowa geschaffen. Diese neue Maissorte versprach höhere Erträge bei gleichzeitiger Resistenz gegen gewisse Schädlinge, konnte aber nicht mehr von den Bauern selbst vermehrt werden. Eine Umstellung auf die Aussaat der neuen Maissorte brachte für den Landwirt damit einerseits mehr Ertrag und Profit, andererseits verlangte diese Umstellung auch geänderte Arbeitsprozesse sowie jedes Jahr aufs Neue den Ankauf von Saatgut. Trotz dieser Nachteile setzte sich die neue Maissorte innerhalb von zehn Jahren weitgehend durch. Ryan & Gross untersuchten den Prozess der Verbreitung retrospektiv auf der Basis von 259 Interviews und lieferten damit erstmals quantitative Daten zur Verbreitung einer Innovation.

Mittlerweile wurden die Erkenntnisse aus dieser Studie über den Prozess der Verbreitung von Innovationen in zahlreichen weiteren Forschungsgebieten bestätigt, so z. B. zur Verbreitung

- eines neuen Mathematikunterrichts nach dem ‚Sputnikschock' in den USA (Carlson, 1965 nach Rogers, 1995),
- eines neu entwickelten Antibiotikums (Coleman, Katz & Menzel, 1957),
- von Nachrichten (deFleur, 1987 nach Rogers, 1995, S. 75 ff.),

[16] Dieses Beispiel vernachlässigt absichtlich die komplexen Zusammenhänge zwischen Informationsaufnahme, -bewertung und der aktiven Weitergabe. Modelle individuellen Handelns im Kontext von Handlungsregulationstheorien befassen sich mit diesem Prozess im Detail.

- von Mobiltelefonen (Teisberg, 1993) oder
- der Droge Crack in New York (Golub & Johnson, 1996).

Im Bereich der Erziehungswissenschaften findet Rogers (1995, S. 42 f.) 359 Publikationen, die sich mit der Verbreitung von Innovationen beschäftigen. Als Innovationen wurden dabei z. B. die Einführung von Kindergärten, Erneuerung des mathematischen Unterrichts oder Team Teaching untersucht.

Bereits um 1975 hat sich die Arbeitsgruppe um Ronald Havelock ausführlich mit dem Thema Verbreitung von Schulinnovationen befasst (Havelock, 1973; in deutscher Übersetzung Havelock, 1976; Havelock et al., 1971; Havelock & Havelock, 1973; Havelock & Huberman, 1978). Im Kern dieser Forschungsarbeiten befindet sich die Rolle eines so genannten ‚change agents', der die Vermittlung der Innovation an die Zielgruppe übernimmt.

Unabhängig vom Kontext, innerhalb dessen Diffusion untersucht wurde, konnten ähnliche Grundmuster festgestellt werden. Diese Grundmuster beziehen sich auf den Prozessverlauf der Diffusion, auf eine Typologie der von einer Innovation betroffenen Personen, basierend auf deren Bereitschaft, diese Innovationen zu akzeptieren sowie auf vier Hauptelemente, die diesen Prozessverlauf beschreiben und erklären.

Prozessverlauf der Diffusion

Die Verbreitung einer Innovation kann einerseits retrospektiv aus einer Außenperspektive betrachtet werden. Diese Sichtweise vor allem der soziologischen Tradition zeigt die Gemeinsamkeiten der Verbreitung von Innovationen aus unterschiedlichen Kontexten. Ein Resultat dieser Vorgehensweise ist die s-förmige Verteilungskurve der Verbreitung einer Innovation im Zeitverlauf (siehe Abbildung 8), die zu Beginn dieses Abschnitts erklärt wird. Andererseits kann auch - aus einer eher psychologischen Perspektive - der individuelle Entscheidungsprozess bis zur persönlichen Akzeptanz und Umsetzung einer Innovation beschrieben werden. Diese Sichtweise wird im zweiten Teil dieses Kapitels näher erläutert.

Das immer wieder auftauchende Merkmal bei einer Verbreitung von Innovationen ist eine s-förmige Kurve, die man durch die Darstellung der kumulativen Akzeptanz der Innovation im sozialen System auf der

Zeitbasis erhält (Abbildung 8): Zu Beginn nehmen nur wenige Personen innerhalb des jeweiligen sozialen Systems die Innovation an, d. h. sie werden Innovationsträger (flacher Teil der Kurve unterhalb des schattierten Bereichs). Im weiteren Verlauf der Verbreitung steigt die Akzeptanz pro Zeiteinheit rapide an und flacht am Ende der Verbreitung bis zur Sättigung des sozialen Systems ab. Die einzelnen Parameter dieser Kurve (z. B. Steigung, Position des Schwellenwerts, Sättigungspunkt) unterscheiden sich für jede betrachtete Innovation. Abbildung 8 zeigt zur Illustration drei Verteilungen, bezeichnet als Innovation 1, 2 und 3, die sich vor allem in der Geschwindigkeit der Verbreitung, d. h. der Diffusionsrate (und damit der Steigung der Kurve) unterscheiden. Auf die Bedeutung und Rolle der Vorreiter und Nachzügler in dieser Darstellung wird im nächsten Abschnitt (S. 93 ff.) näher eingegangen.

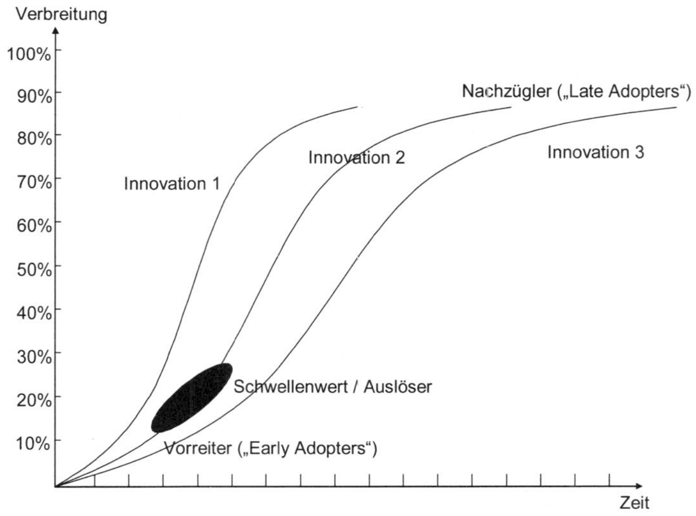

Abbildung 8: Verbreitung von Innovationen im Zeitverlauf (nach Rogers, 1995, S. 11): Erläuterung im Text

Zur Begründung der Diffusionskurve wurden je nach Kontext der Diffusion unterschiedliche Erklärungsmuster vorgeschlagen: So wurden aus einer wirtschaftswissenschaftlichen Perspektive rational-ökonomische Erklärungen formuliert, nach denen die Diffusionsrate eine Funktion dreier Faktoren ist:

1. der ökonomischen Überlegenheit der Innovation über bisherige Vorgehensweisen,
2. der zur Umsetzung nötigen Investition sowie
3. der mit der Innovation assoziierten Unsicherheit (Mansfield, 1961).

Eine andere Interpretation geht von Marktmechanismen, insbesondere dem Spannungsfeld von Angebot und Nachfrage aus (Griliches 1957, Robinson & Lakhani 1975, Brown 1981, alle nach Mahajan & Peterson, 1985, S. 9). Folgt man diesen Interpretationen, dann braucht es drei Elemente zur erfolgreichen Diffusion: (1) einen hervorragenden Inhalt, (2) geringe Kosten und (3) Werbung an die Adressaten. Individuelle Unterschiede einzelner Personen werden dabei ebenso wie der Prozess der Übernahme einer Innovation nur unzureichend betrachtet.

Demgegenüber geht Rogers (1995) vom Individuum aus und erklärt die auf der Gesamtsystemebene beobachtete Diffusion durch individuelle und interindividuelle Prozesse. Der individuelle Prozess umfasst dabei fünf Stufen, ausgehend vom Wissen um die Innovation über die persönliche Überzeugung, Entscheidung, Umsetzung und abschließend die Bestätigung dieser Umsetzung (vgl. Abbildung 9). Interindividuelle Prozesse beinhalten alle Formen der Kommunikation während der individuellen Bewertung und Umsetzung der Innovation.

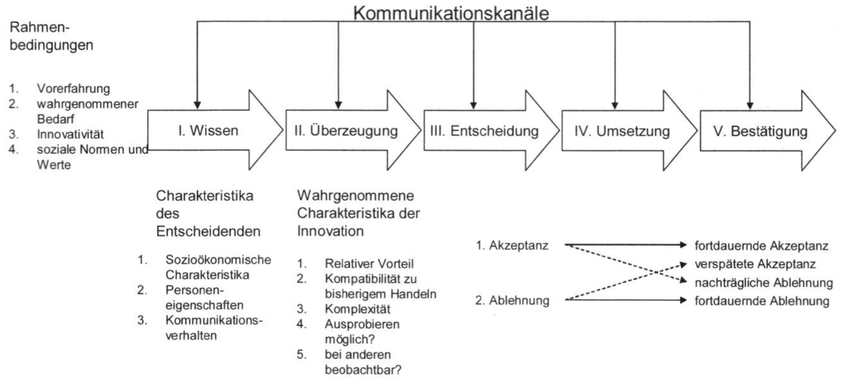

Abbildung 9: Prozessschritte der individuellen Umsetzung einer Innovation (Rogers, 1995, S. 163, Übersetzung durch den Autor)

In dieser Darstellung (Abbildung 9) sind die zu Beginn des Kapitels genannten Elemente (Inhalt, Zeitverlauf, Kommunikationskanäle und soziales System) wieder vertreten und werden aus einer individuellen Perspektive weiter detailliert. Die individuelle Perspektive weist dabei auf die Bedeutung der subjektiven Einschätzung des Inhalts hin. Nachfolgend werden die einzelnen Prozessschritte kurz dargestellt und mit fiktiven Beispielen aus dem Schulentwicklungskontext illustriert.

Am Anfang des Prozesses stehen der wahrgenommene Bedarf sowie die wahrgenommene Innovativität des Produkts[17]. Die persönliche Vorerfahrung sowie die Normen und Werte des umgebenden sozialen Systems bilden den Ausgangspunkt für die Übernahme der Innovation. Wenn also an der Schule ein Problem wahrgenommen wurde und bereits gute Erfahrungen mit anderen Schulentwicklungsprozessen gemacht wurden, dann trifft die Innovation auf günstige Ausgangsbedingungen.

Aufbauend auf diesen Ausgangsbedingungen umfasst *der erste Schritt* des Modells, Wissen über die Innovation zu sammeln. Jede Person innerhalb des sozialen Systems baut dabei eigenes Wissen über die Innovation auf, um später eine Entscheidung über Akzeptanz oder Ablehnung zu treffen. Welche Informationen aufgenommen werden, wie dieses Wissen zustande kommt und welche Quellen genutzt werden, hängt von mehreren Faktoren ab. Erstens limitieren sozioökonomische Faktoren die Quellen, aus denen Informationen über die Innovation erworben werden können. Zweitens tragen Persönlichkeitsvariablen wie z. B. Interesse für den Innovationsgegenstand oder Aufgeschlossenheit für Neues zum Wissenserwerb bei. Schließlich setzt das individuelle Kommunikationsverhalten einen Rahmen für die Art und Weise, wie Informationen zur Innovation gesammelt werden. Im Kontext Schulentwicklung finden sich sozioökonomische Einflussfaktoren, z. B. in der Schulart und Lage der Schule oder dem Internetzugang, die damit auch Ausbildung und Erfahrung der einzelnen Lehrkraft beeinflussen. Persönliches Interesse für den Innovationsgegenstand bedeutet für Lehrkräfte die Bereitschaft, sich in ihrem Berufsbild kontinuierlich weiter zu entwickeln (im Sinne des lebenslangen Lernens,

[17] Inwieweit Wissen um die Innovation nötig ist, um den Bedarf wahrzunehmen, bleibt Ansichtssache (vgl. Rogers, 1995, S. 162 ff.)

z. B. Achtenhagen & Lempert, 2000). Kommunikationsverhalten bedeutet in diesem Zusammenhang z. B. Lektüre von Fachliteratur, Periodika oder Verlautbarungen des Ministeriums genauso wie persönlichen Austausch mit Lehrkräften aus Schulen, die bereits die Innovation umgesetzt haben.

Der *zweite und dritte Schritt* ist als Einheit zu betrachten. Im zweiten Schritt wird die notwendige interne Bewertung des gesammelten Wissens vorgenommen, um dann im dritten Schritt die Entscheidung zu treffen. Bewertungskriterien sind der relative Vorteil der Innovation gegenüber der bisherigen Vorgehensweise, die Verträglichkeit mit dem bisherigen Denken und Handeln und die Komplexität der Innovation. Weiterhin wirkt es sich nach diesem Modell förderlich für die Akzeptanz einer Innovation aus, wenn deren positive Effekte beobachtbar oder sogar selbst im Rahmen einer Erprobungsphase erfahrbar sind (im Sinne des Modelllernens, Bandura, 1979).

Überträgt man diese Anforderungen auf Schulentwicklung, dann werden zentrale Aspekte für den Transfer von Innovationen deutlich: Ist für eine bislang noch nicht mit einer Schulentwicklungsmaßnahme konfrontierten Lehrkraft nachvollziehbar, worin der Vorteil gegenüber der bisherigen Arbeitsweise besteht? Ebenfalls möglich wäre ein gegenteiliger Effekt, nämlich die subjektive Einschätzung der Innovation als Abwertung der bisher geleisteten Arbeit. Damit steht auch die Verträglichkeit der Innovation mit dem bisherigen Vorgehen in Frage. Die Komplexität vieler Schulentwicklungsmaßnahmen zeigt sich nicht zuletzt an der langen Laufzeit, auch wenn bei diesem Zusammenhang Ursache und Wirkung nicht klar zu bestimmen sind. Beobachtbare Auswirkungen sind für eine Lehrkraft - abgesehen von persönlichen Kontakten zu einer Schule, an der die Innovation bereits umgesetzt wurde - nur über Berichte zu erschließen. Bei kleineren Vorhaben, z. B. dem Einsatz von Streitschlichtern, kann die Innovation möglicherweise mit vorhandenen Mitteln erprobt werden; bei komplexeren Vorhaben erscheint dies kaum machbar.

Zusammenfassend wird für eine Lehrkraft an einer bislang nicht von der Innovation berührten Schule die Entscheidung zugunsten einer Umsetzung durch die oben aufgezählten Faktoren erschwert. Gleichzeitig ist aber zu erwarten, dass Maßnahmen, die aktiv auf diese

Faktoren wirken, den Entscheidungsprozess im Sinne einer Akzeptanz der Innovation positiv beeinflussen können.

Nach der Entscheidung über die Umsetzung der Innovation folgt als *vierte Phase* die praktische Anwendung. Diese Phase beinhaltet zwei wesentliche Aspekte: Einerseits kann während der Umsetzung der Innovation die Entscheidung revidiert werden und somit eine nachträgliche Ablehnung erfolgen. Andererseits kann die Innovation auch in der Anwendung im neuen Kontext eine Veränderung erfahren, die dann erst eine erfolgreiche Umsetzung ermöglicht. Die Innovation wird sozusagen im anderen Kontext neu erfunden. Grundlegende Veränderungen der Wahrnehmung der Innovation können auch zu einer nachträglichen Akzeptanz führen, die dann einer weiteren Bewertungsrunde standhält. Die Abschlussbewertung als *fünfter Schritt* ist allerdings nicht immer Bestandteil des vorgestellten Diffusionsprozesses. Auf die Situation in der Schulentwicklung übertragen erscheint eine Anpassung der Innovation oder eine Selektion passender Elemente einer Schulentwicklungsmaßnahme für die eigene Schule ein nahe liegender Prozessschritt. Empirische Ergebnisse aus der Analyse der Verbreitung von Schulentwicklung stützen diese Annahme (Emrick et al. 1977, Rogers 1993, beide nach Rogers, 1995, S. 175 f.).

Aus dieser Darstellung des Entscheidungsprozesses ergeben sich Hinweise auf beeinflussbare Erfolgsfaktoren auf der Ebene der individuellen Lehrkraft, die für die Umsetzung der Innovation zuständig ist. Neben diesen veränderbaren Faktoren treten vor allem in der Anfangsphase möglicherweise relativ stabile Personeneigenschaften (‚Innovationsfreude', Interesse am Gegenstand) als Einflussfaktoren auf. Im folgenden Abschnitt werden dazu einige Gedanken zusammengefasst.

Typologie der Personen im Diffusionsprozess

Die bisherige Darstellung des Diffusionsprozesses legt den Schluss nahe, dass mit ausreichender Unterstützung eine jede inhaltlich positiv bewertete Innovation an alle Mitglieder eines sozialen Systems in beliebiger Reihenfolge erfolgreich vermittelt werden kann. Allerdings wurde bereits einschränkend darauf hingewiesen, dass Innovationen nicht das gesamte System erfassen. Wenn nun zusätzlich in einem System Personen identifiziert werden können, die Innovationen regelmäßig früher annehmen, dann ergibt sich für die Frage nach der Förderung eines Transferprozesses in ein soziales System neben der Aufgabe der Information und Schulung dieser Personen zusätzlich die der Selektion der für eine Verbreitung besonders einflussreichen Personen.

Der zeitliche Verlauf der Akzeptanz einer Innovation in einem sozialen System (vgl. Abbildung 8) gibt in der dargestellten s-förmigen Kurve den kumulativen Wert der Verbreitung an. Die Steigung dieser Kurve zeigt somit, wie viele Personen zu einem bestimmten Zeitpunkt die Innovation annehmen. Bereits Ryan & Gross (1943, nach Rogers, 1995, S. 258 ff.) stellten die Hypothese auf, dass diese Kurve der aktuellen Akzeptanz im Zeitverlauf im Idealfall einer Normalverteilung entspricht (vgl. Abbildung 10). Als ideale Bedingung wird dabei definiert, dass die Information über die Innovation ausschließlich durch die vollständige Vernetzung der Mitglieder des sozialen Systems untereinander zustande kommt. Ist die Innovation noch neu und weitgehend unbekannt, wird sie nur von wenigen Personen weitergegeben. Die Anzahl der Mitwisser steigt durch die Kommunikation im System schnell an und damit auch die Anzahl derer, die zu einem bestimmten Zeitpunkt die Innovation akzeptieren. Schließlich wird es immer schwieriger, noch Personen zu finden, die noch keine Kenntnis der Innovation haben, immer weniger Personen akzeptieren die Innovation pro Zeiteinheit.

Rogers (1995, S. 262 ff.) verknüpft diese Sichtweise mit der Annahme, dass eine frühere oder spätere Akzeptanz einer Innovation für eine Person nicht zufällig erfolgt, sondern in besonderen Personenvariablen begründet ist. Mit dieser Annahme erstellt er eine Typologie der Personen nach deren Tendenz, Innovationen zu übernehmen. Er unterscheidet nach rein formalen Kriterien basierend auf dem idealen Fall einer Normalverteilung in fünf Typen. Formal abgegrenzt werden diese Typen durch jeweils eine Standardabweichung Abstand vom Mittelwert der Kurve (Abbildung 10):

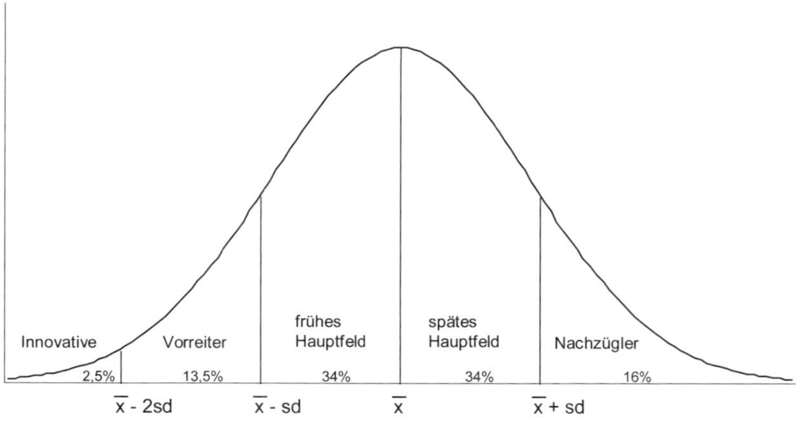

Abbildung 10: Normalverteilung als Grundlage einer Typologie der Akzeptanz von Innovationen (Rogers, 1995, S. 262)

- *Die Innovativen*: Die ersten 2,5%, die eine Innovation übernehmen, werden als Innovative bezeichnet. Rogers charakterisiert die Innovativen als risikobereite, vielfach interessierte Personen, die eher am Rand des jeweiligen sozialen Systems angesiedelt sind. Sie besitzen relativ wenige Kontakte im Zielsystem der Innovation, haben dafür aber zahlreiche Kontakte nach außen.
- *Die Vorreiter*: Die nächsten 13,5%, die eine Innovation annehmen, werden als Vorreiter eingestuft. Charakteristisch für diesen Typ ist die starke Position innerhalb des sozialen Systems als Meinungsführer, mit zahlreichen Kontakten. Die Vorreiterrolle bedeutet dabei, Innovationen für die Anwendung im System zu überprüfen und zu adaptieren.
- *Das frühe Hauptfeld*: Im Anschluss an die Vorreiter entscheidet sich das frühe Hauptfeld (34%) für die Innovation. Als typisch sieht Rogers hier, dass diese Personen zwar gut vernetzt, aber nicht in exponierter Stellung im System sind.
- *Das späte Hauptfeld*: Weitere 34% entscheiden sich, nachdem bereits die Hälfte des relevanten sozialen Systems die Innovation

akzeptiert hat. Ausschlaggebend wird hier z. B. der steigende soziale Druck oder geänderte Normen und Werte.

- *Die Nachzügler*: Rogers unterscheidet die übrigen 16% nicht weiter und fasst alle, die mehr als eine Standardabweichung nach dem Mittelwert der Kurve die Innovation annehmen, als Nachzügler zusammen. Charakteristisch für diese Gruppe ist eine eher innovationsfeindliche, vergangenheitsorientierte Grundhaltung. Die Entscheidung für die Innovation wird hier erst dann getroffen, wenn eine weitere Verzögerung bereits erhebliche Nachteile mit sich bringen würde.

Eine möglicher weiterer Typus, der von Rogers nicht in diese Kategorisierung aufgenommen wurde, sind die Resistenten. Diese potenziell als Zielgruppe der Innovation vorhandenen Personen entscheiden sich bewusst gegen die Innovation. Da absolute Aussagen zur Größe des sozialen Systems bei einer Diffusion selten vorliegen und die meisten Studien ex-post an erfolgreichen Innovationen durchgeführt wurden, lässt sich diese Gruppe kaum einheitlich charakterisieren.

Folgt man dieser oben dargestellten Typologie, dann liegt es nahe, zur effizienten Verbreitung einer Innovation die Personen innerhalb des sozialen Systems zu identifizieren und für die Innovation zu gewinnen, die innerhalb des Systems den meisten Einfluss ausüben können.

Angewandt auf ein Beispiel aus der Schulentwicklung heißt das: Während innovative Lehrkräfte möglicherweise schon länger kollegiales Feedback einholen oder ihren eigenen Unterricht von Schülern bewerten lassen, ist es für einen Transfer in das Restkollegium nötig, weniger innovative aber besser in der Schule vernetzte Lehrkräfte für diese Idee zu gewinnen. Diese wirken über ihre Stellung in der Schule eher als Vorbild und regen weitere Lehrkräfte an, sich ebenfalls mit der Innovation auseinanderzusetzen. So steigt die Wahrscheinlichkeit, dass diese Maßnahme vom freiwilligen Engagement weniger Lehrkräfte zu einer von der Gesamtlehrerkonferenz für die Schule verbindlichen, institutionalisierten und in Schulstatuten festgehaltenen Maßnahme entwickelt wird.

Unter dem Begriff ‚Change Agent' (Fullan, 1993; Havelock, 1973; Havelock & Havelock, 1973) findet man eine besondere Form des

Vorreiters auch in der Schulentwicklungsliteratur beschrieben[18]. Change Agents zeichnen sich durch eine Mischung aus guten Kontakten in ihrem Arbeitsumfeld und einer hohen Innovationsbereitschaft aus und sorgen aktiv für den Transfer einer Innovation. Havelock (1973; 1976, S. 31 ff.) beschreibt die Vorgehensweise eines Change Agents in sechs Stufen:

1. *Beziehungsaufbau*: Grundlage für die erfolgreiche Verbreitung der Innovation durch den Change Agent ist eine vertrauensvolle Arbeitsbeziehung zu den Zielpersonen der Verbreitung. Es erscheint dabei effizienter, bestehende Strukturen zu nutzen als neue Strukturen aufzubauen (Rogers, 1995, S. 335).
2. *Diagnose*: Change Agents bemühen sich um eine Diagnose der Bedürfnisse der Personen im Zielkontext. Da die Akzeptanz der Innovation durch die Adressaten ausschlaggebend für den Transfer ist, muss sichergestellt werden, dass diese sich über ihre Bedürfnisse bzw. die Problemlage im Klaren sind.
3. *Informationsquellen suchen*: Ein Change Agent unterstützt bei der Suche nach relevanten Informationen zur Lösung des Problems. Entscheidend für den Erfolg ist die subjektive Sichtweise der Adressaten.
4. *Lösungen entwickeln*: Erst jetzt werden mögliche Lösungswege in den Blick genommen. Auch wenn ein Change Agent am Transfer einer bestimmten, vorher an einer anderen Schule entwickelten Innovation interessiert ist: die vorherigen Phasen sind nötig, um Anpassungen an den Zielkontext vornehmen zu können.
5. *Unterstützung gewinnen*: Mit der Vorstellung der Lösungen im Zielkontext wird für Unterstützung zur Umsetzung der Lösung geworben. An dieser Stelle rücken die Kontakte zum gesamten Zielkontext in den Vordergrund. Change Agents werden demnach als Vorbilder betrachtet. Rogers (1995, S. 330) geht vom

18 In der deutschen Übersetzung (Havelock, 1976) wird der Begriff ‚Innovatoren' gebraucht. Ich halte den Begriff an dieser Stelle für missverständlich, da der Unterschied zu den ‚Innovativen', den ersten 2,5% des sozialen Systems, die die Innovation nutzen, verwischt. Ich verwende daher vorwiegend dem englischen Begriff ‚Change Agent', die beschriebenen Aufgaben umfassen die der Innovativen wie auch die der Vorreiter aus Abbildung 10.

Modelllernen (Bandura, 1979) als wichtiger Mechanismus zum Transfer im sozialen System aus. In dieser Phase wird das frühe Hauptfeld (siehe Abbildung 10) für die Innovation gewonnen.

6. *Stabilisierung*: Um eine nachhaltige Wirkung der Innovation sowie den Fortbestand im Zielkontext zu erreichen, muss die Innovation unabhängig vom Change Agent weitergenutzt bzw. fortentwickelt werden. In dieser Phase sollten die übrigen Mitglieder des sozialen Systems erreicht werden. Ein wesentlicher Aspekt der Stabilisierung ist, dass die Innovation unabhängig von der Aktivität einzelner Personen wahrgenommen wird und damit in den Arbeitsalltag in der Schule Eingang findet.

Die Aufgliederung von Personengruppen nach deren Akzeptanz einer Innovation weist auf die Bedeutung interindividueller Unterschiede und gibt Anregungen, wie Innovationen durch geeignete Auswahl und Schulung von Change Agents effizienter verbreitet werden können. Die eher allgemeingültig gehaltene Betrachtung des Prozessverlaufs auf einer makroskopischen Ebene (Abbildung 8) wird durch differenzielle Aspekte detailliert.

Exkurs: Mathematischer Hintergrund der Diffusionskurve

Wenn in unterschiedlichen Kontexten ein ähnlicher Verlauf der Diffusion festgestellt werden kann, dann liegt eine mathematische Analyse der Diffusionskurve nahe, um daraus Parameter zur Vorhersage von Diffusionsprozessen ableiten zu können. Allerdings verlangt diese Vorgehensweise eine starke Einschränkung des Modells auf wenige Parameter. Damit wird die reale Situation nur relativ grob nachgebildet. Im Rahmen der vorliegenden Arbeit werden nur die Grundzüge dieser Analyse in einem kurzen Exkurs vorgestellt und die zugrunde liegenden Annahmen diskutiert. Ausführliche Erläuterungen zu diesem Ansatz geben Mahajan & Peterson (1985).

Die Grundform der Diffusionskurve kann mathematisch durch eine Differentialgleichung dargestellt werden:

$$\frac{dN(t)}{dt} = (a + bN(t))\left[\overline{N} - N(t)\right]$$

Die einzelnen Elemente der Gleichung bedeuten:

N(t) = kumulative Anzahl der Innovationsträger zum Zeitpunkt t

$\overline{N}$ = Gesamtzahl der möglichen Innovationsträger des sozialen Systems zum Zeitpunkt t

$\frac{dN(t)}{dt}$ = Diffusionsrate zum Zeitpunkt t

a = externer Einflussfaktor auf die Diffusion. Dieser Faktor summiert alle stabilen, von interner Kommunikation des sozialen Systems unabhängigen Einflüsse. Beispiele sind hier die Wirkung von Massenmedien oder anderen breit gestreuten Kommunikationsformen, die prinzipiell auf das ganze System wirken.

b N(t) = interner Einflussfaktor. Dieser Faktor beschreibt die Diffusion alleine als Kommunikation zwischen den Personen des sozialen Systems. Die Interaktion von bereits aktiven Innovationsträgern N(t) mit den möglichen zukünftigen Innovationsträgern $\left[\overline{N} - N(t)\right]$ bestimmt die Diffusionsrate.

Hat man aus der Analyse bereits abgeschlossener Verbreitungsprozesse innerhalb eines sozialen Systems diese Kennwerte bestimmt, dann lassen sich Prognosen über die Verbreitung einer Innovation in diesem System ableiten. Aufwandschätzungen zur Verbreitung von Innovationen im Schulwesen könnten so beispielsweise mit einer hohen Genauigkeit erstellt werden.

Diese Betrachtungsweise trifft allerdings einige Annahmen zur Erleichterung der mathematischen Betrachtung. Dadurch wird möglicherweise eine zufrieden stellende Anpassung der Modellgleichung an durch Messung erhobene Diffusionskurven (vgl. Mahajan & Peterson, 1985, S. 24) verhindert:

1. Die Übernahme einer Innovation wird in diesem Modell als dichotomes Datum gesetzt; wird eine Innovation nur teilweise übernommen, oder läuft der Entscheidungsprozess in mehreren Stufen, so kann das in dieser Form nicht abgebildet werden.

2. Weiterhin geht die Gleichung von einer fixen und bekannten (oder zumindest schätzbaren) Obergrenze $\overline{N}$ für die Sättigung des sozialen Systems aus. Veränderungen des sozialen Systems werden nicht berücksichtigt.
3. Die Innovation kann pro Person nur einmal akzeptiert werden, es gibt keine Möglichkeit des Widerrufs bzw. der nachträglichen Ablehnung.
4. Ein weiterer Kritikpunkt findet sich bei dem internen und externen Einflussfaktor (a bzw. bN(t)). Die Formel nimmt eine vollständige Kommunikation aller Innovationsträger mit allen möglichen zukünftigen Innovationsträgern an und geht von einem zeitstabilen externen Einflussfaktor aus.

Diese Kritikpunkte wurden in erweiterten mathematischen Modellen teilweise aufgegriffen (Mahajan & Peterson, 1985, S. 29 ff.). Eine Diskussion dieser differenzierten Modelle würde allerdings Umfang und Ziel der vorliegenden Arbeit sprengen.

Kritische Anmerkungen zur Diffusionstheorie

Der oben stehende Exkurs zum mathematischen Hintergrund der Diffusionstheorie führt bereits einige Kritikpunkte an, die in vereinfachenden Annahmen der mathematischen Modelle ihre Ursache haben. Auch ohne die weitere Einschränkung der mathematischen Modelle setzt die Diffusionstheorie Grundannahmen voraus, deren Gültigkeit nachfolgend diskutiert wird. Die Kritik ist einerseits methodisch ausgerichtet und gründet sich vor allem auf das vorherrschende Forschungsparadigma der Ex-Post-Studien. Andererseits ist die Forschung zum Transfer von Innovationen nicht frei von kulturellen Einflüssen - insbesondere der amerikanischen Lebensweise - und tendiert so unter anderem dazu, Neues generell als besser zu werten als bisherige Vorgehensweisen (Rogers, 1995, S. 100 ff.). Damit ergeben sich mögliche Vorurteile sowohl bei der Konzeption wie auch der Interpretation von Forschung in diesem Bereich.

Methodische Kritik

Studien zum Transfer von Innovationen befassen sich in der Regel mit abgeschlossenen Innovationsprozessen. Die Verbreitung der Innovationen wurde meist ex-post untersucht, indem Mitglieder des sozialen Systems retrospektiv zur Umsetzung der Innovation befragt wurden. Abgesehen vom Problem der selektiven Wahrnehmung, die möglicherweise bei einer umgesetzten Innovation im Sinne der kognitiven Dissonanz (Festinger, 1978) generell positive Einschätzung der Innovation nahe legt, ergibt sich daraus auch eine erhebliche Verzerrung zu Gunsten erfolgreicher Innovationen. Nicht erfolgreiche Innovationen werden weder als solche erkannt noch untersucht (Rogers, 1995, S. 106 f.).

Inhaltliche Kritik des Innovationsbegriffs der Diffusion Theory

Die Innovation selbst wurde lange Zeit im Verlauf der Untersuchung als statisch betrachtet. Daraus folgte, dass Verbreitung von Innovationen möglicherweise nicht mehr als solche erkannt wurden, da die Innovation mittlerweile weiterentwickelt wurde. Bei der Formulierung von Erfolgsfaktoren für die Verbreitung von Innovationen sollte daher die mögliche Veränderung der Innovation selbst, z. B. über eine Rückkopplung im Sinne einer zweiseitigen Kommunikation zwischen Ausgangs- und Zielschule, berücksichtigt werden. Diese Sichtweise unterstreicht auch den Transfergedanken, der eine Anpassung an den Zielkontext als selbstverständlich voraussetzt.

Weiterhin wurde die Innovation als grundsätzlich positiv wahrgenommen. Dieses Vorurteil zugunsten der Innovation kann zu selektiver Wahrnehmung bei der Konzeption und Durchführung von Untersuchungen und der Vorwegnahme der Ergebnisse (Self fulfilling prophecy, eine aktuelle Übersicht geben Kierein & Gold, 2000) führen. Diese grundsätzlich positive Einschätzung gegenüber einer Innovation von Seiten der Forschung kann auch zu Verzerrungen bei der Interpretation der individuellen Entscheidungsprozesse führen. Ein spätes Umsetzen einer Innovation führt zur Einstufung als Nachzügler; die Annahme dabei ist, dass diejenigen, die die Innovation früher umsetzen, eher die richtige Entscheidung getroffen haben. Hier zeigt sich nach Rogers (1995, S. 117) die Tendenz, einen Fehler eher beim Individuum als bei der Innovation oder im System der Verbreitung zu suchen. Aus individueller Sichtweise eines Nachzüglers ist jedoch möglicherweise die späte Entscheidung für eine Innovation oder die Ablehnung der Innovation eine aufgrund persönlicher Erfahrung getroffene, rationale Entscheidung.

Der Fehler liegt hier also nicht in der Entscheidung, sondern in der Vorannahme, dass diese Innovation für alle Personen des sozialen Systems attraktiv sei. Die Einführung von fächerübergreifendem Projektunterricht kann beispielsweise je nach Fortschritt einer Klasse im Curriculum zu einem früheren oder späteren Zeitpunkt sinnvoll sein. Die Entscheidung über die Umsetzung beruht in diesem Beispiel weder auf Personeneigenschaften der entscheidenden Lehrkraft noch auf einem Informationsdefizit, sondern auf der wahrgenommenen Passung des Projektunterrichts zum aktuellen Fortschritt der Klasse. Damit sollten inhaltliche Rahmenbedingungen des sozialen Systems sowie parallele Entwicklungen ebenfalls bei der Verbreitung von Innovationen berücksichtigt werden.

Abschließend soll noch ein genereller Kritikpunkt am Konzept der Diffusion von Innovation aufgegriffen werden. Diffusion wird als weitgehend ungesteuert ablaufender Prozess beschrieben. Die Innovation verbreitet sich - die oben angeführten Rahmenbedingungen vorausgesetzt - selbstständig im sozialen System. Ein steuernder Eingriff von außen erscheint damit unnötig für die effektive Verbreitung. Auf längere Sicht vergrößert die ungesteuerte Verbreitung allerdings die Kluft zwischen den Vorreitern und den Nachzüglern des jeweiligen sozialen Systems (Rogers, 1995, S. 125), da nachfolgende Innovationen oft auf vorhergehenden aufbauen. Mit der Zeit entfernen sich so die Erfahrungen und Arbeitsweisen der (wiederholten) Vorreiter von den Nachzüglern immer mehr. Beispielsweise sollen in einer Schule eine gemeinsame Zielbestimmung, z. B. in Form eines Schulprogramms als erste Innovation sowie eine Evaluation der schulischen Arbeit als zweite Innovation umgesetzt werden. Beide Aktivitäten erfordern eine Beteiligung des gesamten Kollegiums. Nachzüglern der Zielbestimmung fehlt dann die Grundlage, um die Evaluation sinnvoll umzusetzen. Eine Ablehnung der Innovation wäre dann die Folge. Ein aktives Steuern z. B. durch Change Agents, die die Distanz zwischen Vorreitern und Nachzüglern verringern, ist nach dieser Überlegung der unkontrollierten Verbreitung vorzuziehen.

Zusammenfassende Aussagen zu Einflussfaktoren für Transfer aus Sicht der Diffusionstheorie

Der Ausgangspunkt der Diffusionstheorie ist die Beobachtung, dass sich in unterschiedlichen Domänen Innovationen nach einem ähnlichen Muster, einer s-förmigen Kurve der Verbreitungshäufigkeit auf der Zeitbasis (vgl. Abbildung 8, S. 89) ausbreiten. Bei technischen Innovationen, wie z. B. Computern oder Mobiltelefonen ist dieses Verbreitungsmuster unmittelbar einsichtig und leicht nachzuvollziehen. So besaßen z. B. um das Jahr 1990 nur wenige Personen ein Mobiltelefon, Anschaffung und Betrieb waren teuer und blieb meist Unternehmen vorbehalten. Mit zunehmender Verbreitung sanken die Preise, neue Nutzungsmöglichkeiten etablierten sich (z. B. das Versenden von Textnachrichten) und die Verbreitung stieg rapide an. Mittlerweile ist eine gewisse Sättigung erreicht.

Rogers (1995, S. 42 f.) zählt für prozessbezogene Innovationen im Bereich der Erziehungswissenschaften, die nach einem ähnlichen Muster ablaufen, 395 Publikationen zum Thema Diffusion. Forschung findet hier vor allem im Umfeld von Modellversuchen statt (z. B. Carlson, 1965 nach Rogers, 1995, Untersuchung zur Einführung eines neuen Mathematikcurriculums als Reaktion auf den Sputnik-Schock).

Die Form der Verbreitungskurve lässt sich durch individuelle Entscheidungsprozesse bei der Akzeptanz einer Innovation erklären. Bedingungsfaktoren für die Verbreitungsgeschwindigkeit lassen sich in Inhaltsvariablen und Systemvariablen unterscheiden. Effektiv wirksam werden diese Variablen erst durch die subjektive Bewertung einer Person im Entscheidungsprozess, d. h. im Zusammenwirken beider Bereiche.

Als Inhaltsvariablen werden subjektiv wahrgenommene Eigenschaften der Innovation betrachtet. Dazu zählen nach Rogers (1995, S. 207):

- *Relativer Vorteil gegenüber der bisherigen Situation*: Verbessert sich durch die Schulentwicklungsmaßnahme die Situation? Wird der Lehrkraft die Arbeit erleichtert? Wird die Leistung der Schülerinnen und Schüler verbessert? Ändern sich Arbeitsbedingungen an der Schule zum Positiven?

- *Kompatibilität mit eigenen Werten*: In wie weit passt z. B. die Schulentwicklungsmaßnahme Projektunterricht zu einer persönlichen Erfahrung mit hierarchisch ausgerichtetem Frontalunterricht?
- *Komplexität*: Ist die Schulentwicklungsmaßnahme sowohl im Prozess der Einführung wie auch in den Effekten für die einzelne Lehrkraft transparent?
- *Möglichkeit zum Test*: Können neue Verhaltensweisen, z. B. ein Vortrag mit einem Videobeamer, vor dem ersten Einsatz in der Klasse erprobt werden?
- *Beobachtbar bei Anderen*: Gibt es sichtbare Vorbilder für den Einsatz der Innovation?

Die Systemvariablen betreffen:

- *Normen und Werte des Systems*: Wird Schulentwicklung als wünschenswerte Aktivität gesehen? Werden Experimente zur Weiterentwicklung von Unterricht unterstützt? Gibt es eine generelle Kultur der gegenseitigen Unterstützung an der jeweiligen Schule?
- *Kommunikationskanäle der Innovation*: Wird die Schulentwicklung im Kollegenkreis über persönliche Kontakte weiter getragen? Gibt es ausführliche Information zur Schulentwicklungsmaßnahme (z. B. Rundbriefe, Webseiten, Erfahrungsberichte, Zeitschriftenbeiträge)? Wie ist die Kooperation der Lehrkräfte an der Schule? Gibt es fachlichen Austausch zur Schulentwicklung?
- *Entscheidungsprozess*: Ist die Schulentwicklung optional oder verbindlich? Wird die Verbindlichkeit über eine gemeinsam getroffene Entscheidung hergestellt oder erfolgt eine Vorgabe, z. B. aus dem Ministerium?

Diffusion von Innovationen findet nach den Annahmen dieser Theorie auch ohne kontinuierliche Steuerung des Prozesses statt. In diesem Fall könnte man auch den am Anfang der Arbeit kurz erläuterten Begriff der Dissemination, einer Verbreitung gleichsam über Ansteckungsmechanismen, verwenden (vgl. Abbildung 1, S. 26). Personen in einem sozialen System unterscheiden sich in Bezug auf ihre ‚Anfälligkeit' für die Ansteckung (vgl. Abbildung 10, S. 95). Rogers (1995) führt dies auf relativ stabile Eigenschaftsvariablen der Personen zurück und folgert daraus, dass im Verlauf mehrerer Innovationen die Kluft zwischen Vorreitern und Nachzüglern im Hinblick auf die Umsetzung einer Innovation immer größer wird. Die Ausweitung dieser unerwünschten Kluft kann durch gezielte Maßnahmen z. B. zur Akzeptanzsteigerung der Innovation reduziert werden. Die Steuerung des Transfers könnte dabei in die Verantwortung von Change Agents fallen, die über Kenntnisse sowohl des Ausgangs- wie auch des Zielkontextes verfügen.

In der Schulentwicklung stellt das an den Change Agent hohe Anforderungen: Neben der fachlichen Kompetenz, bezogen auf den jeweiligen Inhalt der Innovation, braucht es methodische Kompetenz in der Steuerung des Prozesses (vgl. Kap. 3.5.1 zum Projektmanagement) und gleichzeitig die soziale Kompetenz im Umgang mit den unterschiedlichen Personengruppen der Zielschulen. Schwierig wird diese Aufgabe dadurch, dass die Akzeptanz einer Schulentwicklungsmaßnahme sowie deren aktive Umsetzung für beteiligte Lehrkräfte meist eine freiwillige Handlung darstellt. Was motiviert diese Personen zur Umsetzung? Wie kann diese Motivation unterstützt werden? Im nachfolgenden Kapitel werden diese Fragen auf der Basis einer Motivationstheorie erörtert und Bedingungen für die Akzeptanz von Innovationen aus motivationstheoretischer Sicht hergeleitet.

3.5.3 Beitrag der Motivationstheorie

In den beiden vorhergehenden Abschnitten wurden sowohl aus der Perspektive der Projektmanagementforschung als auch aus der Diffusionstheorie Inhalt und die (Unterstützungs-) Struktur eines Schulentwicklungsprojekts betrachtet. Beide Ansätze setzen die aktive Mitwirkung der Zielpersonen voraus: Aus der Projektmanagementperspektive müssen die Mitarbeiter wie auch die Projektleiter einer klaren Struktur folgen. Aus der Diffusionsperspektive übernehmen die Zielpersonen die Innovation selbstständig und freiwillig. Der Transfer von Ergebnissen der Schulentwicklung hängt also maßgeblich von den beteiligten Personen ab (siehe auch Terhart, 1995, S. 225), und zwar insbesondere von deren Kompetenzen und deren Motivation. Es ist ein erklärtes Ziel von Schulentwicklungsprogrammen der Bund-Länder-Kommission für Bildungsplanung und Forschungsförderung (BLK), Kompetenzen von

Lehrkräften aufzubauen (Brockmeyer, 1999; Bund-Länder-Kommission für Bildungsplanung und Forschungsförderung, 1997a; Edelstein & Fauser, 2001; Gräsel, Mandl, Manhart & Kruppa, 2000; Mandl, Reinmann-Rothmeier & Gräsel, 1998; Prenzel, 2000). Kompetenzentwicklung wird wahrscheinlicher, wenn diese selbstbestimmt motiviert stattfindet. Daher erscheint es im Rahmen der Untersuchung von Transfer sinnvoll, die Motivation der Lehrkräfte ins Blickfeld zu nehmen. Was motiviert Lehrkräfte, Schulentwicklung zu betreiben? Was motiviert sie, Innovationen weiterzugeben? Was motiviert sie, von anderen entwickelte Innovationen zu überprüfen und anzunehmen? Wie kann die Motivation der Lehrkräfte unterstützt und gefördert werden, um die Verbreitung von Innovationen in der Schulentwicklung zu erleichtern?

Aus der Struktur der Fragen lässt sich erkennen, dass intentionale, bewusst gesteuerte Aktivitäten einen wesentlichen Stellenwert bei der Schulentwicklung einnehmen. Die unwillkürliche Ansteckung, die die im vorherigen Kapitel dargestellte Diffusionstheorie auch beinhaltet, erscheint hier weniger bedeutend. Stattdessen finden vor allem kognitive Prozessen der Informationsaufnahme, Bewertung und anschließenden Weitergabe statt.

Die motivationspsychologische Forschung legt insbesondere seit der kognitiven Wende (im Überblick z. B. bei Rheinberg, 2002) zu diesen Fragen einige Schlussfolgerungen nahe. So sollten Schulentwicklungsmaßnahmen, die von den Lehrkräften in den Schulen selbst initiiert und gesteuert werden, im Sinne des wahrgenommenen Orts der Handlungskontrolle (locus of control, Rotter, 1966) bzw. der internalen vs. externalen Handlungsverursachung (locus of causality, deCharms, 1968) positiv aufgenommen werden. Das Konzept der Selbstwirksamkeitserwartung (Bandura, 1997) fußt auf einem ähnlichen theoretischen Hintergrund. Wesentlich für motiviertes Handeln ist hier, dass die Lehrkräfte den Eindruck haben, dass sie mit ihren eigenen Handlungen etwas bewirken können.

Nicht alle motivationstheoretischen Ansätze sind gleich gut geeignet, Fragen die im Zusammenhang mit Transfer in Schulentwicklungsprojekten auftreten, zu erklären. In einem Überblickskapitel haben Eccles, Wigfield & Schiefele (1998) die neueren Motivationstheorien nach drei Fragestellungen – alle aus der Sicht einer betroffenen Person – sortiert:

1. Kann ich die Aufgabe meistern?
2. Will ich die Aufgabe in Angriff nehmen? Aus welchem Grund will ich das?
3. Was muss ich tun, um die Aufgabe erfolgreich zu erledigen?

Auf die Situation der Schulentwicklung passt insbesondere die zweite Fragestellung, da die Beteiligung an Schulentwicklung in der Regel freiwillig erfolgt. Ausgangspunkt ist also zunächst die Frage: ‚Will ich mich engagieren?'. Der zweite Teil der Frage nach dem Grund für die Entscheidung kann mit der Selbstbestimmungstheorie der Motivation (Deci & Ryan, 1993; Ryan & Deci, 2000a, b) sowie der pädagogischen Interessentheorie (Krapp, 1992) näher beschrieben werden. In diesen Theorien werden die motivationsunterstützenden Bedingungen für eine selbstbestimmte Übernahme von Innovationen geklärt. Die subjektive Einschätzung der eigenen Fähigkeit (1) sowie die Rolle der Motivation bzw. Volition bei der genauen Steuerung der Problemlösung (3) sind für das Beispiel Schulentwicklung von untergeordneter Bedeutung.

Die Frage nach den unterschiedlichen Gründen für die Übernahme der Aufgabe ist in der Motivationsforschung vor allem mit dem Begriffspaar intrinsisch vs. extrinsisch verknüpft (Eccles et al., 1998, S. 1028 f.). Mit der Selbstbestimmungstheorie der Motivation (Deci & Ryan, 1993; Ryan & Deci, 2000a, b) wird dieser dichotome Ansatz weiter differenziert. Dazu werden qualitativ unterschiedliche Ausprägungen motivierten Handelns eingeführt. Intrinsische Motivation ist dabei eine hohe Stufe der selbstbestimmten Motivation. Extrinsische Motivation wird je nach Ausmaß der Selbstbestimmung in vier Stufen (external, introjizierte, identifizierte bzw. integrierte Regulation) eingeteilt (Deci & Ryan, 1993, S. 227 f.). Unter Einbeziehung der pädagogischen Interessentheorie (Krapp, 1992, 1999) wurde dieses Stufenmodell erweitert und angewandt (Kramer, 2002; Prenzel, 1996; Prenzel, Drechsel, Kliewe, Kramer & Röber, 2000).

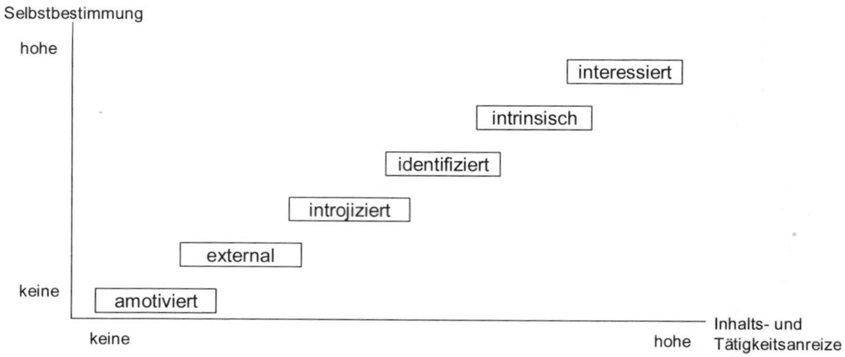

Abbildung 11: Varianten der Lernmotivation (ursprünglich bei Deci & Ryan, 1993; oben stehende erweiterte Fassung aus Prenzel, Drechsel et al., 2000, S. 167)

Die Selbstbestimmungstheorie macht nicht nur Aussagen über qualitativ unterschiedlich motiviertes Handeln, sondern erklärt auch die Bedingungen für dessen Entstehen. Nach Deci & Ryan wurden in der Forschung bislang drei Konzepte als Quelle der motivationalen Handlungsenergie herangezogen: physiologische Bedürfnisse (Triebe), Emotionen sowie psychologische Bedürfnisse. Alle drei Bereiche werden als wichtig erachtet, jedoch sind die psychologischen Bedürfnisse besonders hervorzuheben, da *„(...) mit deren Hilfe der Mensch seine Triebe und Emotionen autonom steuert“* (Deci & Ryan, 1993, S. 229).

Die Befriedigung der von den Autoren postulierten psychologischen Grundbedürfnisse, die nachfolgend näher beschrieben werden, führt dazu, dass Anforderungen selbstbestimmt übernommen werden.

Motivationsunterstützende Bedingungen

Die psychologischen Bedürfnisse werden in der Selbstbestimmungstheorie basierend auf bereits bekannten Konzepten in drei Ausprägungen aufgeteilt:

1. Kompetenz oder Wirksamkeit (effectance, White, 1959),
2. Autonomie oder Selbstbestimmung (deCharms, 1968) und
3. soziale Eingebundenheit (affiliation, Harlow, 1958).

Wenn sich Menschen also sozial einer Gemeinschaft zugehörig erleben, ihre Tätigkeit selbst steuern und gestalten können und die Effekte ihres Handelns ihrer eigenen Kompetenz zuschreiben, so werden dadurch diese grundlegenden psychologischen Bedürfnisse befriedigt. Dadurch wird Handlungsenergie freigesetzt bzw. in Richtung dieser Tätigkeit gelenkt. Die Selbstbestimmungstheorie trifft also nicht nur deskriptive Aussagen zum Auftreten bestimmter Formen der Motivation, sondern begründet auch funktionale Zusammenhänge. Befriedigt und unterstützt man demnach diese psychologischen Grundbedürfnisse, dann fördert man damit die selbstbestimmte Motivation der jeweiligen Personen.

Die so generierte Handlungsenergie steht allerdings nicht ungerichtet zur Verfügung, sondern hat bereits einen konkreten Gegenstand zum Ziel. Dieser Aspekt der inhaltsbezogenen motivierten Auseinandersetzung mit Anforderungen wird in der Selbstbestimmungstheorie eher vernachlässigt. Die theoretische Lücke wird mit der pädagogischen Interessentheorie (Krapp, 1992) gefüllt. Interesse ist dabei als Person-Gegenstands-Relation definiert. Mit einer Interessenhandlung sind einerseits positive Emotionen verknüpft. Andererseits besitzt der Interessengegenstand für die Person eine besondere inhaltliche Bedeutung.

Damit stehen vier Ansatzpunkte zur Unterstützung von Motivation zur Verfügung: Unterstützung von Kompetenz, von Autonomie, von sozialer Einbindung sowie die Verdeutlichung der inhaltlichen Relevanz[19].

Kompetenzunterstützung

Menschen haben das Grundbedürfnis, sich selbst als wirkungsvoll und sich damit als kompetent zu erleben. White (1959, S. 318) spricht von *„(...) intrinsic need to deal with the environment"*. In die gleiche Richtung weist auch die Überlegung zum locus of control (Rotter, 1966). Eigenes Kompetenzerleben entsteht durch die subjektive Bewertung einer Handlung als erfolgreich. Dabei wird die Handlung in der Rückschau bewertet.

---

[19] Eine ähnliche Aufteilung findet man z. B. auch zur Lernmotivation (Prenzel, Drechsel et al., 2000, S. 169)

Das Kompetenzerleben ist wesentlich durch drei theoretische Merkmale charakterisiert (eine Zusammenfassung gibt Kramer, 2002, S. 33): a) Eine Voraussetzung für Kompetenzerleben ist eine Anforderung, die weder zu schwer noch zu leicht ist; b) Individuelle und sachliche Rückmeldungen über den Kompetenzfortschritt unterstützen das Kompetenzerleben, sofern diese autonomieunterstützend (siehe nächster Abschnitt) gegeben werden; c) Kompetenzerleben ist mit positiven Gefühlen verbunden, die gleichsam eine Belohnung für die Aktivität darstellen (bei Csikszentmihalyi, 1975 als flow definiert).

Kompetenzerleben motiviert nach Deci & Ryan, Anforderungen selbstbestimmt motiviert zu übernehmen und diese ausdauernd weiterzuverfolgen. Weiterhin wichtig erscheint die Kompetenzerwartung, d. h. die prospektive Einschätzung, dass eine Handlung erfolgreich sein wird. Dieser Vorgang besteht aus zwei Komponenten, die von Bandura (1977) in die Diskussion eingeführt wurden: Erstens der Einschätzung, dass die angestrebte Handlung prinzipiell zum erwünschten Ziel führt (action-outcome-expectation), sowie zweitens der Einschätzung, dass man selbst die Ressourcen besitzt, die Handlung ausführen zu können. (self-efficacy expectation).

Mit dem BLK-Modellversuch „Selbstwirksame Schulen" wurde genau dieser Ansatz der Kompetenzunterstützung bereits in breitem Umfang in der Schule erprobt. (Brockmeyer & Edelstein, 1997a; Edelstein, 1998, 2002; Jerusalem & Mittag, 1998; Schwarzer & Jerusalem, 2002). Der Modellversuch thematisiert die Selbstwirksamkeit der Schülerinnen und Schüler im Lernkontext und führte in der längsschnittlichen Betrachtung erwartungsgemäß zu einer Steigerung der Lernmotivation der Schülerinnen und Schüler bzw. zu einer Stagnation auf hohem Niveau (Mittag, Kleine & Jerusalem, 2002).

Wie können nun Lehrkräfte in ihrer Kompetenz in Bezug auf Schulentwicklung unterstützt werden? Folgt man den oben ausgeführten Überlegungen, dann bieten sich dazu vier Ansätze an:

1. Die Schwierigkeit der einer einzelnen Person zukommenden Aufgabe muss für diese Person passend sein. Im Hinblick auf die weiter unten diskutierte Autonomieunterstützung kann das allerdings nicht bedeuten, allen Personen für sie günstige Aufgaben zuzuteilen (abgesehen von der offensichtlichen Schwierigkeit, diese Zuteilung vorzunehmen). Vielmehr erscheint es

sinnvoll, es den Lehrkräften über eine Mitwirkung an der Ziel- und Aufgabenstruktur zu ermöglichen, die für sie passenden Aufgaben selbst zu gestalten.

2. Rückmeldungen über den Kompetenzfortschritt könnten einerseits über die transparente Darstellung des gesamten Entwicklungsfortschritts, z. B. in regelmäßigen Projektpublikationen erfolgen. Andererseits könnten auch Lehrerteams, Tandemgruppen oder die Einführung eines kollegialen Rückmeldeverfahrens (Kramer, 2002, S. 227) dazu beitragen.
3. Die Frage, ob und wie die angestrebte Maßnahme denn zum Ziel führt, muss für alle beteiligten Personen klar werden. Dies könnte beispielsweise über klare Zieldefinitionen für die Schulentwicklung erreicht werden. Ausführlich wurde dieser Ansatz bereits im Kapitel 3.5.1, S. 75 ff. in den Ausführungen zum Projektmanagement dargestellt.
4. Sollte die Selbstbewertung der Lehrkräfte zur Fähigkeit, die Schulentwicklungsmaßnahme umzusetzen, negativ ausfallen, dann steht als direkte Interventionsmöglichkeit beispielsweise die in Schulentwicklungsprogrammen vorgesehene Weiterbildung zur Verfügung. Ist die negative Kompetenzeinschätzung durch fehlende Ressourcen der Lehrkraft bedingt, dann kann durch eine organisatorische Entlastung unterstützend eingegriffen werden.

Diese Formen der Kompetenzunterstützung werden als notwendige, nicht aber als hinreichende Voraussetzungen für motiviertes Handeln betrachtet und sind nur dann wirksam, wenn sie gleichzeitig als autonomieunterstützend wahrgenommen werden (Krapp & Ryan, 2002; Ryan, 1982).

Autonomieunterstützung

Manche Handlungen werden von Menschen als selbst gewählt empfunden. Sie entsprechen den Zielen und Wünschen der individuellen Person. Andere werden dagegen als aufgezwungen, d. h. durch inneren oder äußeren Druck bestimmt, wahrgenommen. Selbstbestimmtes Handeln gehört dabei zu den Grundbedürfnissen des Menschen (Deci & Ryan, 1993).

Dieser Ansatz geht zurück auf Heider (1977, Übersetzung des Originals von 1958), der sich als Pionier der Attributionsforschung mit dem Verhältnis von eigenen Wünschen und deren Umsetzung beschäftigt hat. DeCharms (1968) nimmt diesen Gedanken auf (*„Man strives to be causal agent“*, ebd. S. 269) in seiner Unterscheidung von Origin (Ursprung) und Pawn (Bauer im Schachspiel). Origins erleben sich selbst als Verursacher ihrer Handlungen, während Pawns wie Figuren im Schachspiel von anderen positioniert und zu Aktionen gebracht werden. DeCharms zeigte die praktische Bedeutung dieser Ideen in einem aufwändigen Training mit Lehrkräften, in dessen Verlauf unterschiedliche Handlungsmuster (eher unterstützend, eher dominant/ autoritär) in Selbsterfahrungsübungen reflektiert wurden. Am Ende des Programms stand die Erkenntnis, dass Schülerinnen und Schüler, die von den Lehrkräften als Origins behandelt wurden, sowohl im Hinblick auf ihre Arbeit wie auch im sozialen Umgang mit anderen eher selbstbewusst und selbstbestimmt auftraten (deCharms, 1976). Mittlerweile ist die Bedeutung von Autonomie insbesondere im Zusammenhang mit Lernmotivation ausführlich untersucht und dokumentiert (Deci & Ryan, 1987; zusammenfassend bei Kramer, 2002, S. 37 ff.).

Ähnliche Überlegungen treffen auch für den Bereich der Schulentwicklung zu. Konzepte wie die innere Schulentwicklung (Fullan, 1999, 2001; Fullan & Hargreaves, 1993), die eine stärkere Autonomie von Schulen als Voraussetzung für eine erfolgreiche Entwicklung sehen, profitieren vom motivationssteigernden Effekt dieser Autonomie (siehe auch Kap. 3.3.1 ab S. 37).

Die Unterstützung von Autonomie bedeutet dabei, die Balance zwischen Strukturierung der Arbeit und freier Wahlmöglichkeit zu erreichen. Während die vollständige Strukturierung z. B. durch bis ins Detail geplante Arbeitsaufträge an die Lehrkräfte die wahrgenommene externe Kontrolle des Handelns (und damit das *‚Pawn-Gefühl‘*) steigert, führt eine völlige Freigabe der Optionen in der Regel zu einer Überforderung, da die Komplexität der Aufgabe als Ganzes die Ressourcen einer einzelnen Person übersteigt. Vielmehr soll den beteiligten Personen die Möglichkeit gegeben werden, Verantwortung zu übernehmen für die Schulentwicklung, und damit ihre Schule selbst zu gestalten. Prenzel und Mitarbeiterinnen haben Beispiele für autonomieunterstützende Maßnahmen im Lernumfeld zusammengestellt, die für die Beteiligten an der Schulentwicklung direkt übernommen werden können:

> „Autonomieunterstützend ist es beispielsweise,
> - wenn [Personen] innerhalb einer vorgegebenen Struktur Wahlmöglichkeiten oder Spielräume haben, die für sie zu erkennbaren Zielen führen;
> - wenn sie immer wieder die Chance haben, Fragen zu stellen und differenzierte und konstruktive Rückmeldung zu erhalten;
> - wenn sie sich aktiv und gestaltend betätigen
> - wenn sie die Möglichkeit haben, Probleme in ihrem eigenen Tempo zu erarbeiten
> - wenn sie die Gelegenheit haben, selbstständig Themen zu vertiefen;
> - wenn sie dazu angeregt werden, selbstständig Aufgaben und Probleme zu erarbeiten und wenn sie dabei gegebenenfalls unterstützt werden.“(Prenzel, Drechsel et al., 2000, S. 171)

Soziale Einbindung

Die Selbstbestimmungstheorie der Motivation sieht die soziale Einbindung in eine Gruppe als Grundbedürfnis des Menschen an (Deci & Ryan, 1993). Die sozialpsychologische Forschung legt den Schluss nahe, dass diese sehr umfassende Begründung für die Notwendigkeit sozialer Beziehungen in zahlreiche einzelne Komponenten aufgelöst werden kann (ausführlicher dargestellt bei Argyle, 1990, S. 233 ff.):

- soziale Beziehungen selbst können als Belohnung wirken (z. B. dadurch, dass sie Ansehen oder Status bringen, eigene Meinungen bestätigen oder verstärken, praktische Hilfe und Unterstützung ermöglichen);
- soziale Beziehungen funktionieren als Verstärker auch durch stellvertretende Belohnung, d. h. wenn eine andere Person Freude empfindet, freut man sich selbst mit;
- soziale Einbindung ist auch verknüpft mit dem Wunsch nach konsistenten Meinungen und Überzeugungen.

Die positive Wirkung der Zusammenarbeit in einer Gruppe auf eine einzelne Person hat insgesamt eine stabilisierende Wirkung auf die

Gruppe und wirkt damit für diese Gruppe auch identitätsstiftend. Neben positiven Effekten der Motivation wie auch der Entwicklung von Gruppennormen und sozialer Kontrolle innerhalb der Gruppe, die im Hinblick auf eine gemeinsame Aufgabe eine Leistung steigernde Funktion haben, führt dies möglicherweise auch zum Effekt des Gruppendenkens (Janis, 1972, 1982) bzw. zu einer klaren Abgrenzung zwischen der Ingroup (dem engen Kreis der ‚Mitwisser' und ‚Mitmacher') und dem ‚unwissenden' Rest, der Outgroup (siehe auch Aronson, Wilson & Akert, 2002, S. 468 f.).

Gleichzeitig bringt die soziale Einbindung in eine Gruppe für das Ergebnis der Gruppenarbeit relevante Effekte. Neben dem einfachen Effekt der Arbeitsteilung, die eine Erfolg versprechende Bearbeitung komplexer Probleme ermöglicht[20], wurden komplexere Zusammenhänge in der Erforschung von Gruppenarbeit gefunden. So hängt die Leistung bei unterschiedlich komplexen Aufgabenstellungen vom Erregungsniveau ab. Während für einfache Aufgaben ein hohes Erregungsniveau die Leistung erhöht, ist der Effekt für komplexe Aufgaben genau umgekehrt. Das Erregungsniveau wiederum wird bei wahrgenommener Leistungsbewertung des Einzelnen in der Gruppe erhöht; lässt sich die Einzelleistung nicht erfassen, sinkt das Erregungsniveau (ausführlich bei Aronson et al., 2002, S. 309).

Die Motivation der Lehrkräfte zur Mitwirkung und zum Transfer von Schulentwicklung wird somit durch deren soziale Einbindung ein Schulentwicklungsteam gefördert. Zu dieser Zusammenarbeit gehört ein offener, konstruktiver Umgang miteinander, gegenseitige Unterstützung in einer arbeitsteiligen Struktur sowie die regelmäßige Abstimmung und Rückmeldung über den Arbeitsprozess. Mögliche Probleme durch Effekte des Gruppendenkens können gerade in diesem Kontext frühzeitig durch Interaktionen mit nicht beteiligten Lehrkräften der eigenen oder einer fremden Schule entgegnet werden.

Inhaltliche Relevanz

Wenn mir eine Aufgabe persönlich wichtig ist, dann werde ich wahrscheinlich ohne weitere äußere Aufforderung handeln. Wenn der Inhalt

[20] Dies gilt allerdings nur in Abhängigkeit z. B. von der Parallelisierbarkeit der Aufgabe (vgl. Wilke & Knippenberg, 1990).

einer Schulentwicklungsmaßnahme den Lehrkräften relevant erscheint, dann ist eher mit ihrer freiwilligen Beteiligung zu rechnen. Zwei Konstrukte beleuchten diesen Zusammenhang: Die wahrgenommene inhaltliche Relevanz kann einerseits Ausdruck von Interesse für das Themengebiet allgemein sein. Interesse ist dabei ein Person-Gegenstandsbezug, der den Gedanken der intrinsischen Motivation in Form von emotionalen sowie wertbezogenen Aspekten beinhaltet (Krapp, 1999). Die Beschäftigung mit einem interessanten Thema führt zu positiven Erlebnissen oder Gefühlen, sowohl während der aktuellen Durchführung der Handlung wie auch in der kognitiven Auseinandersetzung mit dem Thema[21]. Gleichzeitig passen die Handlungen und Intentionen, die mit dem Interessensgegenstand verbunden sind, zu den allgemeinen Einstellungen und Wertvorstellungen der jeweiligen Person. Interessierte Motivation ist auf dem oben dargestellten Stufenmodell der (Lern-) Motivation (vgl. Abbildung 11) die am weitesten selbstbestimmte Variante (Prenzel, Drechsel et al., 2000).

Andererseits kann einem Thema inhaltliche Relevanz auch durch die persönliche Betroffenheit der Lehrkräfte zugewiesen werden. Anders ausgedrückt führen einschneidende externe Veränderungen der Arbeitssituation durch Schulentwicklungsmaßnahmen zu einem persönlichen Veränderungsdruck. Wenn z. B. Rückmeldungen von Schülerinnen und Schülern über den Unterricht zur fachlichen Beurteilung einer Lehrkraft herangezogen werden, gewinnt dieses Thema an inhaltlicher Relevanz. Persönliche Betroffenheit kann auch aus einem wahrgenommenen Nutzen der Veränderung entstehen. Wenn diese Rückmeldung der Schülerinnen und Schüler zu einem subjektivem Kompetenzzuwachs der Lehrkraft führt oder sich durch diese strukturierte Form der Interaktion das Klassenklima verbessert, dann entstehen dadurch direkte positive Effekte für die Lehrkraft[22]. Der Einfluss der Betroffenheit von Veränderung auf die Umsetzung von Veränderungsprozessen in Schulen wurde von Hall & Hord (2001) auf der Basis ihres Concerns-

[21] Vorfreude genauso wie positive Erinnerungen an zurückliegende Ereignisse sind Beispiele für diese emotionalen Begleiterscheinungen von Interesse.

[22] Nimmt man die Erfahrung aus der Evaluationsforschung, dann scheint die Argumentation über den Nutzen der Innovation Erfolg versprechender als der Druck durch die Betonung der Notwendigkeit der Veränderung (Patton, 1997).

based Adoption Models ausführlich diskutiert. Persönliche Betroffenheit führt dabei in einem mehrstufigen Prozess zur Akzeptanz und Umsetzung von Veränderungen (Hall & Hord, 2001; Hall, Loucks, Rutherford & Newlove, 1975). Wesentliche Prozessschritte sind

- Aktivierung des Vorwissens,
- Erwerben von Wissen über die Innovation,
- Weitergabe des Wissens an Andere bzw. Diskussion mit Anderen,
- Bewertung der Innovation vor dem eigenen Erfahrungshintergrund,
- Planung eigener Maßnahmen zur Umsetzung der Innovation,
- Überprüfung des Umsetzungsfortschritts,
- Anwendung der Innovation und Vernetzung mit weiteren Entwicklungsschritten.

Wahrgenommene inhaltliche Relevanz ist eine treibende Kraft innerhalb eines Veränderungsprozesses. Intrinsische Motivation in Form eines persönlichen Interesses an der Thematik ist ein idealer Zustand, eine direkte Intervention zur Steigerung der Motivation wird hier nicht mehr nötig sein. Anders stellt sich die Situation dar, wenn die inhaltliche Relevanz über persönliche Betroffenheit deutlich wird. In der Terminologie des oben dargestellten Stufenmodells (Abbildung 11) auf der Basis der Selbstbestimmungstheorie der Motivation wäre dies entweder ‚introjiziert', d. h. ein vorher äußerlich wahrgenommener Veränderungsdruck wurde verinnerlicht, oder im Falle eines erkannten Nutzens ‚identifiziert'. Mit Hilfe der von Hall und Mitarbeitern vorgeschlagenen Interventionen könnte eine weiter gehende Übernahme der Innovation bis hin zur Entwicklung von Interesse und damit einer sehr selbstbestimmt motivierten Beschäftigung mit der Innovation erreicht werden.

Einflussfaktoren aus der Motivationstheorie

Zu Beginn dieses Kapitels stand die Überlegung, dass erfolgreiche Schulentwicklung neben einer klaren Struktur und einem attraktiven Inhalt die freiwillige und motivierte Mitarbeit der beteiligten Personen braucht. Als theoretischer Rahmen wurde die Selbstbestimmungstheorie der Motivation (Deci, Connell & Ryan, 1989; Deci & Ryan, 1987, 1993; Ryan & Deci, 2000a, b) sowie deren Erweiterung und Ergänzung aus der pädagogischen Interessentheorie (Krapp, 1992, 1999; Prenzel, 1996; Prenzel, Drechsel et al., 2000) herangezogen. Aus diesen empirisch gut abgesicherten Betrachtungsweisen lassen sich vier Bedingungen zur Förderung von (selbstbestimmter) Motivation ableiten: Kompetenzunterstützung, Autonomieunterstützung, soziale Einbindung und Klärung der inhaltlichen Relevanz. Wird die Arbeitssituation in der Schulentwicklung so gestaltet, dass die psychologischen Grundbedürfnisse erfüllt werden, dann wird die selbstbestimmte, motivierte Mitarbeit der Lehrkräfte ermöglicht. In Schulentwicklungsprogrammen könnten somit folgende motivationsunterstützende Maßnahmen getroffen werden:

- Beteiligung bei der Festlegung von Entwicklungszielen,
- Klare Kommunikation der Ziele und Rahmenbedingungen,
- Einfluss der beteiligten Personen auf die Steuerung der Entwicklungsmaßnahme,
- Kooperation mit anderen Lehrkräften (z. B. zur gegenseitigen Unterstützung),
- regelmäßige Rückmeldung über Entwicklungsfortschritte (interne wie externe Rückmeldung),
- Anerkennung und kritische Würdigung der Entwicklungsarbeit.

3.6 Ein Modell der Einflussfaktoren auf Transfer

Der Transfer in Schulentwicklungsprojekten ist mittlerweile als Problemstellung erkannt. Die bisherigen Ansätze und Empfehlungen für Transfer ziehen ihre Schlussfolgerungen aus der Beobachtung bisher durchgeführter Schulentwicklungsvorhaben und der so gewonnenen punktuellen Erfahrung. In den Kapiteln 3.2 und 3.3 habe ich zuerst unterschiedliche Ansätze für Schulentwicklung und – als deren Hintergrund – Ideen für eine effektive Schule dargestellt. Diese Ansätze setzen – in den meisten Fällen implizit – ausgehend von einer kleinen Gruppe der im Entwicklungsprozess aktiven Lehrkräfte den Transfer der Entwicklung in das gesamte Kollegium voraus.

Im Kapitel 3.4 habe ich explizit auf Transfer bezogene Empfehlungen zusammengefasst. In diesen Anregungen ist die Erfahrung aus der praktischen Durchführung von Modellversuchen konzentriert. Während diese Empfehlungen eine Orientierung geben können, fehlt ihnen jedoch ein theoretisches Erklärungsmodell, das erklärt, warum und auf welche Weise einzelne Maßnahmen den Transfer fördern. Der Vorteil eines theoretischen Fundaments liegt nicht zuletzt in der Möglichkeit, begründete Prognosen zum Transfer zu treffen, Hypothesen abzuleiten und empirisch zu überprüfen.

Drei theoretische Ansätze zur Erklärung der für Transfer in Schulentwicklungsprozessen verantwortlichen Faktoren wurden im Kapitel 3.5 dargestellt: Die Diffusionstheorie trifft Aussagen zur Verbreitung von Innovationen im Allgemeinen; die Projektmanagementforschung weist u. a. auf den Einfluss definierter und transparenter Arbeitsprozesse und die Bedeutung einer klaren Führung und Prozesssteuerung hin; die Selbstbestimmungstheorie der Motivation schließlich gibt Auskunft über motivationsunterstützende Bedingungen, die persönliches Engagement der Lehrkräfte fördern können.

Nachfolgend fasse ich diese drei Sichtweisen der Einflussfaktoren für Transfer in Schulentwicklungsprojekten zusammen (Kap. 3.6.1) und konstruiere ein Modell für Transfer in Schulentwicklungsprogrammen (Kap. 3.6.2). Abschließend verdeutliche ich Parallelen und Unterschiede dieses Modells zu den erfahrungsgeleiteten Empfehlungen (Kap. 3.6.3).

3.6.1 *Zusammenfassung der theoretisch hergeleiteten Einflussfaktoren für Transfer*

Die vorgestellten theoretischen Ansätze stammen aus der Soziologie (Diffusionstheorie: DT), der Betriebswirtschaft (Projektmanagement: PM) sowie der (pädagogischen) Psychologie (Selbstbestimmungstheorie /Interessentheorie: ST/IT). Trotz dieser grundverschiedenen Ausgangspositionen ähneln sich die Schlussfolgerungen, die aus diesen Ansätzen abgeleitet werden. Um dies zu verdeutlichen, werden nachfolgend die Empfehlungen neu zusammengefasst. Die Quelle der einzelnen Empfehlungen wird jeweils mit den oben eingeführten Abkürzungen angegeben.

Als Strukturierung dient die Definition von Transfer, die zu Beginn dieser Arbeit (vgl. S. 27) aufgestellt wurde. Als Transfer in Schulentwicklungsprojekten habe ich definiert:

- die geplante und gesteuerte Übertragung von Problemlösungen,
- aus einem Kontext A, bestehend aus den Merkmalen Inhalt, Struktur und Person,
- in einen Kontext B, der sich in mindestens einem der drei Merkmale unterscheidet.

Vereinfacht lassen sich die drei Merkmale durch die Fragen ‚Was wird gemacht?' (Inhalt), ‚Unter welchen Bedingungen wird das Projekt durchgeführt?' (Struktur) und ‚Wer ist im Projekt aktiv?' (Person) beschreiben.

Die drei Merkmale Inhalt, Struktur und Person sind nicht als völlig unabhängige Einheiten zu sehen; einerseits beeinflussen sie sich gegenseitig (z. B. wirken strukturelle Faktoren auf die Personen innerhalb der Struktur), andererseits gibt es wichtige Bereiche der Überschneidung (Person-Inhalt, Person-Struktur und Inhalt-Struktur). Die Verflechtungen werden nachfolgend angesprochen.

Inhalt

Der Inhalt beschreibt im Falle der Schulentwicklung das jeweilige Projekt mit dessen Zielen, Ergebnissen und Effekten. Die nahe liegende

Vorstellung in Schulentwicklungsprogrammen ist, dass Inhalte in einer Schule entwickelt bzw. erprobt werden und dann in einer anderen Schule mit geringem Aufwand übernommen werden.

Nachdem Transfer die Akzeptanz im Zielkontext voraussetzt, ist die Attraktivität des Inhalts wichtig für Geschwindigkeit und Umfang der Verbreitung (DT). Eine Entwicklungsmaßnahme ist dann attraktiv, wenn sie

- einen relativen Vorteil gegenüber der bisherigen Situation bietet,
- mit eigenen Werten kompatibel ist,
- eine beherrschbare Komplexität aufweist,
- risikofrei getestet werden kann,
- bei Anderen beobachtet werden kann.

Diese Anforderungen lassen sich einerseits über eine klare Formulierung der Inhalte adressieren, andererseits lassen sich Veränderungen nur beobachten bzw. testen, wenn ein dafür geeignetes Umfeld - also eine entsprechende Struktur - installiert wird.

Im Kern beschreibt diese Auflistung eine Kosten-Nutzen-Abwägung, die auf dem Hintergrund des persönlichen Wertesystems und der Abschätzung der individuellen Ressourcen (Kompetenz-/Selbstwirksamkeitserwartung) durchgeführt wird.

Inhaltliche Transparenz des Vorhabens ist zudem eine Voraussetzung dafür, dass Lehrkräfte die Relevanz des Vorhabens einschätzen können. Sie ist also ein wesentlicher Beitrag zur Motivation der beteiligten Personen (ST/IT).

Will man den Inhalt eines Projekts beschreiben, dann beantwortet man in dieser Beschreibung die Fragen: ‚Was genau wird im Projekt entwickelt und warum?'. Eine prägnante und weit verbreitete Möglichkeit der Projektbeschreibung besteht darin, die Ziele des Projekts zu formulieren.

Die Definition klarer Ziele trägt dabei wesentlich zum Projekterfolg bei (PM). Zielformulierungen beeinflussen sowohl die innere Strukturierung des Projekts als auch die konsistente und transparente Darstellung nach außen. Die ursprünglich formulierten Projektziele bei der Entwicklung der Innovation dienen dabei als Transportmedium für den Transfer in den Zielkontext. Aus der Perspektive des Zielkontexts, also z. B. einer Schule, die Ziel eines Transfers ist, können die im

Ausgangskontext formulierten Ziele überprüft werden und eine begründete Entscheidung über die Annahme, Ablehnung oder Anpassung der Innovation getroffen werden.

Zusammengefasst verbreitet sich ein attraktiver Inhalt schneller. Er wirkt, sofern er als relevant eingeschätzt wird, motivationsunterstützend und trägt in Form von klar formulierten Zielen zur inneren Strukturierung sowie zur Außendarstellung bei.

Struktur

Die Zielstruktur eines Transfers im Rahmen von Schulentwicklungsprojekten unterscheidet sich meist nur in wenigen Punkten von der Ausgangsstruktur. Üblicherweise werden Konzepte in Modellschulen erprobt bzw. entwickelt und sollen dann auf andere Schulen transferiert werden.[23] Der Erfahrungshintergrund bzw. die Sozialisation der Mitarbeiterinnen und Mitarbeiter sowie die Organisationsstruktur sind dabei prinzipiell ähnlich. Problemfelder, die durch gänzlich unterschiedliche Strukturen ausgelöst werden, wie z. B. beim Versuch, Konzepte aus Industrie und Wirtschaft auf Schulen zu transferieren, sind daher beim hier angesprochenen Transfer nicht zu erwarten. Üblicherweise sind diese Vorhaben, die aus anderen Bereichen stammende Innovationen auf Schulen anpassen, Teil der Entwicklungsphase eines Modellversuchs, in der unter hohem Ressourcenaufwand eine Übertragung auf die Strukturen in Schule erarbeitet wird. Es kann also von einer grundsätzlichen Verträglichkeit der Strukturen ausgegangen werden, so dass ein Transfer mit den der Zielschule zur Verfügung stehenden Mitteln möglich sein sollte. Augenfällige Unterschiede zwischen Zielschulen und Ursprungsschulen ergeben sich nur in der finanziellen Ausstattung, möglicherweise auch in Größe und Komplexität der einzelnen Schule als Organisation (z. B. eine kleine Grundschule in dörflicher Umgebung vs. ein Berufsschulzentrum). Diese Faktoren sind als externe Rahmenbedingungen bei der Entscheidung für einen Transfer zu berücksich-

[23] Vergleichbar ist die Situation auch, wenn der Transfer innerhalb einer Schule von Fachbereich zu Fachbereich oder von einer Kleingruppe in das Restkollegium geschehen soll.

tigen und verlangen dann aus der Perspektive des Zielkontexts erhebliche Anpassungen.

Zahlreiche andere strukturelle Faktoren bieten die Möglichkeit, weniger auf äußere Einflüsse zu reagieren, sondern selbst den Zielkontext transferförderlich zu gestalten; ihre Wirkung richtet sich vorwiegend auf die Verbesserung des Transferprozesses sowie auf die Motivation der Lehrkräfte: Die oben angesprochenen klaren Ziele brauchen eine breite Akzeptanz. Dies kann durch eine Beteiligung an der Entscheidungsfindung erreicht werden (PM). Gleichzeitig muss diese Beteiligung aber in eine klare Aufgaben- und Verantwortungsstruktur eingebettet werden, innerhalb der festgelegt ist, wer die Führung und Steuerung des Transferprozesses ausübt (PM). Führung impliziert gleichzeitig die Unterstützung der beteiligten Lehrkräfte (ST/IT).

Kooperative Strukturen und Vernetzung der Lehrkräfte untereinander sind wesentliche Voraussetzungen und stützen den Transferprozess (PM, DT, ST/IT). Fortschritts- und Ergebniskontrolle, die in die Prozesssteuerung eingebunden sind, ermöglichen die Anpassung des Transferprozesses (PM).

Der Einsatz von Change Agents, d. h. Personen, die inhaltliche Aspekte der Innovation für den Zielkontext aufbereiten und sowohl im Ausgangs- wie auch im Zielkontext akzeptiert sind, fördert die Verbreitung der Innovation (DT).[24] Ausführlicher wird auf die Rolle des Change Agents und die dafür nötigen persönlichen Voraussetzungen im folgenden Abschnitt eingegangen.

Zusammengefasst helfen die strukturellen Faktoren, den Inhalt verständlich aufzubereiten, und den Transferprozess in eine einheitliche, akzeptierte Richtung voranzutreiben. Sie erleichtern damit den beteiligten Personen, sich mit den Inhalten der Innovation auseinanderzusetzen und fördern dadurch die Verbreitung.

---

[24] Change Agent ist in erster Linie als Bezeichnung einer Rolle zu verstehen. Personen, die diese Rolle im jeweiligen Kontext ausüben, können daneben weitere Rollen wie z. B. Schulleitung, Schulaufsicht, Projektkoordination etc. innehaben.

Person

In Schulentwicklungsprogrammen engagieren sich neben einer großen Anzahl von Lehrkräften und Schulleitungen, weiteren Vertretern der Bildungsadministration (z. B. aus Landesinstituten, der Schulaufsicht oder dem zuständigen Ministerium) auch Eltern, Schülerinnen und Schüler sowie externe Berater mit unterschiedlichem Hintergrund. Eine hilfreiche Möglichkeit, von der Vielfalt der beteiligten Personen zu abstrahieren, stellt die Analyse der am Transfer beteiligten Rollen dar. Eine Person kann dabei in Abhängigkeit von der konkreten Situation prinzipiell mehrere Rollen einnehmen. Drei Rollen sind für den Transfer von besonderem Interesse: Mitarbeiter, Führungskraft und Change Agent. Nachfolgend fasse ich zuerst für alle diese Rollen gemeinsam zutreffende Erfolgsfaktoren zusammen, danach betrachte ich rollenspezifische Ergänzungen.

Die Erfolgsfaktoren für Transfer auf der Ebene der Person (und damit für alle angesprochenen Rollen) lassen sich anhand von drei Begriffspaaren aufstellen:

1. *Fähigkeit vs. Motivation*: Wenn Personen eine Innovation in einer Schule akzeptieren und anwenden sollen, dann müssen sie sowohl dazu fähig als auch motiviert sein. Kompetenz- und Autonomieunterstützung z. B. durch die Schulleitung, soziale Einbindung ins Kollegium sowie inhaltliche Relevanz der Innovation sind als motivationsfördernde Bedingungen bekannt (ST/IT). In wie weit die Personen auch fähig sind, die Innovation anzuwenden, wird davon nur teilweise (Kompetenzunterstützung) berührt. Prinzipiell bestehen zwei Optionen, um für die Anwendung der Innovation fähige Personen zu gewinnen:
2. *Training vs. Selektion*: Da der Transfer an noch nicht beteiligte Personengruppen mit geringem finanziellem Aufwand ermöglicht werden soll, erscheinen aufwändige externe Trainingsmaßnahmen zur Befähigung der Lehrkräfte nicht geeignet. Die Vernetzung und Kooperation der Personen in der Zielschule untereinander fördert den Transfer der Innovation weitgehend schulintern (DT, ST/IT, PM). Training ist allerdings – auch

intern durchgeführt – ein aufwändiger Prozess und damit nicht immer ein effizienter Weg, für den Transfer fähige Personen zu erhalten. Insbesondere für die Rolle des Change Agents erscheint die Selektion geeigneter Personen gegenüber einem Training effizienter (DT).

3. *Nutzen vs. Aufwand*: Zwei Beurteilungsprozesse auf individueller Ebene sind für den Transfer maßgeblich. Erstens bezieht sich die Bewertung der inhaltlichen Relevanz (in Funktion einer motivationsunterstützenden Bedingung) vor allem auf die Erwartung an die Innovation (ST/IT). Zweitens beurteilen Personen den Nutzen von Innovationen im Verlauf des Transferprozesses auf der Basis der wahrgenommenen Effekte und treffen so eine Entscheidung über Akzeptanz oder Ablehnung (DT). Eine transparente Darstellung der Innovation insbesondere unter Berücksichtigung von (erwartetem) Nutzen und Aufwand fördert damit den Transfer (DT, PM).

Für die Mitarbeiterrolle sind diese Erfolgsfaktoren wesentlich; für die Führungsrolle sowie die Rolle des Change Agents lassen sich noch weitere Faktoren ableiten:

Bei einer erfolgreichen Verbreitung einer Innovation lässt sich, sobald etwa 20% der Mitglieder des entsprechenden sozialen Systems erreicht wurden, eine starke Zunahme der Verbreitungsgeschwindigkeit feststellen, wobei sich die Verbreitung aus sich selbst heraus verstärkt (DT). Allerdings ist es in der Regel weder möglich noch für eine dauerhafte Verbreitung nötig, alle Mitglieder eines sozialen Systems zu erreichen (DT).

Eine wichtige Funktion nimmt insbesondere in der Anfangsphase des Verbreitungsprozesses – also noch vor Erreichen des Schwellenwertes von etwa 20% des Systems – die bereits erwähnte Rolle des Change Agents ein. Ein Change Agent braucht soziale und inhaltliche Kompetenz, um die Akzeptanz im Zielkontext zu erreichen (DT, PM). Eine weitere Voraussetzung für die Wirksamkeit eines Change Agent ist die gute Vernetzung im Zielkontext, die sich z. B. in einer informellen Führungsrolle oder Meinungsführerschaft zeigt (DT). Da der Aufbau eines vertrauensvollen und wirksamen Beziehungsgeflechts relativ lange dauert, ist es für eine schnelle Verbreitung einer Innovation effizienter, aufgrund bestehender sozialer Beziehungen geeignete Change Agents auszuwählen als neue Beziehungen aufzubauen (PM).

Die Führungsrolle verlangt vor allem Entscheidungskompetenz und umfasst die Unterstützung des gesamten Transferprozesses, z. B. in Form von Motivationsunterstützung oder der Bereitstellung von Ressourcen (PM). In der operativen Steuerung des Prozesses beinhaltet die Führungsrolle beispielsweise den konstruktiven Umgang mit Konflikten sowie die Überwachung des Transferprozesses, z. B. durch Zielkontrollen (PM).

Zusammenfassend steht auf der Ebene der Person die Bewertung der Innovation unter dem Blickwinkel verschiedener Rollen im Mittelpunkt. Die Bewertung erfolgt einerseits auf Basis individueller Erwartungen an die Innovation, andererseits unter Berücksichtigung von Kosten und Nutzen der wahrgenommenen Effekte. Mitarbeiter, Führungskraft und Change Agent können dabei ihre jeweilige Funktion im Transferprozess nur erfüllen, wenn sie sowohl dazu befähigt als auch motiviert sind.

3.6.2 *Wellenmodell des Transfers in einem Schulentwicklungsprogramm*

Mit der Verdichtung auf eine grafische Darstellung soll die Diskussion über die im vorherigen Kapitel zusammengefassten Elemente für Transfer in einem Schulentwicklungsprogramm erleichtert werden. Abbildung 12 integriert dazu die vorgestellten Ideen in eine Darstellung, die den Transfer zwischen zwei Kontexten (vgl. auch die grafische Veranschaulichung des Transferbegriffs in Abbildung 1, S. 26) mit zwei konzentrischen Kreisen ähnlich einer Wellenbewegung charakterisiert:

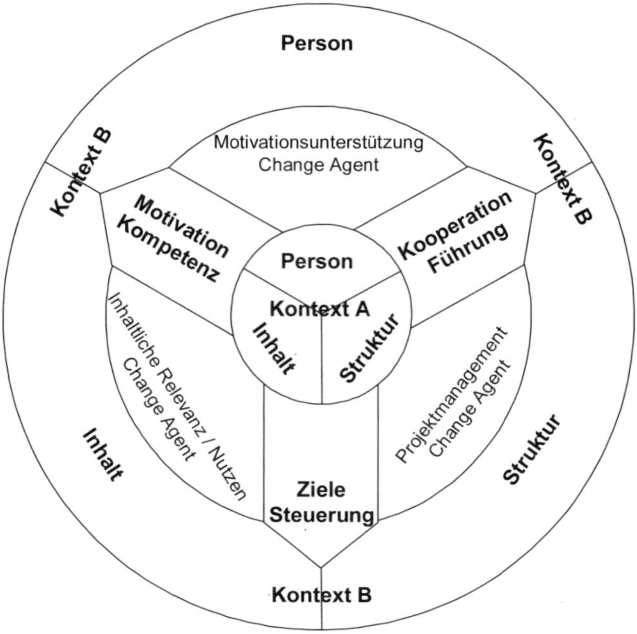

Abbildung 12: Wellenmodell des Transfers in einem Schulentwicklungsprogramm

Ausgehend von einem Kontext A, der über die Merkmale Person, Inhalt und Struktur definiert wird, findet Transfer in einen Kontext B, der sich in mindestens einem der Merkmale unterscheidet, statt. Beispielsweise wird ein Konzept zur Projektarbeit, das in einer Kooperation der Fächer Deutsch, Sozialkunde und Wirtschaft entwickelt wurde (Kontext A), auf naturwissenschaftliche Fächer transferiert (Kontext B). Inhalt und Struktur der Kontexte können dabei - in diesem Beispiel an derselben Schule - weitgehend übereinstimmen, der Kreis der Personen ist neu.

Der Transfer wird beeinflusst von Faktoren, die auf die einzelnen Merkmale bzw. auf Kombinationen von Merkmalen bauen: Ziele ermöglichen als strukturierte Form des Inhalts sowohl innere Steuerung als auch Kommunikation nach außen. Steuerung umfasst dabei auch Kontrolle der Zielerreichung und Anpassung an geänderte Rahmenbedingungen. Motivation der beteiligten Personen ist maßgeblich für die freiwillige Übernahme der Innovation; die zur Anwendung des Inhalts nötige Kompetenz der Personen kann über Training oder Selektion sichergestellt werden. Kooperation als strukturierte Interaktion der beteiligten Personen erweitert die Kompetenz, unterstützt die Motivation und stabilisiert so den Transferprozess. Die Führung des Prozesses soll Ressourcen sichern, Entscheidungen fällen und damit den Transfer unterstützen.

Schließlich werden drei Maßnahmen bzw. Methoden zur Förderung des Transfers in diesem Modell vorgeschlagen: Klärung von Nutzen und inhaltlicher Relevanz der Innovation, Motivationsunterstützung sowie Projektmanagement im Transferprozess.

Dieses Modell zeigt nur den Transfer zwischen einem Ausgangs- und einem Zielkontext. Eine mögliche Erweiterung ist einerseits eine weitere Welle, ein Kontext C als zusätzlicher Ring um die bereits bestehenden, der somit einen Transfer der zweiten Generation kennzeichnet. Andererseits sind ausgehend vom gleichen Kontext A parallel stattfindende Transfers in mehr als einen Kontext B denkbar. Durch diese Erweiterungen wird das Modell zwar umfangreicher, die einzelnen Faktoren ändern sich dadurch jedoch nicht.

3.6.3 *Erfahrungen zum Transfer: Abgleich mit dem Wellenmodell*

Zu Beginn dieser Arbeit standen Überlegungen zur Steigerung der Schuleffektivität sowie zu verschiedenen Ansätzen der Schulentwicklung. Diese Arbeiten thematisieren den Transfer in Schulentwicklungsprojekten implizit; explizite Empfehlungen wurden auf der Basis der Erfahrung aus bereits durchgeführten Modellversuchen ausgesprochen. Wie passen diese Erfahrungen zum theoretisch begründeten Wellenmodell?

Die im Kapitel 3.3 aufgeführten Entwicklungsansätze für Schulen stammen aus unterschiedlichen Denkrichtungen und gehen daher auch von unterschiedlichen Vorannahmen aus. Die innere Schulentwicklung, wie sie von Fullan (z. B. 1998; 1999; 2001) propagiert wird, setzt auf eine weitgehende Autonomie der einzelnen Schule. Fend wiederum betont die Systemsicht und sieht Entwicklung nur unter Beteiligung aller am System Schule Beteiligten (z. B. Fend, 1998; Fend, 2000). Die beiden aus der Wirtschaft stammenden Ansätze EFQM und MTO bedürfen der schulspezifischen Anpassung. Sie zeichnen sich durch eine iterative, auf heuristischen Annahmen beruhende Vorgehensweise (EFQM) bzw. durch eine wissenschaftlich fundierte, einmalige Analyse der Schule (MTO) aus. In vielen Bereichen kommen die unterschiedlichen Ansätze allerdings zu ähnlichen Schlussfolgerungen im Hinblick auf Umsetzung und Transfer einer Entwicklungsmaßnahme.

Die Erfahrungen aus den unterschiedlichen Ansätzen der Schulentwicklung (Kapitel 3.3) sowie die in letzter Zeit stattfindende Auseinandersetzung mit dem Thema Transfer (Kapitel 3.4) weisen eine hohe Übereinstimmung auf. Dies ist - nicht zuletzt aufgrund der engen Vernetzung der an der Diskussion Beteiligten - sowohl auf parallele Entwicklung ähnlicher Gedankengänge als auch auf Weiterentwicklung oder Übernahme von Erfahrungen zurückzuführen.

In der folgenden Tabelle werden die erfahrungsbasierten Erfolgsfaktoren, die ich in den Kapiteln 3.3 und 3.4 im Detail dargestellt habe, mit den aus dem oben entwickelten Wellenmodell des Transfers (Abbildung 12) abgeleiteten Erfolgsfaktoren zusammengeführt. Die einzelnen Faktoren werden dabei in der ersten Spalte den Bereichen Inhalt, Struktur und Person zugeordnet. In der nächsten Spalte sind die einzelnen Faktoren aufgelistet: Faktoren, die im Wellenmodell theoretisch abgeleitet wurden, sind dunkel schattiert (z. B. ‚Klare Ziele'). Bei Faktoren, die nur aus den Schulentwicklungsansätzen bzw. aus der Erfahrung mit Modellversuchen stammen und in dieser Form nicht im Wellenmodell aufgenommen wurden, bleibt der Hintergrund des Textes hell (so z. B. ‚Geringe Voraussetzungen').

Tabelle 4: Faktoren für Transfer aus unterschiedlichen Ansätzen

	Im Wellenmodell postulierte Faktoren werden in dieser Spalte schraffiert hinterlegt.	Schulzentriert (Kap. 3.3.1)	Mehrebenenansatz (Kap 3.3.2)	Qualitätsmanagement (Kap. 3.3.3)	Organisations-entwicklung (Kap. 3.3.4)	Forum Bildung (Kap. 3.4.1)	BLK-Modellversuch KOLIBRI (Kap. 3.4.2)	BLK-Modellversuch QuiSS (Kap. 3.4.3)
Inhalt	Klare Ziele	■	■	■	■		■	■
	Inhaltliche Relevanz / Bedarf / Bedürfnis	■		■	■	■	■	■
	Nutzen / Bedeutung				■		■	■
	Detaillierte Information / Dokumentation		■	■	■	■	■	■
	Große Veränderungen	■						
	Qualitativ hochwertiges Ausgangsmaterial	■						
	Geringe Voraussetzungen / Alltagsbedingungen					■	■	
Struktur	Projektmanagement							
	Führung / Steuerung	■		■	■	■		■
	Kooperation / Vernetzung	■	■	■	■	■	■	■
	Gemeinsame Entscheidung		■	■	■	■		■
	Schlüsselpersonen (Change Agents) nutzen	■					■	
	Rechtlicher Rahmen	■						
	Institutionalisierte Qualitätskontrolle	■	■	■				
	Beteiligung aller Stakeholder			■		■		
	Ressourcenkontrolle			■				
	Externe Transferanreize (auch externer Druck)					■	■	■
Person	Kompetenz		■				■	
	Motivation & Interesse				■	■	■	■
	Motivationsunterstützung		■	■	■	■	■	■
	Fachliche Unterstützung	■			■	■	■	
	Organisatorische Unterstützung	■		■	■	■	■	■
	Innovationsbereitschaft	■					■	
	Selbstreflektion		■					

Oben in Tabelle 4 sind alle in den Kapiteln 3.3 und 3.4 beschriebenen Ansätze und Empfehlungen in je einer Spalte den einzelnen Faktoren zugeordnet. Die schraffierten Felder markieren Faktoren, die im jeweiligen Ansatz vorgeschlagen werden. Dabei treten die Überschneidungen und die Unterschiede zwischen den einzelnen Vorschlägen deutlich hervor.

Überschneidungen der erfahrungsbasierten Ansätze untereinander entstehen nicht nur dadurch, dass die Autoren unabhängig voneinander zu ihren Empfehlungen gekommen sind. Vielmehr ist die internationale Gemeinschaft der Schulentwicklungsforscher relativ klein und steht zumindest über ihre Publikationen in engem Kontakt. Interessant sind also nicht nur Übereinstimmungen, sondern auch Unterschiede zwischen den Schlussfolgerungen, da hier Besonderheiten des individuellen Erfahrungshintergrunds berücksichtigt werden.

Zahlreiche Faktoren des theoretisch fundierten Wellenmodells finden sich in den meisten erfahrungsgeleiteten Ansätzen wieder: Es sind dies klare Ziele, inhaltliche Relevanz der Innovation, transparente Dokumentation, explizite Führung, Kooperation, Beteiligung an Entscheidungsprozessen bzw. Selbststeuerung sowie eine Unterstützung des Transferprozesses sowohl in fachlicher als auch in organisatorischer und motivationaler Hinsicht.

Einige Faktoren werden zwar theoretisch postuliert, genießen aber in der bisherigen Erfahrung weniger Aufmerksamkeit. Dazu zählen der Nutzen der Innovation, der aus der bereits erlebten Anwendung bewertet wird, der Change Agent sowie die Kompetenz der beteiligten Personen. Möglicherweise sind diese Faktoren in der praktischen Erfahrung erst mit einer gewissen Distanz zum Transferprozess wahrnehmbar.

Projektmanagement findet sich in der umfassenden Form in keinem der erfahrungsbasierten Ansätze. Allerdings werden einzelne Elemente von Projektmanagement (z. B. Qualitätskontrolle, Ressourcenkontrolle, Beteiligung) von unterschiedlichen Ansätzen aufgegriffen.

Schließlich gibt es Faktoren, die nur in einzelnen Ansätzen genannt werden. Am auffälligsten ist dabei der Aspekt der (externen) Transferanreize. Dieser Faktor, der zur Stimulierung der Innovationsnachfrage gedacht ist, wird im Wellenmodell über die Nutzenerwartung sowie die inhaltliche Relevanz und die Motivationsunterstützung angesprochen, betrifft dort aber eher einen inneren Transferanreiz. Externe Transferanreize kompromittieren möglicherweise, ähnlich den externen Belohnungen für Lernerfolg, den eigentlich gewünschten Effekt (Deci, Koestner & Ryan, 1999).

Zusammenfassend werte ich Überschneidungen mit den theoretisch postulierten Erfolgsfaktoren als erste Anzeichen eines konsistenten Aufbaus des Wellenmodells. In wie weit dieses Modell tatsächlich einer Überprüfung im Kontext eines Schulentwicklungsprogramms standhält, wird im empirischen Teil dieser Arbeit, beginnend mit der Formulierung konkreter Fragen im Kapitel 4 überprüft.

4 Fragestellungen

In der vorliegenden Arbeit habe ich auf der Basis theoretischer Überlegungen ein Modell der Einflussfaktoren auf den Transfer von Innovationen in der Schulentwicklung vorgeschlagen und mit Erfahrungen aus verschiedenen Schulentwicklungsansätzen abgeglichen. Ein theoretisch fundiertes Modell bietet den Vorteil, einerseits Zusammenhänge zwischen den einzelnen Faktoren ableiten zu können und andererseits Transferprognosen zu erstellen. Im nun folgenden empirischen Teil dieser Arbeit werde ich zur Überprüfung des Wellenmodells Fragestellungen ableiten, die mit Hilfe von Daten aus einem noch laufenden Modellversuchsprogramm beantwortet werden. Zuerst wird dazu die generelle Wirkung von landesspezifischen und schulspezifischen Faktoren auf Transfer betrachtet. Dann werden die postulierten Einflussfaktoren des Wellenmodells aus den kontextrelevanten Bereichen Inhalt, Struktur und Person separat beleuchtet, um dann in einem zweiten Schritt im Zusammenhang betrachtet zu werden. Insgesamt werden also fünf Fragestellungen bearbeitet:

1. Wie zeigen sich die Auswirkungen der landes- und schulbezogenen Einflussfaktoren für Transfer?
2. Welchen Einfluss haben Faktoren aus dem inhaltlichen Bereich?
3. Welchen Einfluss haben strukturelle Faktoren?
4. Welchen Einfluss haben Faktoren aus dem Bereich Person?
5. Wie wirken die Faktoren aus den unterschiedlichen Bereichen zusammen?

4.1 Auswirkungen der Einflussfaktoren

Modellversuchsprogramme versuchen, Innovationen in mehreren Schulen koordiniert zu entwickeln und zu verbreiten. Koordination findet dabei z. B. auf Landesebene oder bundesweit statt. Die aus dem Wellenmodell abgeleiteten Einflussfaktoren für Transfer, insbesondere aus den Bereichen Struktur und Inhalt (z. B. Kooperation, klare Ziele), wirken eher auf der Ebene einer Einzelschule. Impulse zum Transfer einer Schulentwicklungsmaßnahme kommen damit sowohl von der landesweiten Koordination (Länderebene) als auch von schulinternen Quellen wie z. B. der Schulleitung oder der Steuergruppe (Schulebene). Das Problem des Transfers in Schulentwicklungsprojekten stellt sich nicht erst bei der Übertragung an andere, noch nicht involvierte Schulen, sondern bereits innerhalb einer Schule, wenn Innovationen von einer kleinen Gruppe entwickelt werden, die danach den Weg in das gesamte Kollegium finden sollen. Um eine Innovation in eine andere Schule zu tragen, genügt schon eine Person. Um allerdings den Transfer der Innovation zu erreichen, muss ein großer Teil des Kollegiums überzeugt werden.

Die entscheidenden Impulse, ob ein Transfer einer Schulentwicklungsmaßnahme erfolgreich verläuft, werden damit auf der Ebene der *einzelnen* Schulen gegeben. Innerhalb der einzelnen Schulen entscheidet sich, in wie weit die geplanten Veränderungen Akzeptanz finden, umgesetzt und vom Kollegium getragen werden. Einflussfaktoren auf Länderebene sollten aufgrund ihres größeren Abstands zur einzelnen Schule einen geringeren Effekt haben:

Hypothese 4.1.1 *Bei den Transfereffekten sind die Effekte durch schulspezifische Faktoren innerhalb eines Länderprojekts größer als die der schulübergreifenden Länderebene.*

4.2 Einfluss der Inhaltsfaktoren

Sowohl in der Projektmanagementforschung als auch in der Diffusionstheorie hat die Qualität der Ziele bzw. Inhalte eine zentrale Bedeutung (vgl. Kap. 3.5.1 und 3.5.2). So sorgen klare, strukturierte Ziele eines Projekts z. B. für interne Steuerung der Arbeit. Der zeitliche Ablauf der

Arbeit und die Verantwortung für einzelne Arbeitsschritte kann bei ausreichender Detailliertheit der Ziele leichter geplant und überwacht werden. Unklare Ziele sind außerdem ein wesentlicher Misserfolgsfaktor bei gescheiterten Projekten. Neben dieser Koordinationsfunktion werden Zielen auch eine Motivationsfunktion, kognitive Funktion sowie eine Konfliktregulierungsfunktion zugeschrieben (siehe Seite 78):

Hypothese 4.2.1 *Klar formulierte Ziele fördern Transfer.*

Die Ziele beeinflussen dabei auch andere transferrelevante Faktoren. Einerseits ist zu erwarten, dass Arbeitsgruppen, die ihre Ziele klar und deutlich formuliert haben, damit eher an die Öffentlichkeit gehen als Arbeitsgruppen mit unklaren Zielen:

Hypothese 4.2.1.1 *Klar formulierte Ziele beeinflussen die Außendarstellung und Information nicht beteiligter Personen.*

Information der nicht beteiligten Personen ist andererseits eine Grundvoraussetzung dafür, dass diese sich aktiv mit der Innovation auseinandersetzen:

Hypothese 4.2.1.2 *Noch nicht beteiligte Lehrkräfte interessieren sich eher für die Innovation, wenn die Ziele klar formuliert sind.*

Gleichzeitig wirkt die Formulierung gemeinsamer klarer Ziele identitätsstiftend und unterstützt, da so die inhaltliche Relevanz der Innovation erst wahrgenommen werden kann, möglicherweise die Motivation der beteiligten Personen:

Hypothese 4.2.2 *Klare Ziele fördern die Motivation der beteiligten Personen.*

Schließlich weist die Projektmanagementforschung auf die Bedeutung der Ziele für die innere Strukturierung der Arbeit hin. Aus diesem Grund sind Auswirkungen der Ziele auf das Projektergebnis zu erwarten:

Hypothese 4.2.3 *Klare Ziele fördern den Projektfortschritt.*

Klare Ziele müssen aber auch akzeptiert sein. Besteht keine Einigkeit über die Ziele, werden sie aufgrund bestehender Konflikte geändert oder während der Laufzeit des Entwicklungsprogramms aufgegeben, dann wirkt sich dies eher negativ auf den Projekterfolg aus, da die Ressourcen nicht zielgerichtet eingesetzt wurden:

Hypothese 4.2.4 Zieländerungen behindern den Projekterfolg.

Während klare Ziele helfen, den Arbeitsprozess für nicht beteiligte Personen zu verdeutlichen, sollten vorhandene Produkte aus der Projektarbeit ebenfalls den Transfer beeinflussen (vgl. dazu die Aussagen der Diffusionstheorie, S. 103 f.). Daraus folgt als abschließende Hypothese dieses Abschnitts:

Hypothese 4.2.5 Sichtbare Produkte der Projektarbeit fördern Transfer.

4.3 Einfluss der Strukturfaktoren

Die strukturellen Faktoren des Wellenmodells betreffen vor allem die Aspekte der Kooperation sowie der Führung und Unterstützung im Transferprozess. Zusammenfassend wird dazu ein professionelles Projektmanagement als Methode vorgeschlagen, das von der Arbeitsplanung über die Personalführung bis zur Ergebniskontrolle den gesamten Transferprozess umfasst. Die Projektmanagementliteratur nennt zwei für den Projekterfolg wesentliche Führungsrollen (siehe Kap. 3.5.1): Die Projektleitung übernimmt dabei die operative Steuerung des Prozesses, das Top-Management unterstützt durch die Bereitstellung von Ressourcen sowie durch grundlegende Entscheidungen in Richtungsfragen. In Modellversuchsprogrammen sind diese beiden Rollen meist zwischen einer externen Projektleitung (schulübergreifend), die die operative Steuerung des Projekts auf Länderebene innehat, und der Schulleitung an einer konkreten Schule, die dort die jeweilige Unterstützung bietet und möglicherweise auch die operative Steuerung eines schulspezifischen Projekts übernimmt, aufgeteilt. Die saubere Rollentrennung zwischen Unterstützung und operativer Steuerung ist somit in Schulentwicklungsprojekten auf diesen beiden Ebenen nicht möglich. Unter Berücksichtigung der Schule als eigentliche Wirkungsebene des Transfers sind also sowohl die Schulleitung als auch die externe Projektleitung für den Transfererfolg bestimmend. Daraus folgen zwei Hypothesen:

Hypothese 4.3.1 *Die Unterstützung durch die Schulleitung ist eine wesentliche Voraussetzung für Transfer.*

Hypothese 4.3.2 *Steuerung auf schulübergreifender Projektebene ist für den Transfer an der Schule ebenfalls wichtig.*

Die Diffusionstheorie betont den Einfluss eines ‚Change Agent', d. h. eines Vermittlers zwischen Ausgangs- und Zielkontext, der inhaltliche und prozessbezogene Hilfestellung gibt. Projektleitungen, Schulentwicklungsberater, Schulaufsicht oder Schulleitungen sind mögliche Personen, die Funktionen eines Change Agents übernehmen können. Eine direkte Steuerungsfunktion in den einzelnen Schulen ist damit kein zwingendes Merkmal von Change Agents; sie wirken also nicht durch ihre formale Macht, sondern durch Anregungen und Hilfestellungen, die sie in den Schulen geben (vgl. Kap. 3.5.2). Im Setting eines Schulentwicklungsprogramms ist diese Rolle bei den Projektleitungen zu erwarten:

Hypothese 4.3.3 *Schulexterne Projektleitungen wirken als Change Agent transferfördernd. Die Anregung und Unterstützung ist dabei bedeutsamer als direkte Steuerung.*

Mit großer Übereinstimmung wird sowohl im Wellenmodell als auch in den erfahrungsbasierten Ansätzen die Kooperation der Lehrkräfte als wesentlicher Faktor für den Transfer betont. Kooperation als strukturelles Merkmal ist allerdings für sich betrachtet nicht notwendigerweise mit positiven Effekten verbunden. Wesentlich für die transferunterstützende Wirkung der Kooperation ist eine positive Bewertung der Zusammenarbeit

Hypothese 4.3.4 *Positiv erlebte Kooperation fördert den Transfer*

Wenn Kooperation auf ein konkretes Ergebnis hinwirkt, und damit auch für die nicht beteiligten Lehrkräfte inhaltliche Ergebnisse der Kooperation, insbesondere deren Nutzen sichtbar werden, dann sollten ebenfalls Effekte auf Transfer festzustellen sein:

Hypothese 4.3.5 *Inhaltliche, ergebnisorientierte Kooperation der teilnehmenden Lehrkräfte unterstützt Transfer auf nicht beteiligte Personen.*

Das strukturelle Merkmal Kooperation wirkt sich zusätzlich auch indirekt auf Transfer aus. Kooperation unterstützt, sofern sie als konstruktiv erlebt wird, das psychologische Grundbedürfnis nach sozialer Einbindung. Damit unterstützt positiv wahrgenommene Kooperation die Motivation der Lehrkräfte (vgl. Kap. 3.5.3).

Hypothese 4.3.6 Die Motivation der Lehrkräfte wird von der erlebten Qualität der Kooperation beeinflusst.

Führung schafft einen klaren Handlungsrahmen, Kooperation ermöglicht gegenseitige Unterstützung sowie stabile soziale Einbindung in das Kollegium und damit auch kompetenten und motivierten Umgang mit der Innovation in der Schule. Zusammenhänge zwischen Motivation und Transfererfolg werden bei den Personenfaktoren im nächsten Abschnitt erörtert.

4.4 Einfluss der Personenfaktoren

Die Einflussfaktoren für Transfer auf der Ebene der Personen lassen sich in die beiden Bereiche Motivation und Kompetenz aufteilen. Die Mitarbeit an Schulentwicklungsprojekten geschieht in der Regel freiwillig durch motivierte Lehrkräfte. Bei einem Vergleich von beteiligten und nicht beteiligten Personen sollten sich Motivationsunterschiede nachweisen lassen:

Hypothese 4.4.1 Die Motivation der Teilnehmenden und nicht Teilnehmenden unterscheidet sich.

Der Transfer einer Innovation innerhalb einer Schule fordert aber auch das Engagement der bislang nicht beteiligten Lehrkräfte. Diese müssen ebenfalls motiviert sein, die Innovation kennen zu lernen, zu nutzen und für sich umzusetzen:

Hypothese 4.4.2 Die Motivation der an der Entwicklung beteiligten genauso wie die der nicht beteiligten Lehrkräfte wirkt sich auf Transfer aus.

Die Motivation der Lehrkräfte kann nach der Selbstbestimmungstheorie (siehe Kap. 3.5.3) durch unterstützende Maßnahmen gefördert werden. Im Einzelnen sind dies Autonomieunterstützung, Kompetenzunterstützung, soziale Einbindung sowie die Steigerung der wahrgenommenen inhaltlichen Relevanz. Wird selbstbestimmt motiviertes Handeln gefördert, dann betreiben die einzelnen Arbeitsgruppen eher eine intensive inhaltliche Bedeutungsklärung. Damit ist den Beteiligten selbst Sinn und Nutzen der Innovation klar und kann eher - z. B. in der Form von Zielen - nach außen transportiert werden. Motivationsunterstützung sollte sich positiv auf die Motivation auswirken und somit dann auch Transfer fördern:

Hypothese 4.4.3 Motivationsunterstützung bei beteiligten Lehrkräften fördert den Transfer.

Motivationsunterstützung sollte auch bei den an der Entwicklung nicht beteiligten Lehrkräften positive Effekte zeigen. Werden nicht beteiligte Personen ermutigt, Innovationen auszuprobieren, erhalten sie konstruktive und bedeutungsvolle Rückmeldung zum Entwicklungsvorhaben, dann sollte sich ebenfalls ein Effekt auf Transfer nachweisen lassen. Dieser Zusammenhang kann allerdings nicht im Rahmen meiner Arbeit empirisch überprüft werden, da bei nicht beteiligten Lehrkräften die Motivationsunterstützung nicht erhoben werden konnte.

Die Kompetenz der Lehrkräfte als zweiter Bereich der Einflussfaktoren auf der Ebene der Person wird im empirischen Teil meiner Arbeit nicht direkt thematisiert. Die Komplexität der bestehenden Kompetenzprofile rechtfertigt eine eigenständige Untersuchung und kann im Rahmen dieser Arbeit nicht weiter aufgeschlüsselt werden.

Allerdings kann die Erwartung der Lehrkräfte zu ihrer Wirksamkeit im täglichen Arbeitsumfeld Aufschluss über die subjektiv wahrgenommene Kompetenz geben. Welche Kompetenz die Lehrkräfte im Einzelnen erworben haben, ist für diese Betrachtungsweise zweitrangig. Entscheidend ist, dass sie aufgrund ihrer eigenen Kompetenzwahrnehmung sich selbst als wirksam im Arbeitsumfeld erleben. Lehrkräfte, die aktiv in Schulentwicklungsprojekten mitarbeiten, unterliegen einerseits einem gewissen Selektionseffekt, da möglicherweise nur bereits kompetente (oder sich als kompetent wahrnehmende) Lehrkräfte freiwillig an Schulentwicklung mitarbeiten. Andererseits erhalten beteiligte Lehrkräfte spezifische Schulungsmaßnahmen, die unterschiedliche Kompetenzbereiche fördern. Daraus folgt:

Hypothese 4.4.4 *Am Projekt beteiligte Lehrkräfte zeigen eine höhere Selbstwirksamkeitserwartung als nicht beteiligte Lehrkräfte.*

4.5 Gemeinsame Wirkung der Faktoren

Die bisherigen Fragestellungen beleuchten die einzelnen Bereiche als weitgehend unabhängige Einheiten. Das Wellenmodell postuliert allerdings die gemeinsame Wirkung der Einflussfaktoren aus den Bereichen Inhalt, Struktur und Person. Die Anzahl der aus dem Wellenmodell abgeleiteten Einflussfaktoren ist zu groß, als dass sie alle in einem gemeinsamen statistischen Modell empirisch überprüft werden könnten. Daher werden stellvertretend für die einzelnen Faktoren der drei Bereiche diejenigen in eine Gesamtbetrachtung eingeschlossen, die neben der theoretischen Bedeutsamkeit (Wellenmodell) auch Unterstützung durch praktische Erfahrung aus durchgeführten Modellversuchen auszeichnet (vgl. Tabelle 4, S. 129). In beiden Quellen werden die Bedeutung der Kooperation der beteiligten Personen, der Einfluss von Führung und Steuerung – einerseits durch Projektleitung, andererseits auch durch Schulleitung und die Motivation der beteiligten Personen als wichtig eingeschätzt. Gleichzeitig werden die inhaltliche Attraktivität und Bedeutung der Innovation sowie die unterstützende Funktion eines Change Agents angesprochen.

Es lassen sich aufgrund der theoretischen Ausführungen keine Hinweise darauf ableiten, dass einer der Einflussfaktoren sich stärker auf Transfer auswirkt als die anderen. Darüber hinaus sind Verflechtungen der einzelnen Bereiche zu erwarten. So sollten sich beispielsweise einerseits klare Ziele über die Verdeutlichung der inhaltlichen Relevanz auf die Motivation auswirken, andererseits beeinflusst die Motivation die Qualität der Arbeit und damit möglicherweise auch die Qualität der Ziele. In den anderen Bereichen sind ähnliche Beziehungen zu erwarten. Daraus folgt abschließend:

Hypothese 4.5.1 *Ein Modell der Einflussfaktoren für Transfer umfasst Faktoren aus den Bereichen Struktur, Inhalt und Person gleichzeitig. Die einzelnen Faktoren stehen in gegenseitiger Abhängigkeit und wirken gemeinsam auf Transfer.*

5 Methode

Im nachfolgenden Kapitel werden Vorgehensweise, Untersuchungsinstrumente und -verfahren der vorliegenden Arbeit erläutert. Die Arbeit entstand parallel zur von mir mitbetreuten Evaluation des BLK-Modellversuchsprogramms „QuiSS". Daher gehe ich zu Beginn (Kap. 5.1) kurz auf die Grundzüge der Evaluation dieses Modellversuchsprogramms und deren Einfluss auf die vorliegende Arbeit ein.

Anschließend stelle ich das Untersuchungsdesign zur Beantwortung der Fragestellung vor. Zwei Fragebogenstudien im Abstand von 15 Monaten, die sich an Lehrkräfte, Schulleitungen, Eltern- und Schülervertretungen innerhalb der Schulen des Modellversuchsprogramms richteten, erfassten Ziele, Arbeitsprozesse und –ergebnisse in den teilnehmenden Schulen (Kap. 5.2).

Im darauf folgenden Abschnitt (Kap. 5.3) wird die Stichprobe der einzelnen Studien beschrieben. Der Schwerpunkt liegt dabei einerseits auf den Charakteristika der teilnehmenden Schulen sowie andererseits auf der Beschreibung der Gruppe der Lehrkräfte, die an QuiSS mitarbeiten.

Im Abschnitt 5.4 wird die Konstruktion der Skalen erklärt und empirisch abgesichert. Die Grundlage für die Skalen der einzelnen Fragebögen bilden die theoretischen Konzepte, die im ersten Teil dieser Arbeit vorgestellt wurden.

Am Ende (Kap. 5.5) werden die Grundzüge der verwendeten Datenanalysemethoden knapp skizziert. Die Daten aus den beiden Fragebogenstudien liegen einerseits auf der Ebene der beteiligten Schulen, andererseits auf der Ebene der einzelnen Lehrkräfte dieser Schulen vor. Um beide Ebenen zusammen zu betrachten, wurden Mehrebenenanalysen mithilfe des Hierarchisch Linearen Modells (HLM, siehe Bryk & Raudenbush, 1992; Ditton, 1998) vorgenommen. Weiterhin wurden Wechselwirkungen der Faktoren mittels Pfadanalysen (Arbuckle, 2003; Jöreskog & Sörbom, 2001) untersucht. Schließlich wurde zur Absicherung der Transferskala noch eine Latent-Class-Analyse (Davier, 2001; Rost & Langeheine, 1997) durchgeführt.

5.1 Evaluation des Modellversuchsprogramms QuiSS

Die Untersuchung zum Transfer in Modellversuchsprogrammen entstand parallel zur Evaluation des BLK-Modellversuchsprogramms „QuiSS". Die Evaluation des Modellversuchsprogramms befasst sich mit den Entwicklungen in den von QuiSS vorgegebenen Kernbereichen schulischer Entwicklungsarbeit (1) Professionalisierung, (2) Kontroll- und Unterstützungssysteme, (3) Planerische Organisation sowie (4) Unterricht und Erziehung (vgl. Kap. 3.4.4, S. 67 ff.). Zentrale Fragestellungen der Evaluation sind dabei:

> „Werden die vom Programm QuiSS angestrebten Veränderungen in den Kernbereichen in Gang gesetzt?
> Wie entwickeln sich die Arbeitsprozesse in den Ländern, insbesondere im Hinblick auf produktorientierte Zusammenarbeit?
> Welche Unterstützung durch die Projektleitung ist für die Schulen in ihrem Entwicklungsprozess nötig?
> Lassen sich nachhaltige Effekte des Programms feststellen?"(Jäger et al., 2003, S. 90).

Die Evaluation des Modellversuchsprogramms geschieht einerseits prozessbegleitend und in engem Austausch mit den für die einzelnen Projekte sowie für das Gesamtprogramm verantwortlichen Personen, um so nützliche Informationen zur Steuerung des Programms weiterzugeben. Andererseits werden die Ergebnisse und Entwicklungen der Programmarbeit vor dem Hintergrund der Programmexpertise (Brockmeyer, 1999) abschließend beurteilt (vgl. formative vs. summative Evaluation, Scriven, 1991). Die Aktivitäten der Evaluation erstrecken sich über die gesamte Laufzeit des Modellversuchsprogramms (vgl. Abbildung 13).

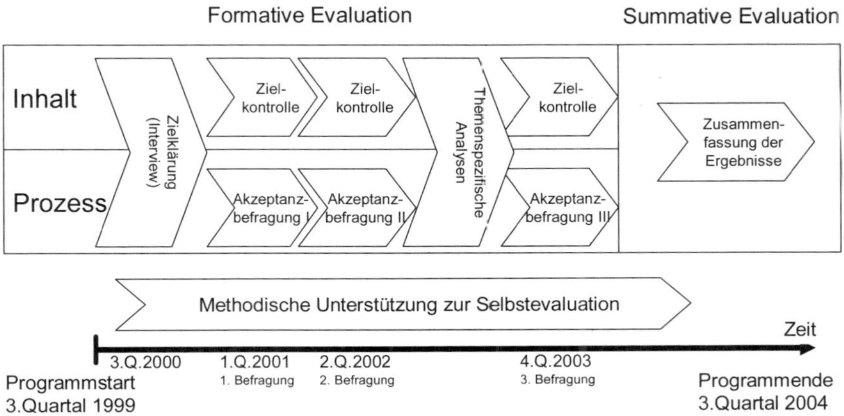

Abbildung 13: Ablauf der Evaluation des Modellversuchsprogramms QuiSS (Jäger et al., 2003, S. 92)

Die vorliegende Arbeit nutzt die Infrastruktur der Evaluation, um die in Kap. 4 aufgeworfene Frage zu adressieren: Lässt sich das im ersten Teil dieser Arbeit postulierte Wellenmodell des Transfers anhand von Daten aus einem aktuell laufenden Modellversuchsprogramm empirisch unterstützen?

In wie weit die Kernbereiche des Programms erreicht und umgesetzt werden, ist für diese Arbeit dabei weniger bedeutsam. Es wird auch darauf verzichtet, die abschließende Beurteilung des Programms abzuwarten; vielmehr sollen bereits während der Laufzeit des Programms Indikatoren für Transfer erfasst werden. Diese Vorgehensweise ermöglicht - in Übereinstimmung mit der Forderung, Transfer bereits in der Modellversuchsplanung zu berücksichtigen (Euler, 2001) - eine frühzeitige Intervention zur Steuerung des Transferprozesses.

5.2 Untersuchungsdesign und -ablauf

Das Untersuchungsdesign dieser Arbeit lehnt sich an den in Abbildung 13 dargestellten Ablauf der Evaluation an[25]. Nach einer Anfangsphase, die in Form von Zielklärungsinterviews gestaltet wurde, fanden im Abstand von 15 Monaten zwei Befragungsrunden (Anfang 2001 und Mitte 2002) statt. Einerseits wurde dabei über die Erfassung der Projektziele der teilnehmenden Schulen der inhaltliche Fortschritt analysiert (‚Zielkontrolle'), andererseits wurden die Arbeitsprozesse und Ergebnisse aus der Perspektive von Lehrkräften, Schulleitungen sowie Eltern- und Schülervertretungen betrachtet (‚Akzeptanzbefragung'). Allerdings wurden in Grund- und Sonderschulen keine Schülervertretungen und in beruflichen Schulen keine Elternvertretungen befragt.

Tabelle 5: Struktur und Zielgruppen der Datenerhebung

	1. Quartal 2001			2. Quartal 2002		
Zielgruppen	Schul-steckbrief	Ziel-klärung	Akzeptanz-befragung	Schul-steckbrief	Ziel-klärung	Akzeptanz-befragung
Schulleitung	■		■	nur neue Schulen	-	■
beteiligte Lehrkräfte	-	-	■	-	-	■
nicht beteiligte Lehrkräfte	-	-	-	-	-	nur in einem Projekt
Elternvertretung	-	-	□	-	-	□
Schüler-vertretung	-	-	□	-	-	□
Steuergruppen	-	■	-	-	■	-

■ Für diese Arbeit zentrale Daten
□ Weitere unterstützende Daten

Zusätzlich lieferten einmalig erhobene Hintergrundinformationen zu den Schulcharakteristika Daten zum äußeren Rahmen des jeweiligen

[25] Parallelen finden sich auch zum Vorgehen der wissenschaftlichen Begleitung des BLK-Modellversuchsprogramms SINUS (Ostermeier, 2003; Prenzel, 2000; Prenzel, Ostermeier, Bahr & Hammann, 2000).

Entwicklungsvorhabens an den beteiligten Schulen. Die Quelle dieser Informationen war dabei die Schulleitung. Die oben stehende Tabelle 5 zeigt das Untersuchungsdesign im Überblick.

Zwei weitere Zielgruppen wurden zwar zum Thema Transfer in der Anlage der Studie berücksichtigt, werden aber im empirischen Teil dieser Arbeit nicht weiter untersucht: Mit den Projektleitungen wurde das Thema Transfer in einem Workshop bearbeitet (Kap. 3.4.4, S. 72). Die Ergebnisse aus diesem Workshop gingen bereits in die erfahrungsgeleiteten Ansätze für Transfer ein (siehe Überblick in Kap. 3.6.3, S. 127). Auf eine zusätzliche Fragebogenstudie bei den Projektleitungen wurde daher verzichtet. Die Datenerhebung 2002 schloss zudem eine Befragung der Schulaufsicht mit ein. In fünf von dreizehn Ländern antworteten allerdings nur ein oder zwei Personen, so dass die Ergebnisse insgesamt als nicht aussagekräftig für das Gesamtprogramm betrachtet werden. Versand und Rücklauf der in dieser Studie berücksichtigten Fragebögen werden in der folgenden Tabelle im Überblick dargestellt:

Tabelle 6: Versand und Rücklauf der Fragebögen zu den beiden Erhebungszeiträumen

	1. Quartal 2001			2. Quartal 2002		
	Versand	Rücklauf	Rücklaufquote in %	Versand	Rücklauf	Rücklaufquote in %
Schulleitung	106	81	76.4	140	117	83.6
beteiligte Lehrkräfte	1136	629	55.6	1547	781	50.5
nicht beteiligte Lehrkräfte	-	-	-	360	126	35.0
Schulsteckbrief	140[a]	132[a]	94.3[a]	-[a]	-[a]	-[a]
Zielklärung	106	83	78.3	140	98	70.0
Elternvertretung	91	59	64.8	114	75	65.8
Schülervertretung	77	41	53.2	93	66	71.0

[a] Der Wert für 2001 bezieht sich auf die gesamte Laufzeit des Programms. Im Jahr 2002 wurden nur neu dazugekommene Schulen per Schulsteckbrief erfasst.

Zu Beginn des Jahres 2001 waren 106 Schulen in zwölf Projekten Ziel der Evaluationsfragen. Im Verlauf des Jahres 2001 starteten drei weitere Projekte mit 31 teilnehmenden Schulen sowie drei Schulen, die sich zusätzlich einem bestehenden Projekt anschlossen, so dass zur Befragung 2002 insgesamt 140 Schulen aus 15 Projekten berücksichtigt wurden.

Die Befragung wurde vorher mit den Projektleitern auf Länderebene abgestimmt und von diesen in den Schulen angekündigt. Die Anzahl der zu den Erhebungszeitpunkten am Projekt beteiligten Lehrkräfte wurde vor der Befragung mit Unterstützung der Projektleitungen auf Länderebene ermittelt und eine entsprechende Menge an Fragebögen für die einzelnen Schulen vorbereitet. Die Fragebögen wurden über die schulinternen Ansprechpartner des Modellversuchsprogramms in den Schulen verteilt. Zur Bearbeitung standen in den Schulen jeweils etwa vier Wochen zur Verfügung, um die Belastung durch die Befragung möglichst gering zu halten. Die Ansprechpartner in den Schulen nahmen die ausgefüllten Fragebögen wieder entgegen; die Rücksendung erfolgte, nach Schule gebündelt, in beigelegten Freiumschlägen.

Die Schulen hatten sich mit der Teilnahme am Modellversuchsprogramm auch zur Beteiligung an der Evaluation verpflichtet. Trotz dieser Verpflichtung beteiligten sich dreizehn Schulen nicht an der ersten Befragung; zwölf Schulen ließen die Fragen der zweiten Runde komplett unbeantwortet, eine Schule antwortete dabei weder 2001 noch 2002.

Für die einzelnen Lehrkräfte war das Ausfüllen der Fragebögen freiwillig und anonym. 2001 antworteten insgesamt 629 Lehrkräfte (ca. 56%), 2002 konnten 781 Rückmeldungen erfasst werden (ca. 51%). Allerdings war aufgrund der anonymisierten Befragung sowie einer relativ hohen Fluktuation der beteiligten Lehrkräfte (siehe folgendes Kapitel 5.3) eine längsschnittliche Betrachtung der Daten auf Personenebene nicht möglich. Auf Schulebene zusammengefasst lassen sich jedoch längsschnittliche Analysen zum Transfer in der Schule durchführen.

In einem Länderprojekt wurde versucht, über eine Befragung der nicht beteiligten Lehrkräfte eine erweiterte Perspektive auf die Projektarbeit in den Schulen zu erhalten. Diese Personen erhielten eine modifizierte und gekürzte Version des Fragebogens für beteiligte Lehrkräfte (siehe Kap. 5.4). 126 der 360 angeschriebenen Lehrkräfte (35%) beantworteten die Fragen; allerdings gibt es erhebliche Differenzen zwischen den einzelnen Schulen. Während aus zwei Schulen keine Antwort geschickt wurde, beteiligten sich in einer anderen Schule 22 von 30 nicht beteiligten Lehrkräften (73%) des Kollegiums.

Die Beschreibung der Stichprobe im folgenden Kapitel geht auf die Charakteristika der am Programm beteiligten wie auch der nicht beteiligten Personen näher ein. Außerdem werden besondere Kennzeichen der teilnehmenden Schulen im Überblick dargestellt.

5.3 Die Beschreibung der Stichprobe

Bereits der Titel der Arbeit „Transfer in Schulentwicklungsprojekten" macht deutlich, dass kein repräsentativer Ausschnitt der Schulen in Deutschland betrachtet wird. Alle Schulen der Stichprobe sind Teil des Modellversuchsprogramms „QuiSS" und haben sich je nach Länderprojekt selbstständig oder auf Anfrage zur Teilnahme bereit erklärt. Die Mitarbeit im Projekt erfolgt für einzelne Lehrkräfte meist auf freiwilliger Basis, so dass auch hier von einer selegierten Stichprobe ausgegangen werden kann. Nachfolgend werden zuerst die Schulen näher beschrieben, anschließend Charakteristika der Lehrkräfte vorgestellt und zum Schluss Daten zu den Schulleitungen präsentiert.

5.3.1 Die teilnehmenden Schulen

Die Ansätze zur Qualitätsverbesserung von Schule und Unterricht sind in den einzelnen Länderprojekten sehr unterschiedlich (vgl. Jäger et al., 2003; Reese, Jäger, Schütze & Prenzel, 2002); einige Projekte richteten sich nur an spezielle Schulformen, andere wählten gezielt Schulen aller Schulformen aus. Das Ziel des Modellversuchsprogramms wie auch meiner daran angeschlossenen Untersuchung war es allerdings nicht, die Verteilung der Schulformen in Deutschland möglichst genau nachzubilden. Trotzdem ist eine Einordnung zur bestehenden Situation in Deutschland für die Interpretation der Ergebnisse von Interesse. Einen Überblick der realisierten Stichprobe gibt dazu Tabelle 7. Im Vergleich zur Verteilung der Schulformen in Deutschland sind in der vorliegenden Stichprobe einige Abweichungen zu verzeichnen. So ist der Anteil an Gymnasien sowie der Sekundar- und Gesamtschulen innerhalb der

Stichprobe deutlich höher, während Grund- und Hauptschulen eher unterrepräsentiert sind. Die im Programm vorgenommene Zuordnung zu den einzelnen Schulformen bei den Sekundarschulen und Gesamtschulen stimmt dabei allerdings nicht genau mit der Zählweise der Statistik des Deutschen Bildungsservers (Statistisches Bundesamt Deutschland, 2003) überein. Die Zuordnung in Tabelle 7 erfolgt nach der Logik des Modellversuchsprogramms (siehe Anmerkungen zur Tabelle).

Tabelle 7: Aufteilung der Schulen nach Schulform für die Datenerhebung 2002

	vorliegende Studie		Deutschland[a]	
Schulform	Anzahl	Prozent	Anzahl	Prozent
Grundschule	39	27.9	17175	42.3
Sonder-/Förderschule	7	5.0	3427	8.4
Hauptschule / Volksschule	11	7.9	5446	13.4
Realschule	10	7.1	3465	8.5
Gymnasium	24	17.1	3168	7.8
Sekundarschule / Gesamtschule ohne gymnasiale Oberstufe	23	16.4	4765[b]	11.7
Gesamtschule mit gymnasialer Oberstufe	9	6.4		
berufsbildende Schule	17	12.1	3203[c]	7.9
Gesamt	140	100.0	40649	100.0[d]

[a] Diese Daten stammen vom Deutschen Bildungsserver (Statistisches Bundesamt Deutschland, 2003) und betreffen das Schuljahr 2001/2002.

[b] Die Aufteilung nach Schulformen in der angegebenen Quelle entspricht nicht der in dieser Studie gewählten. Orientierungsstufen, integrierte Gesamtschulen und Schulen mit mehreren Bildungsgängen wurden daher neu zusammengefasst.

[c] Hier wurden nur Berufsschulen im dualen System, Berufsaufbauschulen, Fachoberschulen, Fachgymnasien, Kollegschulen, Berufsober-/Technische Oberschulen aus der Quelle übernommen. (Berufs-) Fachschulen wurden nicht erfasst.

[d] Die Summe der Einzelwerte beinhaltet Rundungsfehler.

An QuiSS beteiligen sich alle Bundesländer bis auf Hamburg und das Saarland. Damit sind sowohl Schulen aus einem städtischen Umfeld als auch Schulen aus Flächenländern mit denen für die jeweiligen Umgebungen spezifischen Herausforderungen im Projekt vertreten (vgl. Tabelle 8)

Tabelle 8: Lage der Schulen (Stadt- vs. Landschulen)

Beschreibung	Anzahl	Prozent
Dorf < 3000 Einwohner	11	7.9
Ortschaft 3000 - 15 000 Einwohner	23	16.4
Stadt 15 000 - 100 000 Einwohner	44	31.4
Stadt 100 000 - 1 000 000 Einwohner	32	22.9
zentrumsnah in einer Großstadt (> 1 000 000 Einwohner)	4	2.9
anderswo in einer Großstadt (> 1 000 000 Einwohner)	7	5.0
keine Angabe	19	13.6
Gesamt	140	100.0

Mehr als die Hälfte der Schulen der Stichprobe liegt in Ortschaften, die weniger als 100 000 Einwohner zählen. Schulen aus Ballungsräumen sind dagegen seltener vertreten. Da ein Projekt aus Datenschutzgründen keine detaillierten Angaben über die teilnehmenden Schulen machte, fällt die Zahl der fehlenden Daten für diese Frage relativ hoch aus.

5.3.2 *Die Lehrkräfte*

Die Teilnahme an schulischen Modellversuchsprojekten war im Rahmen des Modellversuchsprogramms QuiSS für die Lehrkräfte überwiegend freiwillig. In den meisten Fällen wurde die Projektarbeit von einem kleinen Teil des Kollegiums geleistet; die vorliegende Stichprobe der teilnehmenden Lehrkräfte ist damit ein besonders ausgewählter Teil des Kollegiums an den Projektschulen. Betrachtet man z. B. die Geschlechterverteilung in dieser Stichprobe (Tabelle 9), so fällt eine besonders hohe Zahl an Frauen auf. Selbst in Gymnasien und beruflichen Schulen, in denen die Geschlechterverteilung der Lehrkräfte gleichgewichtig bzw. Männer im Kollegium eher in der Überzahl sind (Statistisches Bundesamt Deutschland, 2003), sind in der vorliegenden Stichprobe vorwiegend Lehrerinnen vertreten.

Tabelle 9: Geschlechterverteilung nach Schulart und Messzeitpunkt

	2001			2002		
Schulart	weiblich	männlich	gesamt	weiblich	männlich	gesamt
Grundschule	108	5	113	134	16	150
Förderschule	50	17	67	54	10	64
Hauptschule	35	20	55	35	17	52
Realschule	14	8	22	28	21	49
Gymnasium	81	39	120	105	47	152
Sekundarschule/ Gesamtschule ohne Oberstufe	130	42	172	137	36	173
Gesamtschule mit Oberstufe	15	5	20	25	5	30
berufliche Schule	28	21	49	59	45	104
Summe	461	157	618[a]	577	197	774[a]

[a] Für einige Lehrkräfte lagen die Daten nicht vor

Schulentwicklung ist in der vorliegenden Stichprobe nicht die Domäne der jungen Lehrkräfte; hier sind vor allem erfahrene Lehrkräfte engagiert (Tabelle 10). Trotz der Veränderungen in der Stichprobe ändert sich im Jahr 2002 an der Verteilung der Arbeitserfahrung im Vergleich zu 2001 wenig:

Tabelle 10: Berufserfahrung der Projektlehrkräfte

	2001		2002	
Berufserfahrung	Häufigkeit	Prozent	Häufigkeit	Prozent
weniger als fünf Jahre	47	7.6	70	9.0
fünf bis zehn Jahre	81	13.1	96	12.4
elf bis zwanzig Jahre	196	31.8	238	30.7
mehr als zwanzig Jahre	293	47.5	372	47.9
Gesamt	617	100.0	776	100.0

Dieses Bild deckt sich mit den Beobachtungen der kürzlich von Ostermeier (2003) durchgeführten Studie im Rahmen des auch in der vorliegenden Arbeit kurz vorgestellten BLK-Modellversuchsprogramms SINUS (vgl. Kap. 3.4.3).

Die Erfahrung im Schulalltag schließt jedoch die Arbeit in Schulentwicklungsprojekten nicht mit ein (Tabelle 11).

Tabelle 11: Erfahrung in Schulentwicklungsprogrammen

Mitarbeit an Schulentwicklungsprogrammen	2001		2002	
	Häufigkeit	Prozent	Häufigkeit	Prozent
bisher nicht	490	80.7	654	85.7
einmal	73	12.0	93	12.2
zweimal	32	5.3	9	1.2
mehr als zweimal	12	2.0	7	0.9
Gesamt	607	100.0	763	100.0

Für mehr als 80% der Lehrkräfte war die Teilnahme an QuiSS die erste Erfahrung mit Schulentwicklungsprogrammen. Daraus kann allerdings nicht der Schluss gezogen werden, dass diese Personen nicht vorher bereits an einer Weiterentwicklung ihrer Schule in einem kleineren Rahmen mitgearbeitet hätten. Die systematische Entwicklungsarbeit in einem größeren Kontext ist jedoch für die meisten teilnehmenden Lehrkräfte Neuland.

Diese Entwicklungsarbeit bedeutet für die Lehrkräfte einen Mehraufwand neben ihren weiterhin vorhandenen regulären Aufgaben. Die Daten für beide Messzeitpunkte unterscheiden sich kaum; im Jahr 2002 gaben allerdings mehr Lehrkräfte über ihre Projektarbeitszeiten Auskunft.

Für die meisten Lehrkräfte bedeutet die Mitarbeit in QuiSS einen Aufwand von bis zu einer Stunde (Median: 60 min) pro Woche. Mehr als zwei Stunden regelmäßige Projektarbeit ist dagegen relativ selten (vgl. Tabelle 12).

Tabelle 12: Aufwand der Lehrkräfte für Projektarbeit

	2001		2002	
Arbeitszeit für Projekt pro Woche	Häufigkeit	Prozent	Häufigkeit	Prozent
0-60 Minuten	238	37.8	375	48.0
61-120 Minuten	121	19.2	171	21.9
121-180 Minuten	41	6.5	54	6.9
180-240 Minuten	30	4.8	30	3.8
>240 Minuten	34	5.4	34	4.4
keine Angabe	165	26.2	117	15.0
Gesamt	629	100.0	781	100.0

Für die Mitarbeit in den einzelnen Projekten stellen die einzelnen Länderprojekte in der Regel Entlastungsstunden für die teilnehmenden Lehrkräfte zur Verfügung. Der Umfang dieser Entlastungsstunden variiert je nach Projekt; insgesamt ist die Zahl der Entlastungsstunden jedoch eher niedrig. An vielen Schulen werden Entlastungsstunden (bzw. eine Entlastungsstunde) nur für eine Person vergeben, die dann eine Koordinationsfunktion übernimmt. In Tabelle 13 sind die Entlastungsstunden im Überblick aufgeführt.

Tabelle 13: Entlastungsstunden für geleistete Projektarbeit

	2001		2002	
	Häufigkeit	Prozent	Häufigkeit	Prozent
keine[a]	398	63.3	525	67.2
bis zu einer Schulstunde	99	15.7	152	19.5
mehr als eine bis zu zwei Schulstunden	41	6.5	38	4.9
mehr als zwei bis zu drei Schulstunden	14	2.2	21	2.7
mehr als drei Schulstunden	2	0.3	3	0.4
keine Angabe	75	11.9	42	5.4
Gesamt	629	100.0	781	100.0

[a] Je ein Länderprojekt hatte keine Entlastungsstunden für Lehrkräfte vorgesehen.

Die große Mehrheit der Lehrkräfte erhält für die Mitarbeit im Projekt keine Entlastungsstunden. Das bedeutet, dass die Mitarbeit in Modellversuchsprogrammen für die meisten beteiligten Lehrkräfte eine unbezahlte Mehrarbeit darstellt. Die verteilten Entlastungsstunden blieben dabei weitgehend unverändert. Im Jahr 2002 gaben mehr Lehrkräfte über erhaltene Entlastungsstunden Auskunft.

Eine Möglichkeit, die Belastung für einzelne Lehrkräfte zu reduzieren, besteht darin, die Projektmitarbeit an der Schule zu rotieren. Auswirkungen dieser Rotation zeigen sich auch bei der vorliegenden Studie (Tabelle 14).

Tabelle 14: Beteiligung der Lehrkräfte an der Befragung aufgeschlüsselt nach Schulart

	Frage im Jahr 2002: Bereits an der Befragung 2001 beteiligt?		
	nein	ja	Gesamt[a]
Grundschule	34	72	123
Förderschule	16	48	64
Hauptschule	8	36	44
Realschule	13	28	41
Gymnasium	60	69	129
Sekundarschule/Gesamtschule ohne Oberstufe	33	135	168
Gesamtschule mit Oberstufe	10	18	28
berufliche Schule	42	53	95
Gesamt	216	459	675

[a] Lehrkräfte aus den 34 Schulen, die erst im Jahr 2001 gestartet waren, wurden nicht berücksichtigt.

Betrachtet man nur die 106 Schulen, die bereits im Jahr 2001 an der Befragung teilgenommen haben, dann beantworten aus diesen Schulen zum Zeitpunkt der zweiten Befragung 32% der Lehrkräfte erstmalig einen Evaluationsfragebogen. In Hauptschulen und Sekundarschulen bzw. Gesamtschulen ohne Oberstufe ist die Evaluation nur für knapp 19% der Lehrkräfte neu, während in Gymnasien und beruflichen Schulen ca. 45% der Lehrkräfte, die 2002 an der Evaluation teilnehmen, dies erstmalig tun. Die möglichen Auswirkungen dieser Fluktuation einerseits auf die Untersuchungsmethodik, andererseits aber auch auf den Transfer innerhalb der Schulen werden am Ende meiner Arbeit diskutiert.

5.3.3 *Die Schulleitungen*

Sowohl die Daten zu den einzelnen Schulen (Schulsteckbrief) als auch Informationen zur Unterstützung des Projekts innerhalb der Schulen (Schulleitungsfragebogen) werden von den Schulleiterinnen und Schulleitern in die vorliegende Studie eingebracht. Die nachfolgenden Daten stammen aus dem Schulsteckbrief, d. h. sie wurden im Verlauf des Modellversuchsprogramms nur einmal erhoben. Informationen zum Hintergrund der Schulleitungen wurden von 90 der 140 Schulleitungen (64.3%) gegeben.

Tabelle 15: Berufserfahrung der Schulleitung

	N	Minimum	Maximum	Mittelwert	Standard-abweichung
Jahre im Schuldienst	90	9	42	26.6	7.4
Jahre als SchulleiterIn insgesamt	83	0	34	11.5	6.4
Jahre als SchulleiterIn in der jetzigen Schule	90	0	27	8.7	5.6

Die Schulleitungen der Modellversuchsschulen besitzen erwartungsgemäß eine langjährige Erfahrung im Schuldienst (Tabelle 15). Sie sind im Mittel etwa 27 Jahre im Schuldienst und haben mehr als elf Jahre die Schulleitungsrolle inne. Als Schulleiterin bzw. Schulleiter an eine andere Schule zu wechseln ist dabei eher selten. Der Mittelwert der Arbeitserfahrung als Schulleiterin bzw. Schulleiter an der aktuellen Schule beträgt knapp neun Jahre und liegt damit nur um 2.5 Jahre niedriger als die gesamte Erfahrung als Schulleitung.

Während bei den teilnehmenden Lehrkräften die Frauen klar in der Überzahl sind, ist die Schulleitung noch weitgehend von Männern besetzt. 65.5% der Schulleitungen sind männlich, nur 34.5% weiblich (N=87; keine Angabe: 53).

Schulleitung kann sich jedoch nur in seltenen Fällen ganz auf diese Rolle konzentrieren. Neben ihrer leitenden Tätigkeit nehmen diese Personen normalerweise in unterschiedlichem Umfang Unterrichtsverpflichtungen wahr.

Tabelle 16: Aufwand für Unterricht und Entlastung für Schulleitungsfunktion

	Unterrichtszeit in Schulstunden		Entlastung in Schulstunden	
	Häufigkeit	Prozent	Häufigkeit	Prozent
bis einschließlich vier Stunden	9	10.6	0	0.0
von vier bis acht Stunden	28	32.9	9	10.3
von acht bis zwölf Stunden	21	24.7	19	21.8
von zwölf bis 16 Stunden	17	20.0	23	26.4
von 16 bis 20 Stunden	10	11.8	30	34.5
mehr als 20 Stunden	0	0.0	6	6.9
Gesamt	85	100.0	87	100.0

Gleichzeitig ist die Schulleitungsfunktion auch mit einer gewissen Anzahl an Entlastungsstunden verknüpft, die den Anforderungen an diese Aufgabe Rechnung tragen soll. Tabelle 16 stellt Aufwand für Unterrichtstätigkeit und Entlastung für die Schulleitungsfunktion im Überblick dar. Etwa ein Drittel der Schulleitungen haben mehr als zwölf Unterrichtsstunden Lehrverpflichtung, d. h. sie betreiben die Schulleitung höchstens als ‚Halbtagsstelle'.

5.3.4 *Zusammenfassung der Stichprobenbeschreibung*

Meine Arbeit greift auf Daten zurück, die im Rahmen der Evaluation des BLK-Modellversuchsprogramms QuiSS erhoben wurden (Jäger et al., 2003). In die Untersuchung fließen Daten aus zwei Erhebungszeiträumen (1. Quartal 2001 sowie 2. Quartal 2002) ein. Die Analyse beinhaltet die Antworten von 629 Lehrkräften aus 106 Schulen (2001) bzw. von 781 Lehrkräften aus 140 Schulen (2002). Da die Stichprobe im Feld erhoben wurde, ist sie weder randomisiert noch bildet sie die Struktur der Schulen in Deutschland ab. Grund- und Hauptschulen sind eher unterrepräsentiert, während Gymnasien, Gesamtschulen und berufliche Schulen stärker vertreten sind als in der Gesamtverteilung für Deutschland.

Die beteiligten Lehrkräfte besitzen überwiegend langjährige Erfahrung im Schuldienst; jedoch gibt es nur wenig Erfahrung in Schulentwicklungsprogrammen. Weibliche Lehrkräfte sind - entgegen der Erwartung - in der Stichprobe in allen Schularten in der Überzahl; die Schulleitung wird allerdings meist von einem Mann wahrgenommen. Schulleiterinnen und Schulleiter zeichnen sich ebenfalls durch langjährige Erfahrung in ihrer Funktion aus. Meist wird diese Funktion auch lange an einer Schule ausgeübt.

5.4 Die Erhebungsinstrumente: Einflussfaktoren auf Transfer

Die hier verwendeten Erhebungsinstrumente wurden ursprünglich im Rahmen des BLK-Modellversuchsprogramms SINUS (siehe Kap. 3.4.3, S. 64) entwickelt und eingesetzt (Ostermeier, 2003; Prenzel, Ostermeier et al., 2000). Zahlreiche Items waren auch für die Fragestellung der QuiSS-Evaluation relevant und wurden unverändert übernommen. Einige Items wurden entsprechend der Fragestellung der QuiSS-Evaluation modifiziert. Insgesamt ist das Ziel dieser Instrumente die Erfassung von Entwicklungen, Prozessen und Ergebnissen in den einzelnen Schulen, die im Hinblick auf die Evaluation des Modellversuchsprogramms von Interesse sind. Die Anpassung der Instrumente auf die Belange des Modellversuchsprogramms QuiSS wurde 2001 von Barbara Drechsel vorgenommen, im Datenerhebungszeitraum 2002 war neben mir noch Maike Reese aktiv.

Für meine Arbeit sind nicht alle Items aus den Fragebögen relevant, daher habe ich im Hinblick auf die Fragestellung sowie auf die theoretische Konsistenz Items ausgewählt und zu Skalen gruppiert. Diese Gruppierung unterscheidet sich demnach partiell von den aus dem SINUS-Umfeld berichteten Skalen (Ostermeier, 2003; Prenzel, Ostermeier et al., 2000).

Im folgenden Kapitel gehe ich zuerst auf die Operationalisierung von Transfer ein (Kap. 5.4.1). Ich betrachte dabei den Transfer vorwiegend aus der Nachfrageperspektive. Anschließend werden in Kap. 5.4.2 die Indikatoren für die theoretisch begründeten Einflussfaktoren auf der Ebene der Lehrkräfte zu Skalen zusammengefasst. Dazu gehören z. B. die erlebte Freude und Belastung bei der Projektarbeit, Bewertung der Zusammenarbeit, sowie unterschiedliche Aspekte der Projektleitungsrolle.

Danach werden Fragen zu strukturellen Rahmenbedingungen (z. B. Probleme oder Entwicklungsschwerpunkte der Schulen) aus dem Schulsteckbrief zu Skalen gruppiert und erläutert (Kap. 5.4.3).

Die Ziele der Schulen wurden in den beiden Befragungsrunden 2001 und 2002 erfasst und analysiert. Im Sinne der theoretischen Bedeutung klarer Ziele für den Transfererfolg wurden die Ziele nach ihrer Klarheit bewertet. Das Vorgehen dazu habe ich zum Abschluss der Datenerhebungsmethoden in Kapitel 5.4.4 dargestellt.

Die verwendeten Fragebögen sind im Anhang der Arbeit aufgeführt.

5.4.1 *Wie wird Transfer in dieser Arbeit gemessen?*

Zu Beginn dieser Arbeit wurde Transfer definiert als Übertragung von Problemlösungen aus einem Kontext (bestehend aus den Merkmalen Inhalt, Struktur und Person) in einen anderen Kontext, der sich in mindestens einem Merkmal unterscheidet (siehe S. 27). Ob Transfer erfolgt, wird meist erst ex-post erfasst. Im Rahmen eines schulischen Modellversuchsprogramms wie z. B. QuiSS, das insgesamt fünf Jahre dauert, könnte mit dieser Vorgehensweise erst mit einigem zeitlichen Abstand nach Abschluss des Programms der Transfer untersucht werden. Dann ist allerdings keine Intervention zur Förderung des Transfers mehr möglich. Aus diesem Grund wird in dieser Arbeit ein Ansatz getestet, bei dem Indikatoren für Transfer bereits während der Laufzeit des Modellversuchs erhoben werden.

Die Grundlage der Überlegung bildet die von Euler (2001) formulierte Bedeutung der Nachfrage für den Transfer (vgl. Abbildung 4, S. 62). Transfer geschieht nicht, weil Problemlösungen weitergegeben werden, sondern weil sie von den potenziellen Empfängern angenommen werden. Als Indikator für diese Übernahme kann somit die Anfrage aus dem Zielkontext nach der Innovation gewertet werden. Weiterhin werden Entwicklungen im Sinne der Programmidee, sofern sie andere Personen im Zielkontext betreffen, ebenfalls als Indikator für Transfer herangezogen. Persönliche Weiterentwicklung durch die Teilnahme an der Projektarbeit ist zwar erklärtes Ziel des Modellversuchsprogramms, findet jedoch keine Verwendung als Indikator für Transfer.

Die Items zum Transfer stammen aus dem Fragebogen für Lehrkräfte des Modellversuchsprogramms; sie befinden sich dort in einem Abschnitt des Fragebogens, der sich mit den Auswirkungen des Modellversuchsprogramms befasst. Als Indikatoren für Transfer wurden die Fragen ausgewählt, die einen semantischen Bezug zur Übernahme der Innovation herstellen bzw. auf Nachfrage nach der Innovation schließen lassen. Die weiteren Fragen zum Thema Auswirkungen der Modellversuchsarbeit befassen sich mit individuellen Entwicklungen (z. B. persönliche Reflektion, Lernerfahrung) und wurden daher nicht zur Skalierung ausgewählt.

Die Fragen konnten in vier vorgegebenen Stufen – von ‚trifft nicht zu' (=0) bis ‚trifft zu' (=3) beantwortet werden. Tabelle 17 zeigt die Ergebnisse der Faktorenanalysen, die zu den jeweiligen Fragen erstellt wurden. Da zur Befragung im Jahr 2002 drei neue Projekte berücksichtigt wurden, deren Schwerpunkt nicht auf direkte Unterrichtsverbesserung lag, wurde die entsprechende Frage bereits während der Konzeption der Befragung durch den Aspekt der Informationsweitergabe in das Kollegium ersetzt. Die beiden Transferskalen für 2001 und 2002 erfassen also nicht genau dieselben Inhalte (Tabelle 17).

Transfer wird in dieser Arbeit mittels einer Befragung der am Entwicklungsvorhaben *beteiligten* Lehrkräfte erhoben. Zwar wird versucht, über die Betonung der Nachfrage durch andere von der Eigenleistung der beteiligten Lehrkräfte zu abstrahieren; es kann aber alleine auf der Basis dieser Daten nicht ausgeschlossen werden, dass die beteiligten Lehrkräfte ihre eigene Arbeit ‚durch die rosa Brille' sehen.

Um einen möglichen Bias zu ermitteln, wurde daher bei der Befragung 2002 in einem Bundesland die Sichtweise der nicht beteiligten Lehrkräfte mit erhoben. Diese erhielten einen verkürzten Fragebogen, der neben den im folgenden Kapitel vorgestellten Skalen zur Freude und Belastung in der Projektarbeit sowie der Lehrer-Selbstwirksamkeit auch einen Abschnitt zum Transfer beinhaltete. Die Ergebnisse der Skalierung sind in den nachfolgenden Tabellen aufgeführt.

Tabelle 17: Konstruktion einer Skala für Transfer: Hauptkomponentenanalyse

Text der Frage	Komponente 2001[a]	Komponente 2002[a]	nicht beteiligte Lehrkräfte [a]
Auch skeptische Kolleginnen und Kollegen interessieren sich zunehmend für Unterrichtsentwicklung.	.54	.65	.83
Mein Kontakt zur Schulleitung ist intensiver geworden.	.56	.67	.72
Am BLK-Programm nicht beteiligte Kolleginnen und Kollegen erkundigen sich immer öfter nach unseren Aktivitäten.	.54	.77	- [c]
Eltern zeigen sich zunehmend interessiert an den Aktivitäten im Rahmen des BLK-Programms.	.65	.61	.78
Das Schulklima hat sich verbessert.	.84	.74	.91
2001[b]: Die Schülerinnen und Schüler finden meinen Unterricht interessanter.	.82	-	- [c]
2002[b]: Ich gebe Informationen über unser Vorhaben an nicht beteiligte Kolleginnen und Kollegen meiner Schule weiter.	-	.57	-
erklärte Varianz in Prozent	45.3	44.7	65.8

[a] Vierstufiges Antwortformat: „trifft zu" (= 3) bis „trifft nicht zu" (= 0). Die Hauptkomponentenanalyse ergab jeweils eine Komponente mit Eigenwert > 1

[b] Die 2002 neu aufgenommenen Projekte haben keinen expliziten Unterrichtsbezug. Daher wurde diese Frage gestrichen. Neu aufgenommen wurde stattdessen die 2001 noch nicht gestellte Frage der Weitergabe von Informationen an nicht beteiligte Lehrkräfte (siehe Text).

[c] Diese Items wurden bei den nicht beteiligten Lehrkräften nicht erfasst.

Für die beteiligten Lehrkräfte wurde bei beiden Erhebungszeiträumen genau eine Hauptkomponente extrahiert, die jeweils etwa 45% der Varianz aufklärt.

Zusätzlich wurden die Items der Transferskala sowohl für 2001 als auch für 2002 mittels einer Latent-Class-Analyse (LCA) untersucht. Mittels einer LCA kann eine Entmischung der Stichprobe nach spezifischen Antwortmustern erreicht werden (Sievers, 1999). Eine knappe Erläuterung dieses Verfahrens wird in Kapitel 5.5.3 gegeben.

In der nachfolgenden Abbildung 14 ist das Ergebnis dieser Analyse für die Transferskala 2001 angegeben. Im Diagramm sind dabei die jeweiligen Mittelwerte der Antworten der einzelnen Klassen dargestellt. Die gesamte Stichprobe lässt sich in vier Klassen aufteilen; die Entscheidung für die Vier-Klassen-Lösung wurde nach den Minima der Informationskriterien BIC, AIC und CAIC getroffen. In die Klasse 1 fallen 38.4% der Stichprobe, Klasse 2 beinhaltet 36.1%, Klasse 3 14.2% und Klasse 4 die übrigen 11.3% der Lehrkräfte der Befragung 2001.

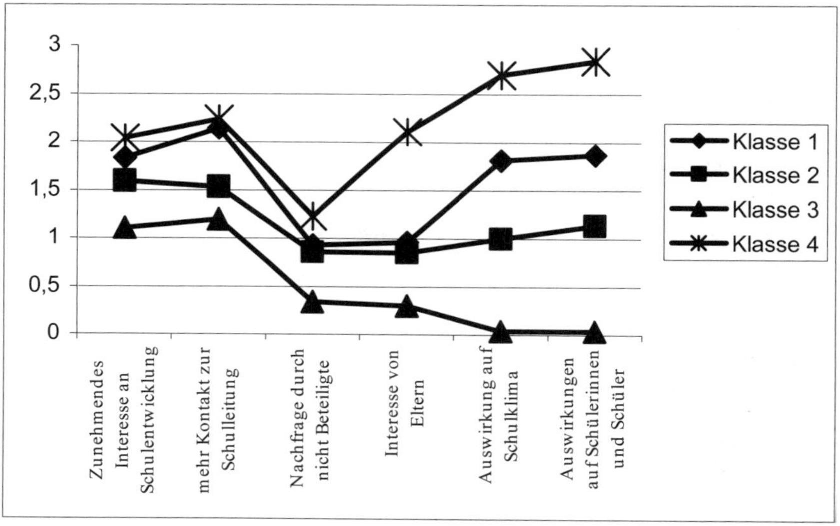

Abbildung 14: Latent-Class-Analyse der Items der Transferskala 2001: Optimale Lösung ergibt vier ordinale Klassen

Die Zustimmungswahrscheinlichkeiten für die beiden Items ‚Auswirkung auf Schulklima' und ‚Auswirkungen auf Schülerinnen und Schüler' differenzieren zwischen den einzelnen Klassen am stärksten.

Im Jahr 2002 konnten – wie oben bereits erwähnt – die Auswirkungen auf Schülerinnen und Schüler nicht mehr erhoben werden, da dieses Item bei der Abstimmung der Befragung mit den einzelnen Länderprojekten nicht akzeptiert wurde. Die neu in der Evaluation des Modellversuchsprogramms aufgenommenen Projekte nahmen für sich keinen expliziten Unterrichtsbezug in Anspruch, gleichzeitig sollte aber die Befragung für alle Projekte im Querschnitt vergleichbar sein. Somit wurde die Frage nach der Weitergabe von Informationen aus dem Modellversuch neu aufgenommen. Abbildung 15 zeigt für die Transferskala des Jahres 2002 die Ergebnisse der Latent-Class-Analyse. Für die Daten dieses Jahres konnte eine Drei-Klassen-Lösung als optimal ermittelt werden. Die Klassen sind nach ihrer Auftrittshäufigkeit geordnet; sie beträgt für Klasse 1: 49.6%, für Klasse 2: 26.2% und für Klasse 3: 24.2%:

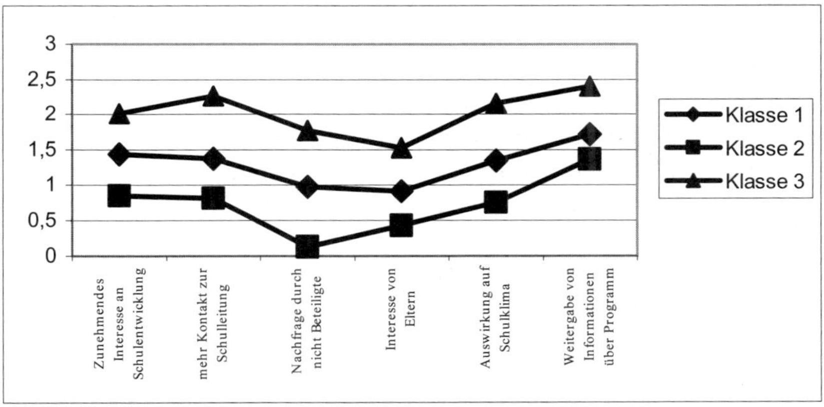

Abbildung 15: Latent-Class-Analyse der Items der Transferskala 2002. Optimale Lösung ergibt drei ordinale Klassen.

Im Gegensatz zur Aufteilung im Jahr 2001 verlaufen die Antwortmuster der drei Klassen weitgehend parallel. Die Auswirkung auf das Schulklima differenziert nicht mehr so klar wie im Vorjahr. Die neu aufgenommene Weitergabe von Informationen über das Programm unterscheidet zwischen den Klassen weniger deutlich als die nur im Vorjahr erhobenen Auswirkungen auf Schülerinnen und Schüler.

Zu beiden Messzeitpunkten unterstützt die ordinale Anordnung der Klassen in Abbildung 14 und Abbildung 15 jeweils die Zusammenfassung zu einer Skala, da zwischen den einzelnen Klassen nur quantitative Unterschiede im Antwortmuster bestehen. Würden die (gedachten) Linien sich schneiden, dann wäre dies als ein qualitativer

Unterschied der Klassen zu werten, dessen Bedeutung dann zu interpretieren wäre.

Die unterschiedlichen Klassenaufteilungen in Abbildung 14 und Abbildung 15 legen jedoch den Schluss nahe, dass der Austausch des einzelnen Items eine bedeutsame Veränderung der Skala darstellt und damit Transfer 2001 und Transfer 2002 nicht als inhaltlich völlig übereinstimmende Konstrukte betrachtet werden können. Ersetzt man die fehlenden Werte der beiden Items ‚Auswirkungen auf Schülerinnen und Schüler' sowie ‚Weitergabe von Information über das Modellversuchsprogramm' durch den jeweiligen Mittelwert der Stichprobe und nimmt dann eine Faktorisierung der insgesamt in den Transferskalen verwendeten sieben Items über die gesamte Stichprobe beider Jahre vor, dann können zwei Hauptkomponenten identifiziert werden (siehe Anhang), wobei die beiden nur in einem Jahr eingesetzten Items deutlich auf unterschiedliche Faktoren laden. Die Transferskala 2001 setzt somit einen leicht veränderten Schwerpunkt gegenüber der im Jahr 2002 verwendeten Skala.

Allerdings ist diese künstliche Zusammenfassung der Daten aus beiden Erhebungszeiträumen zu einer Stichprobe nicht ohne Probleme, da sich die die Stichprobe der Lehrkräfte, wie in Kapitel 5.3.2 dargestellt, zu den beiden Messzeitpunkten unterscheidet. Zusammen mit den Ergebnissen der LCA spricht aber auch diese Faktorenanalyse dafür, dass die Transferskalen der beiden Jahre leicht unterschiedliche Schwerpunkte setzen. Im weiteren Verlauf dieser Arbeit werden die Transferskalen für die Jahre 2001 und 2002 daher immer getrennt ausgewertet.

Alternativ wäre auch eine Beschränkung der Skala auf die fünf Items denkbar, die in beiden Jahren übereinstimmend erhoben wurden. Die Entscheidung, statt einer gekürzten einheitlichen Skala zwei inhaltlich leicht unterschiedliche Skalen in beiden Jahren zu verwenden, wurde aufgrund von inhaltlichen sowie statistischen Überlegungen getroffen:

Nachdem die Transferskala nicht - wie z. B. in Skalen von Persönlichkeitstests üblich - aus einer relativ großen Anzahl semantisch ähnlicher Items zusammengesetzt ist, sondern unterschiedliche Indikatoren für Transfer abfragt, sind sowohl die Auswirkungen auf Schülerinnen und Schüler als auch die Weitergabe von Informationen theoretisch begründete, inhaltlich wichtige Aspekte für Transfer.

Schließlich liefert auch die Analyse der Skalenreliabilität Argumente gegen die Verwendung einer einheitlichen gekürzten Skala. Nimmt man die beiden nur einmal erhobenen Items zur Transferskala dazu, dann weisen die Skalen insgesamt eine zufrieden stellende interne Konsistenz auf (siehe Tabelle 18).

Tabelle 18: Kennwerte der Transferskala zu den beiden Messzeitpunkten

Skala	N	Anzahl Items	α	M	SD
Transfer 2001	428	6	.75	1.32	.74
Transfer 2002	644	6	.74	1.35	.71
Transfer nicht beteiligte Lehrkräfte 2002	95	4	.82	1.14	.78

N: Stichprobengröße; α: interne Konsistenz (Cronbachs α); M: Mittelwert; SD: Standardabweichung. Minimum der Skalen 0, Maximum der Skalen 3.00

Reduziert man die Transferskalen in beiden Jahren um die jeweils nur einmal erhobenen Items, dann gewinnt man zwar eine für beide Jahre einheitliche Skala; diese besitzt jedoch eine etwas niedrigere Reliabilität (2001: $\alpha = .67$; 2002: $\alpha = .73$).

Somit werden in der vorliegenden Arbeit Einschränkungen bei der Vergleichbarkeit der beiden Datenerhebungen in Kauf genommen, um für die jeweiligen Messzeitpunkte theoretisch bedeutsamere und statistisch stabilere Ergebnisse zu erhalten. Im Kapitel 7.1.2 werden Konsequenzen aus der unterschiedlichen Konstruktion der Transferskala zu den beiden Erhebungszeiträumen diskutiert.

Zusätzlich wurden in einem Land zur Datenerhebung 2002 auch nicht beteiligte Lehrkräfte nach wahrgenommenen transferrelevanten Aspekten gefragt. Der Vergleich des wahrgenommenen Transfers zwischen beteiligten und nicht beteiligten Lehrkräften wird jedoch durch eine relativ schwache Rücklaufquote erschwert. In Tabelle 19 sind Mittelwert der Skala Transfer für die beteiligten und nicht beteiligten Lehrkräfte angegeben. Aus Schule B wurde nur ein Fragebogen für beteiligte Lehrkräfte zurückgeschickt; auch bei den nicht beteiligten Lehrkräften lag der Rücklauf unter dem Durchschnitt des Bundeslandes.

Tabelle 19: Vergleich der Transferwahrnehmung zwischen beteiligten und nicht beteiligten Lehrkräften in einem Bundesland

	beteiligte Lehrkräfte		Transfer		nicht beteiligte Lehrkräfte		Transfer	
	N	Rücklauf in %	M	SD	N	Rücklauf in %	M	SD
Schule A	5	71.4	1.20	.43	7	29.2	1.27	.64
Schule B	1	14.3	1.33	-	9	25.0	1.03	.55
Schule C	7	41.2	1.24	.58	32	41.7	.92	.60
Schule D	4	50.0	1.47	.43	6	27.3	1.24	.37
Schule E	6	75.0	1.86	.71	14	44.1	1.72	.54
Schule F	6	66.7	1.39	.40	14	47.1	1.23	.70
Schule G	3	33.3	1.22*	.54	18	73.3	.49*	.50
Schule H	7	77.8	1.70	.20	15	50.0	1.78	.72
Gesamt	39	45.6			115	35.0		

* Für Schule G ergibt sich ein signifikanter Unterschied p(t) <.05. Für alle anderen Schulen gilt p(t) >.20.

Aus Schule G liegen ebenfalls relativ wenige Antworten beteiligter Lehrkräfte vor. Die Rücklaufquote des übrigen Kollegiums ist allerdings außergewöhnlich hoch. Nur in dieser Schule können signifikante Unterschiede in der Wahrnehmung des Transfers zwischen beteiligten und nicht beteiligten Lehrkräften festgestellt werden (t-test; Kriterium $p > .20$). Insgesamt scheint die Wahrnehmung des Transfers zwischen beteiligten und nicht beteiligten Lehrkräften weitgehend überein zu stimmen. Die Items der Skalen für beteiligte und nicht beteiligte Lehrkräfte sind allerdings nicht identisch (vgl. Tabelle 17). Die Übereinstimmung in den beiden Skalen für nicht beteiligte und beteiligte Lehrkräfte sollte somit nur vorsichtig interpretiert werden.

5.4.2 *Skalen des Fragebogens für Lehrkräfte*

Die Einflussfaktoren für Transfer lassen sich nach dem in Kapitel 3.6.2 vorgestellten Wellenmodell nach den Bereichen Person, Inhalt und Struktur unterscheiden. Aus den Antworten der beteiligten Lehrkräfte

Abschließend wurden die in den Kapiteln 5.4.2 und 5.4.3 vorgestellten Skalen zusätzlich in eine kategoriale Form umgewandelt. Basierend auf den Häufigkeitsverteilungen der einzelnen Skalen wurde in den meisten Fällen in drei Kategorien umkodiert, die durch eine niedrige, mittlere bzw. hohe Merkmalsausprägung gekennzeichnet sind. Als Trennwert wurde dabei jeweils eine Standardabweichung unterhalb und oberhalb des Skalenmittelwerts eingesetzt.

5.4.4 *Bewertung der Ziele der Schulen*

Die Bedeutung klarer Ziele für Projekterfolg sowie Transfer habe ich im theoretischen Teil meiner Arbeit erläutert (vgl. Kap. 3.6.2). Klar beschriebene Ziele ermöglichen demnach sowohl eine interne Steuerung des Projekts als auch eine strukturierte Weitergabe an bislang nicht beteiligte Personen.

Jede der teilnehmenden Schulen wurde sowohl 2001 als auch 2002 gebeten, ihre Ziele im Rahmen des Modellversuchsprogramms anzugeben. Adressiert war diese Bitte an die Steuergruppen in den Schulen, d. h. den Personenkreis, der sich maßgeblich mit der Entwicklungsarbeit innerhalb des Modellversuchsprogramms befasst.

Als erstes wurde dabei nach dem Planungs- und Realisierungsstand unterschiedlicher Produkte (z. B. einer Dokumentation der eigenen Arbeit für die Öffentlichkeit oder von Materialien für andere Schulen) gefragt. Entsprechend der theoretischen Überlegungen könnten vorhandene Produkte und Ergebnisse des Schulentwicklungsprozesses einen Anreiz zum Transfer bzw. zur Übernahme der Entwicklung bieten. Im Anschluss habe ich dazu eine Übersicht der angestrebten und realisierten Produkte der Schulen im Projekt dargestellt (siehe Tabelle 34). Insgesamt wird der Projektfortschritt an der zunehmenden Anzahl begonnener bzw. realisierter Produkte sichtbar.

wurden Skalen zur Messung von Einflussfaktoren abgeleitet, die sich entsprechend diesem Modell in drei Gruppen einteilen lassen: Erstens die personenbezogenen Faktoren, wie z. B. Freude oder Belastung durch Projektarbeit, Selbstwirksamkeitserwartung oder wahrgenommene Motivationsunterstützung durch Projektleitung. Zweitens Faktoren, die die Arbeitsstruktur sowie deren Auswirkung auf die Person beschreiben, wie z. B. Steuerung durch Projektleitung sowie die Einschätzung der Kooperation. Drittens schließlich Faktoren, die eine Klarstellung des Arbeitsinhalts beschreiben. Im vorliegenden Fall sind dies Aktivitäten der Projektleitung in diesem Bereich, die von den beteiligten Lehrkräften wahrgenommen werden. Die einzelnen Skalen werden nachfolgend kurz dargestellt. Die Auflistung der Items der Skala sowie die Ergebnisse der Faktorenanalysen befinden sich im Anhang.

Personenbezogene Faktoren

Ein wichtiger Aspekt für erfolgreiche Projektarbeit ist die motivierte Mitarbeit der beteiligten Lehrkräfte. Als Indikator für motiviertes Arbeiten wurden die bereits im BLK-Modellversuchsprogramm SINUS eingesetzten Fragen nach Freude und Belastung in der Projektarbeit herangezogen (Ostermeier, 2003; Prenzel, Ostermeier et al., 2000). Die einzelnen Items bestehen dabei aus Aussagen, die auf einer vierstufigen Skala von ‚trifft zu' (=3) bis ‚trifft nicht zu' (=0) bewertet werden sollten.

Die Skala zur Freude im Rahmen der Projektarbeit beinhaltet sieben Items. Eine Aussage lautet beispielsweise: „Die Arbeit im Rahmen des BLK-Programms macht mir Freude, weil ich die Chance habe, etwas Neues auszuprobieren". Eine Hauptkomponentenanalyse, getrennt nach den beiden Erhebungszeiträumen, ergab übereinstimmend zwei Komponenten, die zusammen etwa 63% (2001) bzw. 69% (2002) der Varianz aufklärten. Die Komponenten waren zwar in beiden Datenerhebungen relativ stabil, ließen sich allerdings den einzelnen Items nicht eindeutig zuordnen. Nachdem die Grundlage aller Aussagen die positive emotionale Bewertung der Projektarbeit darstellt und die Aussagen zusammen genommen eine gute interne Konsistenz aufwiesen (siehe Tabelle 20), wurde darauf verzichtet, zu diesen Items Unterskalen zu bilden. In einem Land wurden zusätzlich nicht beteiligte Lehrkräfte nach ihrer Erwartung im Hinblick auf Freude an der Projektarbeit gefragt. Die einzelnen Items entsprachen dabei denen des Fragebogens der beteiligten Lehrkräfte.

Die einzelnen Items sind im Wortlaut zusammen mit den detaillierten Ergebnissen der faktorenanalytischen Betrachtung im Anhang aufgeführt.

Tabelle 20: Kennwerte der Skala zur Freude an der Projektarbeit

Skala	N	Anzahl Items	α	M	SD
Freude an Projektarbeit 2001	517	7	.81	2.00	.66
Freude an Projektarbeit 2002	657	7	.86	1.96	.62
Erwartete Freude an Projektarbeit nicht beteiligte Lehrkräfte 2002	116	7	.90	1.56	.72

N: Stichprobengröße; α: interne Konsistenz (Cronbachs α); M: Mittelwert; SD: Standardabweichung. Minimum der Skala 0, Maximum der Skala 3.00.

Das semantische Gegenstück zur oben vorgestellten Skala bildet die wahrgenommene Belastung durch Projektarbeit. Insgesamt neun Aussagen, wie z. B. „Die Arbeit im Rahmen des Modellversuchsprogramms belastet mich, weil die Entlastungsstunden nicht gerecht verteilt sind", haben unterschiedliche Formen der Belastung aufgrund der Projekttätigkeit zum Thema. Das Antwortformat entspricht dem der oben erläuterten Skala zur Freude; die Items wurden allerdings entsprechend ihrer negativen Bedeutung während der Datenanalyse umgepolt. Mit Hilfe einer Hauptkomponentenanalyse ließen sich zwei Komponenten voneinander trennen: Die persönliche Belastung (etwa 42% der Varianz) fasst fünf Items zusammen, die für die jeweilige Person einschränkende Sachverhalte beschreiben (siehe oben stehendes Beispiel). Als soziale Isolation (13% der Varianz 2001, 14% im Jahr 2002) werden vier Items gruppiert, die den Eindruck, ohne Unterstützung alleine gelassen zu werden, thematisieren. Die beiden Skalen besitzen zufrieden stellende bis gute interne Konsistenz (siehe Tabelle 21).

Im Jahr 2002 wurden zusätzlich in einem Land nicht beteiligte Lehrkräfte nach ihrer erwarteten Belastung durch Mitarbeit im Projekt gefragt. Die einzelnen Items entsprachen dabei der Skala der persönlichen Belastung. Auch diese Skala wies eine zufrieden stellende interne Konsistenz auf. Details zu den verwendeten Items sowie den jeweiligen Faktorladungen sind im Anhang aufgeführt.

Tabelle 21: Kennwerte der Skalen zur Einschätzung der Belastung bei der Projektarbeit

	Datenerhebung 2001					Datenerhebung 2002				
Skala	N	Anzahl Items	α	M	SD	N	Anzahl Items	α	M	SD
Persönliche Belastung	449	5	.80	2.07	.75	621	5	.79	2.03	.74
Soziale Isolation	455	4	.70	2.20	.75	640	4	.74	2.20	.66
Erwartete persönliche Belastung aus Sicht der nicht beteiligten Lehrkräfte	-	-	-	-	-	107	5	.78	1.53	.65

N: Stichprobengröße; α: interne Konsistenz (Cronbachs α); M: Mittelwert; SD: Standardabweichung. Minimum der Skalen 0, Maximum der Skalen 3.00.

Die Erwartung der Lehrkräfte, kompetent und wirksam in ihrem Umfeld zu agieren, wurde mit der Skala zur Lehrer-Selbstwirksamkeit 2002 (Schwarzer & Jerusalem, 1999; Schwarzer & Schmitz, 1999) erfasst[26]. Antworten konnten wiederum von ‚trifft zu' (= 3) bis ‚trifft nicht zu' (= 0) gegeben werden. Für die Skala konnte eine zufrieden stellende interne Konsistenz ermittelt werden (vgl. Tabelle 22), die in etwa den von Schwarzer und Schmitz (Schmitz & Schwarzer, 2002; Schwarzer & Schmitz, 1999) veröffentlichten Daten entsprechen.

[26] Da sich das Modellversuchsprogramm QuiSS in gedanklicher Nachfolge des Programms „Selbstwirksame Schulen" befindet, lag es nahe, Instrumente aus der Evaluation dieses Programms (Jerusalem & Mittag, 1998) einzusetzen.

Tabelle 22: Kennwerte der Skala zur Lehrer-Selbstwirksamkeit für die Erhebungszeitpunkte 2001 und 2002 (Schwarzer & Jerusalem, 1999; Schwarzer & Schmitz, 1999)

Skala	N	Anzahl Items	α	M	SD
Lehrer-Selbstwirksamkeit 2001	468	10	.74	2.00	.47
Lehrer-Selbstwirksamkeit 2002	685	10	.78	1.95	.47
Lehrer-Selbstwirksamkeit nicht beteiligte Lehrkräfte 2002	91	10	.83	1.85	.45

N: Stichprobengröße; α: interne Konsistenz (Cronbachs α); M: Mittelwert; SD: Standardabweichung. beteiligte Lehrkräfte: Minimum der Skala 2001 0; 2002 .70, Maximum der Skala 3.00. nicht beteiligte Lehrkräfte 2002: Minimum .20, Maximum 2.80.

Bei einer Hauptkomponentenanalyse konnten zwar drei Komponenten mit insgesamt etwa 55% Varianzaufklärung identifiziert werden; die Zuordnung der Items zu den Komponenten erwies sich aber zu den beiden Messzeitpunkten weder als trennscharf noch als stabil. Aufgrund der theoretischen Überlegungen sowie der internen Konsistenz der Gesamtskala wird die Skala zur Lehrer-Selbstwirksamkeit dennoch in dieser Arbeit eingesetzt. Details zur Hauptkomponentenanalyse sowie zu den einzelnen Items sind im Anhang aufgeführt.

Die letzte Skala innerhalb der personenbezogenen Faktoren betrifft die wahrgenommene Motivationsunterstützung durch die Koordination bzw. Projektleitung. Entsprechend der in Kapitel 3.5.3, S. 105 ff. ausgeführten Überlegungen zur Selbstbestimmungstheorie der Motivation (z. B. Deci & Ryan, 1993) fördern die drei Elemente Kompetenzunterstützung, Autonomieunterstützung sowie Soziale Einbindung die Motivation. Zu jedem der Elemente wurden zwei Aussagen vorgegeben, die im oben dargestellten vierstufigen Format bewertet werden sollten. In der Faktorenanalyse ließen sich die einzelnen Bereiche allerdings nicht voneinander trennen. Mit annähernd 73% Varianzaufklärung für jeden der beiden Datenerhebungszeiträume wurde ein Gesamtfaktor ‚Motivationsunterstützung' ermittelt. Die interne Konsistenz dieser Skala ist sowohl für die Daten 2001 als auch für 2002 sehr gut (Tabelle 23). Weitere Details zu dieser Skala sind im Anhang aufgeführt.

Tabelle 23: Kennwerte der Skala zur Motivationsunterstützung durch die Koordination / Projektleitung

Skala	N	Anzahl Items	α	M	SD
Motivationsunterstützung durch Koordination / Projektleitung 2001	371	6	.92	2.07	1.00
Motivationsunterstützung durch Koordination / Projektleitung 2002	316	6	.92	1.97	1.02

N: Stichprobengröße; α: interne Konsistenz (Cronbachs α); M: Mittelwert; SD: Standardabweichung. Minimum der Skala 0, Maximum der Skala 3.00.

Strukturelle Faktoren

Die Kooperation der Lehrkräfte habe ich im Wellenmodell als wesentlichen Einflussfaktor für Transfer postuliert. Kooperation wird in der vorliegenden Arbeit in zwei Facetten betrachtet: Erstens als inhaltliche Ausgestaltung der Kooperation, d. h. was ist der Inhalt der Kooperation zwischen Lehrkräften und wie häufig findet diese Kooperation statt; zweitens als Bewertung der Kooperation aus der Perspektive der beteiligten Lehrkräfte.

In Tabelle 24 sind Items und prozentuale Häufigkeiten für unterschiedliche Kooperationsinhalte angegeben (Ostermeier, 2003). Für die weitere Analyse werden vor allem die Bereiche der materialgestützten Kooperation (Rückmeldung geben bzw. holen, Unterrichtsmaterial austauschen) herangezogen. Im Jahr 2002 ist diese Form der Kooperation deutlich häufiger vertreten als 2001 (Jäger et al., 2003).

Die Bewertung der Kooperation erfolgte durch insgesamt 15 Items (Ostermeier, 2003). Aussagen waren beispielsweise „Bei der Zusammenarbeit mit Kolleginnen und Kollegen im Rahmen des BLK-Programms habe ich den Eindruck, ... dass die Arbeitsteilung gut gelingt" oder auch „... dass zu viele organisatorische Dinge im Vordergrund stehen". Als Antwortformat waren erneut vier Stufen von ‚trifft zu' (= 3) bis ‚trifft nicht zu' (= 0) vorgegeben. Items mit negativer Aussage wurden zur Analyse umgepolt. Eine Hauptkomponentenanalyse brachte als Resultat zwei Komponenten mit zusammen 57% (2001) bzw. 51% (2002) Varianzaufklärung. Die ermittelte Zuordnung der Items zu den Komponenten war für beide Erhebungszeiträume gleich (siehe Anhang).

Tabelle 24: Prozentuale Häufigkeit unterschiedlicher Kooperationsinhalte innerhalb der Schulen[a]

Text der Fragen	Datenerhebung 2001[b] N_{gesamt}=629			Datenerhebung 2002[b] N_{gesamt}=781		
Mit den am BLK-Programm beteiligten Lehrkräften in unserer Schule...	N	nie / einmal pro Halbjahr in %	mindestens monatlich in %	N	nie / einmal pro Halbjahr in %	mindestens monatlich in %
... tausche ich Unterrichtsmaterialien aus.	527	36.1	63.9	722	21.9	78.1
... spreche ich mich bezüglich unserer gemeinsamen Ziele im Rahmen des Programms ab.	517	25.0	75.0	734	14.8	85.2
... treffe ich mich, um an unserem Vorhaben weiter zu arbeiten.	516	21.5	78.5	733	19.3	80.7
... treffe ich mich, um gemeinsam über unseren Unterricht nachzudenken.	520	37.0	63.0	717	30.2	69.8
... treffe ich mich, um mir Rückmeldung zu von mir erarbeiteten Materialien zu holen.	510	65.7	34.3	705	42.1	57.9
... treffe ich mich, um Rückmeldung zu von anderen erarbeiteten Materialien zu geben.	508	63.2	36.8	715	41.8	59.2

[a] Ursprüngliches Antwortformat: „nie" (= 0), „einmal pro Halbjahr" (= 1), „einmal pro Monat" (= 2), „alle zwei Wochen" (= 3), „einmal pro Woche" (= 4).

[b] insgesamt 34 Schulen kamen neu ins Programm und wurden hier erstmalig erfasst.

Der erste Faktor sammelte alle Aussagen zu positiven Effekten der Zusammenarbeit (2001: ca. 44% bzw. 2002: 42% der Varianz), der zweite Faktor vereinigt die hinderlichen Auswirkungen der Zusammenarbeit (ca. 14% bzw. 10% der Varianz). Die interne Konsistenz für die Skala der positiven Effekte (zehn Items) ist sehr gut, für die Skala der hinderlichen Auswirkungen (fünf Items) ist sie zufrieden stellend (vgl. Tabelle 25).

Tabelle 25: Kennwerte der Skalen zur Bewertung der Zusammenarbeit im Projekt

	Datenerhebung 2001					Datenerhebung 2002				
Skala	N	Anzahl Items	α	M	SD	N	Anzahl Items	α	M	SD
Positive Effekte der Zusammenarbeit	396	10	.92	2.14	.56	696	10	.90	2.08	.54
Hinderliche Auswirkungen der Zusammenarbeit	522	5	.75	2.39	.48	713	5	.71	2.25	.56

N: Stichprobengröße; α: interne Konsistenz (Cronbachs α); M: Mittelwert; SD: Standardabweichung. Minimum der Skalen 0, Maximum der Skalen 3.00

Ein weiterer wichtiger Aspekt der Struktur ist die Steuerung bzw. Führung durch die Projektleitung. Den Lehrkräften wurden dazu Fragen zur wahrgenommenen Aktivität der Koordination / Projektleitung gestellt (Ostermeier, 2003). Ein Beispiel dafür ist: „Die Koordinatorin / Der Koordinator gibt Unterstützung, die dazu führt, dass unsere Arbeit strukturiert abläuft".

Tabelle 26: Kennwerte der Skala zur aktiven Steuerung durch die Koordination / Projektleitung

Skala	N	Anzahl Items	α	M	SD
Aktive Steuerung durch Koordination / Projektleitung 2001	333	9	.95	1.77	1.09
Aktive Steuerung durch Koordination / Projektleitung 2002	312	9	.96	1.77	1.08

N: Stichprobengröße; α: interne Konsistenz (Cronbachs α); M: Mittelwert; SD: Standardabweichung. Minimum der Skala 0, Maximum der Skala 3.00.

Für die insgesamt neun Items konnte ein gemeinsamer Faktor ermittelt werden, der 71% (2001) bzw. 74% (2002) der Varianz aufklärte. Die ausführliche Darstellung der Ergebnisse der Faktorenanalyse befindet sich im Anhang.

Die Skala zur Steuerung durch die Projektleitung weist eine sehr gute Reliabilität auf (siehe Tabelle 26).[27]

Die direkte Steuerung ist dabei aber möglicherweise nicht die geeignete Methode für eine schulübergreifend agierende Projektleitung, um Transfer innerhalb der Schule zu fördern. Aufgrund der größeren Distanz zum Tagesgeschäft der Lehrkräfte in der Schule bei gleichzeitiger fachlicher Expertise für die jeweils angestrebte Innovation in der Schule erscheint eine unterstützende und anregende Rolle wichtig. Fünf Fragen zur Tätigkeit der Projektleitung (Ostermeier, 2003; Prenzel, Ostermeier et al., 2000) wurden unter diesem Thema zu einer Skala zusammengefasst. Alle Items luden jeweils auf einem gemeinsamen Faktor, der 65% (2001) bzw. 73% (2002) der Varianz aufklärte. Die einzelnen Items sowie deren Faktorladungen sind im Anhang aufgeführt. Die weiteren Kennwerte der Skala habe ich in nachfolgender Tabelle 27 dargestellt:

Tabelle 27: Kennwerte der Skala zur Anregung durch die Koordination / Projektleitung

Skala	N	Anzahl Items	α	M	SD
Anregung durch Koordination / Projektleitung 2001	374	5	.86	1.62	.87
Anregung durch Koordination / Projektleitung 2002	345	5	.90	1.48	.87

N: Stichprobengröße; α: interne Konsistenz (Cronbachs α); M: Mittelwert; SD: Standardabweichung. Minimum der Skala 0, Maximum der Skala 3.00.

Schließlich wurden noch Strukturierungswünsche erfasst, d. h. die Lehrkräfte äußerten sich zu Items wie z. B. „Von der Projektleitung wünsche ich mir künftig eine konkrete Anleitung für meine Arbeit im Rahmen des BLK-Programms“ (Ostermeier, 2003; Prenzel, Ostermeier et al., 2000). Für die vier Items dieser Skala konnte ein gemeinsamer Faktor gefunden werden, der ca. 66% der Varianz erklärt (siehe Anhang). Die Skala besitzt eine gute innere Konsistenz; einige weitere Kennwerte sind in der nachfolgenden Tabelle 28 dargestellt.

[27] Die Anzahl der Antworten zur Bewertung der Projektleitung bzw. Koordination liegt deutlich niedriger als bei anderen Themenbereichen, da die Lehrkräfte im Fragebogen gebeten wurden, nur dann eine Einschätzung abzugeben, wenn sie selbst Kontakt zur Projektleitung hatten. Ausnahme sind dabei die Wünsche an die Projektleitung, die von allen geäußert werden sollten.

Tabelle 28: Kennwerte der Skala zu Strukturierungswünschen an die Projektleitung

Skala	N	Anzahl Items	α	M	SD
Strukturierungswünsche an die Projektleitung 2001	501	4	.83	1.54	1.00
Strukturierungswünsche an die Projektleitung 2002	721	4	.83	1.35	.96

N: Stichprobengröße; α: interne Konsistenz (Cronbachs α); M: Mittelwert; SD: Standardabweichung. Minimum der Skala 0, Maximum der Skala 3.00.

Inhaltliche Faktoren

Die Attraktivität der Innovation wird im Wellenmodell als wesentlicher Faktor für Transfer genannt. Ob eine Innovation als attraktiv wahrgenommen wird, hängt nicht zuletzt davon ab, wie diese dargestellt wird. Dieses ‚Marketing' kann als weitere Aufgabe der Projektleitung bzw. Koordination verstanden und somit bei den Lehrkräften abgefragt werden (Prenzel, Ostermeier et al., 2000). In diesem Bereich werden sechs Items, die alle einem Faktor zugerechnet werden können, zu einer Skala mit guter Reliabilität zusammengefasst (Tabelle 29). Die ausführliche Aufstellung der Items sowie deren Faktorladungen sind im Anhang verzeichnet.

Tabelle 29: Kennwerte der Skala zur Akzeptanzförderung durch die Koordination / Projektleitung

Skala	N	Anzahl Items	α	M	SD
Akzeptanzförderung durch Koordination / Projektleitung 2001	334	6	.86	1.51	1.15
Akzeptanzförderung durch Koordination / Projektleitung 2002	270	6	.92	1.50	1.20

N: Stichprobengröße; α: interne Konsistenz (Cronbachs α); M: Mittelwert; SD: Standardabweichung. Minimum der Skala 0, Maximum der Skala 3.00.

Insgesamt hängen die Skalen zum Einfluss der Projektleitung bzw. Koordination eng miteinander zusammen. Die unten angeführte Korrelationsmatrix (Tabelle 30) verdeutlicht diese Zusammenhänge getrennt nach den Jahren 2001 (unterhalb der Diagonalen) und 2002 (oberhalb der Diagonalen).

Bis auf den Zusammenhang von Anregung durch die Projektleitung und dem Wunsch nach Zielen und Unterstützung im Jahr 2002 sind alle anderen Korrelationen auf dem 1%-Niveau signifikant. Da die Skalen, für sich betrachtet, eine hohe Reliabilität besitzen und gleichzeitig über die Bedeutung der Items unterschiedliche Nuancen abbilden, wird nicht versucht, die Skalen weiter zu bündeln.

Tabelle 30: Korrelationsmatrix der Skalen zum Einfluss der Projektleitung. Getrennte Korrelationen für die Jahre 2001 und 2002[a]

		Anregung	Akzeptanzförderung	Aktive Steuerung	Motivationsunterstützung	Wunsch nach Zielen und Unterstützung
				Erhebungszeitraum 2002		
Anregung	r	1	.706	.756	.715	-.095
	p		.000	.000	.000	.068
	N		369	359	356	371
Akzeptanzförderung	r	.638	1	.786	.731	-.198
	p	.000		.000	.000	.000
	N	431		361	357	370
Aktive Steuerung	r	.741	.693	1	.856	-.189
	p	.000	.000		.000	.000
	N	421	420		366	370
Motivationsunterstützung	r	.657	.675	.858	1	-.158
	p	.000	.000	.000		.002
	N	409	406	416		368
Wunsch nach Zielen und Unterstützung	r	-.155	-.269	-.260	-.215	1
	p	.002	.000	.000	.000	
	N	406	402	401	393	
				Erhebungszeitraum 2001		

[a] Die Korrelation wurde jeweils innerhalb der Daten eines Jahres berechnet. Unterhalb der Diagonale sind die Ergebnisse für 2001 dargestellt, oberhalb der Diagonale der Zusammenhang für 2002.

5.4.3 *Skalen aus der Befragung der Schulleitungen*

Die Schulleitungen beantworteten einerseits Fragen zur Situation ihrer Schule allgemein (‚Schulsteckbrief'), andererseits wurden sie zusammen mit den Lehrkräften bei beiden Datenerhebungen 2001 und 2002 zu ihrer Beteiligung im Modellversuchsprogramm befragt (‚Schulleitungsfragebogen').

Skalen aus dem Schulsteckbrief

In wie weit in der Schule eine Transfer fördernde Grundstimmung herrscht, wurde im Schulsteckbrief aus der Sicht der Schulleitungen erfasst. Diese Grundstimmung findet ihren Niederschlag in Aktivitäten der Lehrkräfte ebenso wie in denen von Eltern und Schülern. Die Items dieses Fragebogens wurden überwiegend aus dem internationalen sowie dem nationalen Schulleiterfragebogen der PISA-Studie 2000 entnommen (Kunter et al., 2002). Ein Item zu diesem Bereich lautet beispielsweise: „Eine Reihe von Eltern arbeitet aktiv an den Belangen und Problemen der Schule mit.". Antworten konnten auf einer vierstufigen Skala von ‚trifft zu' (= 3) bis ‚trifft nicht zu' (= 0) gegeben werden. Die acht einzelnen Items laden auf einem gemeinsamen Faktor, der allerdings nur 39% der Varianz erklärt (Hauptkomponentenanalyse mit Eigenwertkriterium, detaillierte Ergebnisse sind im Anhang aufgeführt). Die interne Konsistenz der Skala ist zufrieden stellend (siehe Tabelle 31).

Im Rahmen der Projektarbeit wurde die Kooperation der Lehrkräfte als wesentlicher Faktor postuliert und mit Hilfe des Lehrkräftefragebogens untersucht (vgl. Tabelle 24 und Tabelle 25). Auf der Schulebene kann eine bestehende unterrichtsbezogene Kooperation mit anderen Schulen die Grundlage für die Weitergabe von Schulentwicklungsinnovationen bieten. Vier Fragen zur Häufigkeit der Kooperation mit anderen Schulen wurden zu einer Skala mit zufrieden stellender Reliabilität zusammengefasst. Die Ergebnisse der Faktorenanalyse sind wiederum im Anhang aufgeführt; einige Kennwerte der Skala habe ich in Tabelle 31 angegeben.

Tabelle 31: Kennwerte der Skalen des Schulsteckbriefs

Skala	N	Anzahl Items	α	M	SD
Schulklima	117	8	.77	2.04	.63
Kooperation mit anderen Schulen	98	4	.69	1.15	1.56
Kooperation mit anderen Organisationen	119	8	.79	2.13	1.76

N: Stichprobengröße; α: interne Konsistenz (Cronbachs α); M: Mittelwert; SD: Standardabweichung. Minimum der Skala Schulklima 0.75, Maximum der Skala Schulklima 3.00. Minimum der beiden Skalen zur Kooperation 0, Maximum 4.00.

Neben der Kooperation mit Schulen wurde auch die Kooperation mit anderen Organisationen (z. B. Jugendclubs, Vereine) erfasst (Kunter et al., 2002). Die insgesamt acht Items ließen sich mittels Faktorenanalyse auf zwei Faktoren zurückführen, die insgesamt 54% der Varianz erklärten. Die durch die Zuordnung der Items zu den beiden Faktoren konstruierten Unterskalen erwiesen sich allerdings nicht als reliabel genug, um als eigenständige Untersuchungseinheiten zu bestehen. Die Ergebnisse der Hauptkomponentenanalyse sind im Anhang ausführlich dargestellt. Alle acht Items zusammen genommen als ‚Kooperation mit anderen Organisationen' besitzen eine zufrieden stellende interne Konsistenz (vgl. Tabelle 31).

Skalen aus dem Fragebogen zur Beteiligung der Schulleitung

Die Beteiligung der Schulleitung an der Schulentwicklung, und damit auch ihr Einfluss auf den Transfer von Innovation in der Schule, sollte auf zwei Wegen wirksam sein. Erstens könnte eine Schulleitung über direkte Beteiligung am Projekt Einfluss auf die Gestaltung von Inhalt und Prozess nehmen. Zweitens könnte die Schulleitung den Transferprozess unterstützen, indem z. B. Kontakte zu anderen Schulen oder Organisationen der Bildungsadministration hergestellt sowie beteiligte Lehrkräfte entlastet werden (Prenzel, Ostermeier et al., 2000).

Tabelle 32: Faktorenmatrix zu Aktivitäten der Schulleitung im Rahmen des Projekts 2001 (vgl. Prenzel, Ostermeier et al., 2000)

Zuordnung[c]		Text der Frage[a]	Komponente[b]		
gepl.	emp.		1	2	3
Ma	Ma	Ich beteilige mich inhaltlich an den Arbeiten innerhalb des BLK-Programms.	**.80**		
Unt	Unt	Bei der Gestaltung der Stundenpläne werden die Wünsche von Lehrkräften, die am BLK-Programm teilnehmen, in besonderem Maße berücksichtigt.			**.86**
Unt	Theo	Ich halte es für gerechtfertigt, daß Unterricht ausfällt, wenn sich Lehrkräfte an BLK Fortbildungen beteiligen, vorausgesetzt die Schülerinnen und Schüler werden beaufsichtigt.		**.74**	
Unt	Unt	Ich versuche das Kollegium zu überzeugen, Vertretungsstunden für Lehrkräfte zu übernehmen, die sich auf BLK-Veranstaltungen befinden.		.46	**.63**
Ma	Ma	Ich lasse mich über den Stand der Arbeit an meiner Schule informieren.	**.58**	.39	
Ma	Ma	Ich besuche Arbeitsgruppen des BLK-Programms.	**.81**		
Ma	Ma	Ich lasse mich über den bundesweiten Stand der Arbeit informieren.	**.55**	-.33	-.31
Unt	Theo	Ich stehe im Kontakt mit den Schulleitern des Sets und tausche Informationen über die Arbeit innerhalb des Programms aus.	.32	**-.56**	
		erklärte Varianz in Prozent	26.8	18.7	13.5
		Gesamt		60.0	

[a] Als Antworten waren vier Stufen von „trifft nicht zu“ (= 0) bis „trifft zu“ (= 4) vorgegeben.

[b] Hauptkomponentenanalyse (Varimax-Rotierung mit Kaiser-Normalisierung) ist in fünf Iterationen konvergiert. Werte < .30 werden ausgeblendet. Für die empirische ermittelte Skala wurden die fett gedruckten Items ausgewählt.

[c] gepl.: geplante Zuordnung; emp.: empirisch aus rotierter Komponentenmatrix ermittelte Zuordnung. „Ma“ steht dabei für direkte Mitarbeit der Schulleitung, „Unt“ für Unterstützung, „Theo“ für theoretische Bereitschaft zur Unterstützung ohne Projektbezug.

Beide Aspekte sollten in einem Fragebogen an die Schulleitungen zu beiden Datenerhebungszeiträumen erhoben werden. Für die Befragung im Jahr 2001 konnten diese beiden Bereiche jedoch nicht aus den Antworten der Schulleitungen abgeleitet werden. Die oben stehende Tabelle 32 zeigt die Ergebnisse der Hauptkomponentenanalyse zu den eingesetzten Fragen an die Schulleitung im Jahr 2001.

Die erwartete Skala zur Mitarbeit konnte über die Faktorenladungen ermittelt werden; die Unterstützung durch die Schulleitung fiel allerdings auf zwei Komponenten, die erwartungswidrige, negative Ladungen zeigten und so inhaltlich schwer zu interpretieren sind. Die Skala der direkten Mitarbeit weist mit .58 (Cronbachs α) eine eher niedrige interne Konsistenz auf. Die weiteren Skalen – sowohl die theoretisch angenommene als auch die empirisch ermittelten – erreichen keine zufrieden stellende interne Konsistenz. Für die weitere Auswertung wird daher für den Erhebungszeitraum 2001 nur die Skala zur direkten Mitarbeit der Schulleitung unter Berücksichtigung der niedrigen Reliabilität der Skala herangezogen.

Zur Datenerhebung 2002 wurden zwei Fragen zur Unterstützung durch die Schulleitung ergänzt, die die Rolle der Schulleitung als Vermittler zur Schulaufsicht und den schulischen Gremien thematisiert. Die Zuordnung der Items zu den erwarteten Skalen gelang zwar besser als bei der ersten Datenerhebung, die Reliabilität der Skalen ist aber eher niedrig (Tabelle 33).

Tabelle 33: Kennwerte der Skalen zur Beteiligung der Schulleitung 2002

Skala	N	Anzahl Items	α	M	SD
Mitarbeit der Schulleitung 2002	115	3	.67	2.09	.84
Information und Unterstützung 2002	113	4	.59	2.29	.72

N: Stichprobengröße; α: interne Konsistenz (Cronbachs α); M: Mittelwert; SD: Standardabweichung. Minimum der Skala Mitarbeit: 0; der Skala Information: 0.25, Maximum beider Skalen 3.00.

Die Ergebnisse zur Faktorenanalyse für diese Skalen sind im Anhang aufgeführt. Da die Skalen über die theoretische Bedeutsamkeit der Items konstruiert wurden, sind sie nicht unabhängig (Pearson-Korrelation: $r_{(116)} = .45$, $p < .001$).

Tabelle 34: Prozentuale Häufigkeiten der genannten Produktziele 2001 und 2002

Text der Frage	Häufigkeiten 2001[a]			Häufigkeiten 2002		
Geplante Produkte in unserem Projekt sind...	N[b]	nicht geplant in Prozent	begonnen /realisiert in Prozent	N[b]	nicht geplant in Prozent	begonnen /realisiert in Prozent
... eine Dokumentation der Arbeitsschritte in unserem Vorhaben für den Eigengebrauch.	82	15.9	62.2	83	12.0	73.5
... eine Dokumentation unserer Arbeit für die Öffentlichkeit.	82	43.9	39.0	85	30.6	43.6
... eine Sammlung von Unterrichtsmaterialien zu dem von uns bearbeiteten Thema.	82	29.3	36.6	84	14.3	69.1
... Veröffentlichungen zu einem /mehreren der Themen.	82	62.2	23.2	80	51.3	28.8
... SchiLF-Konzepte über unser Thema.	82	40.2	41.5	82	28.0	43.9
... eine Sammlung von Verfahren zur Selbstevaluation.	82	36.6	24.4	83	22.9	45.8
... eine Darstellung unserer Arbeit im Internet	82	46.3	23.2	79	35.4	36.8
... ein Schulprogramm / die Fortschreibung unseres Schulprogramms.	82	15.9	61.0	88	10.2	68.2
... eine verbindliche Verabredung pädagogischer Ziele für unsere Schule /ein "pädagogisches Profil".	82	14.6	57.3	86	9.3	69.8
... Materialien für andere Schulen, die an unserem Thema Interesse haben.	82	40.2	25.6	82	22.0	57.4
... Materialien, die den Schulen zugänglich sein sollen, mit denen wir im Rahmen des BLK-Programms kooperieren.	82	36.6	29.3	79	17.7	49.4
... ein schulinternes Curriculum	82	41.5	37.8	84	25.0	45.3

[a] Die Antworten wurden für 2001 aus zwei Items mit Ja/Nein Antwortformat kombiniert. 2002 wurde nur jeweils eine Frage mit den Antwortmöglichkeiten „nicht geplant“ „geplant“ „begonnen“ und „realisiert“ gestellt.

[b] Anzahl der Schulen 2001: 106; 2002: 140.

In einem zweiten Abschnitt wurden die Ziele der Schulen in einem halboffenen Antwortformat erfasst. Dazu sollten die Steuergruppen in den Schulen drei wichtige Ziele und dazu gehörende Unterziele und Arbeitsschritte zur Zielerreichung nennen. Im Jahr 2002 wurde zusätzlich nach dem Fortschritt im Hinblick auf die Erreichung der einzelnen

Ziele gefragt. Die Ziele wurden dann im Hinblick auf ihre Verständlichkeit bewertet. Nachfolgend werden Bewertungsmethode und -kriterien erläutert. Danach stelle ich einige deskriptive Ergebnisse der Zielbewertung sowie des im Jahr 2002 erfassten Fortschritts vor.

Bewertungsmethode und -kriterien[28]

Als Richtlinie für die Bewertung der Ziele dienten die Verständlichkeit und der Detaillierungsgrad der aufgeführten Ziele. Die Konstruktion der Bewertungskriterien sowie die Einstufung der Ziele nach diesen Kriterien erfolgten durch insgesamt drei Beurteiler[29] in einem iterativen Verfahren in Anlehnung an die von Mayring beschriebene deduktive Kategorienanwendung (siehe Abbildung 16).

Die Antworten wurden auf der Grundlage der oben beschriebenen Richtlinien eingeschätzt und in vier Kategorien eingeteilt. Diskrepanzen in den Beurteilungen wurden diskutiert und zur Schärfung der Kategoriendefinitionen eingesetzt. Dies führte nach insgesamt vier Iterationen zu einer individuellen Neukategorisierung anhand der angepassten Kategorien sowie einer anschließenden - ebenfalls unabhängigen - Überprüfung der so entstandenen Kategorien auf Konsistenz. Abschließend wurde die Beurteilerübereinstimmung (Cohens kappa) ermittelt.

[28] Die Vorgehensweise wurde von mir bereits ausführlich in einem projektinternen Bericht (Reese et al., 2002) dargestellt.

[29] Besonderer Dank geht an dieser Stelle an Maike Reese, M.A. und Dipl. Päd. Kristin Schütze, die diesen aufwändigen Prozess unterstützt haben.

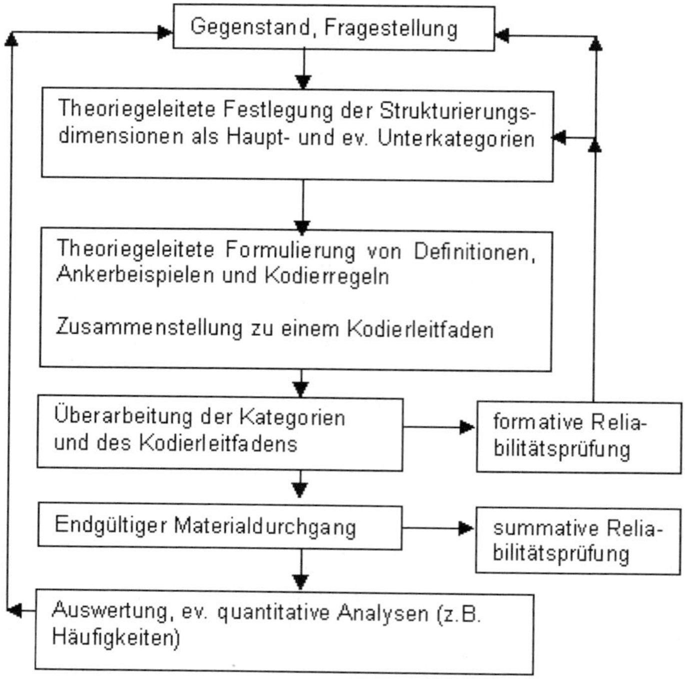

Abbildung 16: Ablauf der deduktiven Kategorienanwendung (nach Mayring, 2000)

Die endgültige Zuweisung einer Kategorie erfolgte dann durch Mehrheitsentscheidung; die Beurteiler lagen in ihren Einschätzungen maximal eine Kategorie auseinander (siehe Abbildung 18 weiter unten).

Die Ziele wurden nach ihrer Qualität in folgende vier Stufen eingeteilt:

1. *Ziele, Teilziele und Arbeitsschritte spezifisch und realistisch (‚sehr spezifisch')*: In dieser Kategorie sind Ziele erfasst, die so strukturiert dargestellt wurden, dass aus der Beschreibung sowohl die pädagogische Zielsetzung wie auch die konkreten Schritte zur Erreichung dieses Ziels hervorgehen. Den Arbeitsschritten wurde dabei besondere Aufmerksamkeit zuteil. Aus der vorliegenden Beschreibung musste hervorgehen, *wie* die Teilziele erreicht werden sollen. Waren nur einzelne Schlag-

worte wie z. B. ‚Umsetzung', ‚Fortbildung' oder ‚Unterrichtsarbeit' ohne weitere Erläuterung als Arbeitsschritte angegeben, so führte dies zur Abwertung. Folgende Zielbeschreibung wurde beispielsweise in die erste Kategorie eingeordnet:

Ziel: Professionalisierung der schulischen Mitarbeiter(innen)
Teilziel (TZ) 1: Moderations-Know-How
Arbeitsschritt (AS)1: Fortbildung für Steuergruppe, Anwendung in Gremien- u. Steuergruppensitzungen (fast abgeschlossen).
TZ 2: Teamfähigkeit.
AS 2: Bilden von Jahrgangsstufenteams, Team-Teaching als Prinzip im frühen Fremdsprachenlernen (findet statt).
TZ 3: Etablierung und Arbeit von Tandems
AS 3: geplant: Tandemfortbildung (Studientag) für das ganze Kollegium.
TZ 4: Mitwirkung in Bereichen der Schulleitung
AS 4: Übernahme von Verantwortung durch Teams u. Einzelne.

Das oben stehende Beispiel zeigt, wie aus einem relativ umfassenden Ziel durch sinnvolle Kombination von Teilzielen und Arbeitsschritten konkrete Aktivitäten abgeleitet werden. Die Angabe des Status für die einzelnen Arbeitsschritte war für die Einstufung in diese Kategorie nicht nötig.

2. *Teilziele oder Arbeitsschritte unspezifisch (‚eher spezifisch')*: Diese Kategorie beschreibt Ziele, die zwar auf der obersten Ebene vergleichbar mit denen in der ersten Kategorie sind; bei Teilzielen oder Arbeitschritten ist die Beschreibung jedoch unpräzise. In den meisten Fällen sind zwar schlüssige und nachvollziehbare Teilziele genannt, die Arbeitsschritte machen aber nicht deutlich, wie diese Teilziele erreicht werden sollen. Gelegentlich wird auch der direkte Zusammenhang der Teilziele bzw. Arbeitsschritte zum Ziel nicht klar. Zusätzlich wurden einige Ziele aufgrund eines sehr kleinen Umfangs des Vorhabens in diese Kategorie eingeordnet. Nachfolgendes Beispiel ist typisch für diese Kategorie:

Ziel: Erhöhung der Sozialkompetenz

TZ 1: Errichten einer Lernwerkstatt
AS 1: SCHILF – Vorbereiten, Einrichten, Nutzen
TZ 2: Errichten eines Lesezimmers
AS 2: - ohne Arbeitsschritt –
TZ 3: Öffnung des Unterrichts
AS 3: Daltonunterricht, Freiarbeit
TZ 4: Streitschlichter
AS 4: Gründung und Weiterbildung

Entscheidend für die Zuordnung zu dieser Kategorie ist nicht der Umfang der Beschreibung, sondern der Grad der Detaillierung der Beschreibung. Oben stehendes Beispiel zeigt zwar sinnvolle Teilziele, die Beschreibung der Arbeitsschritte bleibt jedoch auf Schlagworte begrenzt und gibt wenig Auskunft darüber, wie die einzelnen Schritte durchgeführt werden sollen.

3. *Teilziele und Arbeitsschritte unspezifisch oder unrealistisch (‚eher unspezifisch')*: Auch bei dieser Kategorie sind die Ziele auf der oberen Ebene vergleichbar zu der ersten Kategorie. Sowohl Teilziele als auch Arbeitsschritte sind dann jedoch eher oberflächlich und schlagwortartig beschrieben. In dieser Kategorie befinden sich auch Antworten, bei denen keine Arbeitsschritte genannt wurden bzw. Ziele statt Arbeitsschritte angegeben wurden. Nachfolgend wird ein typischer Vertreter dieser Kategorie dargestellt:

Ziel: Einführung des Profilfaches „WTH" mit Neigungskursen (Modellschule der Region)
TZ 1: WTH-Plan umsetzen
AS 1: ab 2000
TZ 2: Neigungskurse erarbeiten
AS 2: ab 2000
TZ 3: Neigungskurse umsetzen
AS 3: ab 2000
TZ 4: Qualität verbessern
AS 4: ab 2001: Evaluationen

Es wird zwar eine Strukturierung des Hauptziels deutlich, allerdings bleiben sowohl die Teilziele als auch die Arbeitsschritte oberflächlich. Aus der Beschreibung ist keine Ableitung des konkreten Vorgehens möglich.

Unklare, nicht weiter spezifizierte bzw. nicht nachvollziehbare Ziele („sehr unspezifisch"): Diese Kategorie bildet den Rest der genannten Ziele. Die Beschreibung bleibt dabei oft auf der Ebene des Hauptziels ohne weitere Unterteilung. Zusammenhänge werden nicht deutlich, Ableitungen konkreter Maßnahmen sind nicht sichtbar. Eine typische Zielbeschreibung aus dieser Kategorie sieht folgendermaßen aus:

Ziel: Professionalisierung der Arbeit durch Arbeit im Team
TZ 1: Teambildung
AS 1: Organisation von regelmäßigen Treffen
TZ 2: Geben und Nehmen lernen

Oben stehendes Beispiel gehört noch zu den ausführlicheren Beschreibungen innerhalb dieser Kategorie. Offen bleibt in diesem Beispiel, welchen Beitrag die Arbeitsschritte und Teilziele zur Erreichung des Hauptzieles leisten sollen.

Deskriptive Ergebnisse zum Fortschritt im Projekt

Die Beschreibung der Ziele wurde 2001 von 78 der 106 Schulen (74%) vorgenommen; zur zweiten Datenerhebung im Jahr 2002 antworteten 90 der 140 Schulen (64%) zu diesem Thema. Nur von 54 Schulen wurden in beiden Jahren Ziele beschrieben. Die Ziele dieser Schulen zeigten - im Längsschnitt analysiert - erhebliche inhaltliche Unterschiede zwischen den Erhebungszeitpunkten: Insgesamt nannten diese Schulen im Jahr 2001 146 Ziele, im Jahr 2002 waren es 141: Davon wurden nur 63 Ziele in beiden Jahren verfolgt, 78 Ziele des Jahres 2002 beschrieben neue bzw. geänderte Inhalte; 83 Ziele des Jahres 2001 ließen sich 2002 nicht wieder finden. Vier unterschiedliche Fälle für als gleich eingeschätzte Ziele konnten dabei festgestellt werden:

1. *1:1 Beziehung* (insgesamt 48 Ziele 2001): Ein Ziel des Jahres 2001 korrespondiert mit genau einem Ziel des Jahres 2002. Der im Jahr 2002 erhobene Fortschritt im Hinblick auf das Ziel kann somit eindeutig zugeordnet werden.
2. *1:n Beziehung* (insgesamt fünf Ziele 2001): Ein Ziel des Jahres 2001 wird im Jahr 2002 näher spezifiziert oder auf mehrere

Ziele verteilt. Als Fortschritt für dieses Ziel wird der höchste Wert der Ziele des Jahres 2002 angenommen.

3. *n:1 Beziehung* (insgesamt sieben Ziele 2001): Mehrere Ziele im Jahr 2001 wurden 2002 in einem Ziel gebündelt. Der Fortschritt des Ziels 2002 wurde für alle korrespondierenden Ziele 2001 verwendet.
4. *m:n Beziehung* (insgesamt drei Ziele 2001): Mehrere Ziele im Jahr 2001 wurden auf mehrere Ziele des Jahres 2002 neu aufgeteilt. In einer Kombination der beiden vorherigen Vorgehensweisen wurde der höchste Fortschrittswert der Ziele 2002 für alle Ziele 2001 verwendet.

Obwohl durch diese Aufteilung bzw. Zusammenführung von Zielen eine unterschiedliche Anzahl von fortgeführten Zielen zu den beiden Erhebungszeiträumen möglich wäre, ergeben sich sowohl im Jahr 2001 als auch im Jahr 2002 63 Ziele, die zum jeweils anderen Messzeitpunkt ebenfalls erfasst wurden.

Der bereits erwähnte Fortschritt im Hinblick auf die Erreichung des Ziels wurde nur im Jahr 2002 als Bestandteil des Fragebogens an die Steuergruppen erfasst. Die Einschätzungen wurden auf einer siebenstufigen Skala erhoben (‚1': nicht begonnen bis ‚7': Ziel erreicht). Zu 215 der 227 Ziele (95%) liegen Angaben der Steuergruppen vor. Die nachstehende Abbildung 17 zeigt die Häufigkeitsverteilung dieser Einschätzung des Fortschritts.

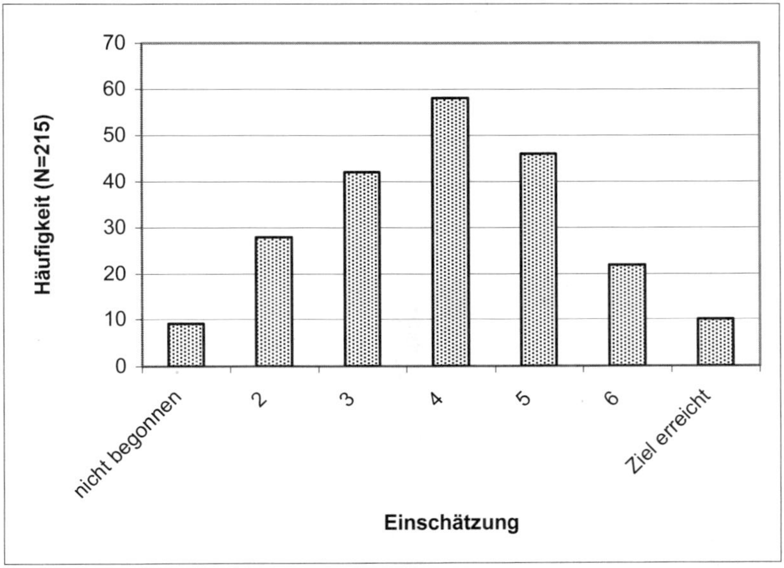

Abbildung 17: Fortschritt im Hinblick auf die Ziele 2002: Häufigkeitsverteilung

Deskriptive Ergebnisse zur Bewertung der Zielqualität

Die Bewertung der Zielqualität fand in zwei Schritten statt. Zuerst wurden die Ziele, die im Jahr 2002 erhoben wurden, nach der oben vorgestellten Methode bewertet[30]. In diese Bewertung gingen insgesamt 227 Ziele aus 90 Schulen ein. Die Übereinstimmung der drei Beurteiler ist insgesamt zufrieden stellend bis gut (kappa > .75); als Basis für weitere Analysen wurde bei Differenzen in der Beurteilung die Mehrheitsentscheidung herangezogen. Die nachfolgende Grafik zeigt, wie viele Ziele den einzelnen Stufen der Zielqualität zugeordnet wurden

[30] Die Ziele wurden nicht in chronologischer Reihenfolge ausgewertet, da nach der ersten Datenerhebung 2001 zu wenig Zeit für den aufwändigen Kategorisierungsprozess zur Verfügung stand. Nach der Datenerhebung im Jahr 2002 wurden zuerst die Daten dieses Jahres ausgewertet, um eine zeitnahe Rückmeldung an die Schulen im Zuge der formativen Evaluation zu ermöglichen. Anschließend wurden nur zur internen Analyse auch die Daten des Jahres 2001 kategorisiert.

(siehe Abbildung 18). Danach wurden in einem zweiten Schritt die Ziele aus dem Jahr 2001 (insgesamt 247 Ziele aus 78 Schulen) bewertet. Diese Bewertung wurde von zwei der drei Beurteiler nach demselben Schema wie bei der Bewertung der Ziele 2002 gemeinsam erstellt.

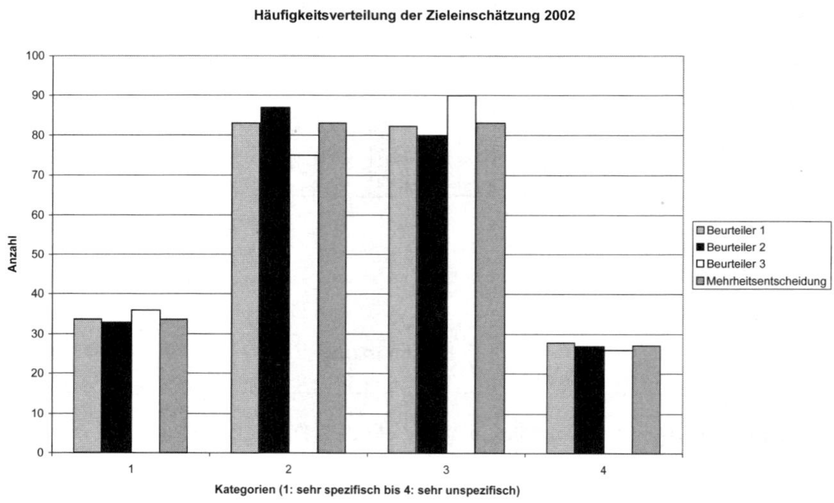

Abbildung 18: Zuordnung der Ziele 2002 zu den einzelnen Kategorien durch drei Beurteiler (Cohens kappa >.75) und Mehrheitsentscheidung als Basis weiterer Analysen.

Die Ergebnisse wurden anschließend in mehrere Kennwerte der einzelnen Schule umgewandelt. Da die Schulen oft nicht die im Fragebogen gewünschten drei Ziele angaben, sondern zwischen einem und drei Zielen ausführlich dargestellt haben, wurden sowohl Menge als auch Qualität der Ziele in eine Bewertung einbezogen. Als erstes wurde die Anzahl der genannten Ziele festgehalten. Dann wurden Qualität und Quantität der Ziele in einem gemeinsamen Wert zusammengefasst, indem die Summe der Beurteilung der Ziele jeder Schule mit der Anzahl der Ziele dieser Schule gewichtet wurde.

Bei drei Zielen wurde kein Gewichtungsfaktor verwendet, bei zwei Zielen wurde die Summe der Zielbeurteilung verdoppelt, bei nur einem Ziel vervierfacht. Nachfolgende Tabelle beschreibt kurz das Schema der Gewichtung.

Tabelle 35: Beispiele zur Konstruktion der gewichteten Zielqualität

Beurteilung Ziel 1	Beurteilung Ziel 2	Beurteilung Ziel 3	Faktor	gewichtete Zielqualität
1	1	1	1	3
2	3	3	1	8
2	2	-	2	8
4	-	-	4	16
3	4	-	2	14
...	...	...	...	...

Eine geringe Anzahl genannter Ziele wird - unter Berücksichtigung der ursprünglichen Aufgabenstellung an die Steuergruppen, drei wesentliche Ziele zu beschreiben - mit einem Malus belegt. Abbildung 19 zeigt die Häufigkeitsverteilung der gewichteten Zielqualität:

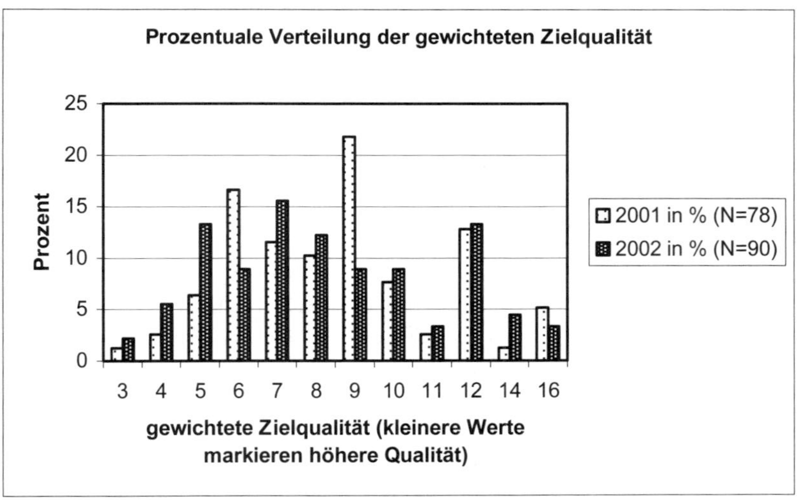

Abbildung 19: Verteilung der Zielqualität nach der Gewichtung durch die Anzahl der Ziele

Alternativ wurde erwogen, das jeweils am schlechtesten beschriebene Ziel als Kennwert für die Zielqualität zu verwenden. Dieses Verfahren hätte allerdings Schulen, die nur ein einziges Ziel beschrieben haben, vergleichsweise besser gestellt als diejenigen, die der ursprünglichen Aufgabenstellung gefolgt waren. Aus diesem Grund habe ich diesen Ansatz nicht weiter verfolgt.

Die Ziele der Schulen nutze ich in der vorliegenden Arbeit, um zwei mögliche Einflussfaktoren für den Transfer zu gewinnen. Erstens werden vorhandene Produkte und Ergebnisse der Entwicklungsarbeit erfasst. Zweitens werden die von den Schulen genannten Entwicklungsziele nach der Qualität ihrer Beschreibung (nicht ihrer inhaltlichen oder pädagogischen Qualität) bewertet und mit der Anzahl der genannten Ziele gewichtet.

Mit Fortschreiten der Projektarbeit nimmt auch erwartungsgemäß die Häufigkeit vorhandener Produkte in den Schulen zu. Der von den Steuergruppen im Jahr 2002 angegebene Fortschritt im Hinblick auf die Erreichung ihrer Ziele zeigt annähernd eine Normalverteilung. Ein Großteil der Steuergruppen sieht sich in der Mitte des Entwicklungsprozesses; als ‚noch nicht begonnen' oder ‚bereits erreicht' wurden nur wenige Ziele eingeschätzt. Die Qualität der Zielbeschreibungen zeigt sowohl bei der Befragung 2001 als auch bei der Datenerhebung 2002 ein breites Spektrum.

5.4.5 *Zusammenfassende Beschreibung der Erhebungsinstrumente*

Die empirische Überprüfung des Wellenmodells erfolgt mit Hilfe von Daten, die im Rahmen der Evaluation des BLK-Modellversuchsprogramms QuiSS von den beteiligten Lehrkräften und Schulleitungen erhoben wurden. Die Items der einzelnen Fragebögen wurden aus Instrumenten, die im BLK-Modellversuchsprogramm SINUS entwickelt und eingesetzt wurden (Ostermeier, 2003; Prenzel, Ostermeier et al., 2000) übernommen und angepasst (Drechsel et al., 2001; Jäger et al., 2003; Reese et al., 2002). Zur Beantwortung der Fragestellung meiner Arbeit kommen Daten der beiden Erhebungszeiträume 2001 und 2002 zum Einsatz, die entsprechend der theoretischen Vorüberlegungen zu Skalen zusammengefasst werden.

Um bereits während der Laufzeit des Modellversuchs Transfer innerhalb der Schule zu erfassen, greife ich zur Messung des Transfers auf Informationen zur Nachfrage nach Erkenntnissen aus der schulinternen Entwicklungsarbeit im Projektkontext zurück. Aus organisatorischen Gründen konnte ein Item der Transferskala 2001 im Jahr 2002 nicht mehr erhoben werden und wurde durch einen anderen Indikator ersetzt. Die Transferskalen erfassen somit leicht unterschiedliche Schwerpunkte und werden im weiteren Verlauf meiner Arbeit stets getrennt betrachtet. Im Jahr 2001 beleuchtet die Skala für Transfer vor allem die Nachfrage aus dem Kollegium sowie von anderen Personen des Schulumfelds, im Jahr 2002 wird auch die aktive Weitergabe von Informationen durch beteiligte Personen erhoben. Die Skalen weisen für beide Erhebungszeiträume eine zufrieden stellende interne Konsistenz auf.

Als Einflussfaktoren werden im Wellenmodell die drei Bereiche Person, Struktur und Inhalt unterschieden. Auch wenn einzelne Faktoren möglicherweise an der Schnittstelle von zwei Bereichen anzusiedeln sind, werden in der nachfolgenden Tabelle die in diesem Kapitel vorgestellten Instrumente anhand dieser Einteilung im Überblick präsentiert. Sofern nicht anders in der Tabelle vermerkt, wurden diese Skalen sowohl 2001 als auch 2002 erhoben.

Tabelle 36: Übersicht der eingesetzten Erhebungsinstrumente

	Bereich des Wellenmodells		
Quelle	Person	Struktur	Inhalt
Lehrkräfte (Kap. 5.4.2)[e]	Freude an Projektarbeit	Materialaustausch und Rückmeldung[b]	Akzeptanzförderung durch Projektleitung
	Persönliche Belastung	Positive Effekte der Zusammenarbeit	
	Soziale Isolation	Hinderliche Auswirkungen von Zusammenarbeit	
	Lehrer-Selbstwirksamkeit[a]	Aktive Steuerung durch Projektleitung	
	Motivationsunterstützung	Strukturierungswünsche an Projektleitung	
Schulleitung (Kap. 5.4.3)[f]		Schulklima	
		Kooperation mit anderen Schulen	
		Kooperation mit anderen Organisationen	
		Mitarbeit der Schulleitung[c]	
		Unterstützung durch Schulleitung 2002[c]	
schulinterne Steuergruppe (Kap. 5.4.4)			Produkte der Projektarbeit
			Bewertung der Zielbeschreibung[d]

[a] Diese Skala wurde von Schwarzer & Schmitz (1999) entwickelt und im Rahmen des Modellversuchs „Selbstwirksame Schulen" eingesetzt (Schmitz & Schwarzer, 2000, 2002; Schwarzer & Jerusalem, 2002).

[b] Hier handelt es sich nicht um eine Skala, sondern um einzelne Items.

[c] Die Items dieser Skala wurden im BLK-Modellversuchsprogramm SINUS (Ostermeier, 2003; Prenzel, Ostermeier et al., 2000) entwickelt und eingesetzt.

[d] Die Bewertung der Zielbeschreibung wurde in Kooperation mit zwei Mitarbeiterinnen der Evaluationsstelle vorgenommen.

[e] Wenn nicht anders gekennzeichnet, basieren die Erhebungsinstrumente der Lehrkräfte auf den im Rahmen des BLK-Modellversuchsprogramms SINUS entwickelten und eingesetzten Fragebögen.

[f] Die Items der Schulleitungsbefragung wurden, wenn nicht anders angegeben, aus dem Fragebogen für Schulleitungen der PISA-Studie 2000 (Kunter et al., 2002) übernommen.

5.5 Datenanalyse

Neben den weit verbreiteten Analysemethoden der Inferenzstatistik, die mittels SPSS 11.0 durchgeführt wurden, habe ich drei Verfahren verwendet, die seltener zum Einsatz kommen: Erstens das Hierarchisch-Lineare-Modell (HLM), das die Analyse von Daten auf mehreren Ebenen ermöglicht, zweitens eine Pfadanalyse auf der Basis von linearen Strukturgleichungsmodellen und drittens die Latent-Class-Analyse (LCA), die eine Entmischung der Stichprobe nach gemeinsamen Antwortmustern erreicht.

5.5.1 *Das Hierarchisch-Lineare Modell (HLM)*

Forschung im Rahmen von Schulentwicklungsprogrammen erzeugt eine besondere Struktur von Daten. Aussagen einzelner Lehrkräfte werden möglicherweise von der Schule, in der sie arbeiten, beeinflusst. Die Schule wiederum steht im Kontext eines Länderprojekts, das ebenfalls Einfluss auf einzelne Lehrkräfte ausüben kann.[31]

Aufgrund dieser besonderen Struktur scheint es notwendig, die einzelnen Ebenen im Modellversuchsprogramm entweder streng getrennt voneinander zu betrachten, oder ein Verfahren zu wählen, dass die Varianz, die beispielsweise unter den Lehrkräften einer Schule herrscht, beim Vergleich mehrer Schulen mit berücksichtigt. Andere Ansätze, diese spezielle Datenstruktur zu analysieren, verlagern die Analyse vollständig entweder auf die individuelle Ebene der Lehrkräfte oder auf die übergeordnete Schulebene. Beide Vorgehensweisen sind mit Problemen behaftet, da sowohl zufällige als auch systematische Effekte auf beiden Ebenen vorhanden sein können, die durch die Analyse auf nur einer der Ebenen nicht berücksichtigt würden (vgl. Bryk & Raudenbush, 1992, S. 86).

Mit dem Hierarchisch Linearen Modell (HLM, Bryk & Raudenbush, 1992; Ditton, 1998) eröffnet sich die Möglichkeit, hierarchisch

[31] Unterschiedliche Bildungspolitik der Bundesländer löst womöglich zusätzliche Effekte aus; allerdings kann im Rahmen meiner Arbeit darauf nicht eingegangen werden.

strukturierte Daten ohne diese Einschränkungen zu analysieren. In dieser Arbeit habe ich dazu das Programm HLM in der aktuellen Version 5.05 (Raudenbush, Bryk & Congdon, 2001) eingesetzt. Nachfolgend wird das Grundmodell des HLM kurz erläutert und mit einem Beispiel illustriert. Auf den mathematischen Hintergrund dieses Verfahrens wird nicht weiter eingegangen; eine ausführliche Darstellung dazu geben die beiden oben genannten Quellen.

Das HLM bildet Beziehungen von Variablen innerhalb einer Aggregateinheit (im vorliegenden Fall z. B. Lehrkräfte einer Schule) auf der Basis einer Regression ab (vgl. Ditton, 1998, S. 44 ff.). Über eine größere Anzahl von Lehrkräften innerhalb einer Stichprobe werden dann allgemeine Aussagen getroffen. Unterschiede in den Regressionskoeffizienten sollen durch spezifische Merkmale der Lehrkräfte erklärt werden.

$$Y_{ij} = \beta_{0j} + \beta_{1j}(X_{ij} - \overline{X}_{.j}) + r_{ji}$$

Der wahrgenommene Transfer (y) aus der Perspektive einer Lehrkraft (i) einer Schule (j) wird in der Gleichung beispielsweise in Abhängigkeit von der Qualität der Zusammenarbeit (x) betrachtet. Die Bedeutung der Koeffizienten entspricht weitgehend der einer Standard-Regressionsanalyse:

β_{0j} Wie in der Terminologie der Regression wird dieser Koeffizient als Regressionskonstante bzw. intercept bezeichnet. β_{0j} gibt den erwarteten Wert der abhängigen Variable für den Fall an, dass die Prädiktorvariable den Wert Null annimmt. Im oben stehenden Beispiel wäre das der Transfer für den Fall, dass die Zusammenarbeit als sehr schlecht (= 0) bewertet wurde.

β_{1j} Die Steigung der Regression (slope) gibt die erwartete Veränderung von Y (dem Transfer) in Abhängigkeit der Veränderung von X (der Zusammenarbeit) an.

r_{ij} Residuum bzw. Fehlerterm. Die Residuen sind nach der Annahme des Regressionsmodells normalverteilt; ihr Mittelwert liegt dabei auf der Regressionsgeraden.

$X_{ij} - \overline{X}_{.j}$ Abweichung der Individualwerte (Lehrkraft) vom Gruppenmittelwert (Schule).

Somit resultieren entsprechend der Anzahl der Schulen (j) Regressionskonstanten und Steigungskoeffizienten. Nach der Annahme der HLM unterscheiden sich diese beiden Kennwerte für die einzelnen Schulen und können durch Aggregatmerkmale, d. h. Eigenschaften der Schule, erklärt werden. Dazu werden folgende Gleichungen formuliert, die für ein einzelnes Aggregatmerkmal gelten[32]:

$$\beta_{0j} = \gamma_{00} + \gamma_{01} W_j + u_{0j}$$

$$\beta_{1j} = \gamma_{10} + \gamma_{11} W_j + u_{1j}$$

W_j bezeichnet ein Merkmal der Schule, beispielsweise eine dichotome Variable „Zielklarheit“ mit den Ausprägungen „unklare Ziele“ (= 1) und „klare Ziele“ (= 2). Die Koeffizienten der Gleichung bedeuten nun:

γ_{00} mittleres Niveau des Transfers bei unklaren Zielen.

γ_{01} Differenz des Transfers zwischen Schulen mit klaren und denen mit unklaren Zielen.

γ_{10} mittlere Beziehung zwischen Zusammenarbeit und Transfer bei unklaren Zielen.

[32] Die formale Darstellung komplizierter Fälle unter Berücksichtigung mehrerer Merkmale auf Aggregatsebene wird in den beiden methodischen Grundlagenwerken beschrieben (Bryk & Raudenbush, 1992; Ditton, 1998). Dabei steigen die Anforderungen an die Stichprobe weiter.

γ_{11} Differenz in der Beziehung zwischen Zusammenarbeit und Transfer zwischen Schulen mit unklaren und denen mit klaren Zielen.

u_{0j} Residualanteil: spezifischer Effekt der Schule j auf Transfer bei konstantem W_j.

u_{1j} Residualanteil: spezifischer Effekt der Schule j auf die Beziehung zwischen Zusammenarbeit und Leistung bei konstantem W_j.

Auf Schulebene lässt das HLM keine fehlenden Werte zu. Sofern fehlende Werte im Rahmen von Skalen der Schulleitung (Steckbrief und Befragung zur Beteiligung) auftraten, wurden diese durch den Skalenmittelwert ersetzt. Schulen, die keine Angaben zu ihren Zielen gemacht hatten, wurden dagegen aus den jeweiligen Analysen ausgeschlossen, da die Bewertung der Ziele nur als Resultat des oben beschriebenen Verfahrens (siehe Kap. 5.4.4) in die Auswertung eingehen sollte.

Einige der Skalen wurden zusätzlich in ordinale Variablen umkodiert. Als Trennwerte der Kategorien wurden für beide Datenerhebungszeiträume jeweils eine Standardabweichung unterhalb (niedrig) und eine Standardabweichung oberhalb des Mittelwerts (hoch) gewählt. Die verbleibenden Werte zwischen diesen Grenzen wurden dann als mittlere Merkmalsausprägung gezählt. Alternativ wurde für einige Skalen – insbesondere bei schiefer Verteilung - ein Mediansplit durchgeführt, so dass hier nur zwei Kategorien resultierten. Die Aufteilung der Skalen ist bei den einzelnen Ergebnissen vermerkt.

Variablen auf Nominalniveau mit mehr als zwei Merkmalsausprägungen können in der HLM nicht verarbeitet werden. Die Kennzeichnung der einzelnen Länderprojekte liegt nur auf Nominalniveau vor und könnte somit nicht als Faktor in der HLM eingesetzt werden. Um die Länderzuordnung trotzdem zu berücksichtigen, wurde bei einigen Analysen die Variable für die Länderkennzeichnung im Bezug auf die abhängige Variable ordinal umkodiert, d. h. die Länder wurden beispielsweise nach dem Mittelwert der Transferskala sortiert (siehe Abbildung 20):

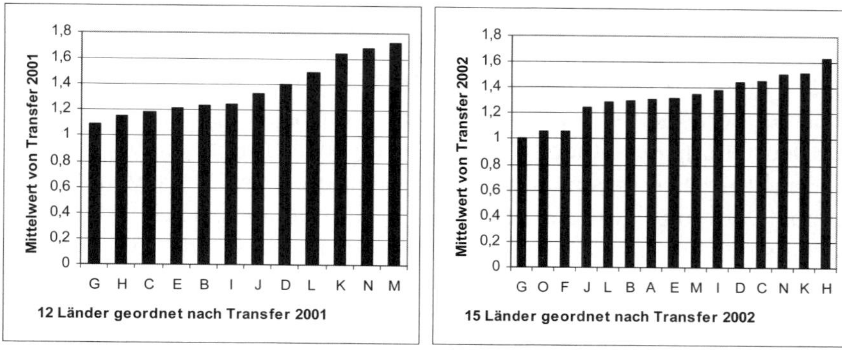

Abbildung 20: Länder geordnet nach Transfer für die Jahre 2001 und 2002 (Länder anonymisiert und mit Buchstaben codiert; Skala von 0: niedrig bis 3: hoch)

Abschließend bleibt zum HLM festzustellen, dass die Möglichkeit der Analyse über mehrere Ebenen hohe Anforderungen an die Stichprobe sowie an die Konstruktion der zu prüfenden Modelle stellt. Nur durch die theoretische Fundierung der Wirkfaktoren können die komplexen Testmodelle begründet werden (vgl. Ditton, 1998, S. 58 f.).

5.5.2 *Pfadanalyse mittels linearer Strukturgleichungsmodelle*

Im Kapitel 3.5.1, S. 79 ff. wurde bereits auf die Charakteristika von Strukturgleichungsmodellen im Kontext der Studie zu Einflussfaktoren des Projektmanagements (Lechler, 1997) eingegangen. In der vorliegenden Arbeit wird als abschließende Betrachtung zur Beantwortung der Hypothese 4.5.1 ebenfalls auf eine Pfadanalyse zur Illustration der Ergebnisse zurückgegriffen. Auf den statistischen Hintergrund dieser Methode wird im Rahmen dieser Arbeit nicht im Detail eingegangen; Informationen dazu finden sich z. B. bei Bollen (1989). Eine gute Zusammenfassung sowohl des theoretischen Hintergrunds als auch der praktischen Anwendung geben auch die Hilfedateien zu den Analyseprogrammen LISREL (Jöreskog & Sörbom, 2001) sowie AMOS (Arbuckle, 2003). Beide Programme sind in einer Studierendenversion mit eingeschränkter Funktionalität, aber vollständiger Dokumentation auf den

Internetseiten der Hersteller zu beziehen (siehe Literaturverzeichnis am Ende dieser Arbeit).

Nachfolgend wird kurz auf die Grundbegriffe sowie die Vorgehensweise dieser Analyse, unter besonderer Berücksichtigung der Kriterien zur Beurteilung der Modellgüte, eingegangen[33].

Strukturgleichungsmodelle ermöglichen auf der Basis von Kovarianzmatrizen und Mittelwerten von *manifesten* (empirisch erhobenen) Daten sowie einem (theoretisch hergeleiteten) Modell der Beziehungen der Variablen untereinander Aussagen zu den Modellparametern (z. B. der Stärke des Zusammenhangs von Variablen). Dabei können *latente* (nicht empirisch erfasste) Variablen im Modell geschätzt werden. In einer grafischen Darstellung werden manifeste Variablen mit einem Rechteck symbolisiert, latente Variablen werden als Ovale dargestellt. Die Beziehungen zwischen diesen Variablen werden als gerade Pfeile (im Falle von gerichteten Regressionen) bzw. gekrümmten Doppelpfeilen (im Falle von Kovariaten) verdeutlicht. Variablen, die von anderen beeinflusst werden, und damit Ziel eines geraden Pfeils sind, werden als *endogen* bezeichnet. Den endogenen Variablen wird jeweils ein Messfehler zugeordnet, der die Restvariation dieser Variable erfasst. Dabei hat sich zur leichteren Interpretation der Ergebnisse die Konvention durchgesetzt, diesen Messfehler jeweils mit dem Regressionsgewicht 1 zu versehen. Variablen die nur Ausgangspunkte für Regressionen sind, werden als *exogen* bezeichnet. Exogene Variablen können aber korreliert sein. Nachfolgende Abbildung 21 zeigt die einfache Regressionsgleichung

$$\text{Variable 3} = b_1 \text{ Variable 1} + b_2 \text{ Variable 2} + 1 \text{ Messfehler}$$

in grafischer Form, wobei ausschließlich manifeste Variablen im Modell vorkommen. Variable 1 und Variable 2 sind dabei korreliert.

[33] Ich habe bei dieser Zusammenstellung zusätzlich auf Material aus einem Workshop zu Strukturgleichungsmodellen zurückgegriffen (Nachtigall, 2003).

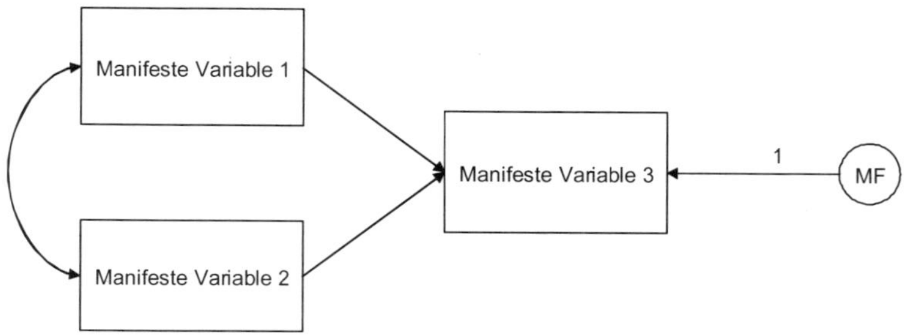

Abbildung 21: Pfaddiagramm als Veranschaulichung einer linearen Regression

Zu den einzelnen Beziehungen werden Regressionskoeffizienten bzw. Korrelationen berechnet; für endogene Variablen kann der Anteil der durch die Einflussvariablen aufgeklärten Varianz ermittelt werden.

Die Güte dieses Modells lässt sich durch einen Vergleich der empirisch gefundenen Kovarianzen mit denen aufgrund des Modells konstruierten Kovarianzen beurteilen. Als Grundlage für ein Maß der Abweichung wird dabei der Chi²-Test verwendet. Ist dieser Test statistisch signifikant, so ist die Abweichung zwischen dem konstruierten Modell und den empirischen Daten zu groß. Das Modell wird dann als unpassend verworfen.

Da der Chi²-Test jedoch mit zunehmender Stichprobengröße schnell signifikant wird, werden zusätzliche Kenngrößen zur Passung eines Modells (sog. Fit-Indizes) verwendet. Der Chi²-Test selbst sollte auch bei statistischer Signifikanz einen möglichst niedrigen Wert aufweisen und könnte so als Maß für die Passung des Modells gewertet werden (Jöreskog & Sörbom, 1989 nach Lechler, 1997, S. 145). Der Quotient aus dem Wert des Chi²-Tests und der Anzahl der Freiheitsgrade wird von diesen Autoren ergänzend als Kennwert für die Passung vorgeschlagen. Ein Quotient zwischen zwei und fünf (je nach Autor) wird als Zeichen einer guten Passung gewertet. In der vorliegenden Arbeit wird ein Wert kleiner als zwei für eine Akzeptanz des Modells vorausgesetzt.

Als weitere Fit-Indizes werden in meiner Arbeit der NFI (Normed-Fit-Index, Bentler & Bonett 1980 nach Arbuckle, 2003) sowie der RMSEA (Root-mean-square-error of approximation) verwendet. Der NFI gibt die Lage des Modells im Vergleich zu einem völlig unabhängigen (unpassenden) Modell an. Der NFI-Wert liegt zwischen 0 (keine Passung) und 1 (perfekte Passung). Üblicherweise werden Werte größer als .95 als gute Passung interpretiert. RMSEA schließlich setzt die Größe der Fehlervariablen zu den Freiheitsgraden eines Modells ins Verhältnis (Browne & Cudeck, 1993 nach Arbuckle, 2003). Ein Wert kleiner als .05 wird dabei als gute Passung gewertet.

Keiner der Fit-Indizes macht eine absolute Aussage zur Güte eines Modells, d. h. mittels dieser Methode lässt sich nur etwas über die relative Güte eines Modells aussagen. Möglicherweise existieren in jedem Fall bessere Modelle, die bei identischen Daten eine noch bessere Passung aufweisen würden. Schließlich können auch Modelle mit theoretisch unsinnigen Beziehungen formal eine hohe Güte aufweisen. Daher ist eine solide theoretische Fundierung des Modells vor der Durchführung der Analyse unumgänglich.

Die technische Durchführung der Pfadanalyse geschieht in der vorliegenden Arbeit mithilfe des Programms AMOS 5 (Arbuckle, 2003). Als Alternative stand noch LISREL 8.50 (Jöreskog & Sörbom, 2001) zur Auswahl. AMOS konnte dank einer intuitiven Benutzeroberfläche und ausführlicher Anleitung eher überzeugen, auch wenn LISREL möglicherweise eine größere Vielfalt an Funktionen aufweist. Die zu analysierenden Daten der beteiligten Lehrkräfte wurden - nach Messzeitpunkten getrennt - aus SPSS in AMOS eingelesen. Fehlende Werte wurden dabei durch den jeweiligen Skalenmittelwert ersetzt. Ausgehend von einem theoretisch erwarteten Wirkmodell wurden dann in einer heuristischen Vorgehensweise empirisch nicht bedeutsame Zusammenhänge eliminiert und so für beide Messzeitpunkte Pfaddiagramme erstellt, die sowohl als Ganzes zu den vorhandenen Daten passen, als auch statistisch bedeutsame Zusammenhänge aufweisen (siehe Kapitel 6.5.2, S. 261).

5.5.3 *Die Latent-Class-Analyse (LCA)*

Lassen sich aus den Antworten der Lehrkräfte Antwortmuster herausarbeiten, die zu einer Einteilung in unterschiedliche Klassen bzw. Typen beitragen? Diese Fragestellung, die auf eine Entmischung der Stichprobe abzielt, kann mit Hilfe einer Latent-Class-Analyse (Lazarsfeld, 1950,

Lazarsfeld & Henry, 1968, nach Sievers, 1999) beantwortet werden[34]. Die LCA stellt ein probabilistisches Testmodell für latente kategoriale Variablen bzw. Klassen dar, mit dessen Hilfe sich die Wahrscheinlichkeiten für einzelne Antwortmuster analysieren lassen.

Die nachfolgende kurze Darstellung der Grundprinzipien der LCA greift auf die Arbeit von Sievers (1999) zurück. Eine ausführlichere Darstellung der theoretischen Hintergründe sowie von Anwendungsmöglichkeiten dieses Modells findet sich bei Rost (Rost, 1996; Rost & Langeheine, 1997).

Betrachtet man die Antworten der Lehrkräfte z. B. zum Thema Transfer, dann ergibt sich aus dem individuellen Antwortverhalten bezüglich der einzelnen Items dieser Skala ein Muster der Zustimmung bzw. Ablehnung der jeweiligen Aussagen. Die LCA gibt nun an, mit welcher Wahrscheinlichkeit eine Person aufgrund ihres Antwortmusters einer bestimmten Klasse zugehört (Sievers, 1999, S. 106). Vier Grundannahmen werden von der LCA getroffen:

1. Innerhalb einer latenten Klasse sind die Zustimmungswahrscheinlichkeiten bezüglich der einzelnen Items für alle Personen gleich. Zwischen den Klassen unterscheiden sich die Zustimmungswahrscheinlichkeiten.
2. Die LCA ist ein probabilistisches Testmodell. Damit gehört eine Person prinzipiell jeder Klasse an, allerdings mit unterschiedlicher Wahrscheinlichkeit. Für die Zuordnung der Personen wird die größte Klassenzugehörigkeitswahrscheinlichkeit (Modalwert) genutzt. Um diese Wahrscheinlichkeit für jede Klasse bestimmen zu können, müssen die Klassen überschneidungsfrei (disjunkt) sein. Gleichzeitig muss aber jede Person einer Klasse zugeordnet werden können, die Klassen sind also exhaustiv.
3. Alle Items in der LCA messen dieselbe Personenvariable (Itemhomogenität).

---

[34] Typen der Zusammenarbeit von Lehrkräften in Modellversuchsprogrammen wurden z. B. in der Arbeit von Ostermeier (2003) mittels LCA gebildet. In der Arbeit von Kramer (2002) sind Typen von Schülern nach deren wahrgenommener Motivationsunterstützung das Resultat einer LCA.

4. Schließlich sind die einzelnen Items lokal stochastisch unabhängig, d. h. die Zustimmung zu einem Item wird nicht vorausgesetzt, um einem anderem zuzustimmen. Unabhängigkeit bedeutet aber nicht, dass die Items keinen statistischen Zusammenhang aufweisen. Bei der Analyse von Items, die einer Skala zugerechnet werden, sind Korrelationen der Items selbstverständlich.

Da in der vorliegenden Arbeit die LCA ausschließlich zur Absicherung der Transferskala eingesetzt wird, verzichte ich auf die ausführliche Darstellung der Möglichkeiten, die diese Analyse bietet.

Entscheidend für meine Arbeit ist, dass die für die Items der Transferskala die Aufteilung der Lehrkräfte in Klassen überschneidungsfrei gelingt, d. h. ordnet man die Items nach Klassen, dann ist diese Ordnung für alle Items der Skala identisch.

In dieser Arbeit habe ich zur Berechnung der latenten Klassen das Programm Winmira 32pro (Davier, 2001) verwendet.

6 Ergebnisse

Wie wirken die im Wellenmodell (Kap. 3.6.2) postulierten Einflussfaktoren auf Transfer? Die Struktur zur Aufteilung dieser umfassenden Frage in kleinere Einheiten ist durch die in Kap. 1 aufgestellten Hypothesen bestimmt. Im Verlauf dieses Kapitels wird diese Frage anhand der empirischen Daten aus den beiden Befragungen im Rahmen des BLK-Modellversuchsprogramms ‚Qualitätsverbesserung in Schulen und Schulsystemen (QuiSS)' geklärt. Die Antworten der Schulleitungen und Lehrkräfte der am Modellversuchsprogramm beteiligten Schulen bilden die Grundlage für die Datenanalyse. Im vorherigen Kapitel 1 wurden bereits die Stichprobe, die Konstruktion der Skalen zur Erfassung der Einflussfaktoren sowie die verwendeten Analysemethoden ausführlich erläutert.

Die Zusammenstellung der Ergebnisse ist in fünf Abschnitte unterteilt: Zu Beginn (Kap. 6.1) wird die Frage behandelt, wie sich die teilnehmenden Länder und die innerhalb der Länder tätigen Schulen im Hinblick auf Transfer unterscheiden. Unterschiede zwischen den Ländern könnten beispielsweise auf Einflüsse der Projektleitungen hinweisen, Unterschiede zwischen den Schulen im Wirken der Schulleitung oder den konkreten Zielen der Schule begründet sein. Welchen Einfluss die einzelnen Faktoren besitzen, wird in den drei darauf folgenden Kapiteln getrennt nach Wirkungsbereich der Einflussfaktoren (siehe Wellenmodell Abbildung 12, S. 126) untersucht: Kapitel 6.2 ist dem Einfluss der Inhaltsfaktoren gewidmet. Hier wird insbesondere die Bedeutung klarer Ziele für Transfer und Projekterfolg betrachtet. Im Kapitel 6.3 stehen die Strukturfaktoren im Mittelpunkt. Wirkt die Aktivität der Schulleitung unterstützend für Transfer? Welchen Stellenwert hat die Kooperation der Lehrkräfte im Rahmen eines Modellversuchsprogramms? Die Personenfaktoren werden als noch offenes Drittel des Wellenmodells in Kapitel 6.4 thematisiert. Die Auswirkung von Motivation und Kompetenz(erwartung) der Lehrkräfte auf Mitarbeit im

Projekt sowie auf Transfer sind Beispiele für Analyseschwerpunkte in diesem Abschnitt. Zum Abschluss werden Einflussfaktoren aus allen Bereichen in einem gemeinsamen Wirkmodell untersucht (Kapitel 6.5) sowie die Ergebnisse der empirischen Analysen in Kapitel 6.6 nochmals kurz zusammengefasst.

6.1 Transfereffekte innerhalb der Schule

In dieser Arbeit analysiere ich den Transfer von Innovationen im Rahmen eines Schulentwicklungsprogramms. Nach den in Kapitel 4.1 angestellten Überlegungen ist dabei für den erfolgreichen, d. h. nachhaltig wirksamen Transfer die Verbreitung der Innovation innerhalb der Schule ausschlaggebend. Um bereits während der Laufzeit eines Projekts Indikatoren für den Transfer zu erhalten, wurde versucht, Transfer vorwiegend über die Nachfrage nach Ergebnissen und Prozessen der Schulentwicklung an der jeweiligen Schule zu erfassen (siehe Tabelle 17 und Tabelle 18, S. 159 f.).

Die Struktur von Schulentwicklungsprogrammen, die sich aus einzelnen Projekten der Bundesländer und schulspezifischen Projekten einzelner Schulen innerhalb dieser Länder ergibt, bildet den Hintergrund für die empirische Überprüfung der Einflussfaktoren aus dem Wellenmodell (vgl. S. 126). Wie unterscheiden sich die einzelnen Länder im Hinblick auf Transfer? Welche Unterschiede bestehen zwischen den teilnehmenden Schulen?

Transfer ist nach Hypothese 4.1.1 einerseits abhängig von Faktoren, die spezifisch für die jeweilige Schule wirken, andererseits aber auch durch länderspezifische Einflüsse bedingt. Die länderspezifischen Einflüsse sollten dabei aufgrund ihrer im Allgemeinen geringeren konkreten Bedeutung für die einzelne Schule einen kleineren Effekt aufweisen als schulspezifische Einflussfaktoren.

Überprüft wurde diese Hypothese mittels einer für beide Datenerhebungszeiträume getrennten univariaten Varianzanalyse, wobei als erklärende Faktoren jeweils das Länderprojekt (Land) und die einzelne Schule innerhalb des Landes (geschachteltes Modell) eingesetzt wurden.

Tabelle 37: Transfereffekte nach Land und Schule - Varianzanalyse

Erhebungszeitraum	Quelle	Freiheits-grade	F	Signifikanz	Partielles η^2
2001	Land	11	4.003	<.001	.09
	Schule(Land)[a]	77	2.796	<.001	.31
	Fehler	471			
2002	Land	14	5.052	<.001	.10
	Schule(Land)[a]	106	2.441	<.001	.29
	Fehler	647			

[a] Der Faktor Schule ist innerhalb des Landes geschachtelt („nested“). Daher kann keine vollständige Faktorenmatrix und damit auch keine Interaktion zwischen den Faktoren ermittelt werden.

Zu beiden Datenerhebungen konnten hochsignifikante Haupteffekte sowohl der Schule als auch des Landes ermittelt werden. Die Effektstärken für die auf die Variation des Landes zurückzuführenden Einflüsse sind deutlich niedriger als die Effekte auf Schulebene. Der zu beiden Messzeitpunkten leicht unterschiedlich operationalisierte, schulinterne Transfer (vgl. Kap. 5.4.1) hängt somit in hohem Maß von schulspezifischen Faktoren ab; gleichzeitig wirkt sich auch die schulübergreifende Ebene des Länderprojekts auf den innerschulischen Transfer aus. Hypothese 4.1.1 kann also aufrechterhalten werden. Zusätzlich zeigt der auf Schulebene gemittelte Transfer - trotz des Austauschs eines Items der Skala - zwischen den beiden Erhebungszeiträumen einen deutlichen Zusammenhang (Korrelationskoeffizient nach Pearson für $N = 81$ Schulen: $r = .44$, $p < .001$). Dieser relativ stabile Zusammenhang stützt die Wahl dieser Skalen als Kennwert für Transfer.

Über die genaue Zusammensetzung dieser Effekte wird an dieser Stelle noch keine Aussage getroffen. Die Einflussfaktoren auf Transfereffekte - und damit auch messbare Zusammenhänge mit der Transferskala - sollten nach dem in Kapitel 3.6.2 ab S. 125 vorgestellten Wellenmodell für Transfer in den drei Bereichen Inhalt-, Struktur- und Personenfaktoren nachzuweisen sein. Die nachfolgenden Kapitel befassen sich mit den erwarteten Effekten in diesen Bereichen.

6.2 Der Einfluss von Inhaltsfaktoren

Der Einfluss des Inhalts der Innovation auf den Transfer wird sowohl aus der Sichtweise der Projektmanagementforschung als auch in der Diffusionstheorie betont (vgl. Kap. 3.5.1 und 3.5.2). Somit werden Merkmale des Inhalts der Innovation in das im Kap. 3.6.2 vorgestellte Wellenmodell als wesentlicher Bestandteil integriert. Mit den in Kapitel 4.2 aufgestellten Hypothesen werden diese Einflussfaktoren vor dem Hintergrund des Modellversuchsprogramms QuiSS getestet. Im Einzelnen werden die folgenden erwarteten Zusammenhänge in diesem Kapitel überprüft:

Hypothese 4.2.1 Klar formulierte Ziele fördern Transfer.

Hypothese 4.2.1.1 Klar formulierte Ziele beeinflussen die Außendarstellung und Information nicht beteiligter Personen.

Hypothese 4.2.1.2 Noch nicht beteiligte Lehrkräfte interessieren sich eher für die Innovation, wenn die Ziele klar formuliert sind.

Hypothese 4.2.2 Klare Ziele fördern die Motivation der beteiligten Personen.

Hypothese 4.2.3 Klare Ziele fördern den Projektfortschritt.

Hypothese 4.2.4 Zieländerungen behindern den Projekterfolg.

Hypothese 4.2.5 Sichtbare Produkte der Projektarbeit fördern Transfer.

In der vorliegenden Arbeit habe ich zwei Zugänge gewählt, um die Auswirkungen inhaltlicher Faktoren auf Transfer in Schulentwicklung abzubilden. Erstens wurden die von den Schulen selbst formulierten Ziele nach ihrer Verständlichkeit und damit der direkten Umsetzbarkeit in Handlungen bewertet (Kap. 5.4.4, S. 179 ff.). Zweitens wurden konkrete Produkte der Projektarbeit und der Fortschritt im Hinblick auf die Ziele erfragt. In den nachfolgenden Abschnitten werden die Ergebnisse zu den einzelnen Hypothesen auf der Basis dieser Daten berichtet.

6.2.1 *Ziele und Transfer*

Klare und verständliche Ziele sollten nach Hypothese 4.2.1 den Transfer fördern, indem sie für bislang nicht beteiligte Personen die Inhalte der Innovation verdeutlichen und somit übernehmen helfen. Die Ziele wurden in jeder Schule von der mit der schulspezifischen Steuerung des Projekts betrauten Gruppe gemeinsam formuliert und somit auf Schulebene erhoben. Transfer wurde dagegen bei den beteiligten Lehrkräften individuell erfasst. Damit liegt ein einfacher Fall für eine mehrebenenanalytische Betrachtung vor:

$$Transfer_{ij} = \beta_{0j} + r_{ij}$$

$$\beta_{0j} = \gamma_{00} + \gamma_{01}(Zielqualität)_j + u_{0j}$$

Der bei der Lehrkraft i in der Schule j gemessene Transfer setzt sich zusammen aus dem mittleren Transfer an der Schule j (β_{0j}) und dem individuellen Residuum (r_{ij}). Auf der Schulebene setzt sich der mittlere Transfer zusammen aus dem mittleren Transfer aller Schulen (γ_{00}), dem Einfluss der Zielqualität (γ_{01}) sowie dem schulspezifischen Residuum (u_{0j}). Die Zielqualität wurde dabei als das schlechteste Ziel der Schule operationalisiert, d. h. ein niedriger Wert auf der vierstufigen Skala bezeichnet eine hohe Zielqualität. Nachfolgend werden die Ergebnisse der Analyse für 2001 und 2002 dargestellt. Zuerst werden die festen Effekte (Tabelle 38) erläutert, anschließend die Schätzung der Varianzkomponenten (Tabelle 39):

Tabelle 38: Effekte der Zielqualität (vgl. Tabelle 35) auf den Transfer innerhalb der Schule (robuste Schätzung der Standardfehler)

	Feste Effekte	Koeffizient	Standardfehler	Freiheitsgrade	T-Wert	p
2001	mittlerer Transfer (γ_{00})	1.38	0.15	72	9.512	<.001
	gewichtete Zielqualität (γ_{01})	0.005	0.02	72	0.305	>.76
2002	mittlerer Transfer (γ_{00})	1.25	0.09	80	13.279	<.001
	gewichtete Zielqualität (γ_{01})	0.02	0.01	80	1.467	>.14

Tabelle 39: Schätzung der Varianzkomponenten für den Einfluss der Zielqualität auf Transfer innerhalb der Schulen

	Zufallseffekte	Standardabweichung	Varianzanteil	Freiheitsgrade	Chi-Quadrat	p
2001	Schule (u_0)	0.33	0.11	72	250.90	<.001
	individuell (r)	0.54	0.29			
2002	Schule (u_0)	0.26	0.07	80	206.05	<.001
	individuell (r)	0.51	0.26			

In die Analyse flossen Daten aus insgesamt 74 Schulen (2001) bzw. 82 Schulen (2002) ein. Aus Tabelle 39 lässt sich ablesen, dass die Schulen sich sowohl 2001 als auch 2002 hochbedeutsam in der Frage des schulinternen Transfers unterscheiden. Berechnet man den schulspezifischen Anteil der Varianz

(d. h. $\frac{VarianzSchule}{VarianzSchule + VarianzIndividuell}$), so lassen sich 2001 etwa 28% der Varianz des Transfers auf Schuleffekte zurückführen, im Jahr 2002 sind es ca. 21%.

Allerdings verfehlt der Test des Koeffizienten für die gewichtete Zielqualität zu beiden Datenerhebungen das statistische Signifikanzniveau; damit zeigt die Zielqualität keinen wesentlichen Einfluss auf den Transfer innerhalb der Schule (Tabelle 38).

Der größte Teil der Varianz lässt sich auf der individuellen Ebene verorten und wird damit durch Effekte der Schulebene nicht beeinflusst. Diese Unterschiede lassen sich möglicherweise durch individuelle Faktoren erklären. In den Kapiteln 6.3 und 6.4 werden dazu Einflüsse von z. B. Motivation oder Kooperation untersucht.

Hypothese 4.2.1 hält somit der empirischen Überprüfung nicht stand und kann nicht aufrechterhalten werden. Die Qualität der Zielbeschreibung wirkt sich in der vorliegenden Studie nicht wesentlich auf den schulinternen Transfer aus.

Zusammenhang zwischen Zielen und Außendarstellung

Klare Ziele sollten nach Hypothese 4.2.1.1 die Außendarstellung der Projektarbeit beeinflussen und somit auch die Information nicht beteiligter Personen ermöglichen. Dies schafft dann die Informationsbasis für nicht beteiligte Personen, um die Innovation zu übernehmen. Die Außendarstellung der Projektarbeit wurde über den Arbeitsfortschritt derjenigen Produkte der einzelnen Schulen erfasst, die an eine projektexterne Öffentlichkeit gerichtet sind (Tabelle 40).

Tabelle 40: Korrelation (Spearman-Rho) der Zielqualität mit Produkten zur Außendarstellung[a]

	gewichtete Zielqualität[b]			
	2001		2002	
	N	r	N	r
Dokumentation für Öffentlichkeit	78	-.01	85	.38**
Veröffentlichungen	78	-.02	80	.24*
Darstellung im Internet	78	.09	79	.36**
Materialien für andere Schulen	78	.10	82	.15
Materialien für Kooperationsschulen (innerhalb des Modellversuchsprogramms	78	.24*	79	.25*

a * p < .05; ** p < .01.

b Skala wurde für diese Darstellung invertiert, d. h. eine positive Korrelation beschreibt den Zusammenhang zwischen Fortschritt bei der Erstellung der Produkte und einer positiven Zielqualität.

Im Jahr 2001 kann nur für Materialien, die an projektinterne Kooperationsschulen weitergegeben wurden, ein bedeutsamer Zusammenhang zur Zielqualität festgestellt werden. Im Jahr 2002 dagegen finden sich bei allen auf Außendarstellung bezogenen Produkten - mit Ausnahme von Materialien für programmexterne Schulen - signifikante Zusammenhänge.

Obige Betrachtung des Zusammenhangs zwischen Zielqualität und Außendarstellung lässt allerdings einerseits den Zeitbedarf zur Erstellung der Produkte zur Außendarstellung außer Acht. Andererseits liegt die Annahme zugrunde, dass die Entscheidung über Produkte der Außendarstellung zu Beginn des Projekts in den Schulen getroffen wird. Entscheiden sich Schulen erst im Verlauf der Projektarbeit für die Entwicklung von Produkten, die der Außendarstellung des Projekts dienen, dann sollte sich dies erst im längsschnittlichen Vergleich in signifikanten Unterschieden im Status dieser Produkte niederschlagen. Die nachfolgende Abbildung 22 zeigt exemplarisch den Bearbeitungsstatus des Produkts ‚Dokumentation für die Öffentlichkeit' im Vergleich der Jahre 2001 und 2002. Die Basis ist dabei ein echter Längsschnitt von 56 Schulen.

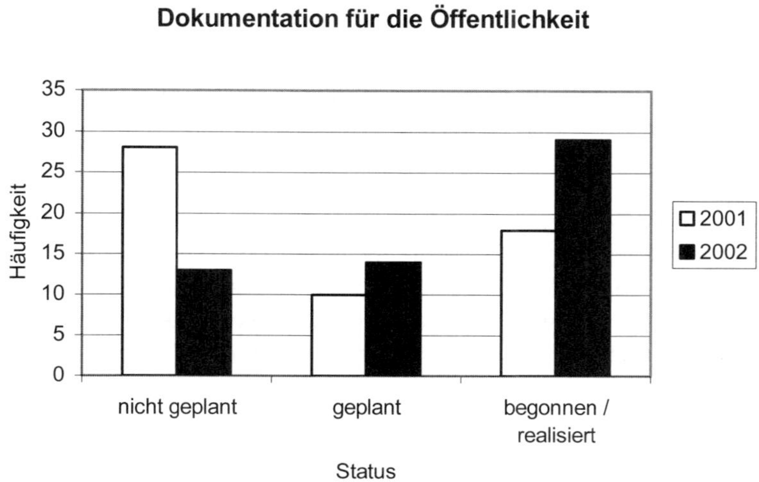

Abbildung 22: Bearbeitungsstatus des Produkts ‚Dokumentation für die Öffentlichkeit' - längsschnittliche Betrachtung in 56 Schulen.

Bei den anderen Produkten zur Außendarstellung ergibt sich ein ähnliches Bild. Die Unterschiede zwischen den beiden Datenerhebungen sind dabei für alle Produkte statistisch bedeutsam (Wilcoxon-Test: für ‚Veröffentlichungen zu einem Thema': $p < .05$, alle anderen Produkte: $p < .01$).

Die untersuchten Schulen haben also Produkte der Außendarstellung im Jahr 2002 neu in ihren Arbeitsplan aufgenommen; der Unterschied der beiden Erhebungszeiträume lässt sich damit erklären.

Zusammenfassend sprechen die vorhandenen Ergebnisse zum Zusammenhang zwischen Zielqualität und Außendarstellung dafür, die Hypothese 4.2.1.1 weiter aufrecht zu erhalten. Allerdings scheinen Schulen länger als erwartet zu benötigen, um Aussagen über geplante Produkte treffen zu können.

Zielqualität und Interesse nicht beteiligter Lehrkräfte

Hypothese 4.2.1.2 postuliert, dass nicht beteiligte Lehrkräfte sich eher für das Schulentwicklungsprojekt interessieren, wenn die Ziele des Projekts klar und verständlich dargestellt sind. Diese Hypothese betrifft einen einzelnen Aspekt des Transfers. Bei den beteiligten Lehrkräften wurde erfasst, in wie weit sich nicht beteiligte Lehrkräfte nach den Arbeiten des Modellversuchsprogramms erkundigen. Dieser Wert wurde als Kennwert des Interesses nicht beteiligter Lehrkräfte verwendet. Da die Daten sowohl auf individueller Ebene (Interesse) als auch auf Schulebene (Zielqualität) vorliegen, wurde die Analyse wiederum mit Hilfe des HLM durchgeführt. In den beiden folgenden Tabellen habe ich die Ergebnisse dieser Analyse zusammengefasst:

Tabelle 41: Effekte der Zielqualität auf das Interesse nicht beteiligter Lehrkräfte innerhalb der Schule (robuste Schätzung der Standardfehler)

	Feste Effekte	Koeffizient	Standardfehler	Freiheitsgrade	T-Wert	p
2001	mittleres Interesse (γ_{00})	0.74	0.18	72	4.214	<.001
	gewichtete Zielqualität (γ_{01})	0.02	0.02	72	1.155	>.24
2002	mittleres Interesse (γ_{00})	0.74	0.12	84	6.245	<.001
	gewichtete Zielqualität (γ_{01})	0.03	0.01	84	2.065	<.04

Tabelle 42: Schätzung der Varianzkomponenten für den Einfluss der Zielqualität auf das Interesse nicht beteiligter Lehrkräfte innerhalb der Schule

	Zufallseffekte	Standard-abweichung	Varianz-anteil	Freiheits-grade	Chi-Quadrat	p
2001	Schule (u_0)	0.35	0.12	72	175.03	<.001
	individuell (r)	0.70	0.50			
2002	Schule (u_0)	0.34	0.12	84	190.62	<.001
	individuell (r)	0.74	0.55			

Das Ergebnis dieser Analyse entspricht nicht den Erwartungen. Zwar variiert das Interesse erwartungsgemäß deutlich zwischen den Schulen; der Varianzanteil, der sich auf die Schule zurückführen lässt, beträgt etwa 19% (2001) bzw. 18% (2002). Die Zielqualität wirkt jedoch nicht wie theoretisch vorhergesagt. Im Jahr 2001 lässt sich kein statistisch bedeutsamer Zusammenhang ermitteln; im Jahr 2002 erreicht der Einfluss der Zielqualität knapp die Signifikanzschwelle. Allerdings zeigt sich der Zusammenhang zum Interesse in diesem Fall genau entgegen der erwarteten Richtung. Zielqualität ist als invertierte Skala definiert, d. h. höhere Werte bedeuten qualitativ schlechtere Ziele. Damit sollte der Koeffizient der Zielqualität negativ gepolt sein.

Hypothese 4.2.1.2 wird aufgrund der empirischen Überprüfung demnach abgelehnt. Die erwartungswidrigen Ergebnisse insbesondere des Jahres 2002 werden im letzten Abschnitt meiner Arbeit diskutiert (Kap. 7.2.1, S. 280).

6.2.2 *Zusammenhang der Ziele mit anderen Bereichen*

Klare Ziele sollten sich positiv auf andere Bereiche der Projektarbeit auswirken. So wurde in Hypothese 4.2.2 ein förderlicher Effekt auf die Motivation der beteiligten Lehrkräfte postuliert. Nach Hypothese 4.2.3 sind klare Ziele ein Prädiktor für Projekterfolg. In Hypothese 4.2.4 werden negative Konsequenzen durch Zieländerungen erwartet, da durch eine Änderung der Ziele während der Projektarbeit weniger

Ressourcen - insbesondere Zeit - zur Zielerreichung zur Verfügung stehen.

Qualität der Zielbeschreibung und Motivation beteiligter Lehrkräfte

Die Motivation der beteiligten Lehrkräfte wurde in der vorliegenden Arbeit durch Fragen nach der Freude an der Projektarbeit erfasst (vgl. S. 166). Es handelt sich dabei also um eine situationsbezogene Form der Motivation, bestimmt durch die aktuelle Tätigkeit innerhalb eines Schulentwicklungsprojekts.

Die Freude an der Projektarbeit wurde auf individueller Ebene erhoben; als Qualität der Zielbeschreibung wurde wiederum die gewichtete Zielqualität verwendet. Die Analyse mittels HLM ergab folgende Resultate:

Tabelle 43: Effekte der Zielqualität auf Freude an der Projektarbeit der beteiligten Lehrkräfte (robuste Schätzung der Standardfehler)

	Feste Effekte	Koeffizient	Standardfehler	Freiheitsgrade	T-Wert	p
2001	mittlere Freude (γ_{00})	2.05	0.12	72	17.39	<.001
	gewichtete Zielqualität (γ_{01})	-0.001	0.01	72	-0.07	>.94
2002	mittlere Freude (γ_{00})	1.82	0.10	84	17.761	<.001
	gewichtete Zielqualität (γ_{01})	0.02	0.01	84	2.014	<.05

Tabelle 44: Schätzung der Varianzkomponenten für den Einfluss der Zielqualität auf Freude an der Projektarbeit.

	Zufallseffekte	Standard-abweichung	Varianz-anteil	Freiheits-grade	Chi-Quadrat	p
2001	Schule (u_0)	0.28	0.08	72	196.77	<.001
	individuell (r)	0.52	0.27			
2002	Schule (u_0)	0.29	0.08	84	256.88	<.001
	individuell (r)	0.51	0.26			

Die situationsbezogene Motivation der Lehrkräfte unterscheidet sich statistisch bedeutsam zwischen den einzelnen Schulen. Der Faktor der gewichteten Zielqualität trägt allerdings nicht wie erwartet zur Erklärung der Schulunterschiede bei. Im Jahr 2001 kann kein Effekt ermittelt werden; im Jahr 2002 steigt die mittlere Freude an der Schule mit abnehmender Qualität der Zielformulierungen (positiver Koeffizient γ_{01}). Insgesamt scheint damit die Bewertung der Zielformulierung nach deren Verständlichkeit als inhaltlicher Einflussfaktor auf Transfer wenig geeignet. Konsequenzen dieser Befunde werden im Kapitel 7.2.1 diskutiert.

Qualität der Zielbeschreibung und Projekterfolg

In das Wellenmodell des Transfers flossen Erkenntnisse der Projektmanagementliteratur ein. Auf diesem Hintergrund wurde Hypothese 4.2.3 formuliert, die einen Einfluss klarer Ziele auf Projekterfolg postuliert. Da die vorliegende Untersuchung noch zur Laufzeit des Modellversuchsprogramms durchgeführt wurde, kann kein abschließendes Urteil über Projekterfolg oder -misserfolg getroffen werden. Stattdessen wurden die Steuergruppen an den Schulen gebeten, zusammen mit den Zielen im Jahr 2002 auf einer siebenstufigen Skala einzuschätzen, wie weit fortgeschritten sie bei der Erreichung dieses Ziels sind. Der niedrigste Wert (1) war dabei mit ‚nicht begonnen' gekennzeichnet, der höchste Wert (7) mit ‚Ziel erreicht'.

Klare Ziele sollen den Projekterfolg ermöglichen, d. h. es wird erwartet, dass im Jahr 2001 als klar und verständlich klassifizierte Ziele im Jahr 2002 größeren Fortschritt erfahren haben als Ziele, die als unklar eingestuft wurden. Ziele, die nicht weiter verfolgt wurden, konnten nicht in die Analyse mit einbezogen werden: Entweder wurden diese Ziele von den Schulen aufgegeben oder innerhalb der verstrichenen Zeit erreicht; die Gründe wurden allerdings nicht erhoben. Daher werden nur diejenigen Ziele berücksichtigt, die in beiden Jahren von den Schulen verfolgt wurden (siehe deskriptive Ergebnisse auf S. 185 f.).

Erwartungsgemäß zeigt sich ein Zusammenhang zwischen der Bewertung der Ziele des Jahres 2001[35] und dem Fortschritt im Projekt (Korrelation nach Spearman $r = -.25$, $p <.06$), der allerdings knapp das Kriterium der statistischen Signifikanz verfehlt. Vergleicht man die Gruppe derjenigen Ziele, die im Jahr 2001 mit ‚sehr verständlich' oder ‚eher verständlich' bewertet wurden mit einer Gruppe, die aus den Zielen mit den Bewertungen ‚eher unverständlich' und ‚sehr unverständlich' zusammengesetzt ist, dann ist die Gruppe mit den verständlichen Zielen tendenziell weiter fortgeschritten in der Bearbeitung ($t_{(60)} = -1.79$, $p < .08$).

Dieser Zusammenhang basiert allerdings nur auf 25% der insgesamt im Jahr 2001 genannten Ziele. Für die 83 Ziele (ca. 34%), die von den Schulen im Jahr 2002 nicht erneut genannt wurden, könnte man nun ebenfalls einen Zusammenhang mit der Zielqualität vermuten: Wenn diese Ziele aufgrund einer niedrigen Qualität verändert wurden, dann sollte die Bewertung der Zielqualität für die geänderten oder aufgegebenen Ziele niedriger sein als die der im Jahr 2002 fortgeführten Ziele. Tatsächlich werden die aufgegebenen Ziele deutlich schlechter bewertet als die im Jahr 2002 fortgeführten (Mann-Whitney-U: 1834.5, $p \leq .001$). Die Ziele wurden dabei von den Schulen *nicht* aufgrund der Bewertung durch die Evaluation aufgegeben oder geändert, da die erste Rückmeldung zur Bewertung der Ziele aus organisatorischen Gründen erst nach der Datenerhebung 2002 erfolgte.

[35] Hier wird nicht die auf Schulebene eingesetzte gewichtete Zielqualität verwendet, sondern die für die einzelnen Ziele getroffene Bewertung (vgl. Kap. 5.4.4, S. 181 ff. und S. 187 ff.). Skala der Zielbewertung: „1": sehr verständlich bis „4" „unverständlich".

Insgesamt wird damit Hypothese 4.2.3 gestützt. Die Arbeit an im Jahr 2001 qualitativ besser eingeschätzten Zielen zeigt im Jahr 2002 tendenziell einen größeren Fortschritt; gleichzeitig haben die aufgegebenen oder geänderten Ziele eine schlechtere Bewertung erfahren als die fortgeführten Ziele. Die Bewertung wurde den Schulen nicht bekannt gemacht und konnte damit kein Grund für die Aufgabe des Ziels sein.

Zieländerungen und Projekterfolg

Zieländerungen sind - wie im vorherigen Abschnitt beschrieben - im Rahmen von Schulentwicklungsprojekten keine Seltenheit. Insgesamt wurde in Übereinstimmung mit Erkenntnissen der Projektmanagementliteratur (vgl. Kap. 3.5.1) erwartet, dass sich Zieländerungen negativ auf den Fortschritt auswirken (Hypothese 4.2.4), da mögliche Konflikte über die Ziele sowie - im Vergleich zu konstant verfolgten Zielen - geringere Ressourcen den Fortschritt der Projektarbeit behindern.

Die Analyse wurde erneut auf der Grundlage der 54 Schulen, für die zu beiden Zeitpunkten Informationen zu den Zielen vorlagen, durchgeführt. Im Jahr 2002 berichteten diese Schulen 63 Ziele, die bereits 2001 vorhanden waren, 78 Ziele waren neu bzw. geändert, d. h. sie hatten keine inhaltliche Entsprechung im Vorjahr.

Diese geänderten Ziele erwiesen sich als deutlich weniger fortgeschritten als die bereits im Vorjahr angestrebten Ziele (geändert: $M = 3.92$ $SD = 1.36$; gleich: $M = 4.58$ $SD = 1.30$; $t_{(136)} = 2.886$, $p < .01$). Hypothese 4.2.4 kann damit weiter aufrecht erhalten werden.

Konsequenzen aus diesem Befund werden zum Abschluss meiner Arbeit in Kapitel 7.3 diskutiert.

6.2.3 *Realisierte Produkte und Transfer*

Die bisherigen Hypothesen zur Wirkung inhaltlicher Faktoren bedienten sich vor allem der Zielqualität als erklärenden Faktor für Transfer genauso wie für Projekterfolg. Aus der Forschung im Kontext der Diffusionstheorie (vgl. Kap. 3.5.2, S. 85 ff.) wurde die Bedeutung konkreter Produkte für den Transfer deutlich. Produkte, deren Einsatz durch andere beobachtet werden kann oder die selbst getestet werden können, verbreiten sich demnach schneller.

Auf dieser Grundlage erwarte ich auch einen sichtbaren Einfluss realisierter Produkte auf Transfer (Hypothese 4.2.5). Nachdem in meiner Arbeit nur der schulinterne Transfer erfasst wird, sind vor allem durch diejenigen Produkte Effekte zu erwarten, die für das Kollegium an der Schule direkt anwendbar sind (siehe Tabelle 34, S. 180). In Tabelle 45 ist das Ergebnis der Analyse für die einzelnen Produkte nach Erhebungszeitraum getrennt dargestellt. Die Auswertung der Daten erfolgte mittels HLM, da der Transfer bei einzelnen Lehrkräften, die Produkte dagegen auf Schulebene erfasst wurden.

Tabelle 45: Einfluss von konkreten Produkten auf Transfer[a]

	2001	2002
eine Sammlung von Unterrichtsmaterialien	X	-
Verfahren zur Selbstevaluation	-	-
ein Schulprogramm / die Fortschreibung unseres Schulprogramms	-	-
ein schulinternes Curriculum	-	-
eine verbindliche Verabredung pädagogischer Ziele für unsere Schule / ein "pädagogisches Profil".	-	X

a Mit X markierte Produkte zeigen in dem jeweiligen Jahr einen deutlichen Einfluss auf Transfer: $p < .001$

Insgesamt zeigt sich nur in zwei Fällen ein deutlicher Einfluss der Produkte auf Transfer entsprechend meiner Erwartung: Einerseits kann im Jahr 2001 ein Effekt auf Transfer durch Unterrichtsmaterialien, die für nicht beteiligte Lehrkräfte einen direkten Nutzen bringen könnten, festgestellt werden. Andererseits findet sich im Jahr 2002 ein Zusammenhang zwischen pädagogischen Zielen und Transfer. Andere Produkte werden zwar ebenfalls von den Schulen erstellt (vgl. Tabelle 34), wirken sich aber bei keiner Befragung auf den Transfer an der Schule aus.

Der Verlust der Bedeutung der Unterrichtsmaterialien im Jahr 2002 ist einerseits durch die Neuaufnahme von drei Projekten in das Modellversuchsprogramm erklärbar, da diese keinen expliziten Unterrichtsschwerpunkt aufwiesen (siehe auch Tabelle 17, S 159). Außerdem wurden nur in der Transferskala 2001 Auswirkungen auf Schülerinnen und Schüler als Indikator erfasst, bei denen eher ein Zusammenhang zu Unterrichtsmaterialien zu erwarten wäre als bei dem im Jahr 2002 neu in die Skala aufgenommenen Indikator ‚Weitergabe von Informationen an nicht beteiligte Lehrkräfte'.

Zusammengefasst erscheint aber die Unterstützung für Hypothese 4.2.5 zu schwach, als dass diese Hypothese aufrechterhalten werden könnte.

6.2.4 *Zusammenfassung zum Einfluss der Inhaltsfaktoren*

Die inhaltliche Relevanz der Innovation ist nach den theoretischen Überlegungen im Kapitel 1, die dann im Wellenmodell für Transfer in Schulentwicklungsprojekten auf S. 126 münden, ein wesentlicher Einflussfaktor des Transfers. In der vorliegenden Arbeit wurde versucht, Aussagen zur inhaltlichen Relevanz über die Analyse der Ziele und Produkte der Projektarbeit aus der Perspektive der Steuergruppe an der Schule abzubilden. Eine direkte Befragung nicht beteiligter Lehrkräfte aller Projektschulen zur wahrgenommenen inhaltliche Relevanz des Schulentwicklungsprojekts an ihrer Schule war im Rahmen dieser Arbeit nicht durchführbar.

Als Einflussfaktor wurde einerseits die Zielqualität in Form einer Bewertung der Verständlichkeit des Ziels herangezogen. Andererseits sollten sowohl Veränderungen in der inhaltlichen Ausrichtung einer Schule als auch realisierte Produkte den Transfer beeinflussen.

Der Einfluss verständlicher Ziele auf Transfer zeigte sich nicht. Auch die postulierten die Motivation und das Interesse fördernden Effekte durch die verständlichen Ziele konnten nicht nachgewiesen werden. Klare Ziele sind möglicherweise ein notwendiger, nach den vorliegenden Ergebnissen jedoch kein hinreichender Faktor zur Förderung von Transfer. Die transferförderliche Wirkung sichtbarer Produkte wurde überschätzt. Zwar zeigten sich einige erwartungskonforme Ansätze, insgesamt konnte aber die hohe Erwartung an die Effekte der Produkte der Projektarbeit nicht erfüllt werden. Ein sichtbares Produkt der Projektarbeit erleichtert möglicherweise - ähnlich wie eine klare Zielformulierung - die Entscheidung nicht beteiligter Personen darüber, ob sie dieses attraktiv finden und für sich selbst übernehmen. Nach den vorliegenden Ergebnissen reicht dies allerdings für einen Transfer noch nicht aus.

Deutlich sichtbar wird dagegen der erwartete Zusammenhang klarer Ziele mit der Außendarstellung der Schulen. Auch der Projektfortschritt lässt sich durch klare Ziele erwartungsgemäß vorhersagen. Insgesamt sind die strukturierenden Effekte der klaren Ziele damit erkennbar, sie machen aber eine Innovation noch nicht alleine durch die klare Struktur attraktiv.

Die strukturierende Wirkung der Ziele zeigt sich zusätzlich im erwarteten negativen Effekt der Zieländerungen auf den Projektfortschritt. Zieländerungen sind innerhalb von Schulentwicklungsprojekten häufig anzutreffen, sie kosten aber Projektressourcen und behindern den Fortschritt.

Eine zusammenfassende Diskussion dieser Befunde sowie der zugrunde liegenden Methoden habe ich ans Ende dieser Arbeit gestellt. Vorher werden in den folgenden Abschnitten die Ergebnisse der Überprüfung der weiteren Bereiche des Wellenmodells dargestellt.

6.3 Der Einfluss der Strukturfaktoren

Als Strukturfaktoren werden diejenigen Einflüsse betrachtet, die das konkrete Arbeitsumfeld eines Schulentwicklungsprojekts prägen. Während also im vorherigen Kapitel die Arbeits*inhalte* im Mittelpunkt standen, sind nun die Arbeits*prozesse* Gegenstand der Untersuchung.

Die Entscheidung zur Teilnahme an einem Schulentwicklungsprogramm kann innerhalb einer Schule nicht ohne die Unterstützung der Schulleitung getroffen werden. Ist die Arbeit an einem konkreten Projekt aufgenommen, sind Schulleiter bzw. Schulleiterin nicht notwendigerweise aktiv beteiligt. Im Hinblick auf einen erfolgreichen Transfer ins Kollegium wird allerdings erwartet, dass die Unterstützung und Mitarbeit der Schulleitung eine wesentliche Voraussetzung für Transfer darstellen (Hypothese 4.3.1). Die Ergebnisse zu dieser Hypothese bilden den Einstieg in das folgende Kapitel (Kap. 6.3.1). Anschließend wird der in Hypothese 4.3.2 postulierte Einfluss der schulübergreifenden Projektleitung untersucht (Kap. 6.3.2). Die Akzeptanz dieser Projektleitung durch die Lehrkräfte ist dabei ein zusätzlich fördernder Aspekt (Hypothese 4.3.3).

Nach dem Themenkomplex ‚Führung' behandeln die weiteren Hypothesen im Bereich der Strukturfaktoren die Kooperation der beteiligten Lehrkräfte und deren Auswirkungen (Kap. 6.3.3): Nach Hypothese 4.3.4 wird ein deutlicher Einfluss positiv erlebter Kooperation auf Transfer erwartet. Hypothese 4.3.5 spezifiziert die Art und Weise der transferförderlichen Kooperation: Produktorientierte Kooperation mit den daraus entstehenden sichtbaren Ergebnissen der Zusammenarbeit sollte demnach Transfer unterstützen. Danach wird die Brücke zu den Personenfaktoren geschlagen, indem der nach Hypothese 4.3.6 vorhergesagte Zusammenhang zwischen positiv erlebter Kooperation und Motivation der Lehrkräfte untersucht wird (Kap. 6.3.4). Zum Abschluss des Kapitels werden in Kapitel 6.3.5 auf der Basis der Untersuchungsdaten explorativ Strukturmerkmale einer transferförderlichen Schule zusammengestellt.

6.3.1 *Schulleitung in Schulentwicklungsprojekten*

Die Beteiligung der Schulleitung wird in der Schulentwicklungsliteratur häufig gefordert (vgl. Kap. 3.3, S. 37 ff.). Entsprechend der Überlegungen zur Führungsrolle aus der Projektmanagementforschung (Kap. 3.5.1, S. 75 ff.) sowie der Bedeutung eines Change Agents (Kap. 3.6.1, S. 123 ff.) wurde auch in der vorliegenden Arbeit der Schulleitung ein wesentlicher Einfluss auf den Transfer innerhalb der Schule zugemessen.

Die Aktivität der Schulleitung sollte nach zwei Aspekten getrennt in die Analyse einfließen: Einerseits die direkte Intervention und Beteiligung der Schulleitung, andererseits die Unterstützung und Bereitstellung von Ressourcen. Leider konnte diese Aufteilung nur für die Daten des Jahres 2002 empirisch nachvollzogen werden. Im Jahr 2001 wurde nur die Gesamtaktivität der Schulleitung im Rahmen des Modellversuchsprogramms erfasst (vgl. Kap. 5.4.3, S. 176 ff.).

Die Transferskalen liegen, wie bereits in den bisherigen Analysen, auf der Basis der Antworten der Lehrkräfte vor; die Aktivitäten des Schulleiters bzw. der Schulleiterin werden auf Schulebene als erklärende

Variable in die Untersuchung eingespeist. Unter Einsatz des HLM ergeben sich folgende Resultate:

Tabelle 46: Einfluss der Beteiligung der Schulleitung auf Transfer (Feste Faktoren)

	Feste Effekte	Koeffizient	Standardfehler	Freiheitsgrade	T-Wert	p
2001	mittlerer Transfer (γ_{00})	0.97	0.21	86	4.719	<.001
	Schulleitungsaktivität (γ_{01})	0.18	0.08	86	2.165	≤.03
2002	mittlerer Transfer (γ_{00})	1.05	0.11	118	9.592	<.001
	Aktive Beteiligung der Schulleitung (γ_{01})	0.14	0.05	118	2.816	<.01

Sowohl die generelle Schulleitungsaktivität, die im Jahr 2001 erhoben wurde, als auch die aktive Beteiligung der Schulleitung im Jahr 2002 können als bedeutsame Faktoren identifiziert werden. Die Anzahl der Freiheitsgrade ist bei diesen Analysen höher als bei den eingangs vorgestellten auf der Zielqualität aufsetzenden Berechnungen, da der Rücklauf der Schulleitungen höher war.

Tabelle 47: Einfluss der Beteiligung der Schulleitung auf Transfer (Varianzkomponenten)

	Zufallseffekte	Standardabweichung	Varianzanteil	Freiheitsgrade	Chi-Quadrat	p
2001	Schule (u_0)	0.31	0.10	86	287.39	<.001
	individuell (r)	0.53	0.28			
2002	Schule (u_0)	0.27	0.07	118	310.86	<.001
	individuell (r)	0.52	0.27			

Betrachtet man nur jeweils einen Faktor auf Schulebene als erklärende Variable für den schulinternen Transfer, dann leistet wie erwartet auch die Unterstützung durch die Schulleitung im Jahr 2002 einen relevanten

Beitrag ($t_{(118)}$ = 2.662, $p < .01$). Die beiden Skalen im Jahr 2002 sind allerdings nicht unabhängig voneinander (vgl. Tabelle 33, S. 177 f.).

Tabelle 48: Einfluss von aktiver Beteiligung und Unterstützung durch die Schulleitung auf Transfer im Jahr 2002

Feste Effekte	Koeffizient	Standard-fehler	Freiheits-grade	T-Wert	p
mittlerer Transfer (γ_{00})	0.88	0.16	117	5.353	<.001
Aktive Beteiligung(γ_{01})	0.10	0.05	117	1.959	≤.05
Unterstützung (γ_{02})	0.11	0.06	117	1.685	<.10
	Standard-abweichung	Varianz-anteil	Freiheits-grade	Chi-Quadrat	p
Schule (u_0)	0.26	0.07	117	295.94	<.001
individuell (r)	0.52	0.27			

Die auf Schulebene zusätzliche Varianzaufklärung der Unterstützung durch die Schulleitung ist sehr gering. Aufgrund der Rundungsungenauigkeit werden keine Unterschiede zwischen den beiden Modellen im Residuum auf Schulebene ausgewiesen. Da die Unterstützung auch als zusätzlicher Koeffizient keine statistische Bedeutsamkeit erlangt, stellt dieses Modell keine Verbesserung dar.

Nachdem die Mitarbeit der Schulleitung auch längerfristig Auswirkungen zeigen sollte, wurde auch der im Jahr 2002 gemessene Transfer in Abhängigkeit von der Schulleitungsaktivität des Vorjahres untersucht. Es zeigt sich ebenfalls ein statistisch bedeutsamer Einfluss der Schulleitung. Allerdings weist die Aktivität der Schulleitung auch zu beiden Erhebungszeiträumen einen vergleichsweise hohen Zusammenhang auf (Pearson-Korrelation: Schulleitung 2001 mit aktiver Beteiligung 2002: $r_{(73)} = .41$; mit Unterstützung durch die Schulleitung 2002: $r_{(73)} = .39$; für beide $p \leq .001$). Damit ist der nachhaltige Effekt der Schulleitung möglicherweise auch auf deren kontinuierliches Engagement zurückzuführen.

Zusammenfassend wird in beiden Jahren die Bedeutung der Schulleitung für Transfer in der Schulentwicklung deutlich. Damit wird Hypothese 4.3.1 beibehalten. Sowohl direkte Beteiligung als auch Unterstützung sind für sich betrachtet relevante Faktoren. Der Zusammenhang der beiden Faktoren ist allerdings so groß, dass sie gemeinsam keinen zusätzlichen Effekt aufweisen. Schulleitungsaktivität ist relativ zeitstabil und kann somit auch mittelfristig als Prädiktor für Transfer genutzt werden.

6.3.2 *Der Einfluss der schulübergreifenden Projektleitung*

Eine Besonderheit von Modellversuchsprogrammen zur Schulentwicklung liegt in der Struktur dieser Programme. Unter einem gemeinsamen Dach sind mehrere Projekte - in der Regel eines pro teilnehmendes Bundesland - vereinigt. Jedes der Länderprojekte besitzt eine eigene Zielstellung und akquiriert Schulen, die im Rahmen dieser Ziele schulspezifische Projekte durchführen. Koordiniert werden die Länderprojekte von Projektleitungen, die einerseits im Austausch mit den anderen Länderprojekten bzw. der Leitung des Modellversuchsprogramms stehen, andererseits auch die einzelnen Schulen in ihrer Entwicklungsarbeit betreuen. Diese sollten einerseits steuernd auf die Schulen einwirken, andererseits aber auch in der Rolle eines Change Agents vor allem über Anregungen und Unterstützung für die Verbreitung des Modellversuchs sorgen.

Steuernder Einfluss der Projektleitung

In Hypothese 4.3.2 wird aufgrund ihrer koordinierenden Funktion ein steuernder Einfluss der Projektleitung auf den Transfer an der Schule erwartet.

Fünf unterschiedliche Handlungsfelder der Projektleitung wurden aufgrund theoretischer Überlegungen bei den teilnehmenden Lehrkräften erfragt und in Skalen zusammengefasst (siehe S. 169 ff.). Die einzelnen Skalen sind dabei zum Teil hoch korreliert (vgl. Tabelle 30, S. 174). Für die Beantwortung dieser Hypothese wird nur die Steuerung durch die Projektleitung betrachtet.

Da sowohl Transfer als auch der Einfluss der Projektleitungen auf individueller Ebene erfasst wurde, wird zuerst eine univariate Varianzanalyse zur Analyse des Effekts von Steuerung der Projektleitung auf Transfer eingesetzt. Die Steuerung durch die Projektleitung ist dabei entsprechend der am Ende von Kap. 5.4.3 auf S. 178 dargestellten Vorgehensweise in die drei Stufen niedrig, mittel und hoch eingeteilt.

Sowohl 2001 als auch 2002 konnte ein deutlicher Effekt der Steuerung durch die Projektleitung festgestellt werden (2001: $F_{(2,395)} = 28.842$, $p < .001$, $\eta^2 = .13$; 2002: $F_{(2,368)} = 10.562$, $p < .001$, $\eta^2 = .05$). Der Unterschied zwischen zwei Stufen (siehe Abbildung 23) ist dabei in beinahe allen Fällen statistisch bedeutsam (Scheffé-Test, $p < .05$). Einzig zwischen der mittleren und der hohen Steuerung im Jahr 2002 kann kein signifikanter Unterschied im Hinblick auf den Transfer ermittelt werden.

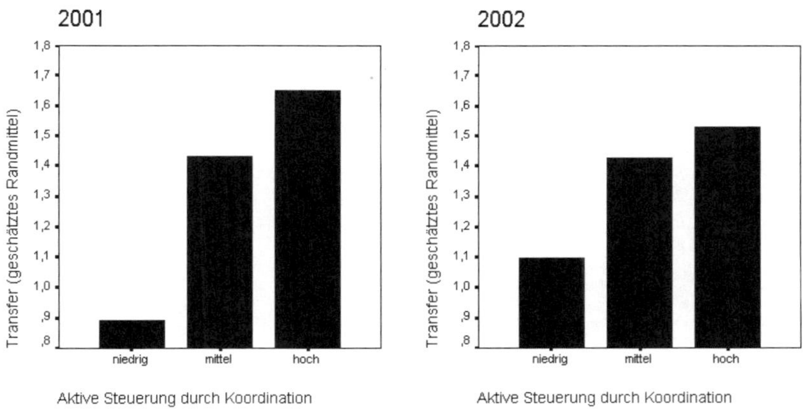

Abbildung 23: Einfluss der Steuerung durch schulübergreifende Koordination bzw. Projektleitung auf Transfer an der Schule (Geschätztes Randmittel)

Im vorherigen Kapitel wurde ein deutlicher Einfluss der Steuerung der Schulleitung auf den Transfer festgestellt. Ob die Schulleitung steuernd eingreift, wurde dabei aus Selbstaussagen der Schulleitungen abgeleitet. Hier wird nun ein Steuerungseinfluss der Projektleitung - erhoben aus der Wahrnehmung der Lehrkräfte - deutlich. Beide sollten gleichzeitig wirksam sein. Um die Wirkung dieser beiden Kenngrößen auf Transfer an der Schule zu untersuchen, wird erneut auf das HLM zurückgegriffen. Zusätzlich zu den bisherigen einfachen Modellen, die nur einen erklärenden Faktor auf Schulebene berücksichtigten, gehen nun der wahrgenommene Einfluss der Projektleitung – erhoben auf individueller Ebene – und die Aktivität der Schulleitung (auf Schulebene) in das Modell ein. Formal hat das zu untersuchende Modell folgende Gestalt:

$$Transfer_{ij} = \beta_{0j} + \beta_{1j}(\text{Steuerung Projektleitung}) + r_{ij}$$
$$\beta_{0j} = \gamma_{00} + \gamma_{01}(\text{Steuerung Schulleitung})_j + u_{0j}$$
$$\beta_{1j} = \gamma_{10} + u_{1j}$$

Ein Einfluss der Steuerung der Schulleitung auf die Steuerung der Projektleitung wird nicht erwartet, d. h. der Koeffizient β_{1j} wird nur durch einen konstanten Faktor γ_{10} und ein schulspezifisches Residuum u_{1j} erklärt.

Tabelle 49: Einfluss der Steuerung durch Projektleitung und Schulleitung auf Transfer innerhalb der Schule (Feste Effekte)

	Feste Effekte	Koeffizient	Standardfehler	Freiheitsgrade	T-Wert	p
	für β_0 (Achsenabschnitt)					
	mittlerer Transfer (γ_{00})	0.22	0.23	81	0.930	>.35
2001	Schulleitungsaktivität (γ_{01})	0.25	0.08	81	3.154	<.01
	für die Steigung β_1					
	Steuerung Projektleitung (γ_{10})	0.31	0.05	82	6.740	<.001
	für β_0 (Achsenabschnitt)					
	mittlerer Transfer (γ_{00})	0.72	0.14	96	5.203	<.001
2002	Aktive Beteiligung Schulleitung (γ_{01})	0.15	0.06	96	2.779	<.01
	für die Steigung β_1					
	Steuerung Projektleitung (γ_{10})	0.18	0.04	97	4.809	<.001

Sowohl die Schulleitungsaktivität als auch die Steuerung durch die Projektleitung sind bedeutsame, gleichzeitig wirkende Faktoren für Transfer an der Schule.

In beiden Jahren blieb ein erheblicher Anteil der Varianz des Transfers auf individueller Ebene unerklärt (Tabelle 50). Die Varianz auf Schulebene ist im Jahr 2001 auch nach Berücksichtigung der Schulleitungseffekte noch zu einem großen Teil offen, während im Jahr 2002 keine statistisch bedeutsame Schwankung des Transfers nach der Kontrolle der Steuerung durch Schulleitung und Projektleitung mehr existiert. Möglicherweise zeigen sich hier Auswirkungen der leicht unterschiedlichen Skalenzusammensetzung der beiden Messzeitpunkte.

Die Steuerung der Projektleitung, die als Steigung der Regressionsgeraden abgebildet wird, variiert zwischen den Schulen zu keinem Erhebungszeitpunkt in einem signifikanten Umfang. Allerdings lässt sich 2001 beinahe ein tendenzieller Zusammenhang erkennen. Insgesamt besteht aber nach diesen Ergebnissen keine Notwendigkeit, den Einfluss der Projektleitung auch schulspezifisch zu erklären. Die Ergebnisse sind nachfolgend für beide Jahre auch als Grafik dargestellt (Abbildung 24).

Tabelle 50: Einfluss der Steuerung durch Projektleitung und Schulleitung auf Transfer innerhalb der Schule: Restvarianz nach Einsatz der erklärenden Faktoren

	Zufallseffekte[b]	SD	Varianz-anteil	Freiheits-grade[a]	Chi-Quadrat[a]	p[a]
2001	Schule (u_0)	0.46	0.21	67	105.91	<.01
	Steuerung Projektleitung je Schule (u_1)	0.19	0.04	68	84.02	<.10
	individuell (r)	0.47	0.22			
2002	Schule (u_0)	0.38	0.14	76	85.42	>.21
	Steuerung Projektleitung je Schule (u_1)	0.13	0.02	77	76.97	>.50
	individuell (r)	0.48	0.23			

[a] Der Chi-Quadrat Test beruht auf einer geringeren Anzahl Schulen, da nicht ausreichend Daten auf individueller Ebene für alle Schulen vorlagen. Die Varianzanteile basieren auf der vollen Anzahl der Schulen (siehe Freiheitsgrade in Tabelle 49).

[b] Die Effekte der Schulleitung klären einen Teil der Schulvarianz auf. Die Zeile u_0 beinhaltet die Restvarianz auf Schulebene. u_1 beschreibt die Restvarianz der Steigung, d. h. es wird die Frage geklärt, in wie weit sich der Einfluss der Steuerung durch die Projektleitung signifikant zwischen Schulen unterscheidet.

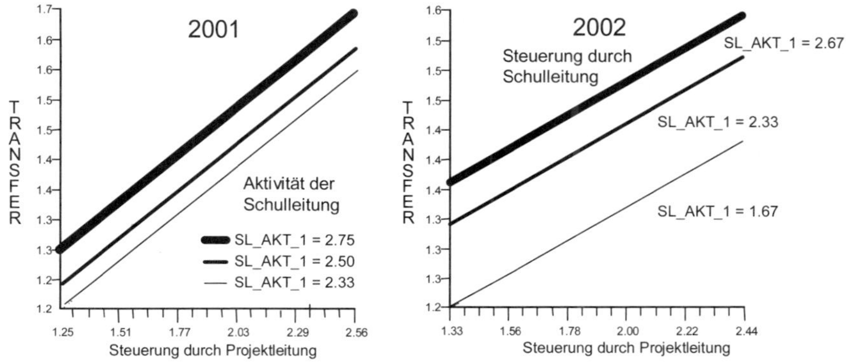

Abbildung 24: Einfluss von Steuerung durch Projektleitung und Schulleitungsaktivität auf Transfer (25.-75.Perzentil der jeweiligen Skala)

Zusammenfassend wird also Hypothese 4.3.2 aufrecht erhalten. Die Steuerung durch externe Projektleitungen trägt - ebenso wie die aktive Beteiligung durch die Schulleitung - zum Transfer innerhalb der Schulen bei.

Schulübergreifende Projektleitung als Change Agent

Wichtiger als eine direkte Steuerung sollte nach Hypothese 4.3.3 die eher indirekte Wirkung der Projektleitung als Change Agent, d. h. als Initiator für Veränderungen an der Schule über Anregung und Unterstützung der Lehrkräfte sein.

Aktivitäten innerhalb dieser Rolle sind in der Skala zur Anregung durch die Koordination zusammengefasst (vgl. Tabelle 27, S. 172).

Zur Beantwortung dieser Hypothese wurde mit einer zweifaktoriellen Varianzanalyse überprüft, wie sich die im vorherigen Abschnitt behandelte direkte Steuerung durch die Koordination bzw. Projektleitung im Vergleich zur Anregung und Unterstützung auf Transfer innerhalb der Schule auswirkt. Die beiden Skalen zur Steuerung und zur Anregung durch die Projektleitung wurden in der dreistufigen Variante als feste Faktoren eingesetzt. Der Einfluss der Steuerung ist im Gegensatz zur Anregung durch die Projektleitung nicht mehr statistisch bedeutsam. Ein erheblicher Anteil der Varianz in der Variable Transfer wird in beiden Jahren durch die Anregung der Projektleitung erklärt (2001: $F_{(2,383)} = 12.151$, $p < .001$, $\eta^2 = .06$; 2002: $F_{(2,349)} = 6.978$, $p \leq .001$, $\eta^2 = .04$). Die Interaktion beider Variablen ist in keinem Jahr signifikant. Die nachstehende Grafik (Abbildung 25) veranschaulicht die Auswirkung der beiden untersuchten Aspekte auf Transfer:

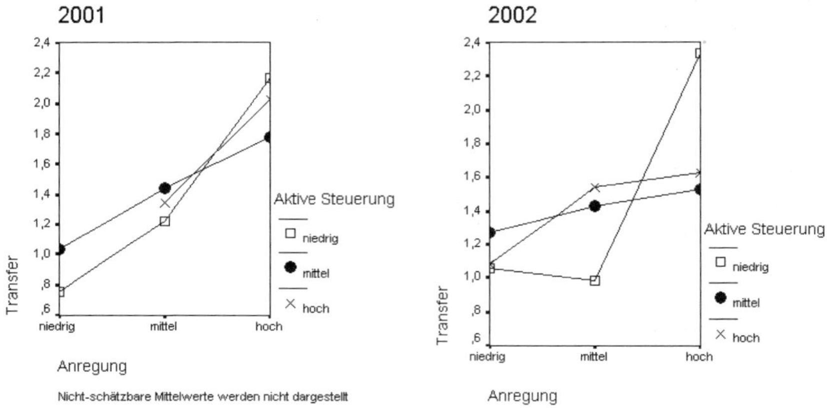

Abbildung 25: Einfluss von Steuerung sowie Anregung durch Projektleitung auf Transfer (geschätzte Randmittel)

Eine niedrige aktive Steuerung ergibt in Kombination mit einem hohen Anregungsgrad in beiden Jahren den höchsten Wert für Transfer. Gleichzeitig werden bei nur geringer Anregung auch die niedrigsten Transferwerte erreicht - mit Ausnahme des Werts für niedrige aktive Steuerung und mittlere Anregung.

Insgesamt sind also für sich betrachtet sowohl Steuerung als auch Anregung durch die Projektleitung wichtige Einflussgrößen für den innerschulischen Transfer. Im direkten Vergleich kommt der Anregung durch die Projektleitung bzw. Koordination jedoch höhere Bedeutung zu. Hypothese 4.3.3 wird somit gestützt. Bei Schulen, in denen die externe Projektleitung in hohem Umfang zu Kooperation, zu Hospitationen, zur Reflektion der eigenen Arbeit anregt, ist auch ein deutlicher Zuwachs an wahrgenommenem internen Transfer zu verzeichnen.

6.3.3 *Effekte der Zusammenarbeit*

Auf die Bedeutung von Kooperation für die Qualitätsentwicklung in Schulen wird an vielen Stellen hingewiesen (siehe Zusammenfassung in Kap. 3.6.1, S. 121 f.). Aus diesem Grund nimmt die Zusammenarbeit der Lehrkräfte auch im Wellenmodell für Transfer in Schulentwicklungsprojekten einen wichtigen Platz als struktureller Einflussfaktor ein. Mit zwei unterschiedlichen Ansätzen soll die Bedeutung der Zusammenarbeit in dieser Arbeit empirisch überprüft werden: Erstens sollte sich laut Hypothese 4.3.4 ein Zusammenhang zwischen positiv erlebter Kooperation und Transfer nachweisen lassen. Zweitens wird die Art und Weise transferförderlicher Kooperation in Hypothese 4.3.5 näher spezifiziert; vor allem inhaltlich an Produkten ausgerichtete und materialbezogene Kooperation sollte demnach wirksam sein, wohingegen die Durchführung von Arbeitstreffen alleine keine deutliche Wirkung zeigen sollte.

Positive erlebte Zusammenarbeit und Transfer

Die Beurteilung der Zusammenarbeit durch die Lehrkräfte erfolgte in zwei Aspekten: Zum einen durch die Skala der fördernder Faktoren der Zusammenarbeit, zum anderen durch eine Skala, die das Fehlen negativer, hinderlicher Faktoren erfasst (vgl. Tabelle 25, S. 171). Beide Skalen wurden zur Analyse gleich orientiert, d. h. ein hoher Wert repräsentiert jeweils eine positive Beurteilung der Kooperation.

Beide Aspekte wurden anschließend - jeweils in dreistufiger Ausprägung - als Faktoren in einer zweifaktoriellen Varianzanalyse mit Transfer als abhängiger Variable eingesetzt.

Erwartungsgemäß zeigte sich in beiden Jahren ein deutlicher Effekt der positiv erlebten Zusammenarbeit. Der Effekt ist dabei vor allem auf die Anwesenheit förderlicher Faktoren zurückzuführen (2001: $F_{(2,524)} = 25.569$, $p < .001$, $\eta^2 = .09$; 2002: $F_{(2,733)} = 27.71$, $p < .001$, $\eta^2 = .07$). Das Fehlen hinderlicher Faktoren klärt nur im Jahr 2001 in der Interaktion mit den förderlichen Faktoren einen geringen Anteil zusätzlicher Varianz auf ($F_{(4,524)} = 2.391$, $p \leq .05$, $\eta^2 = .02$). Die folgende Abbildung 26 zeigt die Auswirkungen beider Aspekte der Kooperation in je drei

Kategorien auf Transfer. Die Darstellung ist dabei ähnlich der im vorherigen Abschnitt gewählten:

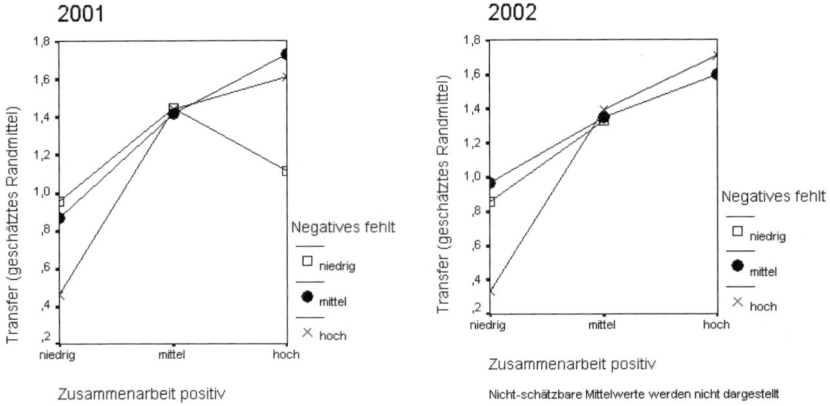

Abbildung 26: Auswirkungen erlebter positiver bzw. nicht erlebter negativer Effekte von Kooperation auf Transfer

Eine niedrige Bewertung der positiven Elemente von Kooperation resultiert in beiden Jahren in relativ niedrigen Transferwerten. Überraschend scheint dabei allerdings, dass gerade bei einer hohen Einschätzung der Skala ‚Negatives fehlt', d. h. also, wenn die Gruppenarbeit ohne große Hindernisse erlebt wird, in beiden Jahren niedrige positive Einschätzungen für Kooperation zu sehr geringen Transferwerten führen. Der Wert für Transfer bei der Kombination ‚Negatives fehlt' = niedrig und ‚positive Zusammenarbeit' = mittel erscheint dagegen relativ hoch.

Entsprechend dem statistisch bedeutsamen Haupteffekt variiert der Transfer deutlich mit dem Ausmaß der positiven Bewertung von Kooperation. Im Jahr 2002 konnte – anders als im Jahr 2001 – für die Kombination aus hoher Bewertung der positiven Aspekte bei gleichzeitiger niedriger Bewertung des Fehlens negativer Aspekte kein Wert geschätzt werden.

Bei der Beschreibung der Stichprobe (Tabelle 9, S. 150) fiel auf, dass vor allem Lehrerinnen an den beiden Befragungen teilgenommen hatten. Dies entspricht wohl auch der tatsächlichen Mitarbeit an Schulentwicklungsaktivitäten im Rahmen des Modellversuchsprogramms QuiSS und steht in einem Kontrast zu den Ergebnissen aus dem Modellversuchsprogramm SINUS. Dort sind - wohl nicht zuletzt aufgrund der Konzentration auf den mathematisch-naturwissenschaftlichen Bereich - vor allem Lehrer vertreten (Ostermeier, 2003).

Der Unterschied in den Populationen der beiden Modellversuchsprogramme gab die Anregung, an dieser Stelle zu überprüfen, in wie weit die oben als wesentlicher Erfolgsfaktor eingestufte Beurteilung der Zusammenarbeit geschlechtsspezifische Unterschiede aufweist. Zu diesem Zweck wurde ein Mittelwertsvergleich unter Verwendung einer einfaktoriellen Varianzanalyse für die Bewertung der Zusammenarbeit zu beiden Erhebungszeiträumen durchgeführt. Die Ergebnisse sind in nachfolgender Tabelle zusammengefasst:

Tabelle 51: Geschlechterunterschiede bei der Bewertung der Zusammenarbeit

	Aspekt der Zusammenarbeit		N	M	SD	F	p	η^2
2001	positiv	Lehrerinnen	413	2.17	.53	13.79	<.001	.02
		Lehrer	142	1.97	.65			
	nicht negativ	Lehrerinnen	399	2.39	.46	2.026	n.s.	
		Lehrer	140	2.32	.56			
2002	positiv	Lehrerinnen	556	2.09	.52	5.977	<.02	.008
		Lehrer	193	1.98	.59			
	nicht negativ	Lehrerinnen	549	2.27	.52	6.59	≤.01	.009
		Lehrer	191	2.16	.54			

Männer und Frauen unterscheiden sich insgesamt deutlich im Hinblick auf ihre Bewertung der Zusammenarbeit. Unter Berücksichtigung der relativ großen Stichprobe fallen die Effekte jedoch sehr klein aus.

Dieser Unterschied in der Bewertung der Zusammenarbeit wirkt sich jedoch nicht auf die Bedeutung der Zusammenarbeit für Transfer aus. Hier ergeben sich für Männer wie Frauen ähnliche Resultate.

Hypothese 4.3.4 wird durch diese Ergebnisse gestützt und kann damit weiter aufrechterhalten werden. Positiv erlebte Zusammenarbeit stellt einen wesentlichen Einflussfaktor für Transfer innerhalb der Schule dar. Im Diskussionsteil dieser Arbeit (Kap. 7.2.2, S. 281) gehe ich auf mögliche Konsequenzen dieser Befunde - insbesondere unter Berücksichtigung der unterschiedlichen Bedeutung der Zusammenarbeit für Männer und Frauen – näher ein.

Inhaltlich orientierte Zusammenarbeit und Transfer

Neben der Bewertung der Kooperation wurden auch inhaltliche Aspekte der Zusammenarbeit erfasst (vgl. Tabelle 24, S. 170). Dabei wurde bereits festgestellt, dass insgesamt die inhaltliche Kooperation im Verlauf des Projekts zugenommen hat. In den meisten Fällen hat sich eine feste monatliche Struktur der Arbeitstreffen herausgebildet. Hypothese 4.3.5 kombiniert die dem strukturellen Bereich zugerechnete Kooperation mit Überlegungen zur inhaltlichen Relevanz des Kooperationsgegenstandes. Daher erwarte ich eine deutliche Auswirkung inhaltlicher, produktorientierter Kooperation im Gegensatz zu einer rein auf Arbeitstreffen, ohne weitere inhaltliche Detaillierung beschränkten Form der Zusammenarbeit.

Für sich betrachtet besitzen auch Arbeitstreffen eine erklärende Wirkung für Transfer (2001: $F_{(4,500)} = 4.622$, $p \leq .001$, $\eta^2 = .04$; 2002: $F_{(4,722)} = 14.959$, $p < .001$, $\eta^2 = .08$). Gleiches gilt für die produktorientierte Kooperation in unterschiedlicher Ausprägung, so z. B. Materialaustausch an der Schule (2001: $F_{(4,505)} = 7.189$, $p < .001$, $\eta^2 = .05$; 2002: $F_{(4,711)} = 13.891$, $p < .001$, $\eta^2 = .07$) oder Rückmeldung geben (2001: $F_{(4,491)} = 7.91$, $p < .001$, $\eta^2 = .06$; 2002: $F_{(4,704)} = 14.902$, $p < .001$, $\eta^2 = .08$). Die einzelnen Formen der Kooperation sind nicht voneinander unabhängig. Die Zusammenhänge sind im Gegenteil relativ hoch und reichen von $r = .26$ (Arbeitstreffen x Materialaustausch 2001) bis $r = .59$ (Arbeitstreffen x Rückmeldung geben 2002). Alle Korrelationen wurden nach Spearman gerechnet; es gilt $p < .01$.

Nimmt man Rückmeldung als den Faktor, der die vergleichsweise höchsten Effekte zeigte, zusammen mit den Arbeitstreffen in eine zweifaktorielle Varianzanalyse, dann wird in beiden Jahren ein Haupteffekt für „Rückmeldung geben zu Materialien" sichtbar (2001: $F_{(4,454)} = 3.448$, $p < .01$, $\eta^2 = .03$; 2002: $F_{(4,684)} = 5.968$, $p < .001$, $\eta^2 = .03$). Zusätzlich ergibt sich für 2001 ein Interaktionseffekt mit „Arbeitstreffen" ($F_{(14,454)} = 1.71$, $p \leq .05$, $\eta^2 = .05$). Arbeitstreffen alleine trägt im Vergleich zur produktorientierten Rückmeldung nicht mehr in einem statistisch bedeutsamen Umfang zur Varianzaufklärung für den Transfer bei. Allerdings ist für die Analyse im Jahr 2001 die Annahme der Varianzhomogenität verletzt ($F_{(22,454)} = 1.879$, $p \leq .01$). Der Grund dafür ist, dass ‚Rückmeldung geben' als Aktivität zu Beginn des Modellversuchsprogramms noch sehr wenig verbreitet war. Arbeitstreffen wurden dagegen bereits regelmäßig durchgeführt. Die bereits eingangs des Kapitels genannte Tabelle 24 macht auf die deutliche Veränderung im Bereich der inhaltlichen Kooperation zwischen den beiden Erhebungszeiträumen aufmerksam. Die Ergebnisse für 2001 sind trotz der großen Stichprobe daher nur vorsichtig zu interpretieren.

Im Hinblick auf die eingangs formulierte Hypothese ergibt sich nach dieser Analyse ein differenziertes Bild. Zwar sind Arbeitstreffen alleine wider Erwarten als Einflussfaktor für Transfer wirksam; bei einem gleichzeitigen Einsatz eines inhaltlichen Faktors wie ‚Rückmeldung geben' wird aber nur noch durch diesen in statistisch signifikantem Umfang Varianz aufgeklärt[36]. Hypothese 4.3.5 kann damit weiter aufrechterhalten werden. Unter Berücksichtigung der Effektstärken sind die Einflüsse der unterschiedlichen Kooperationsformen jedoch eher gering.

Abschließend zeigt Abbildung 27 die geschätzten Randmittelwerte für Transfer in Abhängigkeit von der Häufigkeit der Arbeitstreffen und dem Geben von Rückmeldung zu Materialien. Im Jahr 2001 ist dabei insbesondere die Kurve für ‚niemals Rückmeldung geben' relevant (53% der Stichprobe).

---

[36] Eine ähnliche Aussage kann auch für den Faktor Materialaustausch getroffen werden. Auf die Detaildarstellung wird hier verzichtet.

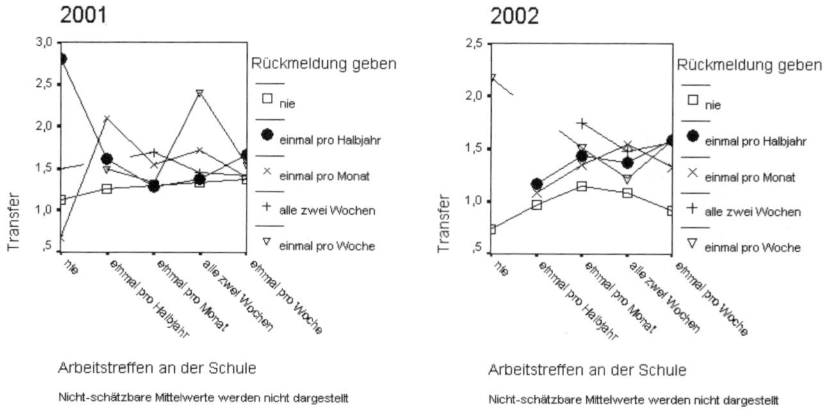

Abbildung 27: Arbeitstreffen und Rückmeldung geben zu Arbeitsmaterialien als Einflussgrößen für Transfer

Die Auswirkung der Rückmeldungen auf Transfer wird in der grafischen Darstellung nur mit Erläuterungen deutlich. Im Jahr 2001 ist die Grafik dabei aufgrund der fehlenden Varianzhomogenität in den Randbereichen nicht interpretierbar. So beruht beispielsweise der Transferwert für alle Kombinationen aus ‚Arbeitstreffen = nie' und ‚Rückmeldung geben häufiger als nie' auf höchstens zwei Fällen. Ähnliche Probleme ergeben sich für die Gruppe derjenigen, die einmal pro Woche Arbeitstreffen durchführte. Im Jahr 2002 ist die Zellenbesetzung der Varianzanalyse deutlich ausgewogener. Der hohe Wert für die Kombination ‚Arbeitstreffen = nie' und ‚Rückmeldung geben = einmal pro Woche' ist durch einen einzelnen Fall begründet und scheint inhaltlich wenig plausibel. Der niedrigste Wert des Faktors Rückmeldung sichert in beinahe allen Fällen auch einen geringen Transfer. Nur für ‚Rückmeldung geben = einmal pro Halbjahr' lässt sich ein eindeutiger Trend der Häufigkeit von Arbeitstreffen auf Transfer feststellen.

6.3.4 *Zusammenhang zwischen Kooperation und Motivation*

Im Sinne der motivationsunterstützenden Wirkung der sozialen Einbindung (vgl. Kap. 3.5.3, S. 113 ff.) wird ein positiver Zusammenhang zwischen der Zusammenarbeit im Projekt und der Motivation der beteiligten Lehrkräfte erwartet (Hypothese 4.3.6).

Ein erstes Indiz für diesen Zusammenhang liefert eine Frage aus dem Bereich Freude an der Projektarbeit: Die Aussage ‚Die Mitarbeit am Projekt macht Freude, weil sich die Zusammenarbeit mit den Kolleginnen und Kollegen lohnt' erfährt eine breite Zustimmung. (Skala ‚trifft nicht zu' = 0 bis ‚trifft zu' = 3: 2001: M = 2.35, SD = .71; 2002: M = 2.30, SD = .71). Im Jahr 2001 wurde diese Freude über die Zusammenarbeit von den Lehrerinnen noch deutlich stärker empfunden (Frauen: M = 2.42, SD = .64; Männer: M = 2.18, SD = .82; $t_{(212,199)} = 3.221$, $p \leq .001$; Varianzhomogenität nicht gegeben). Im Jahr 2002 können hier keine Unterschiede mehr festgestellt werden (Frauen: M = 2.31, SD = .70; Männer: M = 2.26, SD = .75; $t_{(749)} = 0.86$, n.s.). Die Freude über die Zusammenarbeit wird in dieser Aussage unabhängig vom Geschlecht in hohem Umfang zum Ausdruck gebracht.

Nimmt man als Kennwert der Motivation die Skala zur Freude an der Projektarbeit, die als eine situationsbezogene Form der Motivation, bestimmt durch die aktuelle Tätigkeit innerhalb eines Schulentwicklungsprojekts eingeführt wurde, dann lässt sich der Einfluss der Bewertung der Zusammenarbeit auch varianzanalytisch überprüfen.

Aufgrund der Hinweise auf geschlechtsspezifische Unterschiede werden dabei sowohl die beiden Indikatoren für die Bewertung der Zusammenarbeit als auch das Geschlecht als erklärende Faktoren eingesetzt. Es zeigt sich in beiden Jahren ein signifikanter Haupteffekt der positiven Beurteilung von Kooperation. Während im Jahr 2002 keine weiteren Effekte zu verzeichnen sind, sind 2001 noch mehrere Interaktionseffekte vorhanden. Nachfolgende Tabelle zeigt die statistisch bedeutsamen Faktoren im Überblick:

Tabelle 52: Einfluss der Zusammenarbeit auf Freude an der Projektarbeit unter Berücksichtigung geschlechtsspezifischer Effekte

	Quelle	Freiheits-grade	F	Signifikanz	Partielles η^2
2001	Positiv erlebte Zusammenarbeit	2	21.704	<.001	.08
	Positiv erlebte Zusammenarbeit x Fehlen negativer Zusammenarbeit	4	3.368	≤.01	.03
	Positiv erlebte Zusammenarbeit x Geschlecht	2	3.083	<.05	.01
	Positiv erlebte Zusammenarbeit x Fehlen negativer Zusammenarbeit x Geschlecht	4	4.566	≤.001	.04
	Fehler	511			
2002	Positiv erlebte Zusammenarbeit	2	19.616	<.001	.05
	Fehler	718			

Der in Hypothese 4.3.6 erwartete Einfluss der Kooperation auf die Motivation der Lehrkräfte wird durch die empirischen Ergebnisse gestützt. Gleichzeitig können noch einige weitere Aussagen zur Differenzierung des Ergebnisses getroffen werden:

Die männlichen Lehrkräfte gaben bei der eingangs erwähnten einzelnen Frage nach ihrer Freude aufgrund von Zusammenarbeit im Jahr 2001 eine deutlich geringere Einschätzung ab als weibliche Lehrkräfte. Schlüsselt man allerdings die Freude an der Projektarbeit insgesamt nach Geschlecht und Bewertung der Zusammenarbeit auf, dann ergibt sich ein differenzierteres Bild (siehe Abbildung 28).

Bei den Lehrerinnen ist ein Zuwachs der Freude mit der positiven Bewertung der Kooperation gekoppelt. Das Fehlen negativer Bewertung der Kooperation zeigt dagegen kaum Auswirkungen. Bei Lehrern dagegen wirkt sich ein höherer Wert bei positiven Aspekten der Kooperation bei einem gleichzeitig niedrigen oder hohen Wert für das Fehlen negativer Zusammenarbeit in einer deutlichen Zunahme der Freude aus. Etwas umgangssprachlicher ausgedrückt: Bei wahrgenommenen Problemen in der Zusammenarbeit genauso wie bei reibungslosem Ablauf der Gruppenarbeit hängt die Motivation der männlichen Lehrkräfte zur Mitarbeit am Projekt mit der positiven Einschätzung der Kooperation zusammen. Gibt es weder ausgeprägte Probleme noch völlig problemfreie Gruppenarbeit (in diese Kategorie fallen immerhin 66% der Lehrer), dann ist die Motivation zur Mitarbeit am Projekt von der Bewertung der Zusammenarbeit unabhängig.

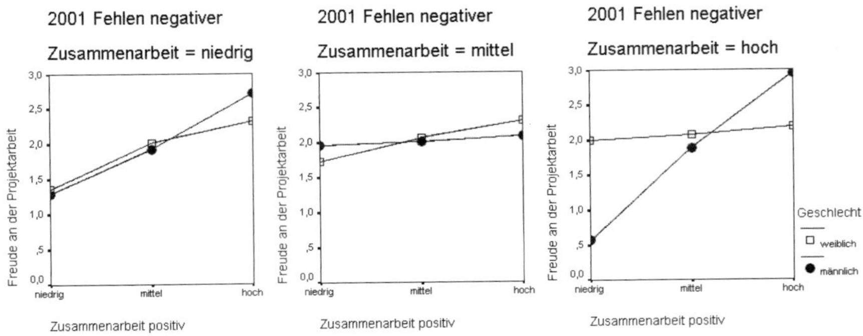

Abbildung 28: Auswirkung von Zusammenarbeit auf Freude an der Projektarbeit unter Berücksichtigung geschlechtsspezifischer Effekte im Jahr 2001

Diese Zusammenhänge können nur im Jahr 2001 - also noch relativ am Anfang der Projektarbeit - festgestellt werden. Etwa zur Halbzeit des Modellversuchsprogramms im Jahr 2002 haben sich die Sichtweisen der Männer und Frauen im Hinblick auf den Zusammenhang von positiven Aspekten der Kooperation und Freude an der Projektarbeit angenähert. Eine Diskussion dieser Befunde führe ich im Kapitel 7.2.2 ab S. 281 durch.

6.3.5 *Strukturmerkmale einer transferförderlichen Schule – eine explorative Analyse*

Nachdem die aus dem Wellenmodell des Transfers in Schulentwicklungsprojekten abgeleiteten Hypothesen zu den strukturellen Einflussfaktoren für Transfer in den vorherigen Kapiteln thematisiert wurden, möchte ich im folgenden Abschnitt kurz und explorativ auf der Basis der

Strukturdaten der Schulen Zusammenhänge zum Transfer beschreiben. Dieses Kapitel ist damit als Illustration des Umfelds dieses Schulentwicklungsprogramms sowie als Anregung für weitere gezielte Forschung im Bereich der Wirkung von Modellversuchsprogrammen gedacht.

Eine allgemeine Beschreibung der am Modellversuchsprogramm QuiSS teilnehmenden Schulen wurde bereits im Kapitel 5.3.1 ab S. 147 gegeben. Diese Informationen stammen aus dem von den Schulleitungen ausgefüllten Schulsteckbrief. Um die Suche nach möglichen Zusammenhängen einzugrenzen, wurden nur die bereits in dieser Arbeit eingeführten Skalen auf ihre Beziehung zum Transfer analysiert. Um eine möglichst breite Datenbasis zu untersuchen, wurde die Transferskala 2002 (vgl. Kap. 5.4.1, S. 157 ff.) für die nachfolgenden Analysen verwendet.

Transfer sollte besonders in innovationsfreundlichen Schulen stattfinden. Nach den bisherigen Ergebnissen könnten zahlreiche Außenbeziehungen der Schulen (vgl. Tabelle 31, S. 176) dafür ein guter Indikator sein. Gleichzeitig läge auch ein positives Schulklima als Prädiktor für Transfer nahe. Transfer in Schulentwicklung könnte auch entwicklungserfahrenen Schulen leichter fallen; die Verbreitung von schulinterner Qualitätssicherung und -verbesserung wird hier als Indikator für die Entwicklungserfahrung genutzt.

Untersucht man die Zusammenhänge dieser Variablen mit Transfer als abhängiger Größe unter Verwendung des HLM, dann resultieren als einzeln wirksame Faktoren das Schulklima ($t_{(86)} = 2.638$, $p < .01$), die Kooperation mit anderen Organisationen ($t_{(86)} = 4.180$, $p < .001$) sowie größere Erfahrung mit Qualitätsmanagementmaßnahmen ($t_{(86)} = 2.54$, $p < .02$). Von diesen ist besonders die Kooperation mit anderen Organisationen, d. h. Vereinen, Behörden und Betrieben als Einflussfaktor wirksam. Mehr als 22% der schulspezifischen Varianz wird durch diesen Faktor aufgeklärt. Nimmt man Qualitätsmanagement zusätzlich in die Analyse, dann werden weitere 4% erfasst. Das Schulklima verliert bei gleichzeitiger Betrachtung anderer Faktoren seine Bedeutung.

Völlig ohne Bedeutung für die Erklärung des schulinternen Transfers bleiben z. B. Kooperationsbeziehungen mit anderen Schulen.

Diese Ergebnisse sind zwar nicht durch theoretische Überlegungen im ersten Teil meiner Arbeit gestützt, sie können aber als Einstieg für weitergehende Analysen dienen. In der abschließenden Diskussion (Kap. 7.2.2) werden aus diesen Befunden Fragen und Anregungen für weitere Forschung abgeleitet.

6.3.6 *Zusammenfassung zum Einfluss der Strukturfaktoren*

Die Analyse des Einflusses der Strukturfaktoren auf den Transfer im Rahmen von Schulentwicklungsprojekten ist in zwei Themengebiete unterteilt. Zum einen Effekte der Führung durch Schulleitung und Projektleitung, zum anderen Auswirkungen von Kooperation der Lehrkräfte.

Die Schulleitung hat auch in der vorliegenden Arbeit eine hohe Bedeutung. Sowohl die direkte Beteiligung der Schulleitung als auch die eher indirekte Unterstützung werden als relevante Faktoren identifiziert. Damit wird Hypothese 4.3.1 beibehalten. Außerdem ist die Schulleitungsaktivität relativ zeitstabil und kann somit auch mittelfristig als Prädiktor für Transfer genutzt werden.

Der eingangs (Kap. 6.1, S. 204) festgestellte unspezifische Effekt der Länderebene wird durch den Einfluss der Länderprojektleitung mit Inhalt gefüllt. Die Steuerung durch externe Projektleitungen trägt - ebenso wie die aktive Beteiligung durch die Schulleitung zum Transfer innerhalb der Schulen bei. Auch Hypothese 4.3.2 kann also aufrecht erhalten werden. Im direkten Vergleich kommt allerdings der Anregung durch die Projektleitung bzw. Koordination (z. B. Anregung zur Kooperation, zu Hospitationen etc.) höhere Bedeutung zu als der direkten Steuerung. Hypothese 4.3.3 wird somit gestützt.

Positiv erlebte Zusammenarbeit stellt - in Übereinstimmung mit der in Hypothese 4.3.4 formulierten Erwartung - einen wesentlichen Einflussfaktor für Transfer innerhalb der Schule dar. Männer und Frauen unterscheiden sich zu Beginn des Modellversuchsprogramms in ihrer Bewertung der Zusammenarbeit. Männer schätzen die Zusammenarbeit insgesamt kritischer ein als Frauen. Sie zeigen sich dabei vor allem vom Fehlen negativer Elemente der Zusammenarbeit beeinflusst. Mit zunehmender Erfahrung im jeweiligen Projekt werden diese Unterschiede bedeutungslos.

Neben der subjektiven Bewertung der Kooperation sollten auch inhaltliche Aspekte Auswirkungen auf Transfer zeigen. Auch für Hypothese 4.3.5 konnten unterstützende Ergebnisse ermittelt werden. Inhaltlich orientierte Kooperation (z. B. Rückmeldung zu Materialien geben oder einholen) ist für den schulinternen Transfer bedeutsamer als unspezifische Arbeitstreffen. Die Einflüsse der unterschiedlichen Kooperationsformen sind - gemessen an deren Effektstärken - jedoch eher gering.

Der in Hypothese 4.3.6 erwartete Einfluss der Kooperation auf die Motivation der Lehrkräfte konnte durch die empirischen Ergebnisse gezeigt werden. Zusätzlich fand sich im Jahr 2001 - also eher zu Beginn des Modellversuchsprogramms - ein deutlicher geschlechtsspezifischer Effekt. Die Motivation der Männer zur Mitarbeit am Projekt hängt zu diesem Zeitpunkt deutlich von der Wahrnehmung der Kooperation - insbesondere einer extrem guten oder extrem schlechten Bewertung ab. Im Jahr 2002 ist dieser Effekt nicht mehr vorhanden.

Abschließend wurden in einer explorativen Analyse noch das Schulklima, die Kooperation mit anderen Schulen und außerschulischen Organisationen sowie die Erfahrung mit schulischem Qualitätsmanagement als Einflussfaktoren untersucht. Von diesen trägt vor allem die Kooperation mit anderen Organisationen zur Varianzaufklärung des schulinternen Transfers bei.

6.4 Der Einfluss der Personenfaktoren

Schulentwicklung basiert - stärker noch als Organisationsentwicklung in Unternehmen - auf der freiwilligen Mitarbeit der jeweiligen Mitglieder der Organisation. Viele Instrumente, die eher auf extrinsische Motivierung setzen, stehen in Schulen nicht oder nur sehr eingeschränkt zur Verfügung. In Unternehmen können dagegen z. B. finanzielle Anreize zur Übernahme von Innovationen gegeben werden; Abteilungen können geschlossen, Mitarbeiter im Vergleich zu einer Schule relativ leicht versetzt oder entlassen werden. Einerseits könnte diese Einschränkung auf freiwillige Mitarbeit den Transfer erschweren, da es möglicherweise schwierig ist, Lehrkräfte für die Mitarbeit zu gewinnen. Andererseits könnten aber gerade durch freiwillige Mitarbeit nachhaltige Effekte entstehen und damit der Transfer gefördert werden, da die freiwillige Mitarbeit als selbstbestimmt motivierte Beschäftigung mit der Schulentwicklung eher eine intensive Beschäftigung mit dem Thema ermöglicht.

Der Transfer von Innovationen aus Schulentwicklungsprojekten innerhalb der Schule bedeutet also, bislang nicht beteiligte Lehrkräfte zu einer Übernahme der Innovation zu motivieren. Die nicht beteiligten Lehrkräfte sollten nach Hypothese 4.4.1 eine geringere Motivation zur Teilnahme an der Schulentwicklung aufweisen als die im Projekt aktiven Personen. Weiterhin sollte nach Hypothese 4.4.2 der Transfer durch die Motivation der beteiligten *und* der nicht beteiligten Lehrkräfte beeinflusst sein. Beide Hypothesen werden im Kapitel 6.4.1 überprüft.

Wenn es gelingt, die Motivation der beteiligten sowie der nicht beteiligten Lehrkräfte in geeigneter Weise zu steigern, dann sollte sich auch ein transferförderlicher Effekt nachweisen lassen. Aufgrund fehlender Information zur Motivationsunterstützung nicht beteiligter Lehrkräfte wird in Kapitel 6.4.2 nur der Einfluss bei beteiligten Lehrkräften untersucht: Erhöht Motivationsunterstützung bei beteiligten Lehrkräften den Transfer (Hypothese 4.4.3)?

Neben der Motivation wird im Wellenmodell für Transfer als zweiter Faktor auf der Personenebene die Kompetenz der beteiligten Personen genannt. Als handlungsorientierter Indikator für Kompetenz(erwartung) wurde die Selbstwirksamkeitserwartung der beteiligten und nicht beteiligten Lehrkräfte erhoben. Hypothese 4.4.4 postuliert eine höhere Selbstwirksamkeitserwartung beteiligter Lehrkräfte. Ergebnisse dazu werden in Kapitel 6.4.3 berichtet. Eine kurze Zusammenfassung der Resultate beendet die Analyse der Personenfaktoren (Kap. 6.4.4).

6.4.1 *Motivation und Transfer*

Was erwarten nicht beteiligte Lehrkräfte im Hinblick auf Freude und Belastung von der Mitarbeit an einem Schulentwicklungsprojekt? Worin unterscheiden sich diese Erwartungen von den Erfahrungen der aktiv mitarbeitenden Personen? Gibt es also Unterschiede in der Motivation dieser beiden Gruppen? Diese Fragen werden direkt im Anschluss geklärt; danach wird der Zusammenhang von Motivation und Transfer untersucht.

Unterschiede der Motivation bei beteiligten und nicht beteiligten Lehrkräften

Wenn alle Lehrkräfte einer Schule im gleichen Maß motiviert wären, an einem Schulentwicklungsprojekt aktiv mitzuarbeiten, dann wäre die Beteiligung an diesen Vorhaben deutlich höher; gleichzeitig wäre auch die Aufgabe des schulinternen Transfers wesentlich leichter. Daher ist – wie in Hypothese 4.4.1 formuliert – ein deutlicher Unterschied der Motivation beteiligter und nicht beteiligter Lehrkräfte zu erwarten.

Im Gegensatz zu den bisherigen Analysen ist die Datenbasis zur Beantwortung dieser Hypothese relativ klein. Nur in einem Land wurden im Jahr 2002 neben den beteiligten Lehrkräften auch explizit nicht beteiligte Personen befragt. In Tabelle 19 auf S. 164 wurde bereits der wahrgenommene Transfer aus der Perspektive der beiden Gruppen dargestellt. Dabei fallen zwei Besonderheiten auf:

1. Aus Schule B liegt nur eine einzelne Antwort einer beteiligten Lehrkraft vor. Dies wird als zu geringer Rücklauf eingestuft, als dass auf die Sichtweise der beteiligten Lehrkräfte an dieser Schule geschlossen werden könnte.
2. Schule G weist einen großen Unterschied in der Transferwahrnehmung auf. Dabei ist augenscheinlich der Rücklauf der nicht beteiligten Lehrkräfte außergewöhnlich hoch (prozentual höchster Rücklauf des Landes), derjenige der beteiligten Lehrkräfte jedoch sehr niedrig (prozentual der Zweitniedrigste). Dieses Missverhältnis könnte – im Zusammenhang mit der unterschiedlichen Sichtweise des Transfers – als Indikator für Konflikte zwischen den beiden Gruppen gesehen werden.

Beide Schulen werden aus diesen Gründen von der weiteren Analyse ausgeschlossen.

Die Motivation der Lehrkräfte zur Mitarbeit am Projekt wird wiederum über die Skala zur Freude an der Mitarbeit erhoben. Die nicht beteiligten Lehrkräfte wurden nicht nach ihrer Erfahrung, sondern nach ihrer Erwartung zur Freude an der Projektarbeit befragt. Die Themen der einzelnen Items innerhalb der Skala unterscheiden sich nicht (siehe Tabelle 20, S. 166, sowie die Detailaufstellung der Items im Anhang).

Beteiligte und nicht beteiligte Lehrkräfte unterscheiden sich wie erwartet deutlich im Hinblick auf die Motivation zur Mitarbeit am Projekt (Beteiligte: $M = 1.94$, $SD = .46$; nicht Beteiligte: $M = 1.67$, $SD = .68$; $t_{(88,001)} = 2.597$, $p < .04$; Skalenminimum 0, Maximum 3, Varianzhomogenität nicht gegeben). Die Effektstärke d beträgt .48; nach der Einteilung von Bortz & Döring (1995, S. 568) wird damit knapp der Bereich der mittleren Effektstärken (ab .50) verfehlt.

Nicht beteiligte Lehrkräfte erwarten also durch die Mitarbeit an einem Modellversuchsprogramm weniger Freude als beteiligte Lehrkräfte durch ihre aktive Mitarbeit erfahren.

Gilt dies auch für die Erwartung der Belastung durch die Mitarbeit am Projekt? Die beteiligten Lehrkräfte berichteten, verglichen mit der tatsächlich geleisteten Mehrarbeit ohne entsprechende Entlastung (vgl. Tabelle 12 und Tabelle 13), relativ niedrige erlebte Belastung durch die Projektarbeit. Vergleicht man die Erwartungen der nicht beteiligten Lehrkräfte zur Belastung durch die Projektarbeit mit der von den beteiligten Lehrkräften berichteten, dann fällt ebenfalls ein deutlicher Unterschied auf: Die erwartete Belastung der nicht beteiligten ist deutlich höher als die tatsächlich erlebte Belastung der beteiligten (beteiligte: $M = 1.86$, $SD = .63$; nicht beteiligte: $M = 1.57$, $SD = .65$; $t_{(119)} = 2.29$, $p < .03$, $d = .47$; Skalenminimum 0, Maximum 3, Skala invertiert, d. h. eine hohe Belastung wird durch niedrige Werte ausgedrückt).

Beide Ergebnisse stützen Hypothese 4.4.1. Die Motivation unterscheidet sich zwischen beteiligten und nicht beteiligten Lehrkräften deutlich.[37] Möglicherweise bietet sich hier ein Ansatzpunkt zur Förderung des Transfers. Wenn bei nicht beteiligten Lehrkräften Maßnahmen zur Motivationsförderung ergriffen werden, könnte dies die Übernahme der Innovation aus der Schulentwicklung fördern. Dieser Gedanke wird im Kapitel 7.2.3 im Rahmen der Diskussion der Ergebnisse fortgeführt.

---

[37] Auch unter Berücksichtigung der beiden ausgeklammerten Schulen würden sich die beiden Gruppen signifikant unterscheiden.

Auswirkung der Motivation auf Transfer

Die im vorherigen Kapitel beschriebenen Unterschiede der auf Projektarbeit bezogenen Motivation zwischen beteiligten und nicht beteiligten Lehrkräften geben für sich betrachtet noch keine Hinweise, ob diese Motivation auch erklärende Funktion für den Transfer innerhalb der Schule besitzt. Hypothese 4.4.2 postuliert genau diesen Zusammenhang: Einerseits soll durch die motivierte Arbeit der beteiligten Lehrkräfte das Entwicklungsprojekt auch für bislang nicht aktiv mitarbeitende Personen attraktiv werden. Andererseits könnte eine höhere Motivation zur Mitarbeit bei nicht beteiligten Lehrkräften die Wahrscheinlichkeit für eine Übernahme der Innovation erhöhen, was sich ebenfalls in einem höheren Transfer zeigen würde.

Für den ersten Teil der Hypothese wird auf die Daten aller Lehrkräfte aus beiden Datenerhebungen zurückgegriffen. Der zweite Teil kann wiederum mithilfe der im Jahr 2002 erhobenen, eingeschränkten Stichprobe aus einem Land beantwortet werden.

Auf der Basis einer univariaten Varianzanalyse mit Transfer als abhängiger Variable und der Freude an Projektarbeit in drei Stufen als erklärenden Faktor kann für beide Messzeitpunkte ein deutlicher Effekt in der erwarteten Richtung nachgewiesen werden (2001: $F_{(2,547)} = 78.598$, $p < .001$, $\eta^2 = .22$; 2002: $F_{(2,757)} = 82.95$, $p < .001$, $\eta^2 = .18$). Die Motivation der beteiligten Lehrkräfte - ein Faktor auf individueller Ebene - kann als Prädiktor für Transfer, sowohl 2001 als auch 2002, genutzt werden.

Dieser Befund lässt sich unter Berücksichtigung der Belastung durch die Teilnahme an der Projektarbeit noch differenzierter betrachten. Zur Belastung wurden zwei Skalen erhoben (vgl. Tabelle 21, S. 167), die einerseits Belastung aufgrund persönlicher Einschränkung, andererseits Belastung aufgrund sozialer Isolation erfassen.[38] Nimmt man beide Faktoren zusätzlich zur positiv gerichteten Freude an der Projektarbeit in ein Erklärungsmodell für Transfer auf, dann werden in diesem dreifaktoriellen Modell weitere Effekte - allerdings nur in vergleichsweise geringem Umfang - sichtbar (Tabelle 53):

[38] Bei der Umwandlung in eine dreistufige Skala wurde die Orientierung der Skala wieder entsprechend ihrer Bedeutung angepasst, d. h. ein hoher Wert der Skala drückt hohe Belastung aus.

Tabelle 53: Einfluss von Motivation zur Projektarbeit (wahrgenommene Freude und Belastung) auf Transfer Nur signifikante Faktoren werden angegeben[a].

	Quelle	Freiheitsgrade	F	Signifikanz	Partielles η^2
2001	Freude an der Projektarbeit	2	34.762	<.001	.12
	Persönliche Belastung x Belastung durch soziale Isolation	4	2.418	<.05	.02
	Fehler	509			
2002	Freude an der Projektarbeit	2	46.054	<.001	.11
	Persönliche Belastung	2	3.255	<.04	.01
	Freude an der Projektarbeit x Belastung durch soziale Isolation	4	2.867	<.03	.02
	Persönliche Belastung x Belastung durch soziale Isolation	4	3.258	<.02	.02
	Fehler	725			

[a] Im Jahr 2001 sind zusätzlich die Faktoren persönliche Belastung, Belastung aufgrund sozialer Isolation sowie die Interaktion von Freude und Belastung aufgrund sozialer Isolation tendenziell bedeutsam ($p < .10$).

Die Freude an der Projektarbeit bleibt in beiden Jahren die dominierende Größe innerhalb der Erklärungsmodelle. Die Effektstärke η^2 für das Gesamtmodell beträgt im Jahr 2001 .26, im Jahr 2002 .22. Im Vergleich zur Effektstärke der Modelle mit Freude an Projektarbeit als alleinigem Faktor ist der Zuwachs sehr gering. Die nachfolgende Grafik veranschaulicht die dominierende Stellung der Freude als Einflussgröße für Transfer (siehe Abbildung 29). Als Kennwert für Belastung wurde die soziale Isolation innerhalb der Projektarbeit gewählt, da hier ein signifikanter Interaktionseffekt im Jahr 2002 sowie ein tendenzieller Interaktionseffekt im Jahr 2001 festgestellt werden konnte. Aus der grafischen Darstellung wird die beherrschende Rolle der Freude an der Projektarbeit ebenfalls deutlich.

Die Auswirkungen der sozialen Isolation zeigen sich in beiden Jahren unterschiedlich. 2001 ist für die beiden unteren Stufen der wahrgenommenen sozialen Isolation in der Kombination mit Freude kaum ein Effekt auf Transfer ablesbar. Bei hoher Freude und gleichzeitig hoher Belastung durch soziale Isolation ist der Transfer deutlich niedriger. Besonders in der Anfangsphase des Projekts scheint somit der Eindruck, im Kollegium eher mit der Idee des Schulentwicklungsprojekts alleine zu stehen, auch bei hoher persönlicher Freude an der Projektarbeit den Transfer im Kollegium zu behindern. Im Jahr 2002 zeigt sich dieser Effekt allerdings nicht mehr.

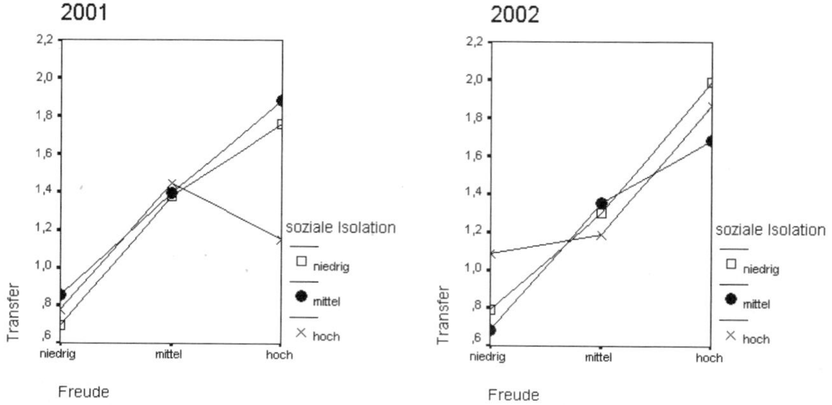

Abbildung 29: Einfluss von Freude an der Projektarbeit und wahrgenommener sozialer Isolation bei der Projektarbeit auf Transfer

Nachdem im Jahr 2001 zusätzlich geschlechtsspezifische Unterschiede der Freude an der Projektarbeit festgestellt wurden (siehe Kapitel 6.3.4, insbesondere Abbildung 28, S. 239), wurde in einer zusätzlichen Analyse noch Geschlecht als Faktor überprüft. Die Ergebnisse sind allerdings insgesamt wenig aussagekräftig. Der Unterschied zwischen Männern und Frauen ist nur in der Tendenz bedeutsam für Transfer ($F_{(1,480)} = 3.179$, $p < .08$). Zusätzlich kann noch eine signifikante Interaktion der persönlichen Belastung und Geschlechterzugehörigkeit ermittelt werden ($F_{(2,480)} = 4.197$, $p < .02$, $\eta^2 = .02$). Die weiteren Ergebnisse ähneln denen aus dem Modell ohne Berücksichtigung der Geschlechterzugehörigkeit. Im Jahr 2002 verliert dieser Faktor – wie bereits in Kapitel 6.3.4 dargestellt – seine Bedeutung.

Zusammenfassend wird durch die berichteten Ergebnisse der erste Teil der Hypothese 4.4.2 gestützt: Die Motivation der am Projekt beteiligten Lehrkräfte ist nach den vorliegenden Daten ein bedeutsamer Einflussfaktor für Transfer.

Der zweite Teil der Hypothese hat die Motivation der nicht beteiligten Lehrkräfte zum Thema. Zur Analyse stehen - wie im vorherigen Kapitel - wiederum nur Informationen aus der Befragung der nicht beteiligten Lehrkräfte aus einem Land bzw. einem Projekt zur Verfügung. Dabei wurde die erwartete Freude durch eine Mitarbeit am Modellversuchsprogramm als erklärender Faktor (dreistufige Variable) für den Transfer im Jahr 2002 an der Schule eingesetzt.

Wie in Hypothese 4.4.2 erwartet lässt sich der Zusammenhang von (erwarteter) Freude an Projektarbeit und Transfer auch bei nicht beteiligten Lehrkräften nachweisen ($F_{(2,84)} = 31.471$, $p < .001$, $\eta^2 = .43$). Mehr erwartete Freude durch Projektarbeit ist ein guter Indikator für einen größeren Transfer[39]. Der deutliche Effekt zeigt sich auch im Post-Hoc durchgeführten Vergleich der mittleren Differenz des Transfers in Abhängigkeit der drei Stufen der erwarteten Freude (Scheffé-Test). Alle Differenzen werden als statistisch bedeutsam ausgewiesen (vgl. auch Abbildung 30 links).

Zusätzlich wirkt sich auch die erwartete persönliche Belastung, die analog zur persönlichen Belastung der beteiligten Lehrkräfte erhoben wurde (vgl. Tabelle 21, S. 167) in geringem Umfang auf den Transfer aus. In einem zweifaktoriellen Modell mit Transfer als abhängiger Variable und erwarteter Freude sowie erwarteter Belastung durch Projektarbeit als erklärende Faktoren wurden für beide Einflussgrößen signifikante Effekte ermittelt (erwartete Freude: $F_{(2,92)} = 26.217$, $p < .001$, $\eta^2 = .36$; erwartete persönliche Belastung: $F_{(2,92)} = 3.537$, $p < .04$, $\eta^2 = .07$). Ein signifikanter Interaktionseffekt beider Variablen konnte nicht ermittelt werden. Abbildung 30 zeigt die geschätzten Randmittelwerte für Transfer für die Faktoren ‚erwartete Freude durch Projektarbeit' und ‚erwartete persönliche Belastung durch Projektarbeit'.

Bei den beteiligten Lehrkräften konnte einerseits im Hinblick auf Freude an der Projektarbeit ein Unterschied zwischen Männern und Frauen festgestellt werden. Auch bei den nicht beteiligten Lehrkräften können durch geschlechtsspezifische Unterschiede zusätzlich zur Freude

[39] Als abhängige Größe in dieser Analyse dient die Transferskala 2002, deren Konstruktion in Kap. 5.4.1, S. 157 ff. beschrieben ist.

an der Projektarbeit geringe Effekte nachgewiesen werden. Mit nur neun Männern gegenüber 78 Frauen erscheint die Datenlage allerdings zu dünn, als dass aus den Ergebnissen Schlussfolgerungen gezogen werden könnten. Die nachfolgende Abbildung 30 lässt daher mögliche Geschlechterunterschiede außer Acht und konzentriert sich auf den Einfluss der erwarteten Freude sowie der erwarteten Belastung auf den Transfer:

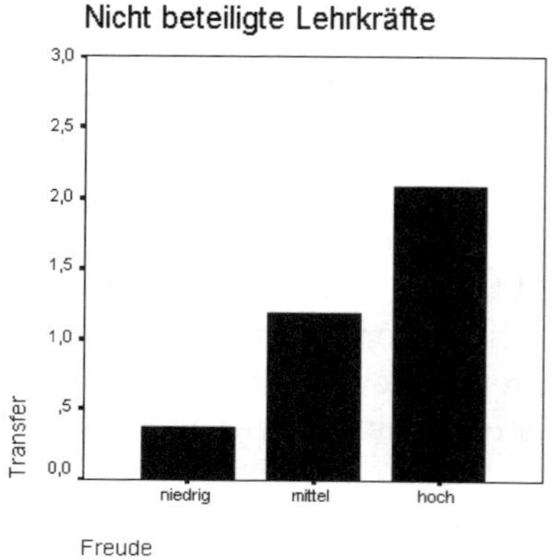

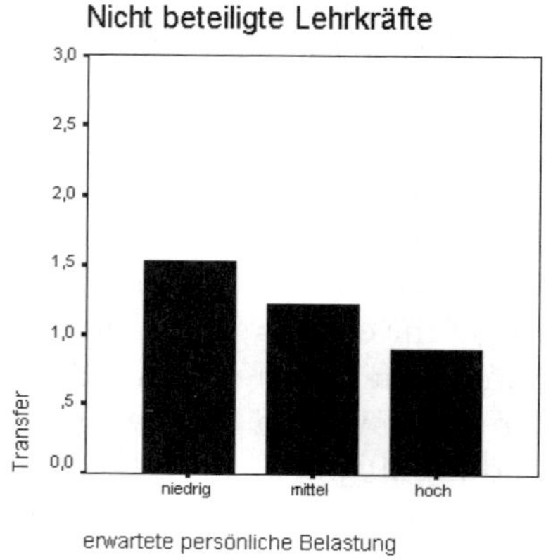

Abbildung 30: Zusammenhang zwischen Motivation nicht beteiligter Lehrkräfte und Transfer 2002 veranschaulicht an erwarteter Freude und Belastung durch Mitarbeit am Schulentwicklungsprojekt

Aus der Abbildung wird der deutliche Einfluss der Freude sichtbar. Aber auch die erwartete Belastung trägt zur Erklärung des Transfers bei. Die Differenzen sind zwischen den einzelnen Stufen sind bis auf diejenige zwischen niedriger und mittlerer Belastung alle signifikant (Scheffé-Test, $p < .05$).

Zusammenfassend kann somit auch der zweite Teil der Hypothese 4.4.2 durch die vorliegenden empirischen Daten gestützt werden. Sowohl die Motivation zur Mitarbeit am Projekt der beteiligten Lehrkräfte als auch die Motivation der noch nicht beteiligten Lehrkräfte kann zur Erklärung des Transfers an der Schule herangezogen werden.

6.4.2 *Motivationsunterstützung als transferfördernde Maßnahme*

In der Selbstbestimmungstheorie der Motivation (vgl. Kap. 3.5.3, S. 105 ff.) werden Autonomieunterstützung, Kompetenzunterstützung, soziale Einbindung sowie die Steigerung der wahrgenommenen inhaltlichen Relevanz zur Förderung von selbstbestimmt motiviertem Handeln vorgeschlagen. Eine höhere Motivation der beteiligten Lehrkräfte wirkt sich dabei - nach den Ergebnissen des vorherigen Kapitels - transferfördernd aus. Hypothese 4.4.3 verbindet nun diese beiden Aspekte und erwartet einen Zusammenhang zwischen Motivationsunterstützung bei beteiligten Lehrkräften und wahrgenommenem Transfer.

Zur Beantwortung dieser Hypothese werden zwei Schritte durchgeführt. Als erstes wird der Einfluss der Motivationsunterstützung auf die Freude an der Projektarbeit analysiert; anschließend wird Motivationsunterstützung im Zusammenhang mit Transfer betrachtet.

Die Motivationsunterstützung wird im Modellversuchsprogramm QuiSS als eine Aufgabe der Projektleitungen auf Länderebene gesehen. Im Abschnitt zu den Strukturfaktoren wurde bereits auf den Einfluss der Steuerung sowie der Anregung durch die Projektleitung eingegangen (vgl. Kap. 6.3.2). Die Motivationsunterstützung durch die Koordination bzw. Projektleitung wurde ähnlich wie diese beiden Skalen aus der Perspektive der beteiligten Lehrkräfte erhoben (siehe Skalenbeschreibung Tabelle 23, S. 169). Aussagen zur wahrgenommenen Motivationsunterstützung wurden dabei nur von den Lehrkräften getroffen, die im Verlauf des Modellversuchsprogramms Kontakt zur Projektleitung bzw. Koordination hatten.

Zu beiden Messzeitpunkten konnte mithilfe einer univariaten Varianzanalyse ein Einfluss der Motivationsunterstützung auf die Freude an der Projektarbeit nachgewiesen werden (2001: $F_{(2,395)} = 24.623$, $p < .001$, $\eta^2 = .11$; 2002: $F_{(2,367)} = 16.161$, $p < .001$, $\eta^2 = .08$). Die Motivationsunterstützung wurde dabei als dreistufige Variable mit den Ausprägungen niedrig, mittel und hoch in die Analyse eingebracht. Die Post-Hoc errechneten Abstände der abhängigen Variable Freude zu diesen Merkmalsausprägungen sind für alle Merkmalskombinationen in beiden Jahren statistisch bedeutsam (Scheffé-Test, $p < .05$).

Überprüft man mit derselben Vorgehensweise alleine den Einfluss der Motivationsunterstützung auf Transfer, dann lässt sich ebenfalls ein signifikanter Effekt in der erwarteten Richtung feststellen. (2001: $F_{(2,389)} = 26.871$, $p < .001$, $\eta^2 = .12$; 2002: $F_{(2,366)} = 19.023$, $p < .001$, $\eta^2 = .09$).

Auch in Kombination mit der Freude an der Projektarbeit klärt die Motivationsunterstützung noch zusätzliche Varianz des schulinternen Transfers auf. Die Ergebnisse der zweifaktoriellen Varianzanalyse sind in Tabelle 54 dargestellt. Der zusätzliche Effekt der Motivationsunterstützung ist im Jahr 2001 eher gering, im Jahr 2002 wird zusätzlich die Interaktion mit Freude an der Projektarbeit als statistisch bedeutsamer Effekt ausgewiesen. In Abbildung 31 sind die geschätzten Randmittelwerte für Transfer auf der Grundlage der einzelnen Merkmalskombinationen grafisch dargestellt.

Tabelle 54: Einfluss von Motivationsunterstützung und Freude an der Projektarbeit auf Transfer (Varianzanalyse)

	Quelle	Freiheitsgrade	F	Signifikanz	Partielles η^2
2001	Motivationsunterstützung	2	6.500	<.01	.03
	Freude an der Projektarbeit	2	25.009	<.001	.12
	Fehler	379			
2002	Motivationsunterstützung	2	8.451	<.001	.05
	Freude an der Projektarbeit	2	13.388	<.001	.07
	Motivationsunterstützung x Freude an der Projektarbeit	4	2.865	<.03	.03
	Fehler	360			

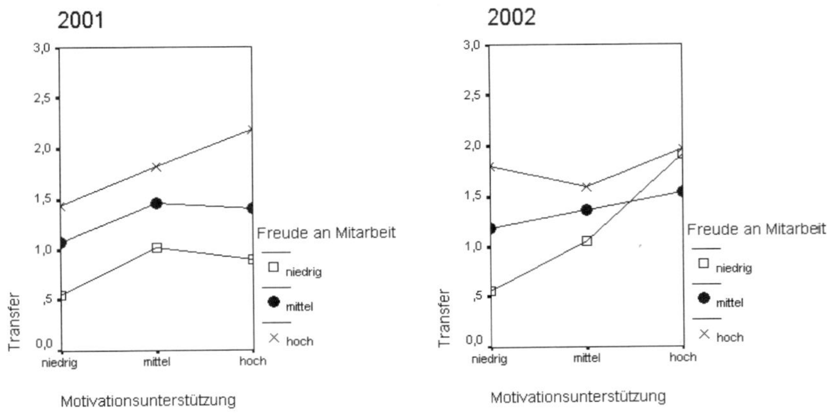

Abbildung 31: Einfluss von Motivationsunterstützung und Freude an der Projektarbeit auf Transfer (geschätzte Randmittelwerte)

Im Jahr 2001 sind drei ordinale Stufen für Freude an der Mitarbeit zu erkennen. Dabei kann bei vorhandener hoher Freude an der Projektarbeit durch die Motivationsunterstützung durchgängig eine Steigerung des Transfers erreicht werden. Bei niedriger und mittlerer Freude gelingt dies nur zum Teil. Eine hohe Motivationsunterstützung führt bei diesen beiden Fällen nicht zur Steigerung des Transfers; die Kurve flacht ab.

Im Jahr 2002 zeigt sich ein etwas anderes Bild: Auffällig ist hier vor allem der Verlauf bei niedriger Freude an der Mitarbeit im Projekt. Während die Transferwerte bei niedriger und mittlerer Motivationsunterstützung beinahe unverändert zum Vorjahr bleiben, wird bei hoher Motivationsunterstützung ein deutlicher Zuwachs erreicht. Der geschätzte Randmittelwert für Transfer liegt im selben Bereich wie der für die Kurve auf der Basis der hohen Freude (Interaktionseffekt, siehe Tabelle 54).

Zusammenfassend kann somit die in Hypothese 4.4.3 erwartete Wirkung der Motivationsunterstützung auf Transfer in beiden Jahren der Datenerhebung empirisch gestützt werden.

6.4.3 *Selbstwirksamkeitserwartung als Merkmal der Projektmitarbeit*

Bisher wurde im Bereich der Personenfaktoren vor allem die Motivation der Lehrkräfte als Einflussfaktor betrachtet. Die Mitarbeit an Schulentwicklungsprojekten setzt jedoch nicht nur einen Antrieb der Lehrkräfte voraus, sondern auch die Kompetenz, die anstehenden Aufgaben erfolgreich zu bewältigen.

Die aktive Mitarbeit an Schulentwicklungsprojekten ist in der Regel für Lehrkräfte freiwillig. Damit bilden an Modellversuchen aktiv beteiligte Lehrkräfte eine Untergruppe des Gesamtkollegiums an der Schule. Diese Gruppe sollte sich - einerseits durch Selektion, andererseits durch Erfahrung im Lauf der Projektarbeit - in ihren Kompetenzen von nicht beteiligten Lehrkräften unterscheiden. Die jeweiligen Kompetenzprofile sind allerdings zu vielfältig, als dass sie im Rahmen dieser Arbeit detailliert betrachtet werden können. Stattdessen wird die Erwartung der Lehrkräfte zu ihrer Wirksamkeit im täglichen Arbeitsumfeld als Indikator über ihre subjektiv wahrgenommene Kompetenz geben. Die Mitarbeit im Projekt sollte sich somit in der Selbstwirksamkeitserwartung beteiligter und nicht beteiligter Lehrkräfte spiegeln (Hypothese 4.4.4). Für beteiligte Lehrkräfte wird dabei eine höhere Selbstwirksamkeitserwartung erwartet.

Die Selbstwirksamkeitserwartung wurde mittels einer aus zehn Items aufgebauten Skala (vgl. Tabelle 22, S. 168) sowohl bei beteiligten als auch bei nicht beteiligten Lehrkräften eines Landes erhoben. Ein Vergleich der Mittelwerte beider Gruppen zeigt jedoch keine statistisch bedeutsamen Unterschiede (beteiligte Lehrkräfte: M = 1.90, SD = .38; nicht beteiligte Lehrkräfte: M = 1.84, SD = .45; $t_{(125)}$ = -.611, n.s.).

Als Grundlage dieses Vergleichs wurden nur Lehrkräfte aus dem Land berücksichtigt, in dem sowohl beteiligte als auch nicht beteiligte Lehrkräfte befragt wurden. Es wäre denkbar, dass die beteiligten Lehrkräfte dieses Landes (im weiteren Land A) sich in der Frage der Selbstwirksamkeit deutlich von denen anderer Länderprojekte unterscheiden. Allerdings konnte auch für diese Vermutung kein empirischer Beleg gefunden werden (Land A: M = 1.91, SD = .36; übrige Länder: M = 1.96, SD = .41; t(768) = -.680, n.s.).

Damit wird Hypothese 4.4.4 abgelehnt. Beteiligte und nicht beteiligte Lehrkräfte unterscheiden sich nicht im Hinblick auf die Lehrer-

Selbstwirksamkeit. Möglicherweise unterscheiden sich jedoch die für Schulentwicklungsprojekte nötigen Kompetenzen von denen der regulären Unterrichtsarbeit. Dann wären die Situationen aus dem Unterrichtsalltag, die im Rahmen dieser Skala eingeschätzt werden sollen, keine geeigneten Indikatoren für die Kompetenzerwartung innerhalb des Aufgabengebiets ‚Schulentwicklung'.

6.4.4 *Zusammenfassung zum Einfluss der Personenfaktoren*

Die Verbreitung von Innovationen aus der Schulentwicklung hängt nach dem in Kapitel 3.6.2 (S. 125 ff.) aufgestellten Wellenmodell für Transfer auch von individuellen Voraussetzungen der Lehrkräfte ab. In meiner Arbeit wurde einerseits die Motivation zur Mitarbeit am Projekt, andererseits die Kompetenzerwartung der Lehrkräfte untersucht. Dabei wurden sowohl Unterschiede zwischen beteiligten und nicht beteiligten Lehrkräften als auch – im Fall der Motivation zur Mitarbeit am Projekt – Effekte auf den innerschulischen Transfer erwartet.

Nicht beteiligte Lehrkräfte wurden nur in einem Länderprojekt im Jahr 2002 befragt. Daher sind Analysen, die nicht beteiligte Lehrkräfte mit einschließen, auf die Rückmeldungen aus diesem Projekt beschränkt. Da die nicht beteiligten Lehrkräfte keine eigene Erfahrung aus der Mitarbeit in der Schulentwicklung berichten konnten, wurden sie nach ihrer Erwartung im Hinblick auf die Bereiche Freude und Belastung durch die Projektarbeit gefragt. Die einzelnen Fragen entsprechen dabei denen der beteiligten Lehrkräfte.

Wie erwartet zeichnet die nicht beteiligten Lehrkräfte eine gegenüber den beteiligten Personen niedrigere Motivation zur Mitarbeit am Schulentwicklungsprojekt aus (Hypothese 4.4.1). Sie erwarten eine niedrigere Freude durch die Mitarbeit am Projekt sowie eine höhere Belastung als die tatsächlich beteiligten Personen aus ihrer Erfahrung berichten.

Die Motivation zur Mitarbeit am Projekt ist dabei ein wichtiger Einflussfaktor für den schulinternen Transfer (Hypothese 4.4.2). Dies gilt nicht nur für die berichteten Erfahrungen der beteiligten Lehrkräfte sondern auch für die bei den nicht beteiligten Lehrkräften erfasste erwartete Freude und Belastung an der Projektarbeit. Je höher die

Motivation zur Projektarbeit ist, desto größer wird auch der schulinterne Transfer.

Wenn die Motivation der Lehrkräfte einen Einfluss auf den schulinternen Transfer aufweist, dann sollte durch motivationsunterstützende Maßnahmen zuerst die Motivation, dann auch der schulinterne Transfer positiv beeinflusst werden (Hypothese 4.4.3). Als motivationsunterstützend wurden dabei - entsprechend der Selbstbestimmungstheorie der Motivation (vgl. Kap. 3.5.3, S. 105) - die Elemente Kompetenzunterstützung, Autonomieunterstützung, soziale Einbindung sowie die Steigerung der wahrgenommenen inhaltlichen Relevanz gewertet. Erwartungsgemäß konnte der Zusammenhang zwischen Motivationsunterstützung durch die Projektleitung bzw. Koordination der Länderprojekte und der Motivation zur Projektarbeit der Lehrkräfte, sowie auch zwischen Motivationsunterstützung und Transfer zu beiden Messzeitpunkten gezeigt werden.

Mithilfe der berichteten Selbstwirksamkeitserwartung (siehe Tabelle 22, S. 168) der Lehrkräfte sollte es schließlich nach Hypothese 4.4.4 möglich sein, beteiligte und nicht beteiligte Personen voneinander zu unterscheiden. Diese Hypothese kann nach den vorliegenden Ergebnissen nicht aufrechterhalten werden. Möglicherweise ist die verwendete Skala zur Lehrer-Selbstwirksamkeit nur geeignet, Anforderungen der unterrichtsnahen Tätigkeiten einer Lehrkraft abzubilden, nicht aber dafür, die Situation eines Schulentwicklungsprojekts zu erfassen.

6.5 Gemeinsame Wirkung der Faktoren

In den bisherigen Kapiteln wurden die Faktoren aus den drei Bereichen des Wellenmodells – Inhalt, Person und Struktur (Abbildung 12, S. 126) – weitgehend getrennt voneinander in ihrem Einfluss auf Transfer betrachtet. Einzelne Effekte wurden zwar bereits analysiert (zur Zielqualität und Motivation in Kap. 6.2.2, S. 214 f., zur Kooperation und Motivation in Kap. 6.3.4, S. 236 ff.), eine übergreifende Betrachtung von Faktoren aus allen Bereichen fand jedoch noch nicht statt.

Hypothese 4.5.1 postuliert eine gemeinsame Wirkung der Einflussfaktoren aus allen drei Bereichen auf Transfer. Als relevante Faktoren wurden in Übereinstimmung mit den theoretischen Überlegungen in

Kapitel 3.5 sowie den in Kapitel 3.4 berichteten Erfahrungen die Qualität der Ziele, die Aktivität der Schulleitung, die Wirkung der Projektleitung (Change Agent), sowie die Kooperation und Motivation der Lehrkräfte herausgestellt.

Aufgrund der in Kapitel 6.2.1 berichteten Ergebnisse, nach denen kein Einfluss der Zielqualität auf Transfer nachgewiesen werden konnte, muss Hypothese 4.5.1 in der vorliegenden Form bereits abgelehnt werden. Da dies jedoch möglicherweise weniger der mangelnden Relevanz von Inhaltsfaktoren, und mehr einer ungeeigneten Wahl des Indikators ‚Zielqualität' zuzuschreiben ist (siehe Diskussion in Kapitel 7.2.1), wird die Analyse nachfolgend ohne Berücksichtigung der Inhaltsfaktoren weiter verfolgt.

Mit zwei unterschiedlichen Verfahren wird die Frage nach der gemeinsamen Wirkung der Einflussfaktoren untersucht. Zuerst wird mit Hilfe des HLM die strukturierende Wirkung der Schulleitung (Schulebene) zusammen mit den Faktoren auf individueller Ebene (Kooperation, Motivation, wahrgenommene Motivationsunterstützung, Anregung und Steuerung der Projektleitung) in ihrem Einfluss auf Transfer zu beiden Messzeitpunkten analysiert. Anschließend werden die Zusammenhänge der auf individueller Ebene erfassten Faktoren in einer Pfadanalyse veranschaulicht.

6.5.1 *Mehrebenenbetrachtung der Einflussfaktoren auf Transfer*

In den bisher durchgeführten Mehrebenenanalysen wurde vor allem der auf der individuellen Ebene erfasste Transfer durch Einflussfaktoren auf der Schulebene zu erklären versucht. Im Falle der Zielqualität konnte dabei kein Einfluss festgestellt werden, die aktive Beteiligung der Schulleitung konnte jedoch als erklärende Variable für Transfer empirisch abgesichert werden (Kap. 6.3.1, S. 221 ff.). Die weiteren strukturellen Faktoren Bewertung der Kooperation sowie wahrgenommene Steuerung und Unterstützung der Projektleitung wurden bei den beteiligten Lehrkräften individuell erfasst. Da nur beteiligte Lehrkräfte Daten zur Beantwortung dieser Frage beigesteuert haben, können beide Messzeitpunkte in die Analyse einbezogen werden. Die Auswertung erfolgt wiederum für beide Jahre getrennt; die Ergebnisse werden nach Messzeitpunkten aufgeschlüsselt berichtet. Zu Beginn der Analyse steht folgendes Modell:

$$Transfer_{ij} = \beta_{0j} + \beta_{1j}(AnregungPL) + \beta_{2j}(MotivationsunterstützungPL) +$$
$$+ \beta_{3j}(FreudeAnMitarbeit) + \beta_{4j}(positiverEindruckZusammenarbeit) + r_{ij}$$
$$\beta_{0j} = \gamma_{00} + \gamma_{01}(SteuerungSchulleitung)_j + u_{0j}$$
$$\beta_{1j} = \gamma_{10} + u_{1j}$$
$$\beta_{2j} = \gamma_{20} + u_{2j}$$
$$\beta_{3j} = \gamma_{30} + u_{3j}$$
$$\beta_{4j} = \gamma_{40} + u_{4j}$$

Auf individueller Ebene wird also der Transfer beeinflusst durch von der Projektleitung gegebene Anregungen (z. B. zu Hospitationen, zu verstärkter Zusammenarbeit etc.), durch Motivationsunterstützung der Projektleitung (vgl. Kap. 3.5.3, S. 108 ff.), durch die Motivation an der Mitarbeit im Projekt sowie dem Umfang der positiven Eindrücke der Zusammenarbeit. Diese Faktoren sollten individuell variieren, nicht aber auf Schulebene; die Koeffizienten β_1 bis β_4 sollten also keinem schulspezifischen Einfluss unterliegen. Die spezifischen Residuen u_1 bis u_4 bleiben allerdings im Modell, um eventuell vorhandene, erwartungswidrige Schwankungen der individuellen Faktoren auf Schulebene aufzufangen. Auf der Schulebene wird nun ausschließlich ein Einfluss durch die Steuerung der Schulleitung erwartet.

Bei der Analyse dieses Modells wurden zwei methodische Einschränkungen aufgedeckt: Zum einen hat nur etwa die Hälfte der Lehrkräfte Aussagen zur Aktivität der Projektleitung getroffen. Einige statistische Berechnungen waren damit nur noch eingeschränkt möglich. Zum anderen sind die Anregung sowie die Motivationsunterstützung durch die Projektleitung hoch korreliert (vgl. Tabelle 30, S. 174). Mittels HLM können in diesem Fall die Einflüsse nicht getrennt voneinander analysiert werden. Die im nächsten Kapitel durchgeführten Pfadanalysen sind für diesen Zweck besser geeignet.

Aufgrund dieser hohen Korrelation wurde daher für jeden Datenerhebungszeitraum nur der Faktor der Projektleitung im Modell belassen, der sich jeweils deutlicher bemerkbar machte. Die in den beiden nachfolgenden Tabellen berichteten Ergebnisse sind also erst nach einer explorativen Anpassung des Modells entstanden. Es werden darin nur noch die Koeffizienten β_0 bis β_3 betrachtet:

Tabelle 55: Einfluss von Freude (Motivation) an der Projektmitarbeit, von positiven Eindrücken der Zusammenarbeit, von Anregung (2001) oder Motivationsunterstützung (2002) durch die Projektleitung und von Steuerung durch die Schulleitung auf Transfer (Mehrebenenanalyse: Feste Effekte)

	Feste Effekte	Koeffizient	Standardfehler	Freiheitsgrade	T-Wert	p
2001	für β_0 (Achsenabschnitt)					
	mittlerer Transfer (γ_{00})	0.98	0.21	81	4.765	<.001
	Schulleitungsaktivität (γ_{01})	0.17	0.08	81	2.186	<.03
	für die Steigung β_1					
	Freude an der Mitarbeit (γ_{10})	0.42	0.06	82	7.106	<.001
	für die Steigung β_2					
	positive Eindrücke der Zusammenarbeit (γ_{20})	0.14	0.05	82	2.823	<.01
	für die Steigung β_3					
	Anregung durch die Projektleitung (γ_{30})	0.24	0.06	82	4245	<.001
2002	für β_0 (Achsenabschnitt)					
	mittlerer Transfer (γ_{00})	1.10	0.13	85	8.378	<.001
	Aktive Beteiligung Schulleitung (γ_{01})	0.14	0.06	85	2.440	<.02
	für die Steigung β_1					
	Freude an der Mitarbeit (γ_{10})	0.30	0.07	86	4.169	<.001
	für die Steigung β_2					
	positive Eindrücke der Zusammenarbeit (γ_{20})	0.30	0.06	86	5.252	<.001
	für die Steigung β_3					
	Motivationsunterstützung durch die Projektleitung (γ_{30})	0.13	0.04	86	2.813	<.01

Diese Tabelle fasst die in den bisherigen Analysen gefundenen Ergebnisse unter Einbeziehung von Effekten auf der Schulebene zusammen. Da die hoch korrelierten Einflussfaktoren auf einen einzelnen Faktor pro

Jahr reduziert wurden, sind die übrigen Faktoren, wie erwartet, alle statistisch bedeutsam. Trotz der augenscheinlich deutlichen Ergebnisse ist eine Interpretation allerdings nur unter Vorbehalt möglich. Nachfolgende Tabelle 56 macht deutlich, dass auf der Aggregatsebene Schule aufgrund der großen Anzahl der zu berücksichtigenden Variablen oft zu wenige individuelle Fälle gegeben sind, um verlässliche Schätzungen durchzuführen.

Tabelle 56: Einfluss von Freude (Motivation) an der Projektmitarbeit, von positiven Eindrücken der Zusammenarbeit, von Anregung (2001) oder Motivationsunterstützung (2002) durch die Projektleitung und von Steuerung durch die Schulleitung auf Transfer (Mehrebenenanalyse: Zufallseffekte)

	Zufallseffekte[b]	SD	Varianz-anteil	Freiheits-grade[a]	Chi-Quadrat[a]	p[a]
2001	schulspezifisches Residuum (u_0)	0.35	0.12	35	239.33	<.001
	Freude an Mitarbeit je Schule (u_1)	0.24	0.06	36	37.91	>.38
	positive Eindrücke der Zusammenarbeit je Schule (u_2)	0.16	0.02	36	40.46	>.27
	Anregung durch Projektleitung je Schule (u_3)	0.26	0.07	36	47.60	<.10
	individuell (r)	0.37	0.14			
2002	schulspezifisches Residuum (u_0)	0.32	0.10	32	160.07	<.001
	Freude an Mitarbeit je Schule (u_1)	0.29	0.08	33	32.93	>.50
	positive Eindrücke der Zusammenarbeit je Schule (u_2)	0.11	0.01	33	25.67	>.50
	Motivationsunterstützung durch Projektleitung je Schule (u_3)	0.12	0.01	33	29.64	>.50
	individuell (r)	0.40	0.16			

[a] Der Chi-Quadrat Test beruht auf einer geringeren Anzahl Schulen, da nicht ausreichend Daten auf individueller Ebene für alle Schulen vorlagen. Die Varianzanteile basieren auf der vollen Anzahl der Schulen (siehe Freiheitsgrade in Tabelle 55).

[b] Die Effekte der Schulleitung klären einen Teil der Schulvarianz auf. Die Zeile u_0 beinhaltet die Restvarianz auf Schulebene. u_1 bis u3 beschreiben die Restvarianz der Steigungskomponenten, d. h. es wird die Frage geklärt, in wie weit sich der Einfluss der Freude an der Mitarbeit, der positiven Eindrücke der Zusammenarbeit und der Projektleitungseinflüsse signifikant zwischen Schulen unterscheidet.

Die Schulen unterscheiden sich auch nach der Berücksichtigung der oben angeführten Faktoren in einem statistisch bedeutsamen Umfang. Allerdings erfolgt der Chi^2-Test nur auf der Basis von knapp 40% der Schulen in der Stichprobe, da zu wenige Lehrkräfte je Schule geantwortet haben, um für alle Variablen verlässliche Schätzwerte zur statistischen Bedeutsamkeit der Ergebnisse zu berechnen. Mit dem vorliegenden Datensatz kommt diese Methode bei gleichzeitiger Betrachtung der vier Einflussgrößen an eine Grenze, die eine Interpretation der Ergebnisse nur eingeschränkt zulässt. So können zwar bis auf den Faktor ‚Anregung durch Projektleitung' im Jahr 2001 auf der Basis des Chi^2-Tests signifikante Unterschiede zwischen den Schulen im Hinblick auf die individuellen Einflussfaktoren zurückgewiesen werden (Kriterium $p > .20$). Allerdings basiert dieser Wert nur auf einem kleinen Teil der Daten. Im Kapitel 6.3.2 wurde bereits Steuerung durch Projektleitung und Steuerung durch die Schulleitung in einem Modell betrachtet (vgl. Tabelle 50, S. 228). Das dort analysierte Modell hatte nur je einen Faktor auf individueller und auf Schulebene und konnte daher auf einer größeren Datenbasis untersucht werden. Der Einfluss der Projektleitung war auch in dieser Analyse im Jahr 2001 tendenziell schulabhängig; die möglichen Schulunterschiede konnten aber nicht weiter aufgeklärt werden.

Zusammenfassend können zwar mit Hilfe des HLM die erwarteten Einflüsse der Struktur- und Personenfaktoren aufgedeckt werden; die Ergebnisse sind jedoch aufgrund einer für die Anzahl der zu betrachtenden Variablen geringen Datenbasis nur vorsichtig zu interpretieren.

Einen genaueren Einblick in die Beziehungen der Einflussfaktoren untereinander – allerdings ohne Berücksichtigung der Effekte auf Schulebene – erhält man mit den im nächsten Abschnitt vorgestellten Pfadanalysen.

6.5.2 *Pfadanalyse der Einflussfaktoren auf individueller Ebene*

Zum Abschluss werden die auf individueller Ebene bei den beteiligten Lehrkräften erhobenen Einflussfaktoren auf Transfer in einer Pfadanalyse gemeinsam betrachtet (vgl. Kap. 5.5.2). Die im vorherigen Kapitel vorgenommene Analyse, die zwischen individueller Ebene und

Schulebene unterschieden hat, konnte aufgrund der Stichprobengröße und -verteilung in den einzelnen Schulen nur mit Einschränkungen interpretiert werden. Die in diesem Kapitel durchgeführten Pfadanalysen lassen Unterschiede auf Schulebene und damit z. B. die Einflüsse der Schulleitung außer Acht. Stattdessen werden in den bisherigen Kapiteln bereits als transferrelevant ermittelte Einflussfaktoren, die auf individueller Ebene erhoben wurden, in einem gemeinsamen Wirkmodell untersucht. In die Analyse gehen neben dem Transfer (Zielvariable) ein:

- Strukturfaktoren: Steuerung durch die Projektleitung, Anregung durch die Projektleitung, positive Eindrücke der Zusammenarbeit (vgl. Kap. 6.3.2 und 6.3.3);
- Personenfaktoren: Motivation / Freude an der Mitarbeit sowie die Motivationsunterstützung durch die Projektleitung. Letztere umfasst Aktivitäten wie z. B. Kompetenzunterstützung, Autonomieunterstützung und die Förderung von sozialer Einbindung (vgl. Kap. 6.4.1 und 6.4.2).

Diese Kenngrößen aus den Befragungen der Lehrkräfte bilden als manifeste Variablen die Basis für die Modellkonstruktion (siehe nachfolgende Abbildung 32).

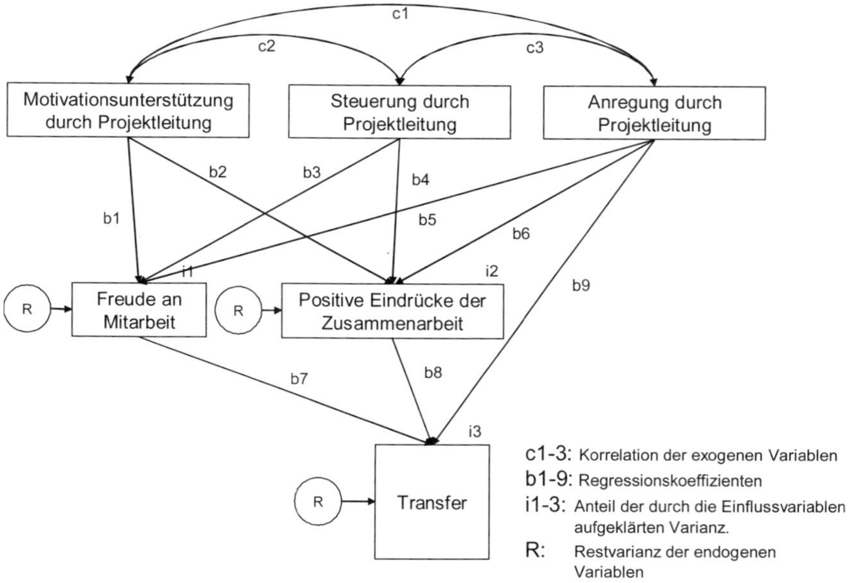

Abbildung 32: Ausgangsmodell für die Pfadanalysen basierend auf den theoretischen Überlegungen

Die grafische Darstellung orientiert sich an den im Programm AMOS verwendeten Symbolen und weicht leicht von dem in LISREL verwendeten Layout ab. Im oberen Bereich der Grafik sind die Einflussmöglichkeiten der Projektleitung als manifeste exogene Variablen dargestellt. Die Korrelation dieser Skalen wird durch c1 bis c3 beschrieben. Die zweite Ebene der Grafik wird durch die Freude an der Mitarbeit im Projekt sowie die positiven Eindrücke der Zusammenarbeit aufgespannt. Diese manifesten endogenen Variablen werden durch Aktivitäten der Projektleitung beeinflusst und wirken sich selbst auf Transfer aus. Die Anregung durch die Projektleitung sollte zusätzlich direkt für Transfer bedeutsam sein (siehe Auswertung zur Hypothese 4.3.3 auf S. 229 f.). Transfer als Zielvariable sollte schließlich noch von der Freude an der Mitarbeit sowie den positiven Eindrücken der Zusammenarbeit abhängen. Die einzelnen Regressionskoeffizienten sind in dieser Grafik mit b1 bis b9 bezeichnet, die Variablen i1 bis i3 stellen die durch die jeweiligen Einflussgrößen aufgeklärte Varianz der endogenen Variable dar[40].

Dieses Ausgangsmodell hielt jedoch der Analyse nicht stand. Das Modell als Ganzes passte nur unzureichend zu den empirischen Daten ($Chi^2 = 96.7$, $df = 3$, $p < .001$; $NFI < .93$; $RMSEA > .22$), die Koeffizienten b1, b2, b4 und b6 erwiesen sich als statistisch nicht bedeutsam.

Als Schlussfolgerung aus der Ablehnung dieses Modells wurde ein verändertes Modell formuliert (siehe Abbildung 33). Die manifesten endogenen Variablen ‚Freude an der Mitarbeit im Projekt' sowie ‚positive Eindrücke der Zusammenarbeit' können beide als Indikatoren für eine nicht direkt beobachtete, also latente Variable ‚Arbeitsklima' angesehen werden. Das Arbeitsklima wiederum wird durch die Aktivitäten der Projektleitung beeinflusst.

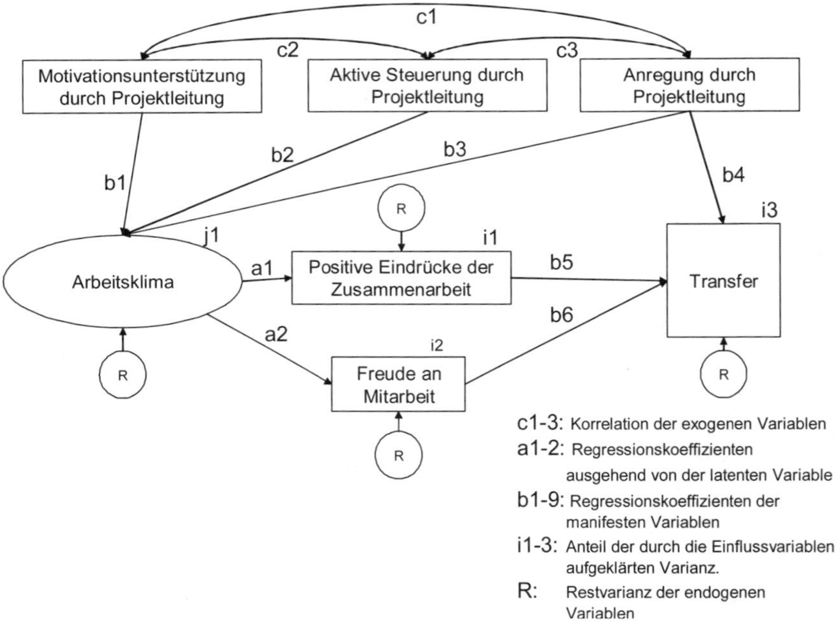

Abbildung 33: Angepasstes Pfadmodell der Einflussfaktoren auf Transfer

[40] In der Schreibweise von LISREL würde hier stattdessen die Restvarianz R beziffert.

Entsprechend der Ergebnisse aus Kapitel 6.3.2, S. 229 ff. sollte dabei die Anregung durch die Projektleitung eher auf Transfer wirken als direkte Steuerung.

Die grafische Darstellung des Modells wurde so verändert, dass die exogenen Einflussvariablen der Projektleitung über den endogenen Variablen angeordnet sind. Die endogenen Variablen, beginnend mit dem Arbeitsklima (latente Variable) sind dann in Wirkrichtung von links nach rechts aufgeführt.

Dieses Modell passt insgesamt sowohl im Jahr 2001 als auch im Jahr 2002 relativ gut zu den erhobenen Daten. (2001: $Chi^2 = 4.612$, $df = 4$, $p > .33$, $NFI \geq .997$, $RMSEA \leq .016$; 2002: $Chi^2 = 5.48$, $df = 4$, $p > .24$, $NFI \geq .996$, $RMSEA \leq .022$). Allerdings sind im Jahr 2001 der Koeffizient b1 und im Jahr 2002 die Koeffizienten b2 und b3 statistisch nicht bedeutsam. Somit wurden zwei unterschiedliche Modelle für die beiden Messzeitpunkte konstruiert: Für das Jahr 2001 wurde die Motivationsunterstützung durch die Projektleitung aus dem Modell entfernt (Regressionskoeffizient b1), im Jahr 2002 wurde die Steuerung durch die Projektleitung nicht mehr berücksichtigt (Regressionskoeffizient b2). Die Anregung durch die Projektleitung wurde in beiden Jahren aufgrund der deutlichen direkten Auswirkung auf Transfer im Modell belassen. Die resultierenden Modelle besitzen jeweils eine noch bessere Passung zu den Daten als das oben in Abbildung 33 dargestellte Pfaddiagramm.

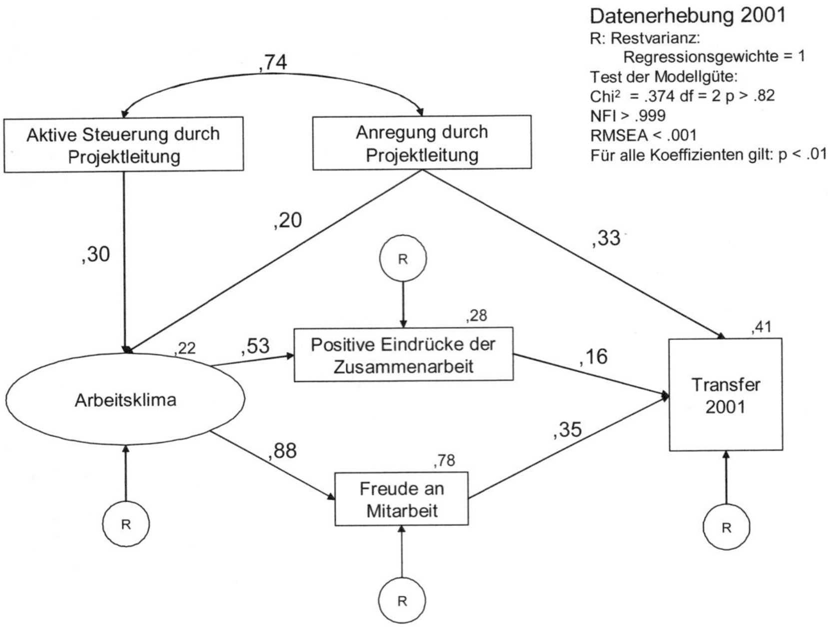

Abbildung 34: Pfaddiagramm der individuellen Einflussfaktoren auf Transfer 2001. Weitere Details befinden sich im Anhang.

Für die Datenerhebung 2001 konnte auf der Grundlage der Antworten von 629 Lehrkräften oben stehendes Pfadmodell (Abbildung 34) mit einer sehr guten Passung ermittelt werden.

Die in der Abbildung angegebenen Werte sind die jeweiligen standardisierten Regressionsgewichte für die Beziehung der Variablen untereinander. Alle aufgeführten Regressionsgewichte sind mindestens auf dem 1%-Niveau signifikant. Die Regressionsgewichte der Residuen zu den endogenen Variablen wurden auf 1 gesetzt; zusätzlich wurden für die latente Variable Arbeitsklima der Mittelwert 0 und die Varianz 1 festgelegt, um das Modell bestimmbar zu machen.

Insgesamt kann durch dieses Modell 41% der Varianz des Transfers aufgeklärt werden. Die Anregung durch die Projektleitung sowie die Freude an der Mitarbeit am Projekt üben einen deutlichen Einfluss auf Transfer aus. Die positiven Eindrücke der Zusammenarbeit tragen ebenfalls noch in erwähnenswertem Umfang zum Transfer bei. Das Arbeitsklima als latente Variable wird einerseits durch die hoch korrelierten Aktivitäten der Projektleitung bestimmt. Diese machen jedoch nur 22% der Varianz des Arbeitsklimas aus; ein großer Teil bleibt somit offen. Hier wäre möglicherweise der Ansatzpunkt für das in diesem Modell nicht berücksichtigte Wirken der Schulleitung. Das Arbeitsklima selbst wirkt sich in erheblichem Umfang auf die Eindrücke der Zusammenarbeit sowie auf die Freude an der Mitarbeit im Projekt aus.

Die Analyse für 2002 (N = 781 Lehrkräfte) ergibt ein ähnliches Bild (Abbildung 35). Die Rahmenbedingungen der Analyse entsprechen denen des ersten Messzeitpunktes. Für die Daten des Jahres 2002 sind an dem Modell nur drei wesentliche Veränderungen zu verzeichnen: (1) Die direkte Steuerung durch die Projektleitung wird im Modell durch die Motivationsunterstützung ersetzt. Es konnte kein Modell unter Einschluss der Steuerung durch die Projektleitung gefunden werden, das die in Kap. 5.5.2 vorgestellten Gütekriterien erfüllt. (2) Die Anregung durch die Projektleitung wirkt sich nicht mehr statistisch signifikant auf das Arbeitsklima aus. Die Güte des Gesamtmodells nimmt jedoch deutlich ab, wenn diese Beziehung nicht mehr berücksichtigt wird. (3) Insgesamt werden durch das Modell nur noch 31% des Transfers erklärt. Verantwortlich ist dafür vor allem der geringere Einfluss der Projektleitung.

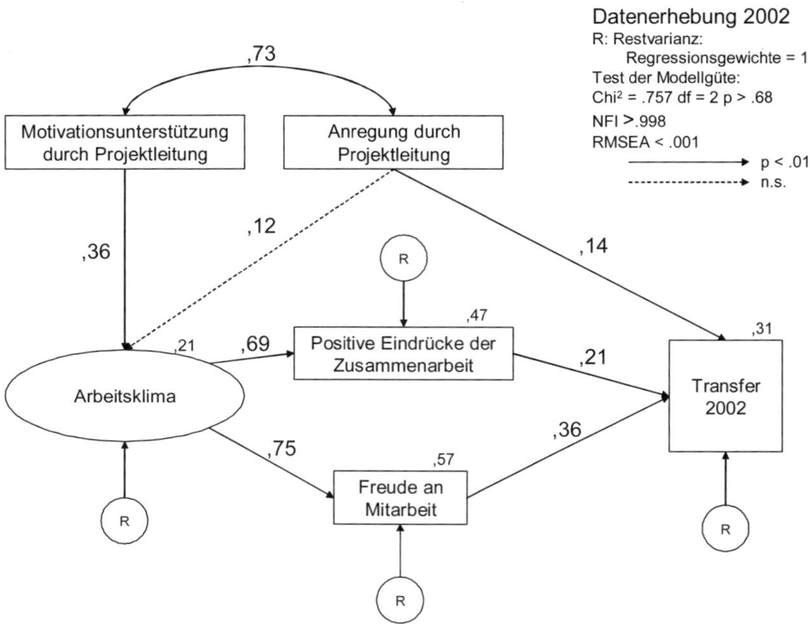

Abbildung 35: Pfaddiagramm der individuellen Einflussfaktoren auf Transfer 2002. Weitere Details befinden sich im Anhang.

Insgesamt kann also durch ein Modell aus Struktur- und Personenfaktoren zu beiden Messzeitpunkten ein erheblicher Anteil der Varianz des Transfers erklärt werden. Es scheint aufgrund der Daten aus dem HLM plausibel, dass der in den Pfadanalysen nicht berücksichtigte Einfluss der Schulleitung weitere Varianz aufklärt. Die beiden Pfadanalysen konnten theoretisch begründet und mit sehr guter Passung zu den empirischen Daten konstruiert werden. Für eine Interpretation der Ergebnisse ist es allerdings wichtig zu berücksichtigen, dass aufgrund der methodischen Vorgehensweise über die Güte der Modelle keine absolute Aussage getroffen werden kann.

Warum unterscheiden sich die beiden Modelle für die Datenerhebung 2001 und 2002? Aufgrund der Vorgehensweise bei der Konstruktion der Transferskala (vgl. Kap. 5.4.1, S. 157 ff.) könnte der aus organisatorischen Gründen vorgenommene Austausch eines Items zu unterschiedlichen Schwerpunkten der Skala in den beiden Jahren führen, die sich dann in der festgestellten Verschiebung der Bedeutung der Projektleitung von Steuerung zur Motivationsunterstützung äußern. Im Jahr 2001 wurden im Rahmen der Transferskala Auswirkungen auf Schülerinnen und Schüler erfasst, im Jahr 2002 wurde dieses Item durch die ‚Weitergabe von Informationen an nicht beteiligte Lehrkräfte' ersetzt. Reduziert man die Skala in jedem Jahr um diese Items und überprüft dann die oben dargestellten Pfadmodelle unter Verwendung der gekürzten (und weniger reliablen) Transferskala, dann ändert sich nichts an der sehr guten Passung der Modelle. Auch wenn man die Transferskala in beiden Jahren aus identischen Items zusammensetzt, dann wird auf der Basis der Passung des Modells im Jahr 2001 die Steuerung durch die Projektleitung Bestandteil des Pfaddiagramms. Im Jahr 2002 passt dann die Motivationsunterstützung durch die Projektleitung als Einflussfaktor besser zu den erhoben Daten (Modell Steuerung 2001: $Chi^2 = .596$, $df = 2$, $p > .74$, $NFI \geq .999$, $RMSEA < .001$; Modell Steuerung 2002: $Chi^2 = 5.114$, $df = 2$, $p > .07$, $NFI \geq .994$, $RMSEA < .001$; Modell Motivationsunterstützung 2001: $Chi^2 = 2.541$, $df = 2$, p > ..28, $NFI \geq .996$, $RMSEA \leq .045$; Modell Motivationsunterstützung 2002: $Chi^2 = .756$, $df = 2$, $p > .68$, $NFI \geq .999$, $RMSEA < .001$)[41]. Somit wird die Veränderung im Modell nicht durch die geänderte Zusammensetzung der Transferskala bedingt.

Schließlich kann der Versuch, über die Qualität der Ziele die inhaltliche Relevanz der Innovation zu erfassen, als gescheitert gelten. Auch wenn die anderen Bereiche erwartungsgemäße Wirkung auf Transfer zeigen, so zwingt doch der fehlende Nachweis eines inhaltlichen Einflussfaktors zur Ablehnung von Hypothese 4.5.1.

[41] Die Koeffizienten der Modelle unter Verwendung der reduzierten Transferskala unterscheiden sich kaum von denen der vollständigen Skala für 2001 und 2002. Da die reduzierte Skala aus theoretischen und methodischen Gründen im Rest der Arbeit nicht zum Einsatz kommt, habe ich auch an dieser Stelle auf eine ausführliche Darstellung dieser Pfaddiagramme verzichtet. Bei Interesse können die unter Verwendung der reduzierten Transferskala erstellten Pfaddiagramme im Anhang nachgeschlagen werden.

6.6 Zusammenfassung zur empirischen Überprüfung des Wellenmodells

Zu Beginn des Ergebnisteils meiner Arbeit stand die Frage, wie sich die im Wellenmodell für Transfer in Schulentwicklungsprojekten (Abbildung 12, S. 126) postulierten Einflussfaktoren auf Transfer auswirken. Anhand der Daten aus der Evaluation des Modellversuchsprogramms ‚Qualitätsverbesserung in Schulen und Schulsystemen (QuiSS)', insbesondere zweier Befragungen von Schulleitungen und Lehrkräften in den Jahren 2001 und 2002, konnte diese Frage weitgehend beantwortet werden: Unterschiede im berichteten Transfer ließen sich dabei erwartungsgemäß sowohl zwischen den teilnehmenden Länderprojekten als auch zwischen einzelnen Schulen innerhalb der Länder feststellen (Kap. 6.1). Aus organisatorischen Gründen konnte ein Item der Transferskala (‚Auswirkungen auf Schülerinnen und Schüler') im Jahr 2002 nicht mehr erfasst werden und wurde durch das Item ‚Weitergabe von Informationen an nicht beteiligte Lehrkräfte' ersetzt. Die Transferskalen 2001 und 2002 unterscheiden sich aus diesem Grund leicht in ihren Schwerpunkten. Die Ergebnisse wurden daher stets nach Messzeitpunkt getrennt ausgewertet; trotz der leichten Veränderung der Skala können die meisten Effekte in beiden Jahren übereinstimmend ermittelt werden.

Als wesentliche Einflussfaktoren konnten wie erwartet die Qualität der Zusammenarbeit der Lehrkräfte, die Motivation der Lehrkräfte zur Mitarbeit am Programm, die aktive Beteiligung der Schulleitung sowie die Anregung, Steuerung und Motivationsunterstützung durch die Projektleitung ermittelt werden. Diese Faktoren sind im Wellenmodell den Bereichen Struktur und Person zugeordnet. Aus dem Bereich der Inhaltsfaktoren konnte kein relevanter Einflussfaktor für schulinternen Transfer gefunden werden. Insbesondere erwies sich die Qualität der Zielbeschreibung als ungeeigneter Indikator für die Vorhersage von Transfer.

Die Wirkung der Einflussfaktoren wurde entsprechend der in Kapitel 4 formulierten Hypothesen zuerst nach den einzelnen Bereichen Inhalt, Struktur und Person getrennt untersucht. Neben Mittelwertsvergleichen und Varianzanalysen (SPSS 11.0) wurden Mehrebenenanalysen mithilfe des Hierarchisch-Linearen Modells (HLM) sowie Pfadanalysen auf der Basis von Strukturgleichungsmodellen eingesetzt:

Im Bereich *Inhalt* konnte weder ein Effekt der Qualität der Zielbeschreibung (Kap. 6.2.1) noch eine Auswirkung bereits fertig gestellter Produkte (Kap. 6.2.3) auf den Transfer gefunden werden. Allerdings wurde der erwartete Zusammenhang zum Projekterfolg deutlich: Schulen, die zu Beginn klare Ziele formulierten, sind nach einem Jahr weiter fortgeschritten in der Bearbeitung ihres Projekts (Kap. 6.2.2). Zusätzlich werden unklar formulierte Ziele von den Schulen eher aufgegeben; eine Änderung des Ziels wirkt sich dabei eher negativ auf den Projektfortschritt aus. Der erwartete Einfluss von Inhaltsfaktoren auf Transfer konnte mit den ausgewählten Indikatoren nicht gezeigt werden.

Der Bereich *Struktur* umfasst einerseits den Einfluss von (Führungs-) Aktivitäten auf Schulleitungs- und Projektleitungsebene und andererseits Effekte der Zusammenarbeit von Lehrkräften auf den innerschulischen Transfer. Die Schulleitung wirkt sowohl durch direkte Steuerung und Mitarbeit als auch durch unterstützende Bereitstellung von Ressourcen und Kontakten am Transfer mit (Kap. 6.3.1). Die länderspezifischen Projektleitungen üben in geringem Umfang durch direkte Steuerung sowie, entsprechend ihrer erwarteten Rolle als Change Agent, durch Anregungen - z. B. zur verstärkten Kooperation - Einfluss auf Transfer aus (Kap. 6.3.2). Die Kooperation der Lehrkräfte ist nach den vorliegenden Daten für den Transfer sehr wichtig (Kap. 6.3.3). Als guter Prädiktor für Transfer konnte die positiv erlebte Zusammenarbeit genutzt werden. Männer beurteilten dabei die Kooperation innerhalb des Projekts zu Beginn kritischer als Frauen; zur zweiten Befragung war in dieser Frage kein Unterschied mehr festzustellen. Nicht nur die subjektive Einschätzung der Kooperation durch die Lehrkräfte ermöglicht Rückschlüsse auf Transfer; auch die häufige inhaltlich orientierte Zusammenarbeit hat - im Gegensatz zu rein formalen Arbeitstreffen - einen Erklärungswert für den Transfer. Wie erwartet kann auch ein Zusammenhang zwischen positiven Eindrücken der Zusammenarbeit sowie der Motivation zur Projektarbeit bzw. der Freude an der Projektarbeit aufgedeckt werden (Kap. 6.3.4). In Kapitel 6.3.5 wurden schließlich Strukturmerkmale der Schulen in einer explorativen Analyse im Zusammenhang mit Transfer untersucht. Höherer Transfer ist demnach in Schulen zu erwarten, die intensive Kooperationsbeziehungen mit anderen Organisationen aufweisen. Kooperation mit anderen Schulen ist dagegen für den schulinternen Transfer nach den vorliegenden Daten ohne Bedeutung.

Der Bereich *Person* beinhaltet Motivation und Kompetenz der Lehrkräfte als Einflussfaktoren für Transfer. Die Motivation der Lehrkräfte zur Mitarbeit am Projekt wurde durch die Freude und Belastung durch die Mitarbeit am Projekt operationalisiert und sowohl bei beteiligten (berichtete Freude/Belastung) als auch bei nicht beteiligten Lehrkräften (erwartete Freude/Belastung) erhoben. Da nicht beteiligte Lehrkräfte nur in einem der Bundesländer befragt wurden, beschränkte sich der Vergleich zwischen beiden Gruppen nur auf die Daten aus diesem Land. Beteiligte Lehrkräfte berichteten erwartungsgemäß eine deutlich höhere Motivation zur Mitarbeit als die nicht beteiligten Lehrkräfte. Die Motivation *beider* Gruppen ist aber ein wesentlicher Einflussfaktor für Transfer (Kap. 6.4.1). Motivationsunterstützung durch die Projektleitung zeigte bei beteiligten Lehrkräften deutliche Effekte; der postulierte förderliche Zusammenhang mit Transfer konnte ebenfalls empirisch nachvollzogen werden (Kap. 6.4.2). Schließlich sollte die Mitarbeit an einem Modellversuchsprogramm auch Auswirkungen auf die Kompetenz der Lehrkräfte haben. Als Indikator für Kompetenz(erwartung) wurde die Selbstwirksamkeitserwartung der beteiligten und nicht beteiligten Lehrkräfte erhoben. Beteiligte Lehrkräfte sollten aufgrund von Selektionseffekten und ihrem Erfahrungsgewinn durch die Mitarbeit im Projekt eine höhere Selbstwirksamkeitserwartung aufweisen als nicht beteiligte Lehrkräfte. Die vorhergesagten Unterschiede zwischen beteiligten und nicht beteiligten Lehrkräften konnten allerdings aus den vorhandenen Daten nicht abgeleitet werden (Kap. 6.4.3).

Die abschließend durchgeführte gemeinsame Analyse der Einflussfaktoren mittels HLM und Pfadanalysen zeigte die gemeinsame Wirkung der eingangs dieser Zusammenfassung vorgestellten Einflussfaktoren auf Transfer. Mit fortschreitendem Projektverlauf zeigte sich die direkte Steuerung durch die Projektleitung weniger bedeutsam; wichtiger wurden stattdessen motivationsunterstützende Maßnahmen. Im nun folgenden letzten Kapitel meiner Arbeit werden Methoden und Ergebnisse diskutiert und Konsequenzen aus diesen Befunden vorgeschlagen.

7 Diskussion

In dieser Arbeit habe ich auf der Grundlage von theoretischen Überlegungen ein Wellenmodell für Transfer in Schulentwicklungsprojekten aufgestellt. Transfer wurde dazu als Übertragung von Problemlösungen von einem Kontext in einen anderen charakterisiert. Der Kontext, innerhalb dessen diese Aktivitäten stattfinden (siehe Abbildung 12, S. 126), ist definiert durch einen bestimmten Inhalt oder Innovationsgegenstand, durch Eigenschaften und Aktivitäten von Personen im Zusammenhang mit diesem Inhalt, sowie einer verbindenden Struktur. Eine wesentliche Idee dieses Modells besteht darin, dass Einflussfaktoren aus den einzelnen Bereichen gemeinsam und in Interaktion auf Transfer einwirken. Aus diesem Modell wurden einzelne Wirkhypothesen abgeleitet (Kap. 4) und anhand von Daten aus dem BLK-Modellversuchsprogramm ‚Qualitätsverbesserung in Schulen und Schulsystemen (QuiSS)' empirisch überprüft (Kap. 5 und 6).

In der nun folgenden Diskussion werden zuerst die methodische Vorgehensweise meiner Arbeit reflektiert (Kap. 7.1) und Ideen für wietergehende Analysen aufgezeigt. Danach werden die zentralen Ergebnisse dieser Studie im Licht der zugrunde liegenden theoretischen Konzepte eingeordnet (Kap. 7.2). Abschließend werden in Kapitel 7.3 Schlussfolgerungen für die Planung und Durchführung von Schulentwicklungsprogrammen gezogen. Somit endet diese Arbeit mit den am Anfang in Kapitel 1 angekündigten Empfehlungen zur Förderung von Transfer in Schulentwicklungsprojekten.

7.1 Zum methodischen Ansatz der vorliegenden Arbeit

Auf der Grundlage theoretischer Überlegungen habe ich ein Modell der Einflussfaktoren für Transfer in der Schulentwicklung konstruiert und anschließend einzelne Aspekte empirisch überprüft. Das Ziel dieser

Vorgehensweise war, theoretisch und empirisch fundierte Empfehlungen zur Förderung von Transfer in Schulentwicklungsprojekten abzuleiten. Im Zuge dieser Untersuchung wurden methodische Entscheidungen getroffen, von denen drei - zu Design und Stichprobe (Kap. 7.1.1), zur Messung von Transfer (Kapitel 7.1.2) sowie zum Einsatz von Mehrebenenanalysen (Kapitel 7.1.3) - nachfolgend diskutiert werden.

7.1.1 Untersuchungsdesign und Stichprobe

In bisherigen Arbeiten wurden die Vorschläge zur Förderung von Transfer überwiegend aus der Erfahrung abgeschlossener Projekte ohne weitergehende theoretische Fundierung abgeleitet (z. B. Arbeitsstab Forum Bildung, 2002; Bau, Holz & Schemme, 2001; Czerwanski & Lohre, 2002; Euler, 2001; Nickolaus, 2002). In dieser Arbeit fand dagegen eine empirische Überprüfung der aus theoretischen Annahmen abgeleiteten Hypothesen statt. Die Daten für diese Analyse wurden im Rahmen der Evaluation des BLK-Modellversuchsprogramms ‚Qualitätsverbesserung in Schulen und Schulsystemen (QuiSS)' erhoben. Das Untersuchungsdesign sowie die realisierte Stichprobe wurden damit durch Rahmenbedingungen des Modellversuchsprogramms mitbestimmt.

Untersuchungsdesign

Die empirische Überprüfung des Wellenmodells wurde größtenteils als wiederholte Querschnittsuntersuchung an einer umfangreichen Stichprobe durchgeführt. Mit den nicht beteiligten Lehrkräften, die 2002 in einem Land zusätzlich befragt wurden, konnte für einen kleinen Ausschnitt eine Kontrollgruppe gewonnen werden, die zwar Auswirkungen der Projektarbeit wahrnehmen sollte, jedoch nicht durch die Mitarbeit am Projekt voreingenommen war.

Dieser Arbeit liegt kein experimentelles Design zugrunde, d. h. keiner der Einflussfaktoren wurde gezielt bei einer Teilgruppe gefördert. Streng genommen können damit die Ergebnisse nur als (ungerichtete) Zusammenhänge interpretiert werden. Ein Untersuchungsdesign, das durch die randomisierte Zuteilung zur Experimental- und Kontrollgruppe eine hohe interne Validität aufweist, würde deutlichere Aussagen zu den einzelnen Effekten ermöglichen. Allerdings ist im Rahmen der Begleitforschung eines Modellversuchsprogramms ein striktes Experimentaldesign schwierig zu realisieren. Mögliche Konstrukte wie z. B. eine Wartekontrollgruppe sind nur dann möglich, wenn die Verantwortung für die Durchführung und die Begleitforschung des Programms in den gleichen Händen liegt. Wird die Entwicklung wie im vorliegenden Fall maßgeblich in den einzelnen Schulen sowie den teilnehmenden Länderprojekten geplant und gesteuert, bleibt das Forschungsdesign auf die dargestellte programmbegleitende Erfassung von Prozessen und Ergebnissen begrenzt.

Denkbar und sinnvoll wäre nun aber zusätzlich, die in der vorliegenden Arbeit herausgearbeiteten Zusammenhänge im Rahmen von kleineren kontrollierten Studien im Detail zu untersuchen. So könnten beispielsweise unterschiedliche Formen der Anregung und Unterstützung der Projektleitung im Kontrast zueinander untersucht werden.

Stichprobe

Die vorliegende Untersuchung erhebt keinen Anspruch auf Repräsentativität für das Schulsystem in Deutschland. Mit der Fokussierung auf Schulen innerhalb eines Modellversuchsprogramms wurde bereits ein eingeschränktes Untersuchungsfeld vorgegeben (vgl. Übersicht der teilnehmenden Schulen in Tabelle 7, S. 148). Die Schulleitungen dieser entwicklungsbereiten Schulen beantworteten größtenteils die an sie gerichteten Fragen. Bei den Lehrkräften wurden allerdings vor allem aktiv am Entwicklungsprojekt mitarbeitende Lehrkräfte befragt. Von diesen wiederum beantworteten knapp über die Hälfte die Fragebögen (vgl. Tabelle 6, S. 145). Somit stammen die Antworten der Lehrkräfte von Personen, die an innovationsbereiten Schulen sowohl aktiv die Entwicklung gestalten als auch zusätzlich bereit sind, ausführlich im Rahmen einer Befragung darüber zu berichten.

Eigentlich wäre in einer so ausgewählten Stichprobe eine deutlich eingeschränkte Varianz im Hinblick auf ihre Einschätzung zur Projektarbeit zu erwarten. Betrachtet man allerdings die in Kapitel 5.4 dargestellten deskriptiven Ergebnisse zu den erhobenen Skalen, so wird eine relativ große Streubreite in den Antworten deutlich. Gleichzeitig unterscheiden sich die an der Projektarbeit beteiligten Lehrkräften nicht wesentlich von den nicht Beteiligten im Hinblick auf ihre unterrichtsbezogene Selbstwirksamkeitserwartung (Schwarzer & Schmitz, 1999). Die beteiligten Lehrkräfte sind somit weder als homogen anzusehen, noch zeigen sich im Hinblick auf ihre Wahrnehmung der Unterrichtsanforderungen Unterschiede zum Rest des Kollegiums. Somit können die hier berichteten Ergebnisse mit einiger Sicherheit als typisch für die teilnehmenden Schulen eingeschätzt werden.

Die Rücklaufquote von etwa 50% kann bei einer Erhebung bei Lehrkräften auf freiwilliger Basis als im Vergleich zu anderen dokumentierten Evaluationen im Umfeld von Modellversuchen als gut angesehen werden (Jerusalem & Mittag, 1998; Prenzel, Ostermeier et al., 2000). Diese Zahl betrifft jedoch aktiv am Projekt mitarbeitende Lehrkräfte; beim Rest des Kollegiums ist die Bereitschaft an einer Befragung zum Projekt teilzunehmen deutlich geringer. Somit könnte bereits die Rücklaufquote dieser Befragung als ein Indikator für das individuelle Interesse am Projekt gewertet werden. Eine genauere Analyse der Gründe für die Beteiligung bzw. fehlende Beteiligung am Projekt und an der Untersuchung wurde im Rahmen meiner Arbeit nicht durchgeführt. Mittels Interviews könnten beispielsweise in einer weiteren kleinen Studie die individuellen Hintergründe für Mitarbeit am Projekt herausgearbeitet werden (siehe auch Diskussion der Inhaltsfaktoren in Kap. 7.2.1).

7.1.2 Zur Erfassung von Transfer

Die meisten Studien zur Verbreitung von Innovationen wurden ex-post durchgeführt (Rogers, 1995). Bei dieser Vorgehensweise fällt es zwar leichter, das Ausmaß des Transfers zu erfassen; gleichzeitig könnte aber beispielsweise selektive Erinnerung die Ergebnisse beeinflussen. In der vorliegenden Studie habe ich Transfer über die Nachfrage nach der Innovation operationalisiert. Die Überlegungen von Euler (2001) zur Nachfrageorientierung beim Transfer konnten in dieser Arbeit also mit empirischen Daten unterfüttert werden. Transfer wurde bereits während der Laufzeit des Programms erfasst; die Information über das Ausmaß des Transfers könnte so im Sinne einer formativen Evaluation (Scriven, 1991) unmittelbar zur Steuerung des Programms genutzt werden.

In der Vorbereitung der zweiten Datenerhebung, die zusätzlich drei bislang noch nicht berücksichtigte Projekte umfasste, wurden die einzelnen Fragebogenitems mit den verantwortlichen Projektleitungen der einzelnen Ländervorhaben erneut abgestimmt. Dabei wurde die Frage nach den Auswirkungen auf Schülerinnen und Schüler nicht mehr akzeptiert, da die Projekte keine direkten Veränderungen im Unterricht anstrebten und daher auch nicht anhand dieser Veränderungen gemessen werden wollten. Aufgrund dieser Ablehnung stand ein Item der Transferskala nicht mehr zur Verfügung und wurde durch ein ebenfalls theoretisch transferrelevantes Item, die Weitergabe von Informationen an nicht beteiligte Lehrkräfte, ersetzt. Dieses Vorgehen wurde bereits in Kap. 5.4.1, S. 157 ff. ausführlich begründet. Vergleicht man die Ergebnisse der beiden Latent-Class-Analysen zu den Transferskalen 2001 und 2002 (Abbildung 14 bzw. Abbildung 15, S. 160 f.), dann fällt auf, dass das Item zu den Auswirkungen auf Schülerinnen und Schüler im Jahr 2001 sehr gut zwischen den Klassen diskriminiert. Im Gegensatz dazu funktioniert das neu aufgenommene Item der Weitergabe von Informationen an nicht beteiligte Lehrkräfte weit weniger als Unterscheidungsmerkmal der latenten Klassen. Berücksichtigt man noch die Intention der Transferskala, die Nachfrage nach der Innovation an der Schule zu erfassen, erscheint die Version aus dem Jahr 2001 insgesamt besser geeignet. Auch wenn die Ergebnisse trotz der leicht veränderten Transferskala in beiden Jahren weitgehend stabil sind, wäre eine einheitliche Gestaltung der Skala in Form der im Jahr 2001 verwendeten Items für weitere Forschung wünschenswert. Die dazu im Setting einer Begleitforschung nötige Akzeptanz der Erhebungsinstrumente ist allerdings auch mit Designkompromissen verbunden.

In wie weit die angestoßene Veränderung innerhalb einer Schule Bestand hat, sollte im Sinne einer summativen Evaluation mit einigem zeitlichen Abstand zur Entwicklungsmaßnahme zusätzlich überprüft werden. Innovationen verändern sich mit der Zeit, sie können angepasst aber auch vergessen werden.[42] Hier kann die vorliegende Studie nur eine

---

[42] Bei der Durchführung der Abschlussbefragung zum Modellversuchsprogramm QuiSS äußerte eine Schulleitung die Ansicht, eine Befragung der Lehrkräfte mache keinen Sinn,

Momentaufnahme bieten. Wird in einer Schule beispielsweise ein schulinternes Curriculum eingeführt, dann können mit der hier berichteten Vorgehensweise Prognosen über die Akzeptanz dieser Innovation innerhalb der Schule getroffen werden. Ob dieses Curriculum nach der Einführung kontinuierlich weiterentwickelt wurde, wie viele Lehrkräfte sich an der Entwicklung, wie viele sich aktiv an der Umsetzung beteiligen, kann erst in der Rückschau - eben in einer der oben erwähnten ex-post durchgeführten Studien - mit einigen Jahren Abstand zur Einführung festgestellt werden.

7.1.3 *Vorteile und Nachteile der Mehrebenenanalyse*

Daten aus Schulen liegen häufig in hierarchischer Form vor. Auswertungen können z. B. auf Ebene der Lehrkräfte oder auch auf Schulebene durchgeführt werden. Ignoriert man diese hierarchische Struktur, so nimmt man Auswertungsfehler in Kauf (Bryk & Raudenbush, 1992; Ditton, 1998). Allerdings bringt eine mehrebenenanalytische Betrachtung auch Einschränkungen mit sich.

Beim Versuch, die vorher einzeln erfassten Einflussfaktoren in ein gemeinsames Modell zu bringen (vgl. Kap. 6.5.1, S. 257 ff.) wurden die Grenzen der Modellüberprüfung mit den vorhandenen Daten erreicht. In der vorliegenden Studie bildeten jeweils etwa 80 Schulen mit insgesamt etwa 600 Lehrkräften (je nach gewählter Skala, fehlende Werte auf Lehrkraftebene führten zum Ausschluss aus der Analyse) die Datenbasis. Kreft (1996) und Mok (1996, beide nach Ditton, 1998, S. 123 ff.) haben die Bedeutung der Stichprobengröße für die Aussagekraft der Mehrebenenanalyse untersucht, und dabei vor allem die Notwendigkeit einer ausreichenden Anzahl an Aggregatseinheiten (d. h. Schulen) betont. Ab N = 800 verliert diese Einschränkung zusätzlich an Bedeutung. Da in dieser Arbeit die Anzahl der Schulen entsprechend dieser Voraussetzungen relativ hoch ist, war auch mit einer niedrigeren Anzahl von Lehrkräften eine Mehrebenenbetrachtung möglich.

da das Projekt in der Schule bereits seit einem Jahr beendet sei und sich daher nicht mehr im Gedächtnis der Lehrkräfte befinde.

Trotzdem stößt die Analyse schnell an Grenzen, sobald mehr als eine Variable auf individueller Ebene im Modell getestet werden soll, da die im Verlauf der Analyse aufgebauten Kovarianzmatrizen häufig unbesetzte Felder aufweisen. Die Möglichkeit der Zuordnung der Varianz auf Schul- und Individualebene bleibt somit trotz eines relativ umfangreichen Datensatzes auf stark vereinfachende Modelle beschränkt.

Berücksichtigt man zusätzlich die Einschränkungen durch das Verbot fehlender Werte auf Aggregatsebene, die Anfälligkeit der Modelle bei Abhängigkeit von Variablen auf individueller Ebene sowie die vergleichsweise schwierige Interpretation der Ergebnisse, dann erscheint die Mehrebenenanalyse als relativ unhandliches Verfahren. Im Sinne der Forschungsökonomie scheint es für viele Fragestellungen angemessen, diese Nachteile und den zusätzlichen Aufwand des Verfahrens gegen die erhöhte Genauigkeit abzuwiegen (Bryk & Raudenbush, 1992).

7.2 Das Wellenmodell für Transfer im Licht der empirischen Befunde

Was macht ein Projekt so attraktiv, dass es neben einer erfolgreichen Umsetzung noch weitere Kreise zieht und ebenso erfolgreiche Nachahmer findet? Welche Bedingungsfaktoren sind nötig, um die Verbreitung von Projektergebnissen zu ermöglichen? Im Verlauf dieser Arbeit habe ich zuerst in der Theorie Antworten auf diese Fragen gesucht, um dann auf dieser Grundlage ein Modell für Transfer zu konstruieren und dieses mittels Daten aus zwei Datenerhebungen eines Modellversuchsprogramms empirisch zu unterstützen. In den nachfolgenden Abschnitten werden die Ergebnisse meiner Arbeit nochmals zu den theoretischen Überlegungen in Beziehung gesetzt. Dazu werden Zusammenhänge erläutert und offene Fragen angesprochen. Gemäß der im Wellenmodell für Transfer (Abbildung 12, S. 126) getroffenen Aufteilung in Inhalt, Struktur und Person werden im Anschluss die Faktoren dieser drei Bereiche diskutiert.

Am Anfang steht die Diskussion der Inhaltsfaktoren (Kap. 7.2.1), insbesondere die Frage, warum die Qualität der Zielbeschreibung sich nicht, wie erwartet, auf den Transfer auswirkt. Die Wirkung der Strukturfaktoren entsprach weitgehend der Erwartung. Offene Fragen –

z. B. zur Ausgestaltung eines externen Unterstützungssystems - werden in Kapitel 7.2.2 angesprochen. Kapitel 7.2.3 beleuchtet die Personenfaktoren, vor allem im Hinblick auf die möglicherweise verschiedenen Kompetenzanforderungen von Schulentwicklung und Unterrichtsarbeit. Zum Abschluss der Ergebnisdiskussion wird das Zusammenspiel der einzelnen Bereiche erörtert (Kap. 7.2.4).

7.2.1 Faktoren des Bereichs Inhalt

Wird der Inhalt einer Innovation als attraktiv wahrgenommen, dann wirkt sich das positiv auf deren Verbreitung aus (siehe Kap. 3.5.2, S. 85 ff.). Außerdem ist die inhaltliche Relevanz eines Gegenstands oder Themas ein wesentlicher Faktor zur Unterstützung selbstbestimmter Motivation (siehe Kap. 3.5.3, S. 114 ff.). Diese Erkenntnisse aus der Diffusionstheorie (Rogers, 1995) sowie der Selbstbestimmungstheorie (Deci & Ryan, 1993) und der pädagogisch-psychologischen Interessentheorie (Krapp & Prenzel, 1992) liefern die Begründung für die Betonung inhaltlicher Einflussfaktoren im Wellenmodell für Transfer. Die wahrgenommene inhaltliche Relevanz sollte also nach dem Wellenmodell ein wichtiger Einflussfaktor für Transfer sein.

Die empirische Überprüfung dieses Zusammenhangs konzentrierte sich auf die Qualität der Zielbeschreibung. Klar definierte Ziele sollten für nicht beteiligte Lehrkräfte den Zugang zum Innovationsgegenstand erleichtern und damit die Entscheidung für die Übernahme der Innovation fördern. Ein Zusammenhang mit Transfer konnte allerdings nicht nachgewiesen werden (vgl. Kap. 6.2.1, S. 207).

Es spricht einiges dafür, dass der hier gewählte Indikator ‚Zielqualität' zwar bedeutungsvoll für die Beurteilung eines Projekts, für die Überprüfung der inhaltlichen Relevanz einer Innovation jedoch ungeeignet ist:

- Die aus der Projektmanagementforschung bekannten positiven Effekte der Qualität der Ziele auf Projekterfolg (vgl. Abbildung 6, S. 77) konnten auch in der vorliegenden Studie wieder gezeigt werden (Kap. 6.2.2, S. 215 f.).
- Außerdem fand sich auch ein Zusammenhang der Qualität der Zielbeschreibung mit der Außendarstellung der jeweiligen Schul-

projekte (vgl. Tabelle 40, S. 210), d. h. das Formulieren klarer Projektziele ist nicht zuletzt Übungs- und Erfahrungssache.

Es kann also davon ausgegangen werden, dass die Beschreibung der Zielqualität eine aussagekräftige und valide Information im Rahmen einer Einschätzung eines Projekts darstellt. Die Qualität der Zielbeschreibung könnte somit eine notwendige Bedingung für die Einschätzung der inhaltlichen Relevanz darstellen; sie ist aber nicht bestimmend für die Übernahme dieses Ziels und damit für den Transfer.

Für die Erfassung der inhaltlichen Relevanz sollte daher eher ein individueller Zugang gesucht werden, d. h. ausschlaggebend für die inhaltliche Relevanz ist die individuelle Bewertung und subjektive Sichtweise auf eine Innovation. Einen möglichen Zugang bietet das Concerns-based adoption model (Hall & Hord, 2001; Hall et al., 1975), das die persönliche Betroffenheit von der Innovation im Zusammenhang mit der Akzeptanz und Übernahme dieser Innovation betrachtet. Für den englischen Sprachraum wurde schon relativ früh ein Fragebogen zur Erfassung dieses Konstrukts entwickelt (Hall, George & Rutherford, 1974). Derzeit wird an einer Übertragung ins Deutsche gearbeitet; die Überprüfung der Skalen ist allerdings noch nicht abgeschlossen (Jabornegg, Nüesch, Seitz & Capaul, 2003).

Auch wenn es in der vorliegenden Arbeit nicht gelungen ist, die Beziehung zwischen inhaltlicher Relevanz und Transfer empirisch zu erfassen, sollte an der inhaltlichen Relevanz als Einflussfaktor im Wellenmodell für Transfer festgehalten werden. Die theoretische Herleitung aus unterschiedlichen Perspektiven liefert dafür eine ausreichende Begründung; die oben aufgezeigten Ansätze zur Erfassung der inhaltlichen Relevanz auf individueller Ebene geben auch ein Instrument an die Hand, um in einer weiteren Studie diesen postulierten Zusammenhang empirisch zu untermauern.

7.2.2 *Faktoren des Bereichs Struktur*

Als wichtige strukturelle Einflussfaktoren für Transfer in Schulentwicklungsprojekten wurden im Wellenmodell einerseits Führung und Unterstützung durch Schulleitung und Projektleitung, andererseits die Kooperation der Lehrkräfte postuliert.

Der Einfluss der Schulleitung auf Transfer zeigte sich wie erwartet, auch wenn die Aufteilung in steuernde und unterstützende Aktivitäten nicht für beide Erhebungszeitpunkte gelang (vgl. Kap. 6.3.1, S. 221 ff.). Die aus der Erfahrung abgeschlossener Modellversuchsprogramme stammende Empfehlung, die Schulleitung unbedingt an Schulentwicklung (Kap. 3.4, S. 58 ff.) zu beteiligen, findet auch durch die Ergebnisse dieser Arbeit Unterstützung.

Neben der Schulleitung sollte auch die schulübergreifende Projektleitung im Schulentwicklungsprojekt ihre Führungsrolle ausfüllen. Die Funktion der Projektleitung sollte sich dabei nicht alleine auf Steuerung beschränken, sondern vor allem die Anregung sowie die aktive Motivationsunterstützung der Lehrkräfte beinhalten. Der Effekt der Projektleitung konnte von dem der Schulleitung auch empirisch abgegrenzt werden. Die oft genannte Rolle des Change Agents (z. B. Fullan, 2001; Rogers, 1995) konnte im vorliegenden Beispiel bei den Projektleitungen bzw. -koordinationen deutlich wahrgenommen werden. Wenn nach Ende der Projektlaufzeit die Unterstützung durch die Projektleitung bzw. –koordination wegfällt, dann könnte die Schulaufsicht beispielsweise diese unterstützende Rolle weiterführen. In der ursprünglichen Konzeption dieser Studie sollte die jeweils zuständige Schulaufsicht ebenfalls als Unterstützung für die einzelnen Schulen untersucht werden, um diesen Zusammenhang bereits während der Projektlaufzeit empirisch abzusichern. Der Fragebogenrücklauf der Schulaufsicht war jedoch zu gering, um eine Analyse durchzuführen. Somit bleibt die Frage nach der Unterstützungsmöglichkeit der Schulaufsicht noch für eine weitere Untersuchung offen.

Eine zweite offene Frage im Kontext von Führung und Unterstützung ergibt sich für die Tätigkeit der Schulleitung. In der vorliegenden Arbeit wurden unterschiedliche Konzepte der Führung nicht berücksichtigt. Zwar wurde zwischen aktiver Beteiligung und Unterstützung differenziert, die verwendeten Instrumente ermöglichten aber nicht immer eine klare Trennung. Unterschiedliche Führungskonzepte könnten sich ebenfalls auf den Transfer auswirken; eine getrennte Betrachtung von Schulleitungen nach transformational und transactional leadership könnte weiteren Aufschluss geben (Bass & Avolio, 1994; Koh et al., 1995; Leithwood et al., 1996; Silins, 1994; Wissinger, 2000).

Die Kooperation der Lehrkräfte hat sich in dieser Arbeit erneut als wesentlicher Erfolgsfaktor herauskristallisiert. Dies steht in Übereinstimmung mit den Erkenntnissen der Projektmanagementforschung (vgl. Kap. 3.5.1, S. 75 ff.) sowie den aus dem Modellversuchsprogramm SINUS berichteten Ergebnissen (Ostermeier, 2003). Bei der ersten Datenerhebung wurde zusätzlich ein geschlechtsspezifischer Effekt deutlich: Männer äußerten sich deutlich kritischer im Hinblick auf Kooperation. Zur zweiten Datenerhebung konnte dieser Effekt nicht mehr festgestellt werden. Da aus Gründen des Datenschutzes keine echte Längsschnittanalyse auf individueller Ebene durchgeführt werden konnte, bleiben zwei Erklärungsmöglichkeiten für diese Veränderung: Entweder hat sich die Sichtweise von Lehrerinnen und Lehrern im Verlauf der Projektarbeit angeglichen oder die Fluktuation im Projekt veränderte die Stichprobe so sehr, dass diese Unterschiede nicht mehr zu Tage treten.

Neben den beiden Aspekten Führung und Kooperation sind noch weitere Strukturmerkmale von Interesse. So hat sich in einer explorativen Analyse ein insgesamt offenes Klima in der Schule, das sich z. B. am Vorhandensein zahlreicher Außenkontakte (allerdings nicht zu Schulen) ablesen lässt, ebenfalls als Anzeichen für eine transferförderliche Umgebung erwiesen. Offen bleibt, in wie weit unterschiedliche Steuerungsansätze auf der Ebene der Projektleitung transferförderlich wirksam sind. Hier würde sich eine kleinere Studie in einem kontrollierten Umfeld anbieten, in der gezielt einzelne Steuerungsmechanismen im Kontrast betrachtet werden.

7.2.3 Faktoren des Bereichs Person

Zwei grundsätzliche Fragen dominieren im Bereich ‚Person' des Wellenmodells für Transfer. (1) Ist eine Person in der Lage, die Innovation des Schulentwicklungsprojekts zu übernehmen? (Kompetenz). (2) Ist eine Person willens, sich mit dieser Innovation zu beschäftigen? (Motivation).

Die Motivation der Lehrkräfte - sowohl der beteiligten als auch der nicht beteiligten Personen - wirkt sich erwartungsgemäß auf Transfer aus. Dabei ist die Motivation der beteiligten Lehrkräfte entsprechend der theoretischen Überlegungen höher als die der nicht beteiligten Personen. Die aus der Selbstbestimmungstheorie der Motivation (Deci & Ryan, 1993) sowie der pädagogisch-psychologischen Interessentheorie (Krapp & Prenzel, 1992) abgeleiteten förderlichen Effekte von Motivationsunterstützung konnten ebenfalls gezeigt werden (vgl. Kap. 6.4, S. 242 ff.).

Die vorliegenden Ergebnisse können somit als weitere Unterstützung für die praktische Relevanz der Selbstbestimmungstheorie der Motivation gewertet werden (Deci et al., 1989; Deci et al., 1999; Deci & Ryan, 1987; Ryan & Deci, 2000b). Da zudem eine gezielte Förderung der Motivation möglich erscheint, ergeben sich hier gute Ansatzpunkte zur Intervention (vgl. Kap. 7.3.2).

Die Frage nach dem Einfluss der für die Schulentwicklung nötigen Kompetenz der Lehrkräfte konnte in meiner Arbeit nicht zufrieden stellend geklärt werden. Die verwendete Skala zur Lehrer-Selbstwirksamkeit (Schwarzer & Schmitz, 1999) geht vor allem auf unterrichtsnahe Anforderungen an Lehrkräfte ein. Anforderungen, die im Rahmen von Schulentwicklung an Lehrkräfte gestellt werden, unterscheiden sich womöglich deutlich vom Lehralltag. So sind eventuell die gemeinschaftliche Entwicklung von Konzepten oder Material oder die schriftliche Dokumentation der Arbeit noch nicht Bestandteil der gewohnten Arbeit von Lehrkräften. Ein Instrument zur Erfassung dieser auf Schulentwicklung bezogenen Kompetenzerwartung steht jedoch meines Wissens noch nicht zur Verfügung.

7.2.4 *Integration der Faktoren im gemeinsamen Modell*

Wie erwartet wirken die Einflussfaktoren aus den Bereichen - mit Ausnahme der nicht erfassten inhaltlichen Relevanz - gemeinsam auf Transfer. Die beiden abschließenden Pfadanalysen (Abbildung 34 und Abbildung 35, S. 266 f.) zeigen den direkten Einfluss der Projektleitung auf Transfer sowie die Verknüpfung von unterstützender, steuernder und anregender Arbeit der Projektleitung mit dem Arbeitsklima, der Motivation und der Bewertung der Zusammenarbeit in den einzelnen Schulen. Der Einfluss der Schulleitung kann in diesem Modell aus methodischen Gründen nicht berücksichtigt werden, beeinflusst den Transfer aber noch zusätzlich.

Die Vernetzung der einzelnen Bereiche deckt sich mit den auf der Erfahrung abgeschlossener Projekte beruhenden Empfehlungen zum Transfer, die in Kapitel 3.4 ab S. 58 dargestellt wurden. Beispielsweise führen die Empfehlungen der Bertelsmann Stiftung (Czerwanski & Lohre, 2002) inhaltliche, strukturelle und personenbezogene Faktoren an, ohne diese allerdings systematisch einzuordnen. Ähnliches gilt auch für die Schlussfolgerungen von Nickolaus (2002) sowie die Ratschläge von Euler (2001). Mit den Erkenntnissen aus der vorliegenden Arbeit lassen sich diese Empfehlungen in einen theoretischen Rahmen einbetten.

Offen bleibt auch in der vorliegenden Arbeit die empirische Überprüfung *aller* Bereiche des Wellenmodells in einem gemeinsamen Messmodell. Wenn die Analyse schulspezifische Effekte berücksichtigen soll, dann lässt sich dies mit den vorhandenen Methoden nur über eine deutliche Erhöhung der Fälle je Schule erreichen. Der zusätzliche Erkenntnisgewinn rechtfertigt jedoch meiner Meinung nach nicht den hohen Aufwand, den eine solche Untersuchung mit sich bringen würde. Wichtiger erscheint mir die Erfassung der inhaltlichen Relevanz, die als subjektiv wahrgenommener Faktor direkt bei den Lehrkräften erhoben werden könnte, um dann in einem erweiterten Pfadmodell getestet zu werden. Einen Ansatzpunkt dazu bietet möglicherweise das bereits oben vorgeschlagene Concerns-based Adoption Model (Hall & Hord, 2001; Jabornegg et al., 2003).

7.3 Schlussfolgerungen für die Durchführung von Schulentwicklungsprogrammen

Am Ausgangspunkt meiner Arbeit stand die Beobachtung, dass sich die Anforderungen an Schulen derzeit deutlich verändern. Die großen politischen Parteien streben zunehmend autonom handelnde Schulen an, die sich selbstständig weiterentwickeln und verbessern. Mit breit angelegten, von Bund und Ländern gemeinsam getragenen Modellversuchsprogrammen wie z. B. BLK21 (Haan & Harenberg, 1999), SINUS (Bund-Länder-Kommission für Bildungsplanung und Forschungsförderung, 1997a), QuiSS (Brockmeyer, 1999) oder Demokratie leben und lernen (Edelstein & Fauser, 2001) werden Inhalte entwickelt und Strukturen erprobt, die sowohl die Schulen als Organisationen als auch die Lehrkräfte als handelnde Personen auf diese Veränderungen vorbereiten sollen. Die Investition in diese Modellversuchsprogramme zahlt sich allerdings nur dann aus, wenn die dadurch erreichten Erkenntnisse einerseits innerhalb der Schulen langfristig wirksam sind und andererseits auch von anderen, nicht direkt an diesen Programmen beteiligten Schulen übernommen werden.

Aus den Ergebnissen meiner Arbeit lassen sich theoretisch begründete und empirisch abgesicherte Schlussfolgerungen zur Förderung des schulinternen und schulübergreifenden Transfers ziehen. Ich beschreibe nachfolgend zuerst Schlussfolgerungen für die Planung (Kap. 7.3.1) und Durchführung (Kap. 7.3.2) von Modellversuchsprogrammen. Der letzte Abschnitt meiner Arbeit befasst sich schließlich mit dem Unterschied zwischen dem schulinternen und dem schulübergreifenden Transfer (Kap. 7.3.3).

7.3.1 Zur Planung von schulischen Modellversuchsprogrammen

Modellversuchsprogramme, die nach den Richtlinien der Bund-Länder-Kommission für Bildungsplanung und Forschungsförderung durchgeführt werden, sind sowohl zur Durchführung einer wissenschaftlichen Begleitung und Evaluation als auch zur expliziten Planung des Transfers verpflichtet (Bund-Länder-Kommission für Bildungsplanung und Forschungsförderung, 1997b). Wenn die maßgeblichen Entwicklungen eines

Modellversuchsprogramms allerdings in den Schulen selbst stattfinden, ist eine detaillierte Transferplanung, die vor allem auch die Inhalte der Entwicklung berücksichtigt, kaum möglich. Aus den Ergebnissen der vorliegenden Arbeit können jedoch Schlussfolgerungen für die Planung eines transferförderlichen Kontexts für Modellversuche abgeleitet werden. Entsprechend der bisherigen Ordnung dieser Arbeit werden sie den Bereichen Inhalt, Struktur oder Person zugeordnet:

Inhalt

1. *Klare Beschreibung der Ziele*: Die eigenen Ziele schriftlich zu fixieren und innerhalb der Schule abzustimmen ist eine notwendige Aufgabe im Rahmen der Schulentwicklung. Die Ergebnisse aus dem Modellversuchsprogramm QuiSS zeigen eine große Streubreite in der Qualität der Zielbeschreibungen. Über gezielte Unterstützung sollte somit insgesamt eine Verbesserung der Zielbeschreibungen und damit auch des Projekterfolgs angestrebt werden.
2. *Nutzen der Schulentwicklung für die beteiligten und betroffenen Personen verdeutlichen*: Die direkt am Projekt beteiligten Lehrkräfte ziehen für sich persönlich erheblichen Nutzen aus dem Projekt, einerseits in Form von sozialer Einbindung durch die Kooperation mit anderen Lehrkräften, andererseits als konkrete Anregungen für die eigene Unterrichtsarbeit. Insgesamt wird von diesen Personen trotz einer objektiv vorhandenen Mehrarbeit eine vergleichsweise niedrige Belastung berichtet. Gleichzeitig werden positive emotionale Effekte deutlich. Für die nicht beteiligten Personen ist dieser Nutzen jedoch weniger offensichtlich. Damit eröffnet sich eine wichtige Aufgabe bereits in der Planungsphase eines Modellversuchs: Wenn noch nicht beteiligte Personen einen individuellen Nutzen der Schulentwicklung wahrnehmen, sollte der Transfer dadurch gefördert werden.

Struktur

3. *Beteiligung der Schulleitung*: Die Schulleitung übernimmt eine wesentliche Rolle für den innerschulischen Transfer. Sie könnte zusätzlich im Austausch mit anderen Schulen zu einer Verbreitung der Innovation beitragen (siehe Kap. 7.3.3). Nach den vorliegenden Ergebnissen bedeutet Beteiligung der Schulleitung nicht nur die stillschweigende Duldung des Entwicklungsvorhabens oder die einmalige Zustimmung am Beginn der Arbeit, sondern die kontinuierliche Mitarbeit und Unterstützung im Entwicklungsprozess.
4. *Unterstützung durch Change Agents*: In den untersuchten Projekten waren jeweils schulexterne Personen beratend, steuernd und unterstützend tätig. Entsprechend der theoretischen Überlegungen aus der Diffusionstheorie (Kap. 3.5.2) ist diese Rolle für eine erfolgreiche Verbreitung hilfreich; die empirischen Daten aus der vorliegenden Studie deuten ebenfalls auf eine wesentliche Bedeutung dieser Rolle hin. Die aktuelle Praxis in den Modellversuchsprogrammen der BLK weist den Projektleitungen und Koordinatoren auf Länderebene diese Rolle bereits zu. Offen bleibt zurzeit noch, wie diese Unterstützung nach Beendigung der Modellversuchsarbeit weiter geleistet werden kann. In den Ländern könnten z. B. die Landesinstitute, die Schulaufsicht oder Lehrkräfte bzw. Schulleitungen mit besonderer Qualifikation diese weitergehende Unterstützung bieten.
5. *Verpflichtung zur Dokumentation*: Die teilnehmenden Schulen sollten zur Dokumentation ihrer Arbeit verpflichtet werden. Durch diese Dokumentation kann sowohl eine Reflexion der eigenen Arbeit als auch ein Medium zur Weitergabe an nicht beteiligte Lehrkräfte geschaffen werden.
6. *Entwicklung in kooperativen Strukturen*: Der stärkste Effekt auf Transfer wird in der vorliegenden Studie durch die Kooperation der Lehrkräfte erreicht. Die soziale Einbindung in eine Arbeitsgruppe fördert die Motivation zur Mitarbeit; gleichzeitig wird über die inhaltliche Kooperation an Produkten orientierte Rückmeldung möglich. Dies trägt somit zur Pro-

fessionalisierung der Lehrkräfte bei. Schulübergreifende Kooperationsstrukturen zeigten allerdings keinen ausgeprägten Effekt; die Vernetzung mit außerschulischen Organisationen war dagegen durchaus transferrelevant.

Person

7. *Auswahl und Förderung geeigneter Personen für den Entwicklungsprozess*: Lehrkräfte nehmen an den aktuell stattfindenden Modellversuchsprogrammen überwiegend freiwillig teil. Die positiven Auswirkungen für die Motivation und damit auch für das Arbeitsergebnis legen nahe, von diesem Vorgehen nicht abzuweichen. Allerdings stellt sowohl die Projektarbeit in der Schule als auch die Rolle des Change Agents von den üblichen Arbeitsinhalten abweichende Anforderungen, die möglicherweise nur in geringem Umfang vorhanden sind. Als Reaktion auf diese Ausgangslage bietet sich eine Kombination von Selektion und Förderung an. Insbesondere die Rolle des Change Agents könnte über einen kriteriengeleiteten Auswahlprozess besetzt werden und diese Entscheidung auch durch eine prozessbegleitende Evaluation überprüft werden. Langfristig stellt die aktive Arbeit in Schulentwicklung jedoch Anforderungen an Lehrkräfte, die nur durch eine Anpassung der Ausbildung bzw. spezifische Fortbildungen erfüllt werden können.

7.3.2 *Zur Durchführung von schulischen Modellversuchsprogrammen*

Während der Laufzeit der Modellversuchsprogramme wird der Grundstein für die Verbreitung von Erkenntnissen aus dem Modellversuch gelegt. Die oben dargestellten Vorüberlegungen in der Planungsphase wirken sich während der Durchführung eines Modellversuchs weiter aus. Aus den vorliegenden Ergebnissen lassen sich für die Durchführung noch zusätzliche Schlussfolgerungen ableiten:

Inhalt

1. *Regelmäßige Veröffentlichung des Projektfortschritts und schulinterner Austausch*: Sofern nicht das gesamte Kollegium an dem Entwicklungsprojekt beteiligt ist, besteht die Gefahr, dass sich die Projektgruppe vom Rest des Kollegiums abkoppelt und Merkmale einer Gruppenkohäsion entwickelt (Argyle, 1990). Für einen Transfer der Innovation ausgehend von der Projektgruppe hin zum Rest des Kollegiums ist dies eher hinderlich. Schließlich ist eine der Grundlagen der schnellen Verbreitung einer Innovation der Grad der Vernetzung des sozialen Systems (vgl. Kap. 3.5.2, S. 85 ff.). Der Gruppenkohäsion kann durch eine Intensivierung des schulinternen Austauschs entgegengewirkt werden; regelmäßige Veröffentlichungen aus dem Projektkontext sind eine Maßnahme dieses Austauschs.

Struktur

2. *Evaluation und Steuerung des Projekts*: Die Ziele des Projekts sollten regelmäßig im Hinblick auf ihren Fortschritt überprüft und gegebenenfalls angepasst werden. In wie weit dieser Prozess besser nach einem vorgegebenen Schema ablaufen sollte, ist Gegenstand aktueller Arbeiten. Als Beispiele sind hier der im Kapitel 3.3.4 vorgestellte MTO-Ansatz (Krause, 2004 i.V.) oder das im Kapitel 3.3.3 diskutierte EFQM-Modell in der Schulentwicklung (Reese, in Vorb.) zu nennen.
3. *Verlässliche Unterstützungsstrukturen aufbauen*: Mit dem Ende der Projektlaufzeit fallen die projektspezifischen Unterstützungsstrukturen weg. Für die schulinterne Verbreitung sowie die Weitergabe an andere Schulen steht nur dann eine weitergehende fachliche Beratung zur Verfügung, wenn bereits während der Projektlaufzeit die Unterstützungsstrukturen geschaffen wurden. In Anbetracht der langen Zeit, die für Veränderungen im Schulsystem in anderen Ländern – insbesondere in Skandinavien – veranschlagt wurden, sollten

diese Unterstützungssysteme verlässlich installiert werden. Der angestrebte kontinuierliche Verbesserungsprozess im Schulsystem bedeutet zwar Veränderungen auf allen Ebenen, setzt aber voraus, dass diese kontinuierlich, transparent und vorhersehbar erfolgen. Sprunghafte und spontane Wechsel der Bildungspolitik erscheinen eher kontraproduktiv.

Person

4. *Motivationsunterstützende Maßnahmen fördern Transfer*: Während der Durchführung des Modellversuchs können sowohl die Change Agents als auch die Schulleitungen die Motivation der Lehrkräfte zur Übernahme der Entwicklung positiv beeinflussen. Die aus der Selbstbestimmungstheorie sowie der pädagogisch-psychologischen Interessentheorie bekannten Einflussfaktoren Autonomieunterstützung, Kompetenzunterstützung, Verbesserung der sozialen Einbindung sowie Verdeutlichung der inhaltlichen Relevanz wirken für die Verbreitung der Innovation förderlich. Praktisch bedeutet dies beispielsweise, den Lehrkräften Freiräume zum Ausprobieren der Innovation zu lassen sowie qualifizierte und konstruktive Rückmeldungen zu geben und zu akzeptieren.

7.3.3 *Innerschulischer Transfer und schulübergreifende Verbreitung*

In dieser Arbeit habe ich vor allem den innerschulischen Transfer untersucht. Die zu Beginn durchgeführte Definition der unterschiedlichen Begriffe ‚Diffusion', ‚Dissemination' und ‚Transfer' (Abbildung 1, S. 26) machte bereits auf die Problemstellung aufmerksam: Um eine Innovation von einer Schule A an eine Schule B zu tragen, genügt es bereits, eine Person an der Schule B davon zu überzeugen. Um allerdings einen nachhaltigen Effekt für Schule B abzuleiten, muss ein großer Teil des Kollegiums dieser Schule die Innovation akzeptieren und aktiv einsetzen. Die entscheidende Entwicklung findet somit innerhalb der

Schule B statt, der Weg von A nach B kann über zahlreiche Kommunikationswege führen.

Die Planung dieser Verbreitung auf der Ebene des gesamten Systems darf jedoch nicht vernachlässigt werden. Die Sichtweise der Dissemination (Kap. 3.1.2, S. 24 ff.) richtet sich eher auf das Gesamtsystem aller Schulen. Ein funktionierendes Unterstützungssystem ist für die Arbeit innerhalb einer einzelnen Schule wichtig; es kann aber nur dann sinnvoll installiert werden, wenn aus der Distanz die gesamte Struktur des Systems Schule erfasst wird. Weitere Aufgaben aus der Perspektive einer Dissemination sind beispielsweise die Förderung effektiver und effizienter Kommunikationswege zur Verbreitung der Erkenntnisse. Im Ende des Jahres 2003 gestarteten Programm ‚SINUS-Transfer' (Prenzel et al., 2002) wird erstmals gezielt die Verbreitung von Erkenntnissen aus dem abgeschlossenen Modellversuchsprogramm zur Steigerung der Effizienz des mathematisch-naturwissenschaftlichen Unterrichts (Bund-Länder-Kommission für Bildungsplanung und Forschungsförderung, 1997a; Prenzel, 2000) untersucht und gefördert. Die wissenschaftliche Begleitung dieses Programms, das die ursprünglich in 180 Schulen entwickelten Ansätze an über 700 Schulen weitergeben soll, wird die Wissensbasis zu Transferbedingungen erweitern. Mit einer so großen Anzahl von Schulen wäre beispielsweise auch die mathematische Modellierung des Verbreitungsprozesses nach dem Muster der Diffusionstheorie (vgl. 3.5.2, S. 98 ff.) möglich, um dann bessere Prognosen für die Geschwindigkeit und das Ausmaß der Verbreitung von Innovationen im Schulsystem formulieren zu können. Ob der Transfer gelingt, wird jedoch in jeder der Schulen einzeln entschieden. Diese Entscheidung hängt von den schulinternen Prozessen ab, und wird letztendlich von den Lehrkräften, Schulleitungen und anderen an der Schulentwicklung beteiligten Personen individuell getroffen.

Die Zitate der beiden großen politischen Parteien zu Beginn meiner Arbeit geben zu bedenken, dass Schulen sich auf Dauer dem gesellschaftlichen Wandel nicht entziehen können. Sie sind aber in der Lage, selbst - mit Hilfe des Engagements und der Kompetenz der beteiligten und betroffenen Personen im Schulsystem - die Richtung der Entwicklung zu bestimmen. Dazu benötigen Schulen verlässliche Unterstützungssysteme, die gemeinsam mit ihnen die Entwicklungsarbeit gestalten und begleiten.

8 Literatur

Achtenhagen, F. & Lempert, W. (2000). Lebenslanges Lernen im Beruf - seine Grundlegung im Kindes- und Jugendalter. Opladen: Leske + Budrich

Alioth, A. (1980). Entwicklung und Einführung alternativer Arbeitsformen. Bern: Hans Huber

Altrichter, H. & Posch, P. (1999). Wege zur Schulqualität. Innsbruck: StudienVerlag

Angrosino, M. V. (1994). Information dissemination - a postmodern perspective. In: Human Organization 53. 4. 415-417

Arbeitsgruppe Steiermark. (2001). EFQM in der Schule - Ein Online-Handbuch zur Entwicklung von Schulen/Hochschulen nach dem Modell der European Foundation for Quality Management (EFQM). Zugriff am 13.03. 2003, http://lmz.bildung-rp.de/aktuelles/EFQM-Schulen.htm

Arbeitsstab Forum Bildung (Hrsg.). (2002). Aus guten Beispielen lernen - Fachtagung des Forum Bildung am 14. September 2001 in Berlin. Bonn: BLK

Arbuckle, J. L. (2003). Amos 5 / Amos Reference Guide (Version Build 5138) [Student Version]. Chicago: SmallWaters Corp (http://www.smallwaters.com)

Argyle, M. (1990). Soziale Beziehungen. In W. Stroebe, M. Hewstone, J.-P. Codol & G. M. Stephenson (Eds.), Sozialpsychologie. Eine Einführung. 232-257. Berlin: Springer

Arnold, E. (2000). Schulleitung, Schulaufsicht und Schulbehörde. In E. Arnold, J. Bastian & S. Reh (Eds.), Schulentwicklung und Wandel der pädagogischen Arbeit. 143-181. Hamburg: Bergmann + Helbig

Arnold, E., Bastian, J. & Reh, S. (2000). Spannungsfelder der Schulprogrammarbeit. In: Die Deutsche Schule 92. 4. 415-429

Arnold, R. & Faber, K. (2000). Qualität entwickeln - aber wie? Qualitätssysteme und ihre Relevanz für Schule - Expertise, verfaßt für die BLK. Kaiserslautern: Universität Kaiserslautern

Aronson, E., Wilson, T. D. & Akert, R. M. (2002). Social psychology. Upper Saddle River, NJ: Prentice Hall

Bandura, A. (1977). Self-efficacy: Toward a unifying theory of behavioral change. In: Psychological Review 84. 191-215

Bandura, A. (1979). Sozial-kognitive Lerntheorie. Stuttgart: Klett-Cotta

Bandura, A. (1997). Self-efficacy: The exercise of control. New York: Freeman

Barth, A.-R. (1992). Burnout bei Lehrern. Göttingen: Hogrefe

Bass, B. M. & Avolio, B. J. (1994). Improving organizational effectiveness through transformational leadership. Thousand Oaks, CA: Sage

Bau, H., Holz, H. & Schemme, D. (2001). Innovation und Transfer durch modellversuchsübergreifende Arbeitskreise. In: Berufsbildung in Wissenschaft und Praxis 30. 2. 18-22

Baumert, J., Bos, W. & Lehmann, R. (Eds.). (2000). TIMSS/ III. Mathematisch-naturwissenschaftliche Bildung am Ende der Schullaufbahn. Bd. 1-3. Opladen: Leske + Budrich

Bloom, H., Ham, S., Kagehiro, S., Melton, L., O'Brien, J., Rock, J., et al. (2001). Evaluating the Accelerated Schools program: A look at its early implementation and impact on student achievement in eight schools. New York: Manpower Development Research Corporation

Bollen, K. A. (1989). Structural equations with latent variables. New York: Wiley

Bortz, J. & Döring, N. (1995). Forschungsmethoden und Evaluation für Sozialwissenschaftler. Berlin: Springer

Brockmeyer, R. (1999). Qualitätsverbesserung in Schulen und Schulsystemen (Materialien zur Bildungsplanung und zur Forschungsförderung, Heft 71). Bonn: BLK

Brockmeyer, R. & Edelstein, W. (1997a). Selbstwirksamkeitsüberzeugungen in der Schulentwicklung. In R. Brockmeyer & W. Edelstein (Eds.), Selbstwirksame Schulen. Wege pädagogischer Innovation. 9-24. Oberhausen: Karl Maria Laufen

Brockmeyer, R. & Edelstein, W. (Eds.). (1997b). Selbstwirksame Schulen. Wege pädagogischer Innovation. Oberhausen: Karl Maria Laufen

Brunner, I. & Davidson, B. M. (1998). The dissemination of educational innovations: New insights into the coaching model. Vortrag auf der Name, San Diego, CA

Bryk, A. S. & Raudenbush, S. W. (1992). Hierarchical linear models: Applications and data analysis methods. Newbury Park: Sage

Bund-Länder-Kommission für Bildungsplanung und Forschungsförderung. (1997a). Gutachten zur Vorbereitung des Programms "Steigerung der Effizienz des mathematisch-naturwissenschaftlichen Unterrichts". Bonn: Bundesministerium für Bildung, Wissenschaft, Forschung und Technologie

Bund-Länder-Kommission für Bildungsplanung und Forschungsförderung. (1997b). Neuordnung der Modellversuchsförderung. Zugriff am 09.02. 2004, http://www.blk-bonn.de/modellversuche/neuordnung.htm

Bussey, J. M., Dormody, T. J. & VanLeeuwen, D. (2000). Some factors predicting the adoption of technology education in New Mexico public schools. In: Journal of Technology Education (Online-Journal) 12. 1

Coleman, J. S., Campbell, E. Q., Hobson, C. F., McPartland, J. M., Mood, A. M., Weinfeld, F. D., et al. (1966). Equality of educational opportunity. Washington, DC: National Center for Educational Statistics

Coleman, J. S., Katz, E. & Menzel, H. (1957). The diffusion of an innovation among physicians. In: Sociometry 20. 253-270

Creemers, B. P. M. (1994). The effective classroom. London: Cassell

Csikszentmihalyi, M. (1975). Beyond boredom and anxiety. San Francisco: Jossey-Bass

Czerwanski, A. & Lohre, W. (2002). Erfolgsfaktoren für die breite Umsetzung von Modellvorhaben - 7 Thesen aus den Erfahrungen der Bertelsmann Stiftung. In Arbeitsstab Forum Bildung (Hrsg.), Aus guten Beispielen lernen - Fachtagung des Forum Bildung am 14. September 2001 in Berlin. 38-39. Bonn: BLK

Dalin, P., Rolff, H.-G. & Buchen, H. (1998). Institutioneller Schulentwicklungs-Prozeß: Ein Handbuch. Bönen: Verlag für Schule und Weiterbildung

Datnow, A. & Castellano, M. (2000). Teachers' responses to Success for All: How beliefs, experiences, and adaptations shape implementation. In: American Educational Research Journal 37. 3. 775-799

Datnow, A. & Stringfield, S. C. (2000). Working together for reliable school reform. In: Journal of education for students placed at risk 5. 1&2. 183-204

Daum, A. (1993). Erfolgs- und Mißerfolgsfaktoren im Büro-Projektmanagement. München: Rainer Hampp

Davier, M. v. (2001). Winmira 32 pro. Kiel: IPN

deCharms, R. (1968). Personal causation: The internal affective determinants of behavior. New York: Academic Press

deCharms, R. (1976). Enhancing motivation: Change in the classroom. New York: Irvington Publishers

Deci, E. L., Connell, J. P. & Ryan, R. M. (1989). Self-determination in a work organization. In: Journal of Applied Psychology 74. 580-590

Deci, E. L., Koestner, R. & Ryan, R. M. (1999). A meta-analytic review of experiments examining the effects of extrinsic rewards on intrinsic motivation. In: Psychological Bulletin 125. 6. 627-668

Deci, E. L. & Ryan, R. M. (1987). The support of autonomy and the control of behavior. In: Journal of Personality and Social Psychology 53. 6. 1024-1037

Deci, E. L. & Ryan, R. M. (1993). Die Selbstbestimmungstheorie der Motivation und ihre Bedeutung für die Pädagogik. In: Zeitschrift für Pädagogik 39. 2. 223-238

Deutsches Institut für Normung. (1987). DIN 69901 Projektwirtschaft, Projektmanagement, Begriffe. Berlin: DIN

Deutsches Institut für Normung. (2000). Qualitätsmanagementsysteme, Anforderungen: DIN EN ISO 9001. Berlin: Beuth

Deutsches PISA Konsortium. (2001). PISA 2000. Opladen: Leske + Budrich

Ditton, H. (1998). Mehrebenenanalyse. Grundlagen und Anwendungen des Hierarchisch Linearen Modells. Weinheim: Juventa

Drechsel, B., Jäger, M. & Prenzel, M. (2001). Abschlußbericht der ersten Befragung zur Akzeptanz im BLK-Modellversuchsprogramm "Qualitätsverbesserung in Schulen und Schulsystemen" (QuiSS) - Übersicht der Schulleiter-, Schüler- und Elternrückmeldungen auf Bundesebene (Interner Bericht). Kiel: IPN

Dubs, R. (Hrsg.). (1997). New Public Management - Eine zukunftsweisende Reformstrategie für die Bildungsverwaltung (Vol. 13.2). Berlin: Humboldt-Universität

Dudenredaktion (Hrsg.). (2001). Fremdwörterbuch (7. ed. Vol. 5). Mannheim: Dudenverlag

Eccles, J. S., Wigfield, A. & Schiefele, U. (1998). Motivation to succeed. In W. Damon & N. Eisenberg (Eds.), Handbook of child psychology: Social, emotional, and personality development 5 ed., Vol. 3. 1017-1095. New York: John Wiley & Sons

Edelstein, W. (1998). Selbstwirksamkeit in der Schulreform. In: Unterrichtswissenschaft 26. 2. 100-106

Edelstein, W. (1999). Bedingungen erfolgreicher Schultransformation. In E. Risse & H. J. Schmidt (Eds.), Von der Bildungsplanung zur Schulentwicklung. 119-132. Neuwied, Kriftel: Luchterhand

Edelstein, W. (2002). Selbstwirksamkeit, Innovation und Schulreform. In: Zeitschrift für Pädagogik 44. Beiheft. 13-27

Edelstein, W. & Fauser, P. (2001). Demokratie lernen und leben (Materialien zur Bildungsplanung und zur Forschungsförderung Heft 96). Bonn: BLK

Eikenbusch, G. (1998). Praxishandbuch Schulentwicklung. Berlin: Cornelsen Scriptor

Esser, C. & Behrens, S. (2003). Nutzung des EFQM-Modells für Excellence im Rahmen von Schulentwicklungsprozessen. In: Wirtschaft und Erziehung 2003. 1. 3-9

Euler, D. (2001). Transferförderung in Modellversuchen: Dossier im Rahmen des Programms "Kooperation der Lernorte in der beruflichen Bildung (KOLIBRI)". St. Gallen: Institut für Wirtschaftspädagogik

Fend, H. (1998). Qualität im Bildungswesen: Schulforschung zu Systembedingungen, Schulprofilen und Lehrerleistung. Weinheim: Juventa Verlag

Fend, H. (2000). Qualität und Qualitätssicherung im Bildungswesen. Wohlfahrtsstaatliche Modelle und Marktmodelle. In: Zeitschrift für Pädagogik Beiheft Nr. 41. 55-72

Festinger, L. (1978). Theorie der kognitiven Dissonanz. Bern: Huber

Fullan, M. (1985). Change processes and strategies at the local level. In: Elementary School Journal 3. 84. 391-420

Fullan, M. (1993). Change forces: probing the depths of educational reform. London: Falmer Press

Fullan, M. (1998). The meaning of educational change: A quarter of a century of learning. In A. Hargreaves, A. Lieberman, M. Fullan & D. Hopkins (Eds.), International Handbook of Educational Change Vol. 1. 214-228. Dordrecht: Kluver Academic Publishers

Fullan, M. (1999). Die Schule als lernendes Unternehmen. Konzepte für eine neue Kultur in der Pädagogik. Stuttgart: Klett-Cotta

Fullan, M. (2001). The new meaning of educational change (3rd. ed.). New York: Teachers College Press

Fullan, M. & Hargreaves, A. (1993). Teacher development and educational change. In M. Fullan & A. Hargreaves (Eds.), Teacher Development and Educational Change 2 ed. 1-9. London: John Wiley & Sons

Gareis, R. (1989). Management by Projects - Der zukunftsorientierte Managementansatz. In Reschke & H. Schelle (Eds.), Projektmanagement: Beiträge zum Projektmanagement-Forum 89. München: Vahlen

Gebert, D. (2002). Führung und Innovation. Stuttgart: Kohlhammer

Geijsel, F. & Sleegers, P. (1999). Transformational leadership and the implementation of large-scale innovation programs. In: Journal of Educational Administration 37. 4. 309-328

Gemünden, H. G. (1995). Zielbildung. In H. Corsten & M. Reiß (Eds.), Handbuch Unternehmensführung. Konzepte - Instrumente - Schnittstellen. 251-266. Wiesbaden: Gabler

Goldenfarb, M. (1995). Critical success factors in diffusing a campus wide information system. Zugriff am 09.02. 2004, http://ausweb.scu.edu.au/aw95/education4/goldfarb/

Golub, A. & Johnson, B. D. (1996). The crack epidemic: Empirical findings support an hypothesized diffusion of innovation process. In: Socio-Economic Planning Sciences 30. 3. 221-231

Gonon, P., Hügli, E., Landwehr, N., Ricka, R. & Steiner, P. (2001). Qualitätssysteme auf dem Prüfstand: Die neue Qualitätsdiskussion in Schule und Bildung - Analyse und Perspektiven (3 ed.). Aarau: Sauerländer

Gottschalk, A. (2004). Zur Interferenz zwischen berufsbiografischer Entwicklung von innovativen Grundschullehrerinnen und organisationspädagogischer Schulentwicklung. Unveröffentlichte Dissertation, Universität Hamburg, Hamburg

Gräsel, C., Mandl, H., Manhart, P. & Kruppa, K. (2000). Das BLK-Programm "Systematische Einbeziehung von Medien, Informations- und Kommunikationstechnologien in Lehr und Lernprozesse". In: Unterrichtswissenschaft 28. 2. 127-143

Haan, G. d. & Harenberg, D. (1999). Bildung für eine nachhaltige Entwicklung (Materialien zur Bildungsplanung und zur Forschungsförderung Heft 72). Bonn: BLK

Hacker, W. (1998). Allgemeine Arbeitspsychologie: psychische Regulation von Arbeitstätigkeiten. Bern: Hans Huber

Hall, G. E., George, A. A. & Rutherford, W. L. (1974). SoC, Stages of concern questionnaire. Austin: Southwest Educational Development Laboratory

Hall, G. E. & Hord, S. M. (2001). Implementing change. Patterns, principles and potholes. Boston: Allyn and Bacon

Hall, G. E., Loucks, S. F., Rutherford, W. L. & Newlove, B. W. (1975). Levels of use of the innovation: A framework for analyzing innovation adoption. In: The Journal of Teacher Education 26. 1. 52-56

Hameyer, U. (1998). Schulprogramm: Stationen seiner Entwicklung und Evaluation. Kronshagen: Körber

Hanzer, H. (1999). 2Q an einer Handelsakademie und Handelsschule. In H. Altrichter & P. Posch (Eds.), Wege zur Schulqualität. 49-79. Innsbruck: StudienVerlag

Harlow, H. F. (1958). The nature of love. In: American Psychologist 13. 673-685

Hasselhorn, M. & Mähler, C. (2000). Transfer: Theorien, Technologien und empirische Erfassung. In W. Hager, J.-L. Patry & H. Brezing (Eds.), Handbuch Evaluation psychologischer Interventionsmaßnahmen - Standards und Kriterien. 86-101. Bern: Hans Huber

Havelock, R. G. (1973). The change agent's guide to innovation in education. Englewood Cliffs: Educational Technology Publications

Havelock, R. G. (1976). Schulinnovation - ein Leitfaden. Bern: Verlag Paul Haupt

Havelock, R. G., Guskin, A., Frohmann, M., Havelock, M. C., Hill, M. & Huber, J. (1971). Planning for innovation through dissemination and utilization of knowledge. Ann Arbor: Institute for Social Research, The University of Michigan

Havelock, R. G. & Havelock, M. C. (1973). Training for change agents. Ann Arbor: Institute for Social Research, University of Michigan

Havelock, R. G. & Huberman, A. M. (1978). Solving educational problems: The theory and reality of innovation in developing countries. New York: Praeger

Heider, F. (1977). Psychologie der interpersonalen Beziehungen. Stuttgart: Klett

Helmke, A. (2001). Internationale Schulleistungsvergleichsforschung. Schlüsselprobleme und Perspektiven. In: Zeitschrift für Pädagogik 47. 2. 155-160

Huber, S. G. (1999a). School Effectiveness: Was macht Schule wirksam? Internationale Schulentwicklungsforschung (I). In: Schul-Management 30. 2. 10-17

Huber, S. G. (1999b). School Improvement: Wie kann Schule verbessert werden? Internationale Schulentwicklungsforschung (II). In: Schul-Management 30. 3. 7-18

Jabornegg, D., Nüesch, C., Seitz, H. & Capaul, R. (2003). Fragebogen zu Anliegen von Lehrpersonen im Zusammenhang mit Innovationsvorhaben. St. Gallen: Institut für Wirtschaftspädagogik

Jäger, M. (2002). Eine kleine programmatische Einführung in die Evaluation von QuiSS-rp. Hintergrund, Ziele und Nutzen in: QuiSS-Report 5, Mitteilungen zum Modellversuch "Unterstützung des schulinternen Qualitätsmanagements durch Kooperation zwischen Schulen und Moderatoren". Speyer: IFB

Jäger, M., Drechsel, B. & Prenzel, M. (2001). Ziele der Schulen im Modellversuchsprogramm QuiSS - Ergebnisse der ersten Befragung. Kiel: IPN

Jäger, M., Reese, M., Prenzel, M. & Drechsel, B. (2003). Evaluation des Modellversuchsprogramms "Qualitätsverbesserung in Schulen und Schulsystemen (QuiSS)". In: Psychologie in Erziehung und Unterricht 50. 1. 86-97

Janis, I. L. (1972). Victims of groupthink. Boston: Houghton Mifflin

Janis, I. L. (1982). Groupthink: Psychological studies of policy decisions and fiascoes (2 ed.). Boston: Houghton Mifflin

Jerusalem, M. & Mittag, W. (1998). Evaluation des Modellversuchs "Selbstwirksame Schulen": Ansätze und Probleme. In: Unterrichtswissenschaft: Zeitschrift für Lernforschung 26. 2. 107-115

Joint Committee on Standards for Educational Evaluation. (1999). Handbuch der Evaluationsstandards. Opladen: Leske + Budrich

Jöreskog, K. G. & Sörbom, D. (2001). LISREL Student Edition (Version 8.50): Scientific Software International Inc. (http://www.ssicentral.com)

Kierein, N. M. & Gold, M. A. (2000). Pygmalion in work organizations: a meta-analysis. In: Journal of organizational behavior 21. 8. 913-928

Kirst, M. W. (2000). Bridging education research and education policymaking. In: Oxford Review of Education 26. 3-4. 379-391

Klieme, E., Avenarius, H., Blum, W., Döbrich, P., Gruber, H., Prenzel, M., et al. (2003). Zur Entwicklung nationaler Bildungsstandards - Eine Expertise. Zugriff am 09.02. 2004, http://www.bmbf.de/pub/zur_entwicklung_nationaler_bildungsstandards.pdf

Klippert, H. (2000). Pädagogische Schulentwicklung (2. ed.). Weinheim: Beltz

Koh, W. L., Steers, R. M. & Terborg, J. R. (1995). The effects of transformational leadership on teacher attitudes and student performance in Singapore. In: Journal of Organizational Behavior 16. 4. 319-333

Kotter, K.-H. (2003). Unsere Schule auf dem Weg in die Zukunft. Wolnzach: Kastner

Krainz-Dürr, M. (1999). Einführung eines Qualitätsmanagement nach ISO 9000 an einer Abteilung einer höheren technischen Lehranstalt. In H. Altrichter & P. Posch (Eds.), Wege zur Schulqualität. 22-49. Innsbruck: StudienVerlag

Kramer, K. (2002). Die Förderung von motivationsunterstützendem Unterricht. Ansatzpunkte und Barrieren. Kiel: Universität Kiel (online: http://e-diss.uni-kiel.de /diss_752/)

Krapp, A. (1992). Das Interessenkonstrukt. Bestimmungsmerkmale der Interessenhandlung und des individuellen Interesses aus der Sicht einer Person-Gegenstands-Konzeption. In A. Krapp & M. Prenzel (Eds.), Interesse, Lernen, Leistung. 297-330. Münster: Aschendorff

Krapp, A. (1999). Intrinsische Lernmotivation und Interesse: Forschungsansätze und konzeptuelle Überlegungen. In: Zeitschrift für Pädagogik 45. 3. 387-406

Krapp, A. & Prenzel, M. (Eds.). (1992). Interesse, Lernen, Leistung. Münster: Aschendorff

Krapp, A. & Ryan, R. M. (2002). Selbstwirksamkeit und Lernmotivation. In: Zeitschrift für Pädagogik 44. Beiheft. 54-82

Krause, A. (2004 i.V.). Arbeitsanalyse und Organisationsdiagnose in Schulen: Analyse psychischer Belastungen und Ressourcen von Lehrerinnen und Lehrern als Grundlage für Schulentwicklungsprozesse. In E. Terhart (Hrsg.), Organisationstheorie. Ihr Potenzial für die Analyse und Entwicklung von pädagogischen Feldern

Kunter, M., Schümer, G., Artelt, C., Baumert, J., Klieme, E., Neubrand, M., et al. (2002). PISA 2000: Dokumentation der Erhebungsinstrumente. Berlin: Max-Planck-Institut für Bildungsforschung

Lechler, T. (1997). Erfolgsfaktoren des Projektmanagements. Frankfurt am Main: Peter Lang

Leithwood, K. A., Tomlinson, D. & Genge, M. (1996). Transformational school leadership. In K. A. Leithwood, J. Chapman, D. Corson, P. Hallinger & A. Hart (Eds.), International Handbook of Educational Leadership and Administration. 785-840. Dordrecht: Kluwer Academic Publishers

Litke, H.-D. (1995). Projektmanagement - Methoden, Techniken, Verhaltensweisen (3 ed.). München: Hanser

Mahajan, V. & Peterson, R. A. (1985). Models for innovation diffusion. Newbury Park: Sage

Mandl, H., Reinmann-Rothmeier, G. & Gräsel, C. (1998). Gutachten zur Vorbereitung des BLK-Programms "Systematische Einbeziehung von Medien, Informations- und Kommunikationstechnologien in Lehr-Lernprozesse" (Forschungsbericht Nr. 93). München: LMU

Mansfield, E. (1961). Technical change and the rate of imitation. In: Econometrica 29. 4. 741-766

Mayring, P. (2000). Qualitative Inhaltsanalyse. Grundlagen und Techniken (7. ed.). Weinheim: Deutscher Studien Verlag

Messner, E. (1999). Total Quality Management an einer Höheren Lehranstalt für wirtschaftliche Berufe. In H. Altrichter & P. Posch (Eds.), Wege zu Schulqualität. 80-99. Innsbruck: StudienVerlag

Mittag, W., Kleine, D. & Jerusalem, M. (2002). Evaluation der schulbezogenen Selbstwirksamkeit von Sekundarschülern. In: Zeitschrift für Pädagogik 44. Beiheft. 145-173

Mortimore, P. (1998a). The road to improvement - reflections on school effectiveness. Lisse: Swets & Zeitlinger B.V.

Mortimore, P. (1998b). The vital hours: Reflecting on research on schools and their effects. In A. Hargreaves, A. Lieberman, M. Fullan & D. Hopkins (Eds.), International Handbook of Educational Change Vol. 1. 85-99. Dordrecht: Kluver Academic Publishers

Müller, E. (1994). Wege aus der Burnout-Krise. Freiburg: Herder

Nachtigall, C. (2003). Einführung in Strukturgleichungsmodelle - Material zum Workshop am IPN Kiel 08.-09.10.2003. Jena: Institut für Psychologie der Friedrich Schiller Universität

Nias, J. (1998). Why teachers need their colleagues: A developmental perspective. In A. Hargreaves, A. Lieberman, M. Fullan & D. Hopkins (Eds.), International Handbook of Educational Change Vol. 2. 1257-1271. Dordrecht: Kluver Academic Publishers

Nickolaus, R. (2002). Transfereffekte von Modellversuchen - Ausgewählte Ergebnisse einer Studie. In Arbeitsstab Forum Bildung (Hrsg.), Aus guten Beispielen lernen - Fachtagung des Forum Bildung am 14. September 2001 in Berlin. 42-50. Köln: Online-Redaktion Forum Bildung

Nordmann, A. (2000). Schule - ein System im Spiegel. Unveröffentlichte Diplomarbeit, Albert-Ludwigs-Universität, Freiburg

Ostermeier, C. (2003). Kooperative Qualitätsentwicklung in Schulnetzwerken am Beispiel des BLK-Modellversuchsprogramms "Steigerung der Effizienz des mathematisch-naturwissenschaftlichen Unterrichts". Unveröffentlichte Dissertation, Christian-Albrechts-Universität, Kiel

Patry, J.-L. (1999). Transfer evaluation in educational processes: models, results, and problems - a theoretical approach. Vortrag auf der Name, Sofia, Bulgaria

Patry, J.-L. (2000). Transfersicherung. In S. Seeber, E. M. Krekel & J. v. Buer (Eds.), Bildungscontrolling - Ansätze und kritische Diskussionen zur Effizienzsteigerung von Bildungsarbeit. 131- 150. Frankfurt a. M.: Peter Lang

Patton, M. Q. (1997). Utilization-focused evaluation - the new century text (3rd. ed.). Thousand Oaks: Sage

Perkins, D. N. & Salomon, G. (1992, 02.09.1992). Transfer of Learning. Zugriff am 17.04. 2003, http://learnweb.harvard.edu/alps/thinking/docs/traencyn.htm

Persons, J. B. (1997). Dissemination of effective methods: Behavior therapy's next challenge. In: Behavior Therapy 28. 3. 465-471

Phillips, J. J. (1996). ROI: The search for best practices. In: Training & Development 50. 2. 42-47

Prenzel, M. (1996). Bedingungen für selbstbestimmt motiviertes und interessiertes Lernen im Studium. In J. Lompscher & H. Mandl (Eds.), Lehr- und Lernprobleme im Studium. 11-22. Bern: Hans Huber

Prenzel, M. (1997). Sechs Möglichkeiten, Lernende zu demotivieren. In H. Gruber & A. Renkl (Eds.), Wege zum Können. Determinanten des Konzepterwerbs. Bern: Hans Huber

Prenzel, M. (2000). Steigerung der Effizienz des mathematisch-naturwissenschaftlichen Unterrichts: Ein Modellversuchsprogramm von Bund und Ländern. In: Unterrichtswissenschaft 28. 2. 103-126

Prenzel, M. & Achtenhagen, F. (2000). Innovation durch Modellversuchsprogramme - Einführung in das Themenheft. In: Unterrichtswissenschaft 28. 2. 98-102

Prenzel, M., Brackhahn, B. & Hertrampf, M. (2002). Konzeption zur Dissemination des BLK-Modellversuchsprogramms "Steigerung der Effizienz des mathematisch-naturwissenschaftlichen Unterrichts". Kiel: IPN

Prenzel, M., Drechsel, B., Kliewe, A., Kramer, K. & Röber, N. (2000). Lernmotivation in der Aus- und Weiterbildung: Merkmale und Bedingungen. In C. Harteis, H. Heid & S. Kraft (Eds.), Kompendium Weiterbildung. Aspekte und Perspektiven betrieblicher Personal- und Organisationsentwicklung. 163-173. Opladen: Leske + Budrich

Prenzel, M., Ostermeier, C., Bahr, S. & Hammann, M. (2000). Befragung zur Akzeptanz im BLK-Modellversuchsprogramm "Steigerung der Effizienz des mathematisch-naturwissenschaftlichen Unterrichts": Ergebnisse und Implikationen für die weitere Steuerung des Programms. Kiel: IPN

Raudenbush, S. W., Bryk, A. S. & Congdon, R. (2001). HLM (Version 5.05): HLM Software

Reese, M. (in Vorb.). Qualitätsmanagement in Schulen - Schlüssel für den Erfolg von Schulentwicklungsinitiativen? Unveröffentlichte Dissertation, Christian-Albrechts-Universität, Kiel

Reese, M., Jäger, M., Schütze, K. & Prenzel, M. (2002). Zwischenbericht zur Evaluation des Modellversuchsprogramms "Qualitätsverbesserung in Schulen und Schulsystemen" (QuiSS). Kiel: IPN

Renkl, A. (1996). Träges Wissen: Wenn Erlerntes nicht genutzt wird. In: Psychologische Rundschau 47. 2. 78-92

Rheinberg, F. (2002). Motivation (4 ed.). Stuttgart: Kohlhammer

Rogers, E. M. (1995). Diffusion of innovations (4. ed.). New York: The Free Press

Rolff, H.-G. (1995). Steuerung, Entwicklung und Qualitätssicherung von Schulen durch Evaluation. In H.-G. Rolff (Hrsg.), Zukunftsfelder von Schulforschung. 375-392. Weinheim: Deutscher Studien Verlag

Rolff, H.-G. (2001). Schulentwicklung konkret - Steuergruppe, Bestandsaufnahme, Evaluation. Velber: Kallmeyersche Verlagsbuchhandlung

Rolff, H.-G., Bos, W., Klemm, K., Pfeiffer, H. & Schulz-Zander, R. (Eds.). (2000). Jahrbuch der Schulentwicklung (Vol. 11). Weinheim: Juventa

Rolff, H.-G., Buhren, C. G., Lindau-Bank, D. & Müller, S. (1999). Manual Schulentwicklung - Handlungskonzept zur pädagogischen Schulentwicklungsberatung (SchuB) (2 ed.). Weinheim und Basel: Beltz

Ross, S. M., Wang, W. L., Sanders, W. L., Wright, S. P. & Stringfield, S. (1999). Two- and three-year achievement results on the Tennessee value-added assessment system for restructuring schools in Memphis. Memphis: University of Memphis, Center for Research in Educational Policy

Rost, J. (1996). Testtheorie - Testkonstruktion. Bern: Hans Huber

Rost, J. & Langeheine, R. (1997). Applications of latent trait and latent class models in the social sciences. Münster: Waxmann

Rotter, J. B. (1966). Generalized expectancies for internal versus external control of reinforcement. In: Psychological Monographs 80. 1-28

Ryan, R. M. (1982). Control and information in the intrapersonal sphere: An extension of cognitive evaluation theory. In: Journal of Personality and Social Psychology 43. 450-461

Ryan, R. M. & Deci, E. L. (2000a). Intrinsic and extrinsic motivations: Classic definitions and new directions. In: Contemporary Educational Psychology 25. 54-67

Ryan, R. M. & Deci, E. L. (2000b). Self-determination theory and the facilitation of intrinsic motivation, social development, and well-being. In: American Psychologist 55 (1). 68-78

Sammons, P. (1999). School effectiveness - coming of age in the twenty-first century. Lisse: Swets & Zeitlinger B.V.

Scheerens, J. (2000). Improving school effectiveness. Paris: UNESCO: International Institute for Educational Planning

Scheerens, J. & Bosker, R. J. (1997). The foundations of educational effectiveness. Oxford: Pergamon

Schelle, H. (1999). Projekte zum Erfolg führen (2 ed.). München: dtv

Schmitz, G. S. & Schwarzer, R. (2000). Selbstwirksamkeitserwartungen von Lehrern: Längsschnittbefunde mit einem neuen Instrument. In: Zeitschrift für Pädagogische Psychologie 14. 1. 12-25

Schmitz, G. S. & Schwarzer, R. (2002). Individuelle und kollektive Selbstwirksamkeitserwartung von Lehrern. In: Zeitschrift für Pädagogik 44. Beiheft. 192-214

Schwarzer, R. & Jerusalem, M. (2002). Das Konzept der Selbstwirksamkeit. In: Zeitschrift für Pädagogik 44. Beiheft. 28-53

Schwarzer, R. & Jerusalem, M. (Eds.). (1999). Skalen zur Erfassung von Lehrer- und Schülermerkmalen. Dokumentation der psychometrischen Verfahren im Rahmen der Wissenschaftlichen Begleitung des Modellversuchs Selbstwirksame Schulen. Berlin: Freie Universität und Humboldt-Universität

Schwarzer, R. & Schmitz, G. S. (1999). Lehrer-Selbstwirksamkeit. Zugriff am 03.12. 2003, http://www.fu-berlin.de/gesund/skalen/Lehrer-Selbstwirksamkeit/lehrer-selbstwirksamkeit.htm

Scriven, M. (1991). Evaluation Thesaurus (4 ed.). Newbury Park, CA: Sage

Seidel, T. (2003). Lehr-Lernskripts im Unterricht. Münster: Waxmann

Senge, P. M. (1996). Die Fünfte Disziplin. Stuttgart: Klett-Cotta

Sievers, K. (1999). Struktur und Veränderung von Physikinteressen bei Jugendlichen. Kiel: IPN (Schriftenreihe 163)

Silins, H. C. (1994). The relationship between transformational and transactional leadership and school improvement outcomes. In: School Effectiveness and School Improvement 5. 3. 272-298

SINUS-Projektgruppe. (2003). BLK-Modellversuchsprogramm "Steigerung der Effizienz des mathematisch-naturwissenschaftlichen Unterrichts": Abschlussbericht. Kiel: IPN

Slavin, R. E. & Madden, N. A. (1999). Disseminating success for all: Lessons for policy and practice (Nr. 30). Baltimore: Center for research on the education of students placed at risk

Stacey, R. (1992). Managing the unknowable. San Francisco, CA: Jossey-Bass

Statistisches Bundesamt Deutschland. (2003). Schulstatistik - Schulen und Klassen nach Schularten. Zugriff am 28.11. 2003, http://www.destatis.de/basis/d/biwiku/schultab1.htm

Stigler, J. W., Gallimore, R. & Hiebert, J. (2000). Using video surveys to compare classrooms and teaching across cultures: Examples and lessons from the TIMSS video studies. In: Educational Psychologist 35. 2. 87-100

Strohm, O. & Ulich, E. (1997a). Unternehmen arbeitspsychologisch bewerten. Ein Mehr-Ebenen-Ansatz unter besonderer Berücksichtigung von Mensch, Technik, Organisation. In: Zeitschrift für Arbeitswissenschaft 51. 1. 11-19

Strohm, O. & Ulich, E. (Eds.). (1997b). Unternehmen arbeitspsychologisch bewerten. Zürich: vdf Hochschulverlag an der ETH

Teddlie, C. & Stringfield, S. C. (1993). Schools make a difference: Lessons learned from a 10-year study of school effects. New York: Teachers college press

Teisberg, E. O. (1993). McCaw Cellular Communications, Inc. in 1990. Case #9-391-171: Harvard Business School

Terhart, E. (1987). Kommunikation im Kollegium. In: Die Deutsche Schule 79. 4. 440-450

Terhart, E. (1995). Lehrerprofessionalität. In H.-G. Rolff (Hrsg.), Zukunftsfelder von Schulforschung. 225-266. Weinheim: Deutscher Studien Verlag

White, R. W. (1959). Motivation reconsidered: The concept of competence. In: Psychological Review 66. 297-333

Wilke, H. & Knippenberg, A. v. (1990). Gruppenleistung. In W. Stroebe, M. Hewstone, J.-P. Codol & G. M. Stephenson (Eds.), Sozialpsychologie. Eine Einführung. 333-368. Berlin: Springer

Wissinger, J. (2000). Rolle und Aufgaben der Schulleitung bei der Qualitätssicherung und -entwicklung von Schulen. In: Zeitschrift für Pädagogik 46. 6. 851-865

Anhang

A Übersicht der Tabellen im Anhang

B Details zur Skalenkonstruktion

B.I Konstruktion der Transferskala
B.II Lehrkräfte
B.III Schulsteckbrief
B.IV Schulleitung

C Details zur Pfadanalyse

C.I Berechnungsparameter für 2001
C.II Berechnungsparameter für 2002
C.III Pfaddiagramme unter Verwendung der reduzierten Transferskala

D Fragebögen der Untersuchung

D.I Schulsteckbrief
D.II Schulleitung 2002
D.III Lehrkräfte 2002
D.IV Ziele der Schulen 2002

A Übersicht der Tabellen im Anhang

B Details zur Skalenkonstruktion

B.I Konstruktion der Transferskala

Tabelle 1: Faktorenladung einer zusammengefassten Transferskala über die gesamte Stichprobe beider Jahre betrachtet

Text der Frage	Komponente 1	Komponente 2
Auch skeptische Kolleginnen und Kollegen interessieren sich zunehmend für Unterrichtsentwicklung.	.41	.45
Mein Kontakt zur Schulleitung ist intensiver geworden.		.58
Am BLK-Programm nicht beteiligte Kolleginnen und Kollegen erkundigen sich immer öfter nach unseren Aktivitäten.		.69
Eltern zeigen sich zunehmend interessiert an den Aktivitäten im Rahmen des BLK-Programms.	.49	.40
Das Schulklima hat sich verbessert.	.76	.35
2001[b]: Die Schülerinnen und Schüler finden meinen Unterricht interessanter.	.86	
2002[b]: Ich gebe Informationen über unser Vorhaben an nicht beteiligte Kolleginnen und Kollegen meiner Schule weiter.		.76
erklärte Varianz in Prozent	38.1	15.8
Gesamt	53.9	

[a] Vierstufiges Antwortformat: „trifft zu“ (= 3) bis „trifft nicht zu“ (= 0). Ladungen <.30 werden nicht aufgeführt

[b] Die 2002 neu aufgenommenen Projekte haben keinen expliziten Unterrichtsbezug. Daher wurde diese Frage gestrichen. Neu aufgenommen wurde stattdessen die 2001 noch nicht gestellte Frage der Weitergabe von Informationen an nicht beteiligte Lehrkräfte (siehe Text). Fehlende Werte wurden für diese Analyse durch den Mittelwert des Items ersetzt.

B.II Lehrkräfte

Tabelle 2: Rotierte Komponentenmatrix für den Bereich Freude an der Projektarbeit (Ostermeier, 2003) zu den Messzeitpunkten 2001 und 2002[a]

Text der Fragen[c]	Komponenten 2001[b]		Komponenten 2002[b]		Komponente nicht beteiligte Lehrkräfte 2002[b]
Die Arbeit im Rahmen des BLK-Programms macht mir Freude, weil…	1	2	1	2	1
... ich mit Kolleginnen und Kollegen an einem gemeinsamen Ziel arbeite.		.83		.86	.73
... ich die Chance habe, etwas an meinem Unterricht zu verändern.	.61	.47	.70	.43	.82
... ich die Chance habe, etwas Neues auszuprobieren.	.43	.64	.63	.51	.79
... ich eine deutliche Aufbruchstimmung verspüre.	.46	.42	.62	.38	.71
... mir die Unterrichtsvorbereitung wieder mehr Freude bereitet.	.88		.88		.83
... ich neue Zuversicht für meinen Unterricht verspüre.	.88		.86		.82
... sich die Zusammenarbeit mit meinen Kolleginnen und Kollegen lohnt.		.73		.81	.85
Erklärte Varianz in Prozent	47.2	15.3	54.5	14.6	63.3
Gesamt	62.5		69.1		63.3

[a] Hauptkomponentenanalyse: Varimax-Rotation (Kaiser-Normalisierung). Die Rotation ist in beiden Fällen in drei Iterationen konvergiert. Bei nicht beteiligten Lehrkräften konnte nur eine Komponente extrahiert werden.

[b] Ladungen < .30 sind nicht aufgeführt

[c] Vierstufiges Antwortformat: „trifft zu" (= 3) bis „trifft nicht zu" (= 0). Die nicht beteiligten Lehrkräfte hatten als Einleitungstext die Formulierung: „Ich denke, dass Arbeit im Rahmen des Modellversuchs Freude macht, weil...". Die weiteren Items waren dann ohne persönlichen Bezug formuliert, z. B. „... die Chance besteht, etwas Neues auszuprobieren."

Tabelle 3: Rotierte Komponentenmatrix für den Bereich Belastung durch die Projektarbeit (Ostermeier, 2003) zu den Messzeitpunkten 2001 und 2002[a]

Zuord-nung[c]	Text der Fragen[d]	Komponenten 2001[b]		Komponenten 2002[b]		Komponenten nicht beteiligte Lehrkräfte 2002[b]	
	Die Arbeit im Rahmen des BLK-Programms belastet mich, weil…	1	2	1	2	1	2
PB	... der Mehraufwand in keinem Verhältnis zu seinem Ertrag steht.	**.71**		**.75**		.46	.73
PB	... die Entlastungsstunden nicht gerecht verteilt sind.	**.70**		**.53**			.94
PB	... ich durch die Arbeit für das Programm nicht mehr zu einer für mich zufrieden stellenden Unterrichtsvorbereitung komme.	**.64**	.31	**.74**		.79	
PB	... der zeitliche Aufwand für die Arbeit im Rahmen des BLK-Programms zu hoch ist.	**.82**		**.86**		.85	
PB	... ich mich durch Erwartungen, die an mich gestellt werden, (z.B. durch Programmträger, Koordinatoren, Ministerium) überfordert fühle.	**.70**		**.66**		.80	
SI	... ich mich bei der Arbeit an unserem Vorhaben von meinen Kolleginnen und Kollegen allein gelassen fühle.		**.74**		**.72**	-	-
SI	... ich mich bei der Arbeit an unserem Vorhaben von der Koordinatorin/dem Koordinator allein gelassen fühle.		**.65**		**.72**	-	-
SI	... ich mich bei der Arbeit an unserem Vorhaben von den Programmträgern allein gelassen fühle.	.42	**.58**		**.74**	-	-
SI	... die Mehrzahl der Kolleginnen und Kollegen, die nicht am BLK-Programm beteiligt sind, diesem ablehnend gegenüber stehen.		**.77**		**.70**	-	-
	Erklärte Varianz in Prozent	42.3	12.8	42.4	13.7	53.7	20.4
	Gesamt	55.1		56.1		74.1	

[a] Hauptkomponentenanalyse: Varimax-Rotation (Kaiser-Normalisierung). Die Rotation ist in allen Fällen in drei Iterationen konvergiert.

[b] Ladungen < .30 sind nicht aufgeführt.

[c] PB = Persönliche Einschränkung / Belastung. Für nicht beteiligte Lehrkräfte wurden nur Items aus dieser Skala berücksichtigt. Die beiden Unterskalen wurden beim Vergleich mit beteiligten Lehrkräften nicht berücksichtigt. SI = Soziale Isolation. Nicht beteiligte Lehrkräfte beantworteten nur die letzte Frage dieser Skala. Aufgrund der alleinigen Stellung dieses Items wird es für diese Gruppe nicht weiter analysiert.

[d] Vierstufiges Antwortformat: „trifft zu" (= 3) bis „trifft nicht zu" (= 0). Die nicht beteiligten Lehrkräfte hatten als Einleitungstext „Ich denke, dass die Arbeit im Rahmen des Modellversuchs belastet, weil ..."; die einzelnen Items waren dann ohne persönlichen Bezug formuliert, so z. B. „…der zeitliche Aufwand für die Arbeit im Rahmen des Modellversuchsprogramms zu hoch ist."

Tabelle 4: Rotierte Komponentenmatrix zur Lehrer-Selbstwirksamkeit (Schwarzer & Jerusalem, 1999; Schwarzer & Schmitz, 1999)[a]

Text der Fragen[c]	Komponenten 2001[b]			Komponenten 2002[b]		
	1	2	3	1	2	3
Ich bin mir sicher, dass ich auch mit den problematischen Schülern in guten Kontakt kommen kann, wenn ich mich darum bemühe.			.60		.69	
Ich weiß, dass ich zu den Eltern guten Kontakt halten kann, selbst in schwierigen Situationen.		.31	.48		.79	
Ich weiß, dass ich es schaffe, selbst den problematischsten Schülern den prüfungsrelevanten Stoff zu vermitteln.	.50		.48		.56	.33
Ich bin mir sicher, dass ich mich in Zukunft auf individuelle Probleme der Schüler noch besser einstellen kann.	.64		.37		.44	.38
Selbst wenn mein Unterricht gestört wird, bin ich mir sicher, die notwendige Gelassenheit bewahren zu können.	.80					.74
Selbst wenn es mir mal nicht so gut geht, kann ich doch im Unterricht immer noch gut auf die Schüler eingehen.	.68					.78
Auch wenn ich mich noch so sehr für die Entwicklung meiner Schüler engagiere, weiß ich, dass ich nicht viel ausrichten kann. (-)			.75	.47	.42	
Ich bin mir sicher, dass ich kreative Ideen entwickeln kann, mit denen ich ungünstige Unterrichtsstrukturen verändere.		.77		.72		
Ich traue mir zu, die Schüler für neue Projekte zu begeistern.		.80		.74	.31	
Erklärte Varianz in Prozent	31.7	11.3	10.6	34.5	10.9	10.2
Gesamt		53.6			55.6	

[a] Hauptkomponentenanalyse: Varimax-Rotation (Kaiser-Normalisierung). Die Rotation ist in beiden Fällen in fünf Iterationen konvergiert.
[b] Ladungen < .30 sind nicht aufgeführt.
[c] Vierstufiges Antwortformat: „trifft zu“ (= 3) bis „trifft nicht zu“ (= 0). Umgepolte Items sind mit (-) gekennzeichnet.

Tabelle 5: Motivationsunterstützung durch Koordination (Ostermeier, 2003)

Text der Frage [a] Die Koordinatorin/der Koordinator...	Komponente 2001[b]	Komponente 2002[b]
... gibt mir die Möglichkeit, die Arbeit an unserem Vorhaben nach meinen eigenen Vorstellungen zu gestalten.	.85	.85
... lässt unserer Arbeitsgruppe ausreichend Freiräume bei der Bearbeitung des Vorhabens.	.87	.84
... gibt mir konstruktive Rückmeldungen, z.B. zu meiner Arbeit im Rahmen des BLK-Programms.	.78	.83
... verhält sich so, dass ich mich partnerschaftlich/kollegial behandelt fühle.	.92	.91
... sorgt für eine produktive Arbeitsatmosphäre auf unseren Treffen.	.92	.90
... zeigt uns, wie sie/er selbst bei den Arbeiten im Rahmen des Vorhabens vorgehen würde.	.75	.77
erklärte Varianz in Prozent	72.2	72.7

[a] Vierstufiges Antwortformat: „trifft zu“ (= 3) bis „trifft nicht zu“ (= 0).
[b] Die Hauptkomponentenanalyse ergab für 2001 und 2002 jeweils nur eine Komponente mit Eigenwert > 1.

Tabelle 6: Rotierte Komponentenmatrix für den Bereich Bewertung der Zusammenarbeit im Projekt[a]. Fragen wurden im Rahmen des BLK-Modellversuchsprogramms SINUS entwickelt (Ostermeier, 2003; Prenzel, Ostermeier, Bahr, & Hammann, 2000).

Zuordnung[c]	Text der Fragen	Komponenten 2001[b]		Komponenten 2002[b]	
	Bei der Zusammenarbeit mit Kolleginnen und Kollegen im Rahmen des BLK-Programms habe ich den Eindruck, dass ...[d]	1	2	1	2
PZ	... wir alle an einem Strang ziehen.	**.69**		**.68**	
PZ	... die Arbeitsteilung gut gelingt.	**.78**		**.68**	.35
PZ	... wir mit einer klaren Zielvorstellung an die Arbeit gehen.	**.79**		**.74**	
PZ	... in der Gruppe Einigkeit über die Zielvorstellung besteht.	**.78**		**.71**	
PZ	... die Arbeit in unserer Gruppe gerecht verteilt wird.	**.71**		**.57**	.34
PZ	... unsere Treffen effektiv verlaufen.	**.76**		**.77**	
PZ	... auf unseren Treffen auf konkrete Ergebnisse hingearbeitet wird.	**.77**		**.75**	
PZ	... neuer Schwung in die tägliche Arbeit kommt.	**.73**		**.68**	
PZ	... wir uns gegenseitig inspirieren.	**.75**		**.74**	
HZ	... wir uns gegenseitig behindern. (-)		**.69**		**.62**
HZ	... ich alleine wesentlich effektiver arbeite. (-)		**.75**		**.64**
HZ	... ich der Gruppe regelmäßig "fünf Schritte" voraus bin. (-)		**.77**		**.72**
HZ	... zu viele organisatorische Dinge im Vordergrund stehen. (-)		**.59**		**.62**
HZ	... unter den beteiligten Lehrkräften Frustration im Bezug auf Zusammenarbeit besteht. (-)		**.68**	.33	**.64**
PZ	... durch die Zusammenarbeit insgesamt mehr Vorteile als Nachteile entstehen.	**.76**		**.53**	
	Erklärte Varianz in Prozent	43.6	13.5	41.5	9.6
	Gesamt	57.1		51.1	

[a] Hauptkomponentenanalyse: Varimax-Rotation (Kaiser-Normalisierung). Die Rotation ist in beiden Fällen in drei Iterationen konvergiert.
[b] Ladungen < .30 sind nicht aufgeführt.
[c] PZ = Positive Effekte der Zusammenarbeit.
HZ= Hinderliche Auswirkungen der Zusammenarbeit.
[d] Vierstufiges Antwortformat: „trifft zu" (= 3) bis „trifft nicht zu" (= 0). Umgepolte Items sind mit (-) gekennzeichnet.

Tabelle 7: Faktorenmatrix für den Bereich Aktive Steuerung durch die Koordination / Projektleitung (Prenzel et al., 2000)

Text der Frage [a]	Komponente 2001[b]	Komponente 2002[b]
Die Koordinatorin/der Koordinator unterstützt uns ...		
... bei der Dokumentation unserer Arbeit.	.84	.84
... bei der Auswahl, Planung, Durchführung und Auswertung von Evaluationsmaßnahmen.	.87	.85
... durch die Organisation von Fortbildungsveranstaltungen.	.79	.81
... durch Berücksichtigung unserer Wünsche und Bedürfnisse bei der Planung von Fortbildungen	.80	.84
Die Koordinatorin / der Koordinator...		
... setzt sich dafür ein, dass wir uns in unserer Arbeitsgruppe klare Ziele setzen.	.89	.91
... setzt sich dafür ein, dass die in unserer Arbeitsgruppe gesetzten Ziele eingehalten oder gegebenenfalls modifiziert werden.	.88	.90
... stellt uns Hilfsmittel (z.B. Erläuterungen, Unterrichtsbeispiele, Anregungen) für die Arbeiten im Rahmen des Vorhabens zur Verfügung.	.83	.90
... gibt Unterstützung, die dazu führt, dass unsere Arbeit strukturiert abläuft.	.89	.91
... sorgt für die Abstimmung der Arbeiten in unserem Schulset.	.80	.79
erklärte Varianz in Prozent	71.3	74.4

[a] Vierstufiges Antwortformat: „trifft zu" (= 3) bis „trifft nicht zu" (= 0).
[b] Die Hauptkomponentenanalyse ergab für 2001 und 2002 jeweils nur eine Komponente mit Eigenwert > 1

Tabelle 8: Komponentenmatrix Anregung durch die Koordination / Projektleitung (Prenzel et al., 2000)

Text der Frage [a]	Komponente 2001[b]	Komponente 2002[b]
Die Koordinatorin/der Koordinator gibt Anregungen, ...		
... die dazu führen, dass ich meine Arbeit überdenke.	.88	.93
... die dazu führen, dass ich meinen Arbeitsweisen ändere.	.87	.90
... die in meiner Arbeitsgruppe zur Entwicklung neuer Konzepte beitragen.	.80	.90
Die Koordinatorin/der Koordinator regt uns an, mit anderen Kolleginnen und Kollegen an der Schule zusammenzuarbeiten.	.78	.83
Die Koordinatorin/der Koordinator bietet an, Hospitationen durchzuführen oder regt an, dass Kollegen gegenseitig hospitieren.	.69	.70

[a] Vierstufiges Antwortformat: „trifft zu" (= 3) bis „trifft nicht zu" (= 0).
[b] Die Hauptkomponentenanalyse ergab für 2001 und 2002 jeweils nur eine Komponente mit Eigenwert > 1

Tabelle 9: Komponentenmatrix: Strukturierungswünsche an die Projektleitung (Prenzel et al., 2000)

Text der Frage [a] Von der Projektleitung wünsche ich mir künftig...	Komponente 2001[b]	Komponente 2002[b]
... eine verstärkte Bereitstellung von programmbezogenen Materialien.	.74	.78
... stärkere Unterstützung bei der Klärung grundlegender inhaltlicher Fragen	.81	.80
... eine konkrete Anleitung für meine Arbeit im Rahmen des BLK-Programms.	.87	.85
... die Vorgabe von klaren Zielen für meine Arbeit im Rahmen des BLK-Programms.	.84	.84
erklärte Varianz in Prozent	66.4	66.6

[a] Vierstufiges Antwortformat: „trifft zu" (= 3) bis „trifft nicht zu" (= 0).
[b] Die Hauptkomponentenanalyse ergab für 2001 und 2002 jeweils nur eine Komponente mit Eigenwert > 1

Tabelle 10: Komponentenmatrix zur Akzeptanzförderung durch die Koordination / Projektleitung (Prenzel et al., 2000)

Text der Frage[a]	Komponente 2001[b]	Komponente 2002[b]
Die Koordinatorin/der Koordinator betreibt Öffentlichkeitsarbeit (beispielsweise durch Herausgabe von Informationsschriften, Vorträge bei Verbänden, Presse, Betreuen einer Homepage, etc.).	.74	.81
Die Koordinatorin/der Koordinator regt Maßnahmen zur Akzeptanzsteigerung des BLK-Programms an unserer Schule an (beispielsweise Anregung oder Durchführung von Gesprächen mit Lehrkräften, Eltern, Schülern, etc.)	.69	.77
Die Koordinatorin/der Koordinator informiert uns unaufgefordert über ...		
... den aktuellen Stand der Arbeit im Set.	.85	.86
... den für uns interessierenden Stand der Arbeit in anderen Ländern.	.78	.88
... interessante Beiträge auf den Internetseiten der beteiligten Länder .	.71	.84
Die Koordinatorin/der Koordinator sorgt dafür, dass wir über die Inhalte von BLK-Veranstaltungen informiert werden.	.81	.87
erklärte Varianz in Prozent	58.7	70.5

[a] Vierstufiges Antwortformat: „trifft zu" (= 3) bis „trifft nicht zu" (= 0).

[b] Die Hauptkomponentenanalyse ergab für 2001 und 2002 jeweils eine Komponente mit Eigenwert > 1.

B.III Schulsteckbrief

Tabelle 11: Faktorenanalyse der Items zum Bereich Schulklima (vgl. PISA 2000 Schulleitungsfragebogen, Kunter et al., 2002, S. 307 ff.)

Text der Frage [a]	Komponente [b]
An dieser Schule finden häufig kulturelle, sportliche oder politische Veranstaltungen statt, zu denen auch die Öffentlichkeit eingeladen wird.	.65
Viele Schüler/innen halten sich gerne auch dann in der Schule auf, wenn sie unterrichtsfrei haben.	.50
Eine Reihe von Eltern arbeitet aktiv an den Belangen und Problemen der Schule mit.	..72
Was an dieser Schule außerhalb des Unterrichts angeboten wird, findet bei den Schülerinnen und Schülern wenig Interesse. (-)	.59
Das Interesse der Eltern an unserer Schule ist in den letzten Jahren zurückgegangen. (-)	.56
In den vergangenen Jahren ist die Ausgestaltung eines befriedigenden Schullebens an unserer Schule eher vernachlässigt worden. (-)	.69
Bemühungen um die Ausgestaltung des Schullebens scheiterten bislang an Vorbehalten der Kolleginnen und Kollegen. (-)	.69
Ein nennenswerter Teil des Kollegiums ist an Aktivitäten zur Schulentwicklung beteiligt.	.57
erklärte Varianz in Prozent	39.0

[a] Items mit negativer Bedeutung (-) wurden umgepolt. Vierstufiges Antwortformat: „trifft zu" (= 3) bis „trifft nicht zu" (= 0).
[b] Die Hauptkomponentenanalyse ergab nur eine Komponente mit Eigenwert > 1.

Tabelle 12: Faktorenanalyse zum Bereich Kooperation mit anderen Schulen (Kunter et al., 2002)

Text der Frage [a] In welchen Bereichen kooperiert ihre Schule mit anderen Schulen in der Gemeinde?	Komponente [b]
reguläres Unterrichtsangebot	.69
musisch-künstlerische Angebote (z.B. Orchester)	.77
Sportangebote	.72
zusätzliche Arbeitsgemeinschaften / Projekte am Nachmittag	.71
erklärte Varianz in Prozent	52.3

[a] Als Antworten waren fünf Stufen von „nie" (= 0) bis „regelmäßig" (= 4) vorgegeben.

[b] Die Hauptkomponentenanalyse ergab nur eine Komponente mit Eigenwert > 1.

Tabelle 13: Komponentenmatrix des Bereichs Kooperation mit anderen Organisationen (Kunter et al., 2002)

Text der Frage [a]	Komponente[b]	
In welchen Bereichen kooperiert ihre Schule mit anderen Einrichtungen ihrer Gemeinde / Region	1	2
Sportvereine		.80
Musikvereine, Musikschulen		.81
kulturelle Einrichtungen (z.B. Museen, Theater)	.48	.56
Bibliotheken	.67	.39
Jugendfreizeiteinrichtungen / Jugendclubs	.62	
kirchliche Einrichtungen	.54	.31
Einrichtungen der Erziehungsberatung (z. B. Jugendamt, schulpsychologischer Dienst)	.80	
Einrichtungen des Gesundheitswesens	.67	
erklärte Varianz in Prozent	41.2	13.2
Gesamt	54.4	

[a] Als Antworten waren fünf Stufen von „nie“ (= 0) bis „regelmäßig“ (= 4) vorgegeben.
[b] Hauptkomponentenanalyse (Varimax-Rotierung mit Kaiser-Normalisierung) ist in drei Iterationen konvergiert. Werte < .30 werden ausgeblendet.

B.IV Schulleitung

Tabelle 14: Faktorenmatrix zur Beteiligung der Schulleitung 2002 (in Anlehnung an Prenzel et al., 2000)

Zuordnung[c]		Text der Frage[a]	Komponente[b]		
gepl.	emp.		1	2	3
Ma	Ma	Ich beteilige mich inhaltlich an den Arbeiten innerhalb des BLK-Programms.		**.69**	
Unt	(x)	Bei der Gestaltung der Stundenpläne werden die Wünsche von Lehrkräften, die am BLK-Programm teilnehmen, in besonderem Maße berücksichtigt.	-.39	.62	-.42
Unt	(x)	Ich halte es für gerechtfertigt, dass Unterricht ausfällt, wenn sich Lehrkräfte an BLK Fortbildungen beteiligen, vorausgesetzt die Schülerinnen und Schüler werden beaufsichtigt.			.88
Unt	Info	Ich stehe im Kontakt mit Mitgliedern der Schulaufsicht und tausche Informationen über die Arbeit innerhalb des Programms aus.	**.61**		
Unt	Info	Ich versuche das Kollegium zu überzeugen, Vertretungsstunden für Lehrkräfte zu übernehmen, die sich auf BLK-Veranstaltungen befinden.	**.66**		
Ma	Info	Ich lasse mich über den Stand der Arbeit an meiner Schule informieren.	**.72**		
Ma	Ma	Ich besuche Arbeitsgruppen des BLK-Programms.		**.69**	
Ma	(x)	Ich lasse mich über den bundesweiten Stand der Arbeit informieren.	.33	.44	.42
Unt	Ma	Ich stehe im Kontakt mit den Schulleitern des Modellversuchs und tausche Informationen über die Arbeit innerhalb des Programms aus.		**.64**	
Unt	Info	Ich stehe im Kontakt mit Mitgliedern der schulischen Gremien (Elternrat, Schulkonferenz, o.ä.) und tausche Informationen über die Arbeit innerhalb des Programms aus.	**.60**		
		erklärte Varianz in Prozent	29.4	13.3	11.5
		Gesamt		54.2	

[a] Als Antworten waren vier Stufen von „trifft nicht zu" (= 0) bis „trifft zu" (= 4) vorgegeben.
[b] Hauptkomponentenanalyse (Varimax-Rotierung mit Kaiser-Normalisierung) ist in fünf Iterationen konvergiert. Werte < .30 werden ausgeblendet. Für die empirische ermittelte Skala wurden die fett gedruckten Items ausgewählt.
[c] gepl.: geplante Zuordnung; emp.: empirisch aus rotierter Komponentenmatrix ermittelte Zuordnung. „Ma" steht dabei für direkte Mitarbeit der Schulleitung, „Unt" für Unterstützung, „Info" für Information und Unterstützung. Die mit „(x)" gekennzeichneten Items wurden aufgrund der unklaren Faktorenzuordnung bzw. ihrer isolierten Stellung nicht berücksichtigt.

C Details zur Pfadanalyse

C.I Berechnungsparameter für 2001

Anzahl Variablen	10
Anzahl beobachteter Variablen:	5
Anzahl nicht beobachteter Variablen	5
Anzahl exogener Variablen:	6
Anzahl endogener Variablen:	4

Tabelle 15: Regressionskoeffizienten für die Analyse 2001

			Schätzwert	Standardfehler	C.R.[a]	P	Standard. Regressionskoeffizient
Arbeitsklima	<-	Steuerungdurch Projektleitung	,378	,103	3,665	***	.297
Arbeitsklima	<-	Anregung durch Projektleitung	,262	,101	2,595	,009	.201
Positiver Eindruck der Zusammenarbeit	<-	Arbeitsklima	,446	,048	9,248	***	.526
Freude an Mitarbeit	<-	Arbeitsklima	,265	,027	9,894	***	.883
TRANSFER	<-	Anregung durch Projektleitung	,174	,042	4,181	***	.328
TRANSFER	<-	Freude an Mitarbeit	,381	,044	8,685	***	.349
TRANSFER	<-	Positiver Eindruck der Zusammenarbeit	,236	,029	8,254	***	.159

[a] Critical Ratio: Quotient aus Schätzwert und Standardfehler

C.II Berechnungsparameter für 2002

Anzahl Variablen	10
Anzahl beobachteter Variablen:	5
Anzahl nicht beobachteter Variablen	5
Anzahl exogener Variablen:	6
Anzahl endogener Variablen:	4

N = 781; Chi2 = ,757; Freiheitsgrade = 2; p = ,685

Tabelle 16: Regressionskoeffizienten für die Analyse der Daten 2002

			Schätzwert	Standard-fehler	C.R.[a]	P	Standard. Regressi-onskoeffi-zient
Arbeitsklima	<--	Anregung durch Projektleitung	,153	,109	1,397	>.16	,120
Arbeitsklima	<--	Motivationsunterstütz ung durch Projektleitung	,479	,116	4,114	<.001	,365
Positiver Eindruck der Zusammen-arbeit	<--	Arbeitsklima	,333	,029	11,500	<.001	,687
Freude an Mitarbeit	<--	Arbeitsklima	,395	,035	11,137	<.001	,752
TRANSFER	<--	Anregung durch Projektleitung	,092	,030	3,109	<.01	,139
TRANSFER	<--	Freude an Mitarbeit	,353	,037	9,630	<.001	,356
TRANSFER	<--	Positiver Eindruck der Zusammenarbeit	,220	,039	5,612	<.001	,205

[a] Critical Ratio: Quotient aus Schätzwert und Standardfehler

C.III Pfaddiagramme unter Verwendung der reduzierten Transferskala

Für die beiden nachfolgenden Pfaddiagramme wurde die Transferskala um die beiden jeweils nur in einem Jahr erhobenen Items reduziert. Die daraus resultierende Skala ist damit für beide Messzeitpunkte identisch aufgebaut, wurde aber aufgrund theoretischer und methodischer Überlegungen nicht in der Arbeit eingesetzt (vgl. Kap. 5.4.1).
Um Konsequenzen der leicht unterschiedlich zusammengestellten Transferskala als Ursache für den veränderten Aufbau der Pfaddiagramme im Jahr 2001 und 2002 auszuschließen, wurden die im Kap. 6.5.2 erstellten Modelle zusätzlich mit der reduzierten Transferskala gerechnet. Die Ergebnisse dieser Analysen stimmen – im Hinblick sowohl auf die Modellpassung als auch auf die einzelnen Koeffizienten weitgehend mit den vorne berichteten Pfaddiagrammen überein (siehe Abbildung 1 und Abbildung 2):

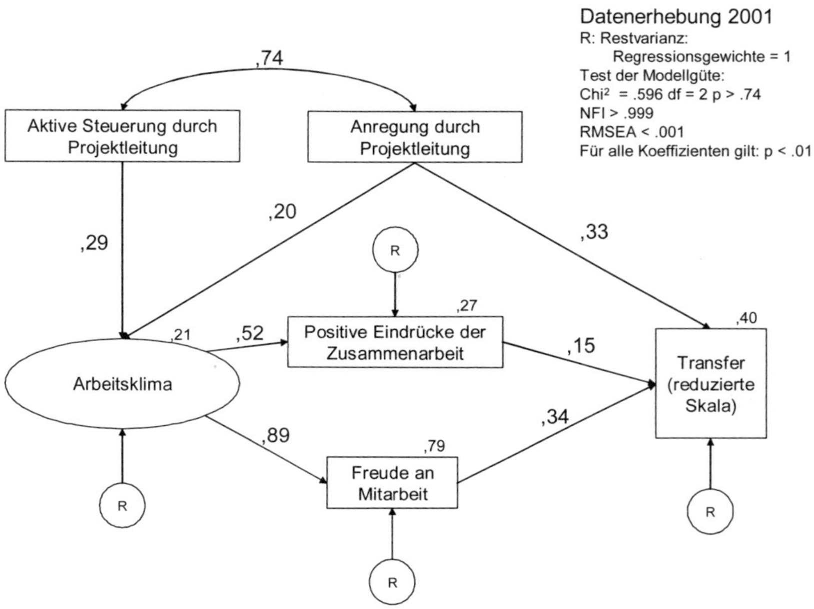

Abbildung 1: Pfaddiagramm 2001 unter Verwendung der aus theoretischen und methodischen Gründen nicht eingesetzten, reduzierten Transferskala

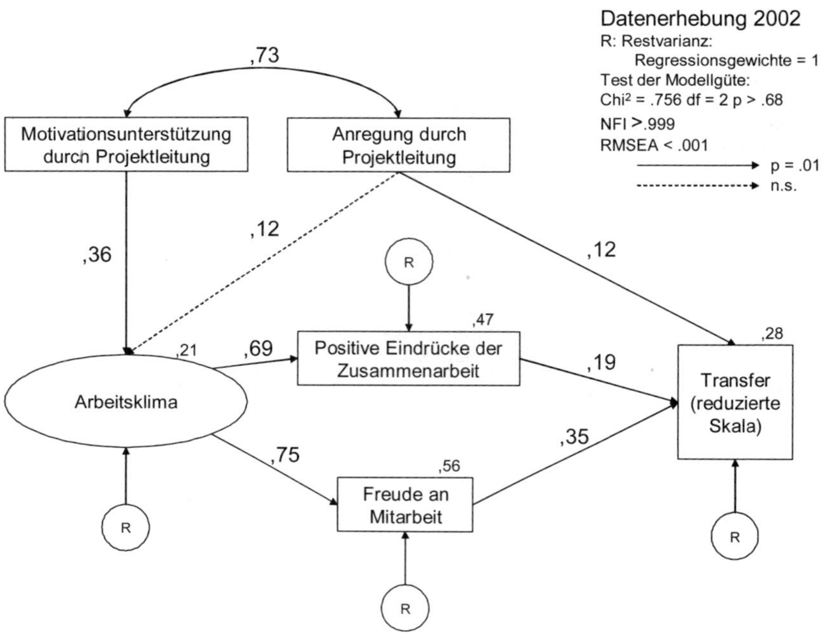

Abbildung 2: Pfaddiagramm 2002 unter Verwendung der aus theoretischen und methodischen Gründen nicht eingesetzten, reduzierten Transferskala

D Fragebögen der Untersuchung

Auf den folgenden Seiten sind die Fragebögen der Evaluation, die auch in der vorliegenden Arbeit eingesetzt wurden, aufgeführt. Dabei werden nur die im Jahr 2002 verwendeten Versionen wiedergegeben. Geringfügige Unterschiede der Fragebögen des Jahres 2001 sind im Haupttext der Arbeit im Kontext der Skalenkonstruktion angegeben.
Die Fragebögen hatten ursprünglich das Format DinA4; sie sind hier verkleinert dargestellt.

D.I Schulsteckbrief

IPN

Leibniz-Institut für die Pädagogik der Naturwissenschaften
an der Universität Kiel
Prof. Dr. Manfred Prenzel
Dipl.Psych. Michael Jäger
Maike Reese, M.A.

QuiSS
Evaluationsstelle

Schulsteckbrief
für
Schulleiterinnen und Schulleiter

Bundesland:____________________

Name der Schule:____________________

Anschrift:____________________

1. Bitte beschreiben Sie die charakteristischen Eigenschaften Ihrer Schule in Stichworten.

____

____

____

____

____

____

2. Wie kann man am besten den Standort Ihrer Schule beschreiben?

Dorf	weniger als 3.000 Einwohner	☐
Ortschaft mit	3.000 bis unter 15.000 Einwohnern	☐
Stadt mit	15.000 bis unter 100.000 Einwohnern	☐
Stadt mit	100.000 bis unter 1.000.000 Einwohnern	☐
im Zentrum oder in der Nähe des Zentrums einer Großstadt mit über 1.000.000 Einwohnern		☐
anderswo in einer Großstadt mit über 1.000.000 Einwohnern		☐

3. Wie hoch war die Gesamtzahl der Schülerinnen und Schüler Ihrer Schule am 31. März 2000?

Bitte tragen Sie eine „0" ein, wenn es keine Jungen oder keine Mädchen in Ihrer Schule gibt.

a) Anzahl der Jungen _ _ _ _

b) Anzahl der Mädchen _ _ _ _

4. Wie viele Schülerinnen und Schüler mit nichtdeutscher Staatsangehörigkeit besuchen Ihre Schule?

Tragen Sie bitte eine "0" ein, wenn es keine gibt.

insgesamt: _ _ _ _ darunter Mädchen: _ _ _ _

5. Wie viele Lehrerinnen und Lehrer unterrichten derzeit an Ihrer Schule?

Bitte tragen Sie eine „0" ein, wenn es keine männlichen oder weiblichen Lehrkräfte an Ihrer Schule gibt.

a) Anzahl der Lehrer _ _ _ _ davon teilzeitbeschäftigt _ _ _ _

b) Anzahl der Lehrerinnen _ _ _ _ davon teilzeitbeschäftigt _ _ _ _

6. Unsere Schule ist für Schülerinnen und Schüler bzw. für Eltern attraktiv aufgrund folgender Angebote

Bitte in jeder Zeile ein Kästchen ankreuzen.

	JA	NEIN
a) Das besondere fachliche Angebot (z.B. Sprachenfolge, besonderes Unterrichtsangebot im musisch-künstlerischen Bereich)	☐	☐
b) Das außerunterrichtliche Angebot (z.B. zusätzliche Arbeitsgemeinschaften, Freizeitangebote, Ganztagsbetreuung)	☐	☐
c) Besondere Förderangebote	☐	☐
d) Der besondere Leistungsanspruch unserer Schule	☐	☐
e) Die Tradition unserer Schule	☐	☐
f) Die gute Ausstattung (z.B. Sporteinrichtungen, Cafeteria, Fachräume)	☐	☐
g) Die gute Verkehrsanbindung	☐	☐
h) Sonstiges, und zwar:	☐	☐

____

(bitte in Druckschrift)

7. Welche der folgenden Klassenstufen gibt es in Ihrer Schule?

Bitte alle Klassenstufen ankreuzen, die es in der von Ihnen geleiteten Schule gibt.

1.	2.	3.	4.	5.	6.	7.	8.	9.	10.	11.	12.	13.
☐	☐	☐	☐	☐	☐	☐	☐	☐	☐	☐	☐	☐

8. Wie viel Prozent der Schülerinnen und Schüler in Ihrer Schule besuchen folgende Bildungsgänge?

Bitte tragen Sie „0" ein, wenn es den Bildungsgang in Ihrer Schule nicht gibt.

a) Grundschule _ _ %

b) Sonderschul- oder Förderschulklassen _ _ %

c) Orientierungsstufe _ _ %

d) Hauptschulbildungsgang, Hauptschulzweig/ -klassen _ _ %

e) Realschulbildungsgang, Realschulzweig/ -klassen _ _ %

f) gymnasialer Bildungsgang, Gymnasialzweig/ -klassen _ _ %

g) Berufsvorbereitungsjahr (BVJ) _ _ %

h) Berufsgrundbildungsjahr (BGJ), Berufsschulklassen, Berufsfachschulklassen _ _ %

i) sonstige Bildungsgänge ____________________ _ _ %

Integrierte Bildungsgänge von:

j) Haupt- und Realschulen _ _ %

k) Hauptschulen, Realschulen und Gymnasien _ _ %

l) sonstige Bildungsgänge ____________________ _ _ %

Insgesamt 100 %

9. Wie sehr wird das Lernen der Schülerinnen und Schüler in Ihrer Schule durch folgende Probleme beeinträchtigt?

Bitte eine Antwort pro Zeile ankreuzen.

	gar nicht	kaum	etwas	sehr
a) schlechter Zustand der Gebäude	☐	☐	☐	☐
b) schlechte Heiz-, Klima- oder Beleuchtungsanlagen	☐	☐	☐	☐
c) Mangel an Unterrichtsräumen	☐	☐	☐	☐
d) Mangel an Unterrichtsmaterialien (z.B. Lehrmittel, Schulbücher)	☐	☐	☐	☐
e) nicht genügend Computer für den Unterricht	☐	☐	☐	☐
f) Mangel an Unterrichtsmaterialien in der Bibliothek	☐	☐	☐	☐
g) Mangel an Multimedia-Ausstattung für den Unterricht	☐	☐	☐	☐
h) unzureichende Laborausstattung	☐	☐	☐	☐
i) unzureichende Ausstattung für den Kunstunterricht	☐	☐	☐	☐
j) unzureichende Ausstattung für den Musikunterricht	☐	☐	☐	☐
k) fehlende / mangelhafte Vorbereitungsräume für Lehrkräfte (Lehrerzimmer)	☐	☐	☐	☐

10. Gibt es in Ihrer Schule die folgenden Angebote?

Bitte eine Antwort pro Zeile ankreuzen.

	JA	NEIN
a) Zusatzangebote für leistungsstarke Schüler/innen	☐	☐
b) Förderangebote für leistungsschwache Schüler/innen	☐	☐
c) c) Spezielle Kurse in Lerntechniken für leistungs- d) schwache Schüler/innen	☐	☐
e) d) Nachhilfe durch Lehrkräfte	☐	☐
e) Räume, in denen Schüler/innen ihre Hausaufgaben (evtl. unter fachlicher Anleitung) machen können	☐	☐

11. Wie viele Computer gibt es ungefähr in Ihrer Schule?

Bitte in jeder Zeile die Anzahl eintragen. („0", wenn keine vorhanden.)

	Anzahl
a) in der Schule insgesamt	__ __
davon	
b) für Schüler/innen verfügbar	__ __
c) nur für Lehrer/innen verfügbar	__ __
d) nur für die Verwaltung/ Schulleitung verfügbar	__ __
e) mit Internetanschluss	__ __
f) mit Anschluss an das lokale Netzwerk (LAN/ Intranet)	__ __

12. Hat Ihre Schule ein besonderes pädagogisches Profil in folgenden Bereichen?

Bitte in jeder Zeile ein Kästchen ankreuzen.

	JA	NEIN
a) Naturwissenschaften	☐	☐
b) Deutsch	☐	☐
c) Fremdsprachen	☐	☐
d) historischer unbd sozialkundlicher Bereich	☐	☐
e) musisch-künstlerischer Bereich	☐	☐
f) wirtschaftlicher Bereich	☐	☐
g) Bereich der Neuen Technologien	☐	☐
h) berufs- und praxisbezogene Unterrichtsbereiche	☐	☐
i) Sport	☐	☐
j) außerunterrichtlicher Bereich	☐	☐
k) Religion/Philosophie/Ethik	☐	☐

13. Gibt es in Ihrer Schule in diesem Schuljahr die folgenden unterrichtlichen und außerunterrichtlichen Angebote, aus denen die Schülerinnen und Schüler wählen können?

Tragen Sie bitte in die <u>ersten Spalten</u> ein, ob es ein Angebot in dem betreffenden Bereich gibt oder nicht.
Tragen Sie bitte in die <u>dritte Spalte</u> die Anzahl der jeweiligen Angebote ein.
Tragen Sie bitte in die <u>letzte Spalte</u> ein, wie viel Prozent der Schülerinnen und Schüler die Angebote nutzen.

	JA	NEIN	Anzahl der AGs/ Projekte in der Schule insgesamt	Anteil der teilnehmenden Schüler/innen in Prozent
a) mathematisch-naturwissenschaftliche Angebote (z.B. Umweltprojekte, Energiespar-Aktionen, "Jugend forscht", naturwissenschaftliche Olympiade, Schulgarten, Astronomie)	☐	☐	__ __	__ __
b) Deutsch/ Literatur	☐	☐	__ __	__ __
c) Fremdsprachen	☐	☐	__ __	__ __
d) interkulturelles/ internationales Lernen (Schüleraustausch, Schulpartnerschaften, internationale Betriebspraktika	☐	☐	__ __	__ __
e) musisch-künstlerische Angebote (Theater, Chor, Orchester, Band, Kabarett, Musical, Film, Video, Photo, Bildnerisches Gestalten usw.)	☐	☐	__ __	__ __
f) Schülerzeitung/ Jahrbuch/ Schulzeitung	☐	☐	__ __	__ __
g) Neue Technologien, Multimedia, PC-Kurse, "Schulen ans Netz", Informatik, Internet-Café	☐	☐	__ __	__ __
h) Berufsorientierung, Berufsvorbereitung	☐	☐	__ __	__ __
i) Wirtschaft, Recht, Politik, Soziales	☐	☐	__ __	__ __
j) Philosophie, Ethik, Psychologie, Religion	☐	☐	__ __	__ __
k) Sport	☐	☐	__ __	__ __
l) Werken/ Technik	☐	☐	__ __	__ __
m) Hausaufgabenhilfe	☐	☐	__ __	__ __
n) sozialpädagogische und psychosoziale Angebote (z.B. Drogen- oder Gewaltprävention)	☐	☐	__ __	__ __
o) sonstige Angebote, und zwar:	☐	☐	__ __	__ __

____

(bitte in Druckschrift)

14. Werden an Ihrer Schule in diesem Schuljahr die folgenden pädagogischen und organisatorischen Konzepte praktiziert?

	nie	gelegentlich	regelmäßig
a) fächerübergreifendes Lernen	☐	☐	☐
b) gemeinsam von mehreren Lehrkräften <u>vorbereiteter</u> Unterricht	☐	☐	☐
c) gemeinsam von mehreren Lehrkräften <u>durchgeführter</u> Unterricht	☐	☐	☐
d) Unterrichtseinheiten, die mit Exkursionen in die nähere Umgebung verbunden sind	☐	☐	☐
e) Freiarbeit: selbstständige Themenbearbeitung, bei der die einzelnen Schüler/innen selbst ihre Aufgaben wählen können	☐	☐	☐
f) Projektlernen: Die Schüler/innen arbeiten in Gruppen über längere Zeit zu einem Thema und präsentieren abschließend die Produkte ihrer Arbeit.	☐	☐	☐
g) Projektwochen: Der "normale" Unterricht wird für eine Woche ausgesetzt.	☐	☐	☐
h) Schüler/innen als Tutoren	☐	☐	☐
i) Praktika in Zusammenarbeit mit Betrieben oder Institutionen, z.B. in der Gemeinde)	☐	☐	☐
j) sonstiges, und zwar:	☐	☐	☐

____

(bitte in Druckschrift)

15. Wie sehr wird das Lernen der Schülerinnen und Schüler in Ihrer Schule durch Folgendes beeinträchtigt?

Bitte eine Anwort pro Zeile ankreuzen.

	gar nicht	kaum	etwas	sehr
a) häufige Abwesenheit von Schülern/ Schülerinnen	☐	☐	☐	☐
b) häufiger Lehrerwechsel	☐	☐	☐	☐
c) fehlende elterliche Unterstützung beim Lernen zu Hause	☐	☐	☐	☐
d) Störung des Unterrichts durch Schüler/innen	☐	☐	☐	☐
e) Schwänzen von Schülern/ Schülerinnen	☐	☐	☐	☐
f) fehlender Respekt der Schüler/innen vor den Lehrkräften	☐	☐	☐	☐
g) nicht genügend Unterrichtszeit	☐	☐	☐	☐
h)Konsum von Alkohol oder illegalen Drogen	☐	☐	☐	☐
i) Einschüchtern oder Schikanieren von Schülern/ Schülerinnen durch Mitschüler/innen	☐	☐	☐	☐
j) Schüler/innen aus sozial benachteiligten Verhältnissen	☐	☐	☐	☐

16. Wie sehr wird das Lernen der Schülerinnen und Schüler in Ihrer Schule durch Folgendes beeinträchtigt?

Bitte eine Antwort pro Zeile ankreuzen.

	gar nicht	kaum	etwas	sehr
a) Mangel oder fachfremder Einsatz von Lehrkräften allgemein	☐	☐	☐	☐
b) Mangel an für das Fach Deutsch ausgebildeten Lehrkräften	☐	☐	☐	☐
c) Mangel an für das Fach Mathematik ausgebildeten Lehrkräften	☐	☐	☐	☐
d) Mangel an für die Naturwissenschaften ausgebildeten Lehrkräften	☐	☐	☐	☐
e) Mangel an für „Deutsch als Zweitsprache" ausgebildeten Lehrkräften	☐	☐	☐	☐
f) Mangel an Personal zur Unterstützung der Lehrkräfte (z.B. Schulpsychologen, Sozialarbeiter)	☐	☐	☐	☐

17. Wie viel Prozent der Lehrkräfte Ihrer Schule haben in den letzten <u>drei</u> Monaten an einer Fortbildungsveranstaltung teilgenommen?

Unter Fortbildungsveranstaltungen sind hier offizielle Angebote zu verstehen, die dazu dienen, didaktische oder pädagogische Kompetenzen zu verbessern. Bitte zählen Sie nur Veranstaltungen, die zumindest einen Tag dauerten.

__ __ %

18. Treffen die folgenden Aussagen zum allgemeinen schulischen Aktivitätsniveau auf die Situation an Ihrer Schule zu?

Bitte in jeder Zeile ein Kästchen ankreuzen.

	trifft nicht zu	trifft eher nicht zu	trifft eher zu	trifft zu
a) An dieser Schule finden häufig kulturelle, sportliche oder politische Veranstaltungen statt, zu denen auch die Öffentlichkeit eingeladen wird.	☐	☐	☐	☐
b) Viele Schüler/innen halten sich gerne auch dann in der Schule auf, wenn sie unterrichtsfrei haben.	☐	☐	☐	☐
c) Eine Reihe von Eltern arbeitet aktiv an den Belangen und Problemen der Schule mit.	☐	☐	☐	☐
d) Was an dieser Schule außerhalb des Unterrichts angeboten wird, findet bei den Schülerinnen und Schülern wenig Interesse.	☐	☐	☐	☐
e) Die Schule bietet den Schülerinnen und Schülern eine Menge Möglichkeiten, sich auch außerhalb des regulären Unterrichts (in Sport-, Hobby- oder Arbeitsgruppen) zu betätigen.	☐	☐	☐	☐
f) Ein nennenswerter Teil des Kollegiums ist an Aktivitäten zur Schulentwicklung beteiligt	☐	☐	☐	☐

19. Treffen die folgenden Feststellungen auf die Situation in Ihrer Schule zu?

Bitte in jeder Zeile ein Kästchen ankreuzen.

	trifft nicht zu	trifft eher nicht zu	trifft eher zu	trifft zu
a) Die Leistungsvoraussetzungen unserer Schüler/innen haben sich in den vergangenen Jahren verschlechtert.	☐	☐	☐	☐
b) Ein wachsender Teil unserer Schüler/innen ist kaum noch zur Mitarbeit in der Schule zu motivieren.	☐	☐	☐	☐
c) Die Lehrpläne überfordern einen großen Teil unserer Schüler/innen.	☐	☐	☐	☐
d) In einigen Fächern haben sich die Leistungen unserer Schüler/innen in den letzten Jahren gesteigert.	☐	☐	☐	☐
e) Das Interesse der Eltern an unserer Schule ist in den letzten Jahren zurückgegangen.	☐	☐	☐	☐
f) In den vergangenen Jahren ist der Erziehungsauftrag unserer Schule vielleicht doch etwas zu kurz gekommen.	☐	☐	☐	☐
g) Den steigenden Anforderungen, erzieherisch zu wirken, können wir mit unseren schulischen Möglichkeiten gar nicht entsprechen.	☐	☐	☐	☐
h) Im Zentrum des pädagogischen Auftrags unserer Schule steht nach wie vor ein didaktisch solider Unterricht.	☐	☐	☐	☐
i) In den vergangenen Jahren ist die Ausgestaltung eines befriedigenden Schullebens an unserer Schule eher vernachlässigt worden.	☐	☐	☐	☐
j) In jüngster Zeit bemühen wir uns wieder intensiver um eine Verbesserung des Schullebens.	☐	☐	☐	☐
k) In jüngster Zeit wird an unserer Schule wieder stärker das Leistungsprinzip betont.	☐	☐	☐	☐
l) Bemühungen um die Ausgestaltung des Schullebens scheiterten bislang an Vorbehalten der Kolleginnen und Kollegen.	☐	☐	☐	☐
m) In den vergangenen Jahren haben die Kolleginnen und Kollegen den Gedanken des Förderns und Ausgleichens auf Kosten des allgemeinen Anspruchsniveaus eher zu stark betont.	☐	☐	☐	☐

20. In welchen Bereichen kooperiert Ihre Schule mit anderen Schulen in der Gemeinde?

	JA	NEIN
Es gibt weitere Schulen in unserer Gemeinde	☐	☐

wenn nein, bitte bei 21. weiter. Sonst bitte in jeder der folgenden Zeilen ein Kästchen ankreuzen.

	nie	selten	gelegentlich	häufig	regelmäßig
a) reguläres Unterrichtsangebot	☐	☐	☐	☐	☐
b) musisch-künstlerische Angebote (z.B. Orchester)	☐	☐	☐	☐	☐
c) Sportangebote	☐	☐	☐	☐	☐
d) zusätzliche Arbeitsgemeinschaften/ Projekte am Nachmittag	☐	☐	☐	☐	☐
e) Integration von Behinderten	☐	☐	☐	☐	☐
f) sonstige Angebote, und zwar:	☐	☐	☐	☐	☐

____

(bitte in Druckschrift)

21. Kooperiert Ihre Schule mit Schulen außerhalb Ihrer Gemeinde?

	nie	selten	gelegentlich	häufig	regelmäßig
a) im Inland im Rahmen von Schulpartnerschaften oder des Schüleraustauschs	☐	☐	☐	☐	☐
b) im Ausland im Rahmen von Schulpartnerschaften oder des Schüleraustauschs	☐	☐	☐	☐	☐
f) im Rahmen von anderen Modellversuchen oder Netzwerken (z.B. Bertelsmann-Stiftung, Comenius-Projekte, etc.)	☐	☐	☐	☐	☐

22. Kooperiert Ihre Schule mit anderen Einrichtungen in Ihrer Gemeinde/ Region?

Bitte in jeder Zeile ein Kästchen ankreuzen.

	nie	selten	gelegentlich	häufig	regelmäßig
a) Sportvereine	☐	☐	☐	☐	☐
b) Musikvereine, Musikschulen	☐	☐	☐	☐	☐
c) kulturelle Einrichtungen (z.B. Museen, Theater)	☐	☐	☐	☐	☐
d) Bibliotheken	☐	☐	☐	☐	☐
e) Jugendfreizeiteinrichtungen/ Jugendclubs	☐	☐	☐	☐	☐
f) kirchliche Einrichtungen	☐	☐	☐	☐	☐
g) Einrichtungen der Erziehungsberatung, (z.B. Jugendamt, schulpsychologischer Dienst)	☐	☐	☐	☐	☐
h) Einrichtungen der Berufsberatung	☐	☐	☐	☐	☐
i) soziale Einrichtungen (z.B. Wohlfahrtsverbände, Altenpflege)	☐	☐	☐	☐	☐
j) Einrichtungen des Gesundheitswesens	☐	☐	☐	☐	☐
k) Hochschulen (Fachhochschulen, Universitäten)	☐	☐	☐	☐	☐
l) Volkshochschulen	☐	☐	☐	☐	☐
m) Betriebe	☐	☐	☐	☐	☐
n) sonstige Einrichtungen, und zwar:	☐	☐	☐	☐	☐

____

(bitte in Druckschrift)

23. Wie häufig kooperiert Ihre Schule mit externen Personen aus Technik, Wirtschaft, Kunst und Kultur?

nie	selten	gelegentlich	häufig	regelmäßig
☐	☐	☐	☐	☐

24. Wie viele Mittel wurden Ihrer Schule im vergangenen Kalenderjahr von privater Seite zur Verfügung gestellt?

a) Elternspenden/ Förderverein/ Verein ehemaliger Schüler/innen ____ DM

b) Spenden von Privatpersonen oder privaten Organisationen und Sponsorengelder einschließlich Sachspenden ____ DM

25. Wie viele Mittel hat Ihre Schule im vergangenen Kalenderjahr durch Schulaktivitäten eingenommen (Basare, Theater- oder Musikaufführungen, Einnahmen aus erbrachten Dienstleistungen, Verkauf von Produkten usw.)?

____ DM

26. Jede Schule hat ihre Stärken und Schwächen. An unserer Schule müsste die pädagogische Arbeit insbesondere intensiviert werden ... *Bitte in jeder Zeile ein Kästchen ankreuzen.*

	trifft nicht zu	trifft eher nicht zu	trifft eher zu	trifft zu
a) in Mathematik.	☐	☐	☐	☐
b) in den Naturwissenschaften.	☐	☐	☐	☐
c) in Deutsch.	☐	☐	☐	☐
d) in den Fremdsprachen.	☐	☐	☐	☐
e) im wirtschaftlichen Bereich.	☐	☐	☐	☐
f) im historischen und sozialkundlichen Unterricht.	☐	☐	☐	☐
g) im musisch-künstlerischen Bereich.	☐	☐	☐	☐
h) im Bereich der Neuen Technologien.	☐	☐	☐	☐
i) in berufs- und praxisbezogenen Unterrichtsbereichen.	☐	☐	☐	☐
j) in Sport.	☐	☐	☐	☐
k) im Bereich soziales Lernen.	☐	☐	☐	☐
l) im Bereich selbständiges Lernen.	☐	☐	☐	☐
m) im Bereich Gewaltprävention/Toleranz.	☐	☐	☐	☐
n) in fächerübergreifendem Lernen /Projektlernen	☐	☐	☐	☐
o) sonstige Bereiche: ______	☐	☐	☐	☐

27. Welche der folgenden Maßnahmen zur Qualitätsentwicklung und -sicherung werden an Ihrer Schule durchgeführt?

	JA	NEIN
a) Erstellung eines schriftlichen Leitbildes/ Schulprofils für die Schule, Auswahl und Beschreibung von gewünschten Qualitätsmerkmalen	☐	☐
b) gemeinsame Vereinbarung von Entwicklungsprioritäten für die Schule	☐	☐
c) Diskussion über die aktuellen Probleme der Schule, ihre Ursachen und mögliche Verbesserungsvorschläge	☐	☐
d) Einsatz von standardisierten Leistungstests zur objektiven Überprüfung der erreichten Schülerkompetenzen (Wissen, Fähigkeiten, Fertigkeiten)	☐	☐
e) die schriftliche Festlegung von Leistungsstandards, die an dieser Schule in verschiedenen Bereichen von den Schülerinnen und Schülern erreicht werden sollen	☐	☐
f) eine systematische Bestandsaufnahme wichtiger Daten (z.B. Notenverteilung, Fehlzeiten der Schüler, schulisches Angebot, Fortbildung der Lehrer)	☐	☐
g) Festlegung von Qualitätsindikatoren, deren Messung künftig Auskunft über die Erreichung der Ziele der Schule gibt.	☐	☐
h) Erstellung eines vollständigen Schulprogramms (mit Leitbild, inhaltlichen Schwerpunkten, Umsetzungsvorgaben, zu erreichenden Standards).	☐	☐
i) Erhebung des Fortbildungsbedarfs und Erstellen einer Fortbildungsplanung für das Kollegium und die Schulleitung.	☐	☐
j) interne Evaluation / Intervision / kollegiale Beratung	☐	☐
k) externe Evaluation / Supervision	☐	☐

Zuletzt bitten wir Sie noch um einige Angaben zu Ihrer Funktion als Schulleiterin bzw. Schulleiter und zu Ihrer Person.

28. Seit wie vielen Jahren sind Sie im Schuldienst?

Bitte zählen Sie Unterbrechungen nicht mit und runden Sie auf eine ganze Zahl auf.

seit __ __ Jahren

29. Seit wie vielen Jahren sind Sie als Schulleiterin bzw. Schulleiter tätig?

Bitte runden Sie auf eine ganze Zahl auf.

a) in der Funktion als Schulleiter/in bzw. stellvertretende/r Schulleiter/in insgesamt seit __ __ Jahren

b) als Schulleiter/in in Ihrer jetzigen Schule seit __ __ Jahren

30. Wie viele Stunden unterrichten Sie wöchentlich?

__ __ Unterrichtsstunden (à 45 Minuten)

31. Wie viele Entlastungsstunden erhalten Sie für die Wahrnehmung der Schulleitungstätigkeit?

__ __ Unterrichtsstunden (à 45 Minuten)

32. Sind Sie männlich oder weiblich?

☐ männlich ☐ weiblich

Herzlichen Dank für Ihre Mitarbeit!

D.II Schulleitung 2002

Leibniz-Institut für die Pädagogik der Naturwissenschaften
an der Universität Kiel
Prof. Dr. Manfred Prenzel
Dipl.Psych. Michael Jäger
Maike Reese, M.A.

IPN

QuiSS

Evaluationsstelle
Olshausenstr. 62
D-24098 Kiel
Tel. 0431 – 8803228
Fax 0431 – 8805211
12. Januar 2004
quisseva@ipn.uni-kiel.de

An die **Schulleiterinnen und Schulleiter**
der am BLK-Programm
„Qualitätsverbesserung in Schulen und Schulsystemen" (QuiSS)
beteiligten Schulen

Rückmeldungen zum Modellversuchsprogramm QuiSS / Projekt XXXX – Akzeptanzbefragung II

Sehr geehrte Schulleiterin, sehr geehrter Schulleiter,

Ihre Schule beteiligt sich am BLK-Programm „Qualitätsverbesserung in Schulen und Schulsystemen". Um die Arbeitsbedingungen und die Wirkung von Unterstützungsmaßnahmen beurteilen zu können, führen wir eine Folgebefragung zu unserer ersten Akzeptanzstudie aus dem vergangenen Jahr durch. Die Befragung richtet sich in erster Linie an die Lehrkräfte, um diese die Effektivität spezifischer Maßnahmen beurteilen zu lassen. Zusätzlich möchten wir den Elternbeirat und die Schülervertretung befragen. Hier gilt unser Interesse der Akzeptanz gegenüber dem Programm, dem Grad der Beteiligung der Eltern sowie der Schülerinnen und Schüler und allgemeinen Wünschen und Anregungen. Außerdem werden ergänzend auch die Schulaufsichten der vertretenen Schulkreise/-bezirke befragt.

Wir möchten auch Sie in Ihrer Funktion als Schulleiterin/Schulleiter wieder bitten, einen kurzen Fragebogen zum BLK-Programm auszufüllen und einige organisatorische Funktionen zu übernehmen:

Wir bitten Sie, die entsprechenden Fragebögen an den Elternbeirat und die Schülervertretung weiterzuleiten (Umschlag liegt bei), diese später wieder im Umschlag entgegenzunehmen und alle Fragebogen bis **XXXX** dem QuiSS-Ansprechpartner an Ihrer Schule zurückzugeben. Die Teilnahme ist für die Lehrerinnen freiwillig und eine Nichtteilnahme unschädlich im Sinne des Dienstrechts. Selbstverständlich werden alle Angaben anonym und vertraulich behandelt und alle Vorgaben des Datenschutzes eingehalten.

Falls Sie sich aktiv an der Arbeit innerhalb des BLK-Programms beteiligen, möchten wir Sie bitten, zusätzlich einen Fragebogen für Lehrerinnen und Lehrer des BLK-Programms auszufüllen. Diesen Fragebogen erhalten Sie von dem Ansprechpartner des BLK-Programms an Ihrer Schule.

Wir danken Ihnen für Ihre Mitarbeit!
Mit freundlichen Grüßen

Manfred Prenzel, Michael Jäger, Maike Reese
2. Fragebogen für Schulleiterinnen und Schulleiter zur Rückmeldung zu Arbeitsbedingungen und Unterstützungen im BLK-Modellversuchsprogramms „Qualitätsverbesserung in Schulen und Schulsystemen" (QuiSS)

Im Folgenden finden Sie Fragen, die einige Aspekte der Arbeit im Rahmen des BLK-Programms betreffen. Für die Äußerung Ihrer Wünsche und Verbesserungsvorschläge steht Ihnen Platz auf dem unteren Abschnitt dieser Seite zur Verfügung.

	trifft zu	trifft eher zu	trifft eher nicht zu	trifft nicht zu
1. Ich beteilige mich inhaltlich an den Arbeiten innerhalb des BLK-Programms.	$\square_3$	$\square_2$	$\square_1$	$\square_0$
2. Bei der Gestaltung der Stundenpläne werden die Wünsche von Lehrkräften, die am BLK-Programm teilnehmen, in besonderem Maße berücksichtigt.	$\square_3$	$\square_2$	$\square_1$	$\square_0$
3. Ich halte es für gerechtfertigt, dass Unterricht ausfällt, wenn sich Lehrkräfte an BLK Fortbildungen beteiligen, vorausgesetzt die Schülerinnen und Schüler werden beaufsichtigt.	$\square_3$	$\square_2$	$\square_1$	$\square_0$
4. Ich stehe im Kontakt mit Mitgliedern der Schulaufsicht und tausche Informationen über die Arbeit innerhalb des Programms aus.	$\square_3$	$\square_2$	$\square_1$	$\square_0$
5. Ich versuche das Kollegium zu überzeugen, Vertretungsstunden für Lehrkräfte zu übernehmen, die sich auf BLK-Veranstaltungen befinden.	$\square_3$	$\square_2$	$\square_1$	$\square_0$
6. Ich lasse mich über den Stand der Arbeit an meiner Schule informieren.	$\square_3$	$\square_2$	$\square_1$	$\square_0$
7. Ich besuche Arbeitsgruppen des BLK-Programms.	$\square_3$	$\square_2$	$\square_1$	$\square_0$
8. Ich lasse mich über den bundesweiten Stand der Arbeit informieren.	$\square_3$	$\square_2$	$\square_1$	$\square_0$
9. Ich stehe im Kontakt mit den Schulleitern des Modellversuchs und tausche Informationen über die Arbeit innerhalb des Programms aus.	$\square_3$	$\square_2$	$\square_1$	$\square_0$
10. Ich sehe das BLK- Programm als eine Möglichkeit zur Profilbildung meiner Schule.	$\square_3$	$\square_2$	$\square_1$	$\square_0$
11. Ich halte es für grundsätzlich notwendig, die Bildungsqualität des Unterrichts zu verbessern.	$\square_3$	$\square_2$	$\square_1$	$\square_0$
12. Ich glaube, dieses Programm kann dazu beitragen, Unterricht und Erziehung an unserer Schule zu verbessern.	$\square_3$	$\square_2$	$\square_1$	$\square_0$
13. Ich stehe im Kontakt mit Mitgliedern der schulischen Gremien (Elternrat, Schulkonferenz, o.ä.) und tausche Informationen über die Arbeit innerhalb des Programms aus.	$\square_3$	$\square_2$	$\square_1$	$\square_0$
14. Die Lehrkräfte schätzen das Programm überwiegend positiv ein.	$\square_3$	$\square_2$	$\square_1$	$\square_0$
15. Ich würde mich mit meiner Schule wieder an einem BLK Programm beteiligen.	$\square_3$	$\square_2$	$\square_1$	$\square_0$

Manfred Prenzel, Michael Jäger, Maike Reese
2. Fragebogen für Schulleiterinnen und Schulleiter zur Rückmeldung
zu Arbeitsbedingungen und Unterstützungen im BLK-Modellversuchsprogramms
„Qualitätsverbesserung in Schulen und Schulsystemen" (QuiSS)

Bitte geben Sie uns noch einige Informationen zu Ihrer Schule:

1. Im BLK-Programm ist meine Schule eine

☐1 Netzwerkschule ☐2 Pilotschule/ Kontaktschule ☐3 es gibt keine besondere Bezeichnung/Funktion

2. Wie viele Lehrkräfte sind am BLK-Programm beteiligt?

....

3. Einschätzung der Mitarbeit am Programm

Die Mitarbeit am Programm...	trifft zu	trifft eher zu	trifft eher nicht zu	trifft nicht zu
... macht Freude	☐3	☐2	☐1	☐0
... ist wichtig	☐3	☐2	☐1	☐0
... ist belastend	☐3	☐2	☐1	☐0

Ich möchte mich noch zu Folgendem äußern (Probleme, Verbesserungsvorschläge, positive Aspekte). Bitte benutzen Sie ggf. auch die Rückseite.

____
____
____
____
____
____
____
____

D.III Lehrkräfte 2002

IPN
Leibniz-Institut für die Pädagogik der Naturwissenschaften
an der Universität Kiel
Prof. Dr. Manfred Prenzel
Dipl. Psych. Michael Jäger
Maike Reese, M.A.

QuiSS
Evaluationsstelle
IPN
Olshausenstr. 62
D-24098 Kiel
Tel. 0431 – 8803228
Fax 0431 – 8805211
12. Januar 2004
quisseva@ipn.uni-kiel.de

An alle
im BLK-Modellprogramm
„Qualitätsverbesserung in Schulen und Schulsystemen" (QuiSS)
beteiligten Lehrerinnen und Lehrer

Rückmeldung zum Modellversuchsprogramm QuiSS / Projekt XXXX – Akzeptanzbefragung II

Sehr geehrte Lehrerin, sehr geehrter Lehrer,

mittlerweile ist das Modellversuchsprogramm in allen Landesprojekten angelaufen. Die erfolgreiche Umsetzung bedarf bestimmter Arbeitsbedingungen und der Unterstützung von mehreren Seiten. Möglicherweise haben sich aber die Anforderungen seit der Startphase geändert.

Daher bitten wir Sie erneut um Ihre Mitarbeit. Der beiliegende Fragebogen soll helfen, ein aktuelles Bild der Projektarbeit zu erzeugen. Wir haben den Umfang der Fragen mit den jeweiligen Landeskoordinationen bzw. Projektleitungen abgestimmt und gegenüber der letztjährigen Befragung leicht reduziert.

Bitte füllen Sie den Fragebogen individuell aus. In den meisten Fällen handelt es sich um Fragen, die Sie auf einer mehrstufigen Skala beurteilen sollen. An manchen Stellen haben wir offene Fragen gestellt, weil wir Ihre konkreten Änderungswünsche und Verbesserungsvorschläge aufnehmen und an die entsprechenden Stellen rückmelden und weitergeben wollen.

Dieser Fragebogen wird an alle Lehrerinnen und Lehrer versandt, die am BLK-Programm beteiligt sind. Die Teilnahme ist freiwillig und eine Nichtteilnahme im Sinne des Dienstrechts unschädlich. Selbstverständlich werden Ihre Angaben anonym und vertraulich behandelt und alle Vorgaben des Datenschutzes eingehalten. Da die Rücksendung der Fragebögen gesammelt erfolgen soll, bitten wir Sie, den Fragebogen bis zum XXXX ausgefüllt an den Schulleiter oder einen QuiSS-Ansprechpartner Ihrer Schule zurückzugeben.

Wir danken Ihnen für Ihre Mitarbeit!

Mit freundlichen Grüßen,

IPN – Leibniz-Institute for Science Education · Olshausenstrasse 62 · D-24098Kiel · Federal Republic of Germany

Manfred Prenzel, Michael Jäger, Maike Reese
2. Fragebogen für Lehrerinnen und Lehrer zur Rückmeldung zu Arbeitsbedingungen und Unterstützungen im BLK-Modellversuchsprogramms „Qualitätsverbesserung in Schulen und Schulsystemen" (QuiSS)

Bitte geben Sie uns zunächst einige Informationen, die sich auf Ihre Tätigkeit im Modellprogramm beziehen.

1. Seit wann sind Sie aktiv am BLK-Programm beteiligt?
   ❑1 vor Schuljahresbeginn 1999/2000 ❑2 Schuljahresbeginn 1999/2000
   ❑3 2. Halbjahr 1999/2000 ❑4 Schuljahresbeginn 2000/2001
   ❑5 2. Halbjahr 2000/2001 ❑6 Schuljahresbeginn 2001/2002

2. Haben Sie an der letztjährigen Befragung zur Akzeptanz des Modellversuchsprogramms teilgenommen?
   ❑0 nein ❑1 ja

3. Haben Sie schon einmal an einem vergleichbaren Programm teilgenommen (z.B. anderes BLK-Programm, Schulentwicklungsprogramm oder Ähnliches)?
   ❑0 bisher nicht ❑1 einmal ❑2 zweimal ❑3 mehr als zweimal

4. Wie viele Entlastungsstunden erhalten Sie im Rahmen Ihrer Arbeit am BLK-Programm?
   _____ Unterrichtsstunden (à 45 Minuten) pro Woche

5. Wie viel Arbeitszeit wenden Sie in etwa pro Woche für die Arbeit im Rahmen des BLK-Programms auf?
   in etwa _____ Zeitstunden (à 60 Minuten) pro Woche

6. Haben Sie im Rahmen des BLK-Programms neben Ihrer unterrichtsbezogenen Arbeit eine weitere Funktion?
   ❑1 Landeskoordination ❑2 BLK-Ansprechpartner für unsere Schule
   ❑3 Setkoordination ❑4 weitere Funktion: __________

7. Ich bin ❑1 teilzeitbeschäftigt ❑2 vollzeitbeschäftigt

8. Welche zusätzliche(n) schulinterne(n) Funktion(en) nehmen Sie gegenwärtig wahr?
   ❑1 Schulleitungsfunktion ❑3 Stufenleitungsfunktion ❑5 andere: __________
   ❑2 Fachleitungsfunktion ❑4 Seminarleitungsfunktion ❑6 keine

9. Wie viele Jahre sind Sie im Schuldienst?
   ❑1 weniger als 5 ❑2 5-10 ❑3 11-20 ❑4 mehr als 20

10. Geschlecht: ❑1 weiblich ❑2 männlich

Allgemeine Wünsche und Zufriedenheit im Rahmen der Programmarbeit

Im folgenden Teil dieses Rückmeldebogens möchten wir Sie bitten, Ihre Wünsche bezüglich des BLK-Programms mitzuteilen. Insbesondere interessiert uns, ob Sie mit dem Programm momentan zufrieden sind, wie Sie die Zusammenarbeit mit Ihren Kolleginnen und Kollegen einschätzen und welche Entwicklungen Sie im Rahmen der Programmarbeit wahrnehmen.

Von der Projektleitung wünsche ich mir künftig ...	trifft zu	trifft eher zu	trifft eher nicht zu	trifft nicht zu
1. ... eine Gewährung größerer Freiräume für meine Arbeit innerhalb des BLK-Programms.	$\square_3$	$\square_2$	$\square_1$	$\square_0$
2. ... eine verstärkte Bereitstellung von programmbezogenen Materialien.	$\square_3$	$\square_2$	$\square_1$	$\square_0$
3. ... stärkere Unterstützung bei der Klärung grundlegender inhaltlicher Fragen	$\square_3$	$\square_2$	$\square_1$	$\square_0$
4. ... ein größeres Angebot an Fortbildungsmöglichkeiten (bei Bedarf können Sie eine inhaltliche Konkretisierung Ihres Wunsches unten auf dieser Seite vornehmen).	$\square_3$	$\square_2$	$\square_1$	$\square_0$
5. ... häufigere Gelegenheiten zum persönlichen Erfahrungsaustausch mit Kolleginnen und Kollegen aus anderen Bundesländern.	$\square_3$	$\square_2$	$\square_1$	$\square_0$
6. ... eine konkrete Anleitung für meine Arbeit im Rahmen des BLK-Programms.	$\square_3$	$\square_2$	$\square_1$	$\square_0$
7. ... die Vorgabe von klaren Zielen für meine Arbeit im Rahmen des BLK-Programms.	$\square_3$	$\square_2$	$\square_1$	$\square_0$

Zu folgendem Thema erscheint mir eine Fortbildung im Rahmen des BLK-Programms sinnvoll:

____

____

Der weitere Platz steht Ihnen für Anregungen, Wünsche und Konkretisierungen Ihrer oben gegebenen Antworten zur Verfügung (bitte verwenden Sie ggf. die Rückseite).

____

____

____

8. Die Arbeit im Rahmen des BLK-Programms macht mir Freude, weil ...	trifft zu	trifft eher zu	trifft eher nicht zu	trifft nicht zu
a) ... ich mit Kolleginnen und Kollegen an einem gemeinsamen Ziel arbeite.	$\square_3$	$\square_2$	$\square_1$	$\square_0$
b) ... ich die Chance habe, etwas an meinem Unterricht zu verändern.	$\square_3$	$\square_2$	$\square_1$	$\square_0$
c) ... ich die Chance habe, etwas Neues auszuprobieren.	$\square_3$	$\square_2$	$\square_1$	$\square_0$
d) ... ich eine deutliche Aufbruchstimmung verspüre.	$\square_3$	$\square_2$	$\square_1$	$\square_0$
e) ... ich erkenne, dass auch andere Kolleginnen und Kollegen mit ähnlichen unterrichtlichen Schwierigkeiten zu tun haben, wie ich selbst.	$\square_3$	$\square_2$	$\square_1$	$\square_0$
f) ... mir die Unterrichtsvorbereitung wieder mehr Freude bereitet.	$\square_3$	$\square_2$	$\square_1$	$\square_0$
g) ... ich neue Zuversicht für meinen Unterricht verspüre.	$\square_3$	$\square_2$	$\square_1$	$\square_0$
h) ... sich die Zusammenarbeit mit meinen Kolleginnen und Kollegen lohnt.	$\square_3$	$\square_2$	$\square_1$	$\square_0$

9. Die Arbeit im Rahmen des BLK-Programms belastet mich, weil ...	trifft zu	trifft eher zu	trifft eher nicht zu	trifft nicht zu
a) ... der Mehraufwand in keinem Verhältnis zu seinem Ertrag steht.	$\square_3$	$\square_2$	$\square_1$	$\square_0$
b) ... die Entlastungsstunden nicht gerecht verteilt sind.	$\square_3$	$\square_2$	$\square_1$	$\square_0$
c) ... ich durch die Arbeit für das Programm nicht mehr zu einer für mich zufriedenstellenden Unterrichtsvorbereitung komme.	$\square_3$	$\square_2$	$\square_1$	$\square_0$
d) ... der zeitliche Aufwand für die Arbeit im Rahmen des BLK-Programms zu hoch ist.	$\square_3$	$\square_2$	$\square_1$	$\square_0$
e) ... ich mich durch Erwartungen, die an mich gestellt werden, (z.B. durch Programmträger, Koordinatoren, Ministerium) überfordert fühle.	$\square_3$	$\square_2$	$\square_1$	$\square_0$
f) ... ich mich bei der Arbeit an unserem Vorhaben von meinen Kolleginnen und Kollegen allein gelassen fühle.	$\square_3$	$\square_2$	$\square_1$	$\square_0$
g) ... ich mich bei der Arbeit an unserem Vorhaben von der Koordinatorin/dem Koordinator allein gelassen fühle.	$\square_3$	$\square_2$	$\square_1$	$\square_0$
h) ... ich mich bei der Arbeit an unserem Vorhaben von den Programmträgern allein gelassen fühle.	$\square_3$	$\square_2$	$\square_1$	$\square_0$
i) ... die Mehrzahl der Kolleginnen und Kollegen, die nicht am BLK-Programm beteiligt sind, diesem ablehnend gegenüber stehen.	$\square_3$	$\square_2$	$\square_1$	$\square_0$

Bitte denken Sie nun daran, ob sich seit Beginn des BLK-Programms etwas an Ihrem Unterricht, in Ihrem Kollegium oder allgemein an Ihrer Schule geändert hat. Ist für Sie in bestimmten Bereichen eine Entwicklung erkennbar?

	trifft zu	trifft eher zu	trifft eher nicht zu	trifft nicht zu
10. Auch skeptische Kolleginnen und Kollegen interessieren sich zunehmend für Unterrichtsentwicklung.	☐$_3$	☐$_2$	☐$_1$	☐$_0$
11. Im BLK-Programm erarbeitete Materialien habe ich in meinem Unterricht angewendet.	☐$_3$	☐$_2$	☐$_1$	☐$_0$
12. Ich habe den Eindruck, im Rahmen des BLK-Programms etwas für meine Tätigkeit als Lehrkraft lernen zu können.	☐$_3$	☐$_2$	☐$_1$	☐$_0$
13. Ich denke häufiger über die Qualität meines Unterrichts nach.	☐$_3$	☐$_2$	☐$_1$	☐$_0$
14. Mein Kontakt zur Schulleitung ist intensiver geworden.	☐$_3$	☐$_2$	☐$_1$	☐$_0$
15. Am BLK-Programm nicht beteiligte Kolleginnen und Kollegen erkundigen sich immer öfter nach unseren Aktivitäten.	☐$_3$	☐$_2$	☐$_1$	☐$_0$
16. Eltern zeigen sich zunehmend interessiert an den Aktivitäten im Rahmen des BLK-Programms.	☐$_3$	☐$_2$	☐$_1$	☐$_0$
17. Ich habe mein unterrichtsbezogenes Handlungsrepertoire erweitert.	☐$_3$	☐$_2$	☐$_1$	☐$_0$
18. Das Schulklima hat sich verbessert.	☐$_3$	☐$_2$	☐$_1$	☐$_0$
19. Ich gebe Informationen über unser Vorhaben an nicht beteiligte Kolleginnen und Kollegen meiner Schule weiter.	☐$_3$	☐$_2$	☐$_1$	☐$_0$

Nun bitten wir Sie einzuschätzen, wie Sie mit verschiedenen Kompetenzanforderungen in ihrem Berufsfeld als Lehrkräfte umgehen.

	trifft zu	trifft eher zu	trifft eher nicht zu	trifft nicht zu
20. Ich bin mir sicher, dass ich auch mit den problematischen Schülern in guten Kontakt kommen kann, wenn ich mich darum bemühe.	☐$_3$	☐$_2$	☐$_1$	☐$_0$
21. Ich weiß, dass ich zu den Eltern guten Kontakt halten kann, selbst in schwierigen Situationen.	☐$_3$	☐$_2$	☐$_1$	☐$_0$
22. Ich weiß, dass ich es schaffe, selbst den problematischsten Schülern den prüfungsrelevanten Stoff zu vermitteln.	☐$_3$	☐$_2$	☐$_1$	☐$_0$
23. Ich bin mir sicher, dass ich mich in Zukunft auf individuelle Probleme der Schüler noch besser einstellen kann.	☐$_3$	☐$_2$	☐$_1$	☐$_0$
24. Selbst wenn mein Unterricht gestört wird, bin ich mir sicher, die notwendige Gelassenheit bewahren zu können.	☐$_3$	☐$_2$	☐$_1$	☐$_0$

	trifft zu	trifft eher zu	trifft eher nicht zu	trifft nicht zu
25. Selbst wenn es mir mal nicht so gut geht, kann ich doch im Unterricht immer noch gut auf die Schüler eingehen.	☐$_3$	☐$_2$	☐$_1$	☐$_0$
26. Auch wenn ich mich noch so sehr für die Entwicklung meiner Schüler engagiere, weiß ich, dass ich nicht viel ausrichten kann.	☐$_3$	☐$_2$	☐$_1$	☐$_0$
27. Ich bin mir sicher, dass ich kreative Ideen entwickeln kann, mit denen ich ungünstige Unterrichtsstrukturen verändere.	☐$_3$	☐$_2$	☐$_1$	☐$_0$
28. Ich traue mir zu, die Schüler für neue Projekte zu begeistern.	☐$_3$	☐$_2$	☐$_1$	☐$_0$
29. Ich kann innovative Veränderungen auch gegenüber skeptischen Kollegen durchsetzen.	☐$_3$	☐$_2$	☐$_1$	☐$_0$

Bitte denken Sie bei den folgenden Fragen an die Zusammenarbeit mit den am BLK-Programm beteiligten Lehrkräften. Da die Möglichkeit besteht, dass Sie sowohl auf der Ebene der eigenen Schule als auch schulübergreifend (z. B. auf Schulset oder Landesebene) zusammenarbeiten, sind die folgenden Fragen in zweifacher Ausführung aufgeführt. Zunächst beziehen sich die Fragen auf die Zusammenarbeit auf Schulebene. Dann besteht für Sie die Möglichkeit, sich zur Kooperation mit anderen Schulen zu äußern.

30. Mit den am BLK-Programm beteiligten Lehrkräften **an unserer Schule ...**	Häufigkeit des Austauschs: nie	einmal pro Woche	alle zwei Wochen	einmal pro Monat	einmal pro Halbjahr
a) ... tausche ich Materialien aus.	☐$_0$	☐$_1$	☐$_2$	☐$_3$	☐$_4$
b) ... spreche ich mich bezüglich unserer gemeinsamen Ziele im Rahmen des Programms ab.	☐$_0$	☐$_1$	☐$_2$	☐$_3$	☐$_4$
c) ... treffe ich mich, um an unserem Vorhaben weiter zu arbeiten.	☐$_0$	☐$_1$	☐$_2$	☐$_3$	☐$_4$
d) ... treffe ich mich, um Rückmeldung zu von anderen erarbeiteten Materialien zu geben.	☐$_0$	☐$_1$	☐$_2$	☐$_3$	☐$_4$
e) ... treffe ich mich, um mir Rückmeldung zu von mir erarbeiteten Materialien zu holen.	☐$_0$	☐$_1$	☐$_2$	☐$_3$	☐$_4$
f) ... treffe ich mich, um gemeinsam über unseren Unterricht nachzudenken.	☐$_0$	☐$_1$	☐$_2$	☐$_3$	☐$_4$

31. Mit den am BLK-Programm beteiligten Lehrkräften **an anderen Schulen...**	Häufigkeit des Austauschs: nie	einmal pro Woche	alle zwei Wochen	einmal pro Monat	einmal pro Halbjahr
a) ...tausche ich Materialien aus.	☐$_0$	☐$_1$	☐$_2$	☐$_3$	☐$_4$
b) ... spreche ich mich bezüglich unserer gemeinsamen Ziele im Rahmen des Programms ab.	☐$_0$	☐$_1$	☐$_2$	☐$_3$	☐$_4$
c) ... treffe ich mich, um an unserem Vorhaben weiter zu arbeiten.	☐$_0$	☐$_1$	☐$_2$	☐$_3$	☐$_4$
d) ... treffe ich mich, um Rückmeldung zu von anderen erstellten Materialien zu geben.	☐$_0$	☐$_1$	☐$_2$	☐$_3$	☐$_4$
e) ... treffe ich mich, um Rückmeldung zu Materialien zu erhalten, die ich erstellt habe.	☐$_0$	☐$_1$	☐$_2$	☐$_3$	☐$_4$
f) ... treffe ich mich, um gemeinsam über unseren Unterricht nachzudenken.	☐$_0$	☐$_1$	☐$_2$	☐$_3$	☐$_4$

32. Im Rahmen des BLK-Programms stehe ich in engem Austausch mit ...

a) ☐$_0$ keiner ☐$_1$ einer ☐$_2$ zwei ☐$_3$ drei ☐$_4$ mehr als drei

... Lehrkraft/Lehrkräften **an unserer Schule**.

b) ☐$_0$ keiner ☐$_1$ einer ☐$_2$ zwei ☐$_3$ drei ☐$_4$ mehr als drei

... Lehrkraft/Lehrkräften **an anderen Schulen**. (Lehrkräfte an Ihrer Schule <u>nicht</u> mitgezählt)

Die folgenden Fragen beziehen sich auf Arbeitsgruppen, die im Rahmen Ihrer Arbeit innerhalb des BLK-Programms zustande kommen. Dabei kann es sein, dass Sie an eine Arbeitsgruppe denken, die ausschließlich aus Kolleginnen und Kollegen aus Ihrer Schule besteht. Oder Sie denken an eine schulübergreifende Arbeitsgruppe auf Setebene. Bitte geben Sie an, welche Zusammensetzung die Arbeitsgruppe hat, an die Sie denken, wenn Sie folgende Fragen beantworten.

33. Die Arbeitsgruppe besteht aus ...

☐$_1$ Lehrkräften - ausschließlich - aus meiner Schule

☐$_2$ Lehrkräften auch aus anderen Schulen (Lehrkräfte der eigenen Schule mit eingerechnet)

34. Bei der Zusammenarbeit mit Kolleginnen und Kollegen im Rahmen des BLK-Programms habe ich den Eindruck, dass ...	trifft zu	trifft eher zu	trifft eher nicht zu	trifft nicht zu
a) ... wir alle an einem Strang ziehen.	☐$_3$	☐$_2$	☐$_1$	☐$_0$
b) ... die Arbeitsteilung gut gelingt.	☐$_3$	☐$_2$	☐$_1$	☐$_0$
c) ... wir mit einer klaren Zielvorstellung an die Arbeit gehen.	☐$_3$	☐$_2$	☐$_1$	☐$_0$
d) ... in der Gruppe Einigkeit über die Zielvorstellung besteht.	☐$_3$	☐$_2$	☐$_1$	☐$_0$
e) ... die Arbeit in unserer Gruppe gerecht verteilt wird.	☐$_3$	☐$_2$	☐$_1$	☐$_0$
f) ... unsere Treffen effektiv verlaufen.	☐$_3$	☐$_2$	☐$_1$	☐$_0$
g) ... auf unseren Treffen auf konkrete Ergebnisse hingearbeitet wird.	☐$_3$	☐$_2$	☐$_1$	☐$_0$
h) ... neuer Schwung in die tägliche Arbeit kommt.	☐$_3$	☐$_2$	☐$_1$	☐$_0$
i) ... wir uns gegenseitig inspirieren.	☐$_3$	☐$_2$	☐$_1$	☐$_0$
j) ... wir uns gegenseitig behindern.	☐$_3$	☐$_2$	☐$_1$	☐$_0$
k) ... ich alleine wesentlich effektiver arbeite.	☐$_3$	☐$_2$	☐$_1$	☐$_0$
l) ... ich der Gruppe regelmäßig "fünf Schritte" voraus bin.	☐$_3$	☐$_2$	☐$_1$	☐$_0$
m) ... zu viele organisatorische Dinge im Vordergrund stehen.	☐$_3$	☐$_2$	☐$_1$	☐$_0$
n) ... unter den beteiligten Lehrkräften Frustration im Bezug auf Zusammenarbeit besteht.	☐$_3$	☐$_2$	☐$_1$	☐$_0$
o) ... durch die Zusammenarbeit insgesamt mehr Vorteile als Nachteile entstehen.	☐$_3$	☐$_2$	☐$_1$	☐$_0$

Was begünstigt Ihrer Meinung nach die Zusammenarbeit von Lehrkräften im Rahmen der Arbeit innerhalb des BLK-Programms?

____

____

____

____

Was behindert Ihrer Meinung nach die Zusammenarbeit von Lehrkräften im Rahmen der Arbeit innerhalb des BLK-Programms ?

____

____

Rückmeldung zur Arbeit der Länderkoordinatorinnen und -koordinatoren

In diesem Teil des Fragebogens möchten wir Sie bitten, Rückmeldungen über die Arbeit der Koordinatorin/des Koordinators ihres Landesprojekts (in manchen Fällen wird das Projekt von einem Team betreut, das die Koordination bildet oder dem Mitglieder der Koordination angehören) zu geben.

Wenn Sie selbst bereits Kontakt zum Länderkoordinator / zur Länderkoordinatorin hatten, dann bearbeiten Sie bitte die nun folgenden Punkte 1 bis 12. Hatten Sie noch keinen Kontakt, dann notieren Sie dies bitte in Frage 1. Die weiteren Fragen dieses Abschnitts können Sie dann überspringen. Am Ende steht Ihnen noch etwas Platz zur Verfügung, um Wünsche und Verbesserungsvorschläge für die Arbeit der Länderkoordination zu äußern.

Einige der Fragen passen möglicherweise nicht zur Situation Ihres Projekts, da einzelne Elemente in der Rolle der Länderkoordination ihres Projekts nicht vorgesehen sind. Bitte nutzen Sie in diesen Fällen die Antwortmöglichkeit „trifft nicht zu".

1. Wie viel Kontakt haben Sie zum Länderkoordinator / zur Länderkoordinatorin?

   ☐$_1$ mehr als 6x im Jahr

   ☐$_2$ 4-6 im Jahr

   ☐$_3$ 1-3 im Jahr

   ☐$_4$ selbst kein Kontakt; wird von einer anderen Person an der Schule übernommen

   ☐$_5$ kein Kontakt, andere Gründe:____________________

	trifft zu	trifft eher zu	trifft eher nicht zu	trifft nicht zu
2. Ich kann die Koordinatorin/den Koordinator problemlos erreichen.	☐$_3$	☐$_2$	☐$_1$	☐$_0$
3. Die Koordinatorin/der Koordinator gibt Anregungen, ...				
a) ... die dazu führen, dass ich meine Arbeit überdenke.	☐$_3$	☐$_2$	☐$_1$	☐$_0$
b) ... die dazu führen, dass ich meinen Arbeitsweisen ändere.	☐$_3$	☐$_2$	☐$_1$	☐$_0$
c) ... die in meiner Arbeitsgruppe zur Entwicklung neuer Konzepte beitragen.	☐$_3$	☐$_2$	☐$_1$	☐$_0$
3. Die Koordinatorin/der Koordinator regt uns an, mit anderen Kolleginnen und Kollegen an der Schule zusammenzuarbeiten.	☐$_3$	☐$_2$	☐$_1$	☐$_0$
4. Die Koordinatorin/der Koordinator bietet an, Hospitationen durchzuführen oder regt an, dass Kollegen gegenseitig hospitieren.	☐$_3$	☐$_2$	☐$_1$	☐$_0$
5. Die Koordinatorin/der Koordinator betreibt Öffentlichkeitsarbeit (beispielsweise durch Herausgabe von Informationsschriften, Vorträge bei Verbänden, Presse, Betreuen einer Homepage, etc.).	☐$_3$	☐$_2$	☐$_1$	☐$_0$
6. Die Koordinatorin/der Koordinator regt Maßnahmen zur Akzeptanzsteigerung des BLK-Programms an unserer Schule an (beispielsweise Anregung oder Durchführung von Gesprächen mit Lehrkräften, Eltern, Schülern, etc.)	☐$_3$	☐$_2$	☐$_1$	☐$_0$

	trifft zu	trifft eher zu	trifft eher nicht zu	trifft nicht zu
7. Die Koordinatorin/der Koordinator informiert uns unaufgefordert über ...				
a) ... Termine und organisatorische Rahmenbedingungen, die für uns relevant sind	☐$_3$	☐$_2$	☐$_1$	☐$_0$
b) ... den aktuellen Stand der Arbeit im Set.	☐$_3$	☐$_2$	☐$_1$	☐$_0$
c) ... den für uns interessierenden Stand der Arbeit in anderen Ländern.	☐$_3$	☐$_2$	☐$_1$	☐$_0$
d) ... interessante Beiträge auf den Internetseiten der beteiligten Länder .	☐$_3$	☐$_2$	☐$_1$	☐$_0$
8. Die Koordinatorin/der Koordinator sorgt dafür, dass wir über die Inhalte von BLK-Veranstaltungen informiert werden.	☐$_3$	☐$_2$	☐$_1$	☐$_0$
9. Die Koordinatorin/der Koordinator zeigt Interesse ...				
a) .... für den Stand der Arbeit in unserer Arbeitsgruppe.	☐$_3$	☐$_2$	☐$_1$	☐$_0$
b) ....für Probleme und Schwierigkeiten, die im Rahmen unserer Arbeit auftreten.	☐$_3$	☐$_2$	☐$_1$	☐$_0$
10. Die Koordinatorin/der Koordinator unterstützt uns ...				
a) ... bei der Dokumentation unserer Arbeit.	☐$_3$	☐$_2$	☐$_1$	☐$_0$
b) ... bei der Auswahl, Planung, Durchführung und Auswertung von Evaluationsmaßnahmen.	☐$_3$	☐$_2$	☐$_1$	☐$_0$
c) ... durch die Organisation von Fortbildungsveranstaltungen.	☐$_3$	☐$_2$	☐$_1$	☐$_0$
d) ... durch Berücksichtigung unserer Wünsche und Bedürfnisse bei der Planung von Fortbildungen	☐$_3$	☐$_2$	☐$_1$	☐$_0$

	Ja	nein
11. Die Koordinatorin/der Koordinator hat mich bereits persönlich an meiner Schule besucht.	☐$_1$	☐$_0$

	trifft zu	trifft eher zu	trifft eher nicht zu	trifft nicht zu
12. Die Koordinatorin/der Koordinator...				
a) ... gibt mir die Möglichkeit, die Arbeit an unserem Vorhaben nach meinen eigenen Vorstellungen zu gestalten.	☐$_3$	☐$_2$	☐$_1$	☐$_0$
b) ... lässt unserer Arbeitsgruppe ausreichend Freiräume bei der Bearbeitung des Vorhabens.	☐$_3$	☐$_2$	☐$_1$	☐$_0$
c) ... gibt mir konstruktive Rückmeldungen, z.B. zu meiner Arbeit im Rahmen des BLK-Programms.	☐$_3$	☐$_2$	☐$_1$	☐$_0$
d) ... verhält sich so, dass ich mich partnerschaftlich/kollegial behandelt fühle.	☐$_3$	☐$_2$	☐$_1$	☐$_0$

13. Die Koordinatorin/der Koordinator...	trifft zu	Trifft eher zu	trifft eher nicht zu	trifft nicht zu
e) ... sorgt für eine produktive Arbeitsatmosphäre auf unseren Treffen.	❑₃	❑₂	❑₁	❑₀
f) ... wirkt persönlich daran interessiert, das Vorhaben voranzubringen.	❑₃	❑₂	❑₁	❑₀
g) ... zeigt uns, wie sie/er selbst bei den Arbeiten im Rahmen des Vorhabens vorgehen würde.	❑₃	❑₂	❑₁	❑₀
h) ... setzt sich dafür ein, dass wir uns in unserer Arbeitsgruppe klare Ziele setzen.	❑₃	❑₂	❑₁	❑₀
i) ... setzt sich dafür ein, dass die in unserer Arbeitsgruppe gesetzten Ziele eingehalten oder gegebenenfalls modifiziert werden.	❑₃	❑₂	❑₁	❑₀
j) ... stellt uns Hilfsmittel (z.B. Erläuterungen, Unterrichtsbeispiele, Anregungen) für die Arbeiten im Rahmen des Vorhabens zur Verfügung.	❑₃	❑₂	❑₁	❑₀
k) ... gibt Unterstützung, die dazu führt, dass unsere Arbeit strukturiert abläuft.	❑₃	❑₂	❑₁	❑₀
l) ... sorgt für die Abstimmung der Arbeiten in unserem Schulset.	❑₃	❑₂	❑₁	❑₀
m) ... regt dazu an, Schüler- und Elternschaft in die Arbeit einzubeziehen.	❑₃	❑₂	❑₁	❑₀

Welche Anregungen oder Verbesserungsvorschläge in Bezug auf die Aufgaben und Arbeit der Koordinatorinnen und Koordinatoren haben Sie?

Vielen Dank für Ihre Mitarbeit!

D.IV Ziele der Schulen 2002

IPN

Leibniz-Institut für die Pädagogik der Naturwissenschaften
an der Universität Kiel
Prof. Dr. Manfred Prenzel
Dipl. Psych. Michael Jäger
Maike Reese, M.A.

QuiSS

Evaluationsstelle
IPN
Olshausenstr. 62
D-24098 Kiel
Tel. 0431 – 8803228
Fax 0431 – 8805211
12. Januar 2004
quisseva@ipn.uni-kiel.de

An die

Ansprechpartnerinnen und Ansprechpartner
für das BLK-Modellprogramm
"Qualitätsverbesserung in Schulen und Schulsystemen" (QUISS)
in den beteiligten Schulen

Ziele Ihrer Schule im Rahmen des Modellversuchs

Sehr geehrte Kolleginnen und Kollegen,

mittlerweile arbeiten etwa 130 Schulen im BLK-Modellversuchsprogramm QuiSS in 15 unterschiedlichen Landesprojekten mit.
Vor gut einem Jahr haben wir zum ersten Mal nach den Zielen der einzelnen Schulen im Rahmen des Modellversuchs gefragt. Seitdem wurde in den einzelnen Projekten viel gearbeitet. Einige der Ziele wurden möglicherweise erreicht, einige verändert oder ganz aufgegeben. Möglicherweise sind auch neue Ziele in den Mittelpunkt der Arbeit gerückt.
Daher bitten wir Sie erneut um Ihre Mitarbeit. Wir interessieren uns für die Ziele die Sie in Ihrer Schule verfolgen, sowie für die dazu gehörigen Arbeitsschritte. Ausserdem bitten wir Sie auch um eine knappe Einschätzung, wie weit Sie in Ihrer Projektarbeit fortgeschritten sind. Auf Grund der Rückmeldung der letztjährigen Befragung haben wir den Fragebogen um die meisten vorgegebenen Antwortmöglichkeiten gekürzt, so dass Ihre eigene Formulierung der Ziele stärker betont wird.

Bitte füllen Sie den Bogen aus und geben Sie ihn bis zum XXXX an den Ansprechpartner in Ihrer Schule zurück. Der Bogen soll gemeinsam mit den anderen Unterlagen (Befragung zur Akzeptanz) im Freiumschlag an uns zurückgesandt werden.

Das Ausfüllen des Bogens kann keine strikte Festlegung oder Verpflichtung sein, wir sind uns darüber im Klaren, dass diese Ziele sich u.U. im Laufe Ihrer Arbeit als nicht erreichbar herausstellen und daher präzisiert oder modifiziert werden müssen. Jede Schule erhält einen solchen Bogen von uns. Wie der Bogen ausgefüllt wird, ob z.B. gemeinsam in der Steuergruppe oder durch eine beauftragte Person, möchten wir gerne Ihnen überlassen. Bitte erstellen Sie jedoch pro Schule nur eine Antwort, die die abgestimmten Ziele der Schule enthält.

Herzlichen Dank für Ihre Mitarbeit,
mit freundlichen Grüßen

IPN – Leibniz-Institute for Science Education · Olshausenstrasse 62 · D-24098Kiel · Federal Republic of Germany

Manfred Prenzel, Michael Jäger, Maike Reese
Zielklärung Schulen im BLK-Modellversuchsprogramms
„Qualitätsverbesserung in Schulen und Schulsystemen" (QuiSS) 2002

Im Gutachten zum BLK-Modellprogramm "QUISS" ist **"Erziehung und Unterricht"** als die zentrale Arbeitsebene festgeschrieben. In Bezug auf welche Aspekte von Unterricht und Erziehung haben Sie für die Arbeit in Ihrer Schule Entwicklungsbedarf festgestellt? Welche Ziele verfolgen Sie mit Ihrer Arbeit im Rahmen des Modellversuchs aktuell?
Bitte greifen Sie die Ziele heraus, die Sie als die wichtigsten Schwerpunkte Ihrer Arbeit sehen.

1. Hauptziel: ______________________

In welche Teilziele haben Sie dieses Hauptziel unterteilt? Welche Arbeitsschritte sind zum Erreichen dieses Teilziels geplant oder bereits durchgeführt?

Teilziel	Arbeitsschritt
1.	
2.	
3.	
4.	
5.	

Indikatoren: Woran können Sie erkennen, dass das 1. Hauptziel erreicht wurde?

Bitte tragen Sie in folgender Skala ein, wie weit Sie bei der Erreichung Ihres 1. Hauptzieles fortgeschritten sind:

1 (nicht begonnen) 2 3 4 5 6 7 (Ziel erreicht)

2. Hauptziel: ____________________

In welche Teilziele haben Sie dieses Hauptziel unterteilt? Welche Arbeitsschritte sind zum Erreichen dieses Teilziels geplant oder bereits durchgeführt?

Teilziel	Arbeitsschritt
1.	
2.	
3.	
4.	
5.	

Indikatoren: Woran können Sie erkennen, dass das 2. Hauptziel erreicht wurde?

Bitte tragen Sie in folgender Skala ein, wie weit Sie bei der Erreichung Ihres 2. Hauptzieles fortgeschritten sind:

1 (nicht begonnen) 2 3 4 5 6 7 (Ziel erreicht)

3. Hauptziel: ____________________

In welche Teilziele haben Sie dieses Hauptziel unterteilt? Welche Arbeitsschritte sind zum Erreichen dieses Teilziels geplant oder bereits durchgeführt?

Teilziel	Arbeitsschritt
1.	
2.	
3.	
4.	
5.	

Manfred Prenzel, Michael Jäger, Maike Reese
Zielklärung Schulen im BLK-Modellversuchsprogramms
„Qualitätsverbesserung in Schulen und Schulsystemen" (QuiSS) 2002

Indikatoren: Woran können Sie erkennen, dass das 3. Hauptziel erreicht wurde?

Bitte tragen Sie in folgender Skala ein, wie weit Sie bei der Erreichung Ihres 3. Hauptzieles fortgeschritten sind:

1 (nicht begonnen) 2 3 4 5 6 7 (Ziel erreicht)

B. Produktziele

Auch die Entwicklung / Erstellung von Produkten oder Methoden kann ein Ziel sein, das Sie in Ihrem Vorhaben verfolgen. Bitte geben Sie im folgenden an, welche der genannten Produkte Sie bereits realisiert haben oder realisieren wollen.

Geplante Produkte in unserem Projekt sind...	nicht geplant	geplant	begonnen	realisiert
... eine Dokumentation der Arbeitsschritte in unserem Vorhaben für den Eigengebrauch.	O_0	O_1	O_2	O_3
... eine Dokumentation unserer Arbeit für die Öffentlichkeit.	O_0	O_1	O_2	O_3
... eine Sammlung von Unterrichtsmaterialien zu dem von uns bearbeiteten Thema.	O_0	O_1	O_2	O_3
... Veröffentlichungen zu einem / mehreren der Themen.	O_0	O_1	O_2	O_3
... SchiLF-Konzepte über unser Thema.	O_0	O_1	O_2	O_3
... eine Sammlung von Verfahren zur Selbstevaluation.	O_0	O_1	O_2	O_3
... eine Darstellung unserer Arbeit im Internet Adresse: http://www.________	O_0	O_1	O_2	O_3
... ein Schulprogramm / die Fortschreibung unseres Schulprogramms.	O_0	O_1	O_2	O_3
... eine verbindliche Verabredung pädagogischer Ziele für unsere Schule / ein "pädagogisches Profil".	O_0	O_1	O_2	O_3
... Materialien für andere Schulen, die an unserem Thema Interesse haben.	O_0	O_1	O_2	O_3

Geplante Produkte in unserem Projekt sind...	nicht geplant	geplant	begonnen	realisiert
... Materialien, die den Schulen zugänglich sein sollen, mit denen wir im Rahmen des BLK-Programms kooperieren.	O_0	O_1	O_2	O_3
... ein schulinternes Curriculum für (z.B. Fach, Jahrgangsstufe, Thema)______	O_0	O_1	O_2	O_3
Sonstiges, nämlich:				
... ______	O_0	O_1	O_2	O_3
... ______	O_0	O_1	O_2	O_3
... ______	O_0	O_1	O_2	O_3

Bitte geben Sie auch für die Produktziele eine Rangreihe an: W elche drei Produkte sind derzeit am vordringlichsten und wichtigsten?

1. Hauptziel:______

2. Hauptziel:______

3. Hauptziel:______

Zum Abschluß bitten wir Sie um einige Angaben über Ihre Schule:

Name der Schule: ______
Adresse: ______
Email: ______
Name der Ansprechperson für QuiSS: ______
Bundesland: ______
Anzahl der derzeit am Programm aktiv beteiligten Lehrkräfte: ______